Med
530
COU

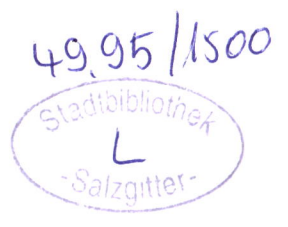

49,95/1500

04 SEP 2002

Stadtbibliothek Salzgitter
003737499000

Haug

Portraits homöopathischer Arzneimittel III

Eine erweiterte Betrachtung
der Materia medica

Von Catherine R. Coulter

Aus dem Amerikanischen übersetzt
von Ulrike Kessler

Mit 3 Abbildungen

Karl F. Haug Verlag · Stuttgart

Die Deutsche Bibliothek – CIP-Einheitsaufnahme

Ein Titeldatensatz für diese Publikation ist bei
Der Deutschen Bibliothek erhältlich

Originaltitel: Portraits of Homoeopathic Medicines, Volume 3
© für die amerikanische Ausgabe: 1998 by Catherine R. Coulter
Verlag der amerikanischen Originalausgabe: Quality Medical Publishing, Inc.,
St. Louis, MO, USA

© 2002 Karl F. Haug Verlag in
MVS Medizinverlage Stuttgart GmbH & Co. KG, 70469 Stuttgart

Das Werk ist urheberrechtlich geschützt. Nachdruck, Übersetzung, Entnahme von Abbildungen, Wiedergabe auf fotomechanischem oder ähnlichem Wege, Speicherung in DV-Systemen oder auf elektronischen Datenträgern sowie die Bereitstellung der Inhalte im Internet oder anderen Kommunikationsdiensten ist ohne vorherige schriftliche Genehmigung des Verlages auch nur bei auszugsweiser Verwertung strafbar.

Die Ratschläge und Empfehlungen dieses Buches wurden von Autor und Verlag nach bestem Wissen und Gewissen erarbeitet und sorgfältig geprüft. Dennoch kann eine Garantie nicht übernommen werden. Eine Haftung des Autors, des Verlages oder seiner Beauftragten für Personen-, Sach- oder Vermögensschäden ist ausgeschlossen. Sofern in diesem Buch eingetragene Warenzeichen, Handelsnamen oder Gebrauchsnamen verwendet werden, auch wenn diese nicht als solche gekennzeichnet sind, gelten die entsprechenden Schutzbestimmungen.

ISBN 3-8304-7063-0

Umschlagfoto: Pflanze: Bruno Vonarburg, Teufen/Schweiz
Umschlaggestaltung: Thieme Verlagsgruppe, 70469 Stuttgart
Satz: Photocomposition Jung, F-67420 Plaine
Druck: W. Kohlhammer, 70329 Stuttgart

Für Elizabeth, Marian und Alexander

Danksagung

Besonderen Dank schulde ich Mary Yano – nicht nur für die Großzügigkeit, mit der sie dieses Manuskript in die Maschine schrieb, sondern auch für ihren hilfreichen, ermutigenden Rat während seiner Entstehung.

Auch Beverly Chapman danke ich für ihre wertvollen Vorschläge bei der Herausgabe.

Schließlich möchte ich meiner Tochter Marian, die mir während der Arbeit an diesem Buch literarisch liebevoll beistand, meinen großen Dank aussprechen. Ihr, wie auch meinen beiden anderen Kindern, ist für ihre treue Unterstützung meiner Arbeit der dritte Band meines Buches *Portraits homöopathischer Arzneimittel* gewidmet.

Inhalt

Einführung ... 9

Portraits ... 13

Aurum metallicum: Das Vermächtnis des homöopathischen Goldes ... 14
Die königliche Persönlichkeit ... 15
Der sonnenlose Zustand ... 23
Das Herz des Mittels ... 33
Alles was glänzt ... 44
Die geläuterte Seele ... 48

Die übersinnliche Dimension von Thuja ... 55
Die körperliche Dimension ... 56
Die geistig-emotionale Dimension und *Natrium muriaticum* ... 58
Die übersinnliche Dimension ... 71
Geistige Verwirrung und „Wahnideen" ... 78
Schlaf, Träume und Inspiration ... 89
Emotionale Instabilität und seelisches Unwohlsein ... 100
Kind und „Vakzinose" ... 123
Pro und Kontra ... 133
Anhang ... 136

Janusköpfiges Causticum ... 143
Das ausgewogene Individuum ... 143
Sympathie ... 148
Soziale Begabung ... 150
Verirrungen, Konkurrenzdenken und feindselige Beziehungen ... 159
Jugend und Alter ... 174

Die Graphites-Herausforderung ... 182
Skylla und Charybdis ... 182
Thalia und Melpomene ... 186

Inhalt

    Die Rolle von Graphit 193
    Mineralischer Graphit oder Reißblei 208

Vergleichende Materia medica 213

Hellsehen 214

Misstrauen 238
Umfassender Argwohn 238
Skepsis 245
Eifersucht 257
Furchtsamkeit 259
Vorsicht 269
Die „Verdächtigen" 273

Großzügigkeit 279

Erweiterte Sicht 298

Gleichgültigkeit 299
Echte Gleichgültigkeit als Folge von körperlichen Erkrankungen
oder seelischer Erschütterung 301
Verdeckende Gleichgültigkeit 304
Gleichgültigkeit gegen alles 306
Gleichgültigkeit gegen Vergnügen und Geld 314
Gleichgültigkeit gegen Beruf und Bildung 322
Gleichgültigkeit gegen gesellschaftliche Konventionen und
Gepflogenheiten 331
Gleichgültigkeit gegen Zuneigung und Liebe 338

Bibliographie 347

Arzneimittel, die im Text erwähnt werden,
und ihre gebräuchlichen Namen 349

Sachregister 351

Einführung

> *Sieh die Welt in einem Körnchen Sand,*
> *Und den Himmel in einer wilden Blume;*
> *Halte Unendlichkeit in deiner Hand,*
> *Und lebe Ewigkeit in einer Stunde.*

Diese Mahnung aus William Blakes Gedicht *Auguries of Innocence* zeigt die Herausforderung, mit der sich jeder klassische Verschreiber konfrontiert sieht, wenn er sich mit den homöopathischen Arzneimitteln vertraut zu machen sucht. Er muss sich der gewaltigen Symptomensammlung der Materia medica nicht nur mit dem analytischen Geist eines Gelehrten, sondern auch mit der Empfindsamkeit und Vorstellungskraft eines Poeten nähern.

„Sieh die Welt in einem Körnchen Sand"

Die „Welt" eines Mittel zu sehen, bedeutet nichts weniger, als seine idiosynkratischen und vielfältigen Symptome, seine Polaritäten und Widersprüche, wie auch die Summe seiner traditionellen Charakteristika und Abweichungen von der Norm in eine zusammenhängende Einheit zu integrieren.

Der Zugang über den Archetypus, bei dem der Arzt für die konstitutionelle Verschreibung die charakteristischen Züge anspricht, die unter der Oberfläche der körperlichen und geistigen Symptome liegen, und direkt an die unbewussten Impulse, Triebe und tiefsten Herausforderungen des Lebens eines Patienten anknüpft, ist eine Möglichkeit, zu diesem erweiterten Verständnis zu gelangen. Nur wenn er die *ganze* Welt eines bestimmten Arzneimittels begreift – seine destruktiven Aspekte (in der Krankheit) wie auch seine kreativen (in Gesundheit), seine Schwächen und Unausgeglichenheiten (die in den Arzneimittelprüfungen betont werden), und seine tatsächlichen oder potenziellen Stärken (wie sie in der klinischen Praxis beobachtet werden) – kann der Arzt der Falle entgehen, homöopathische Arzneimitteltypen auf begrenzte und daher irreführende Verallgemeinerungen zu reduzieren.

Einführung

In diesen Portraits wird versucht, durch eine Analyse archetypischer Charakteristika und Situationen die reduktionistischen Bilder zu revidieren, die gewissen Mitteln anhaften; und auch zu demonstrieren (wie zum Beispiel im Kapitel *Aurum metallicum*), wie die „Welt" eines Arzneimittels heraufbeschworen werden kann, indem bedeutungsvolle Korrespondenzen zwischen den Eigenschaften des Mittels und dem bekannten Universum hergestellt werden.

„Und den Himmel in einer wilden Blume"

Die *spirituellen* Dimensionen der Arzneimittel in der Materia medica zu erforschen, ist nichts anderes als eine Ausweitung der Überzeugung, die homöopathische Ärzte seit langem hegen, dass nämlich der Geist, der Heilmittel, und der, der Mensch, Natur und Gott belebt, gleicher Art ist. („Denn was außerhalb des Menschen ist, ist auch innerhalb, und was nicht außerhalb ist, ist auch nicht innerhalb. Das Äußere und das Innere ist eins: eine Konstellation, ein Einfluss, eine Übereinstimmung, eine Dauer... eine Frucht" – Paracelsus, Ausgewählte Schriften.)

Der homöopathische Arzt befindet sich daher in einem dualen Prozess. Durch das Studium der Arzneimittel erweitert er sein Wissen vom Menschen, von der Natur und von Gott; und umgekehrt lernt er, durch das Studium des Menschen, der Natur und Gottes die geistigen Heilkräfte (den ganzen „Himmel") eines Arzneimittels zu verstehen – wie man am besten im Kapitel „Die übersinnliche Dimension von *Thuja*" beobachtet.

„Halte Unendlichkeit in deiner Hand"

Wann immer ein Homöopath sich anschickt, ein hoch potenziertes Arzneimittel einem Patienten zu verabreichen, hält er „Unendlichkeit" in seiner Hand, freigesetzt durch Verdünnung und Verschüttelung. Unser Universum besteht aus einer Unendlichkeit an Substanzen, von denen jede einzigartige Heilkräfte besitzt, die darauf warten, durch Arzneimittelprüfungen erkannt und durch klinische Heilungen verstanden zu werden. Man füge die Überlegung hinzu, dass die verschiedenen Symptome und Modalitäten von Patienten wie Kieselsteine in einem riesigen Kaleidoskop in Myriaden von Mustern fallen, und man beginnt, die Größenordnung dieses Ansturms der Unendlichkeit auf den Verschreiber zu erahnen.

Zum Glück gibt es in der homöopathischen Verschreibung verschiedene Wege die „Unendlichkeit" beizubehalten, ohne ins Chaos abzugleiten. Das Repertorisieren ist einer davon; der Zugang über den Archetyp, der dem Verschreiber den Weg zu der Einheit zeigt, die jenseits der Vielzahl der Symptome liegt, ein anderer; eine weitere Methode, um das Simillimum zu finden, ist die Vergleichende Materia medica.

Der vergleichende Ansatz erlaubt von seiner Art her keine so tief gehende Analyse wie ein individuelles, archetypisches Portrait. Die Methode besitzt jedoch ihren eigenen Nutzen. Sie hilft, zwischen den Schattierungen von Gefühlen und Verhaltensmustern zu unterscheiden, die oberflächlich betrachtet ähnlich erscheinen; sie trägt zu größerer Vertrautheit mit den weniger prominenten Arzneimitteln bei (vgl. *Acidum phosphoricum* in „Gleichgültigkeit", wie auch *Mercurius* oder *Barium carbonicum* in „Misstrauen"); sie ist eine Möglichkeit, neue Aspekte vertrauter Polychreste herauszuarbeiten (vgl. „Hellsehen"), auch führt sie *gesunde* Merkmale als Leitsymptome ein (vgl. „Großzügigkeit"). Schließlich stellt die Vergleichende Materia medica für den Homöopathen eine ausgezeichnete Form dar, seine wuchernden (da stets zunehmenden) persönlichen Beobachtungen zu organisieren und seine klinische Erfahrung zu überprüfen.

„Und lebe Ewigkeit in einer Stunde"

„Ewigkeit in einer Stunde" zu leben heißt, diejenigen Charakteristika eines bestimmten Mittels in ein nachhaltiges Arzneimittelbild einzufügen, die bis dahin flüchtig, vergänglich oder nebelhaft waren und sich von Stunde zu Stunde auflösen oder verändern können.

Es gibt eine Reihe von Polychresten, die zwar unzweifelhaft vielgestaltige Wirkung, aber weniger farbige Persönlichkeiten besitzen als ihre berühmteren Geschwister. Nachdem sie ihren noblen Dienst erwie-

Einführung

sen haben, zeigen sie in der Tat die Tendenz, aalglatt in typologisches Dunkel zurückzuschlüpfen. *Causticum* ist so ein Mittel, *Graphites* ein anderes. Die Annahme, diese Mittel besäßen keine Individualität, ist jedoch falsch. Mag sein, dass ihr volles Arzneimittelbild noch verborgen ist, es genügt jedoch, eine ausreichende Zahl geheilter Fälle bei der konstitutionellen Verschreibung zu beobachten und die sich wiederholenden Verhaltens- und Gefühlsmuster zu extrapolieren, um die archetypische, „ewige" Wahrheit eines Mittels zum Vorschein kommen zu lassen.*

Mit seinem berühmten Motto „Aude sapere" wies Hahnemann seine Nachfolger an, ihr Wissen zu mehren, indem sie es *wagen*, alle Aspekte seiner wissenschaftlichen Methode zu erproben, sie zu erforschen und mit ihnen zu experimentieren, einschließlich der Materia medica. In diesem Geiste wird nun „gewagt", diese Portraits all denen vorzulegen, die die Homöopathie lieben und praktizieren.

Anmerkung: Leser der Portraits, Band 1 und 2, haben nach den Kriterien der Autorin gefragt, nach denen sie die verschiedenen homöopathischen Zitate auswählte. Die Antwort ist einfach. Die Ehre geht an den Autor, der das Symptom als erster beschrieben hat. Ausnahmen zu dieser Regel bilden einige Zitate von Hering, denen der Vorzug vor denen von T.F. Allen (und gelegentlich selbst von Hahnemann) gegeben wurde, weil sie sehr treffend formuliert sind; Ähnliches gilt für Zitate von Kent und Boericke, weil sie (im Repertorium beziehungsweise in der Materia medica) den meisten Verschreibern ohne weiteres zur Verfügung stehen.

---

* Zugegeben ist der entscheidende Satz „eine ausreichende Zahl geheilter Fälle". Es mag Jahre – ja selbst Jahrzehnte – dauern, um die kritische Masse an geheilten oder gebesserten Fällen zu erreichen.

Portraits

Aurum metallicum: Das Vermächtnis des homöopathischen Goldes

Aurum metallicum oder potenziertes Gold ist für den Homöopathen schwerer mit Assoziationen beladen als jede andere heilende Substanz in der gesamten Materia medica. Die gesamte geschichtlich überlieferte Zivilisation vermittelt dem Menschen ein reiches und mannigfaltiges Vermächtnis des Goldes, in biblischen Gleichnissen und griechischen Sagen, Märchen-Allegorien und poetischen Bildern; über Vergleiche und Metaphern, die das spirituelle Wohl des Menschen darstellen, und als Sinnbild für den Reichtum von Nationen.

Das kostbare Metall ist verknüpft worden mit Souveränität, Führung und Autorität, sei sie nun säkular (die königliche Stirn ist gekrönt mit Gold) oder religiös (Gold ziert die Mitra des Papstes). Gold war immer ein Symbol weltlicher Errungenschaften und von Erfolg. Goldmedaillen werden für Tapferkeit ebenso verliehen wie für überragende Leistungen; vom vornehmsten Meister einer jeden Kunst sagt man, er habe „goldene Hände" oder einen „goldenen Strich". Ähnlich bedeutet es höchstes Lob, wenn eine Stimme als „golden" bezeichnet wird (wie viele Tenöre mit goldener Kehle hat dieses Jahrhundert schon hervorgebracht?). Auch ein Kind, dem das Schicksal hold ist und das anderen gegenüber bevorzugt wird, wird als „Goldjunge" bezeichnet.

Gold ist auch das Symbol von Stabilität und soliden Werten. Der Goldstandard garantiert eine gesunde Nationalökonomie; Macht und Einfluss eines Landes werden weitgehend anhand der Zahl der Goldbarren in seinem Besitz kalkuliert. Schon immer wurde eine Goldwährung als das verlässlichste Zahlungsmittel betrachtet. Selbst in einem nicht so materiellen Sinn ist es kein Zufall, dass dieses kostbare Metall, unberührt vom Zahn der Zeit und in der Tat von unvergänglichem Wert, die bevorzugte Wahl für Hochzeitsringe ist. Und in der Bilderwelt der Mythen und Märchen steht Gold dafür, dass Hoffnungen und Wünsche wahr werden, wenn Sterne – Symbole der Hoffnung – in einem Regen von Goldmünzen auf die Erde niedergehen.

Gold steht auch als Metapher für Rechtschaffenheit, Integrität und moralische Werte. Kein besseres Loblied kann dem Charakter einer Person gesungen werden, als zu sagen, er sei „sein Gewicht in Gold wert", während auf der anderen Seite Talmi (oder falsches Gold) den Schein bedeutet, der die Abwesenheit wahren Wertes verdeckt. Gold ist jedoch nicht nur mit Güte und Großzügigkeit assoziiert (wie in dem Ausdruck „ein Herz aus Gold"), sondern auch mit Ausgeglichenheit, Vernunft und gutem Urteilsvermögen – wie man an dem Bemühen der klassischen Philosophen erkennt, die „goldene Mitte" zu suchen und zu kultivieren.

Auf spirituellem Gebiet stand Gold immer für die höchsten moralischen Bestrebungen und wurde mit Erleuchtung in Verbindung gebracht. Der Heiligenschein ist aus Gold, Engel werden mit goldenen Schwingen gezeigt, der Himmel ist als „Stadt aus Gold" bezeichnet worden, und die Zeit, in der die Menschen ihre Irrtümer erkennen, ihre falschen Werte ablegen und die wahren Werte zu ehren beginnen – die Zeit, in der alle Lebewesen in Harmonie mit universeller Schönheit und Wahrheit leben werden – wird als „Goldenes Zeitalter" herbeigesehnt. Auch ist das fundamentalste Prinzip ethischen Handelns als Goldene Regel geehrt worden: „Behandle andere so wie du dir wünschst von anderen behandelt zu werden."

Und so weiter, ad infinitum.

Die königliche Persönlichkeit

Klassische Homöopathen wissen um das umfassende Netzwerk von „Korrespondenzen", das zwischen den homöopathischen Arzneimitteln und der materiellen Welt existiert (Korrespondenzen, die, wie Hubbard bissig bemerkt, „sehr erhellend sind für diejenigen, die mit ihnen umzugehen wissen").[*] All diese Bilder und Assoziationen zum Thema Gold, zusammen mit den soliden homöopathischen Prüfungssymptomen und häufig beobachteten Charakteristika in der klinischen Praxis, lassen ein ganz bestimmtes Bild von Aurum metallicum entstehen. Er ist ein erns-

---

[*] Alle Zitate von Hubbard in diesem Kapitel sind zwei ihrer Artikel entnommen, „The Planets" und „Mental Portraits of Remedies Familiar and Unfamiliar", die in ihren gesammelten Schriften in *Homeopathy as Art and Science* zu finden sind.

tes, gewissenhaftes, sich selbst respektierendes Individuum mit festen Werten, der empfindliche Skrupel und ein starkes Verantwortungsbewusstsein hegt – er ist die Personifizierung von Vertrauenswürdigkeit, tiefem Verstehen und natürlicher Autorität.*

Hahnemann stellt fest, dass es Aurum „drängt... über diesen und jenen Gegenstand tief nachzudenken", und dass eine seiner wichtigsten Wahnideen ist, er sei „der Liebe Anderer verlustig"; Clarke spricht von „ausgeprägten Gewissensskrupeln"; Kent (in seinen Vorlesungen zur Homöopathischen Materia Medica), dass „der Patient geistig voll leistungsfähig [bleibt]..., beruflich seinen Mann [steht]..., seinen Kindern ein guter Vater [ist] und von seiner Umgebung als hochintelligent eingeschätzt [wird]." Aufbauend auf diese Fundamente führt Whitmont aus:

> Die Menschen, die Gold als Heilmittel benötigen, sind Möchtegern-Herrscher, „Könige" auf ihrem eigenen, begrenzten Gebiet, die sich verantwortlich für das Schicksal ihrer „Untertanen" fühlen, und dafür, dass die Verantwortlichkeiten, die sie selbst übernommen haben, auch rigoros ausgeführt werden. In der Regel sind es aktive, starke Menschen, die stets im Mittelpunkt stehen, leitende Angestellte, Familienoberhäupter oder Geschäftsinhaber, die viel Verantwortung übernommen oder das Gefühl haben, sie hätten schwerer daran zu tragen als sie können oder sollten.

Obwohl dieses traditionelle Bild keineswegs auf jeden Patienten passt, der Aurum als Konstitutionsmittel benötigt, ist es hinreichend genau, um als Ausgangspunkt für die vorliegende Analyse zu dienen.**

Ein nach Gold verlangendes Ungleichgewicht kann vorkommen, wenn eine grundsätzlich fähige, verlässliche und stabile Person sich in ihrem wackeren Bemühen entmutigt sieht. Ein typischer Aurum-Fall war der hart arbeitende Mann, der unter Verdauungsstörungen und hohem Blutdruck litt. Aus Pflichtbewusstsein heraus, und als guter Bürger, hatte

---

* Noch einmal sei der Leser daran erinnert, dass aus stilistischen Gründen der männliche Genus in diesem Band verwendet wird, wenn auf Patienten im Allgemeinen Bezug genommen wird, wie auch auf den behandelnden Arzt eines Patienten.

** Während Aurum metallicum (wie *Ignatia* oder *Thuja*) zweifellos ein eigenes „Konstitutionsmittel" ist, wird es häufig auch Patienten anderer Persönlichkeitstypen verschrieben, die zu einem gegebenen Zeitpunkt eine Aurum-Phase oder einen vorübergehenden emotionalen Zustand durchleben. Im gesamten Kapitel werden beide Rollen von Aurum (als chronisches und als Akutmittel) abwechselnd angesprochen, da ihre Unterscheidung im Grunde irrelevant für ein tieferes Verständnis des Wesens homöopathischen Goldes ist.

er die Privatwirtschaft verlassen, um seine Führungsqualitäten einer städtischen Stelle zur Verfügung zu stellen, genauer, um eine Abteilung des New York City Department of Transportation zu leiten. Hier fand er sich in der undankbaren Situation wieder, sich ständig dazu zwingen zu müssen, mehr zu arbeiten als seiner Gesundheit zuträglich war, und dies immer in dem Bewusstsein, dass er immer noch nicht genug tat. Wie gewissenhaft er sich auch seinen Pflichten widmete und sich mit der Bürokratie herumschlug – wie sorgfältig auch immer er versuchte, sich innerhalb seines Budgets zu halten und dennoch für einen angemessenen öffentlichen Nahverkehr in einer Stadt zu sorgen, die von Millionen rastloser Bürger nur so wimmelt –, seine herkulischen Anstrengungen waren eher palliativ, und jede überwundene Schwierigkeit brachte unweigerlich weitere, noch unüberwindlichere hervor. Er war jedoch seiner Aufgabe verpflichtet und entschlossen, auszuharren („Zumindest kann mir keiner mangelnden Idealismus vorwerfen!").

Lange Zeit weigerte er sich, den radikalen Schritt zu tun, einen Homöopathen zu konsultieren („Was immer das auch sein mag!"), aber schließlich beugte er sich der Hartnäckigkeit eines Kollegen und ließ zu, dass man ihn zu einem Doktor schleppte, der ihm Aurum metallicum C 200 verschrieb, zusammen mit einer Änderung seiner Diät. Indem er sich an seine Diät hielt und das Mittel in wohlüberlegten Abständen verabreicht bekam, wurden sowohl die Verdauungssymptome als auch sein Bluthochdruck besser, obwohl der Druck bei der Arbeit unvermindert anhielt.

Man kann in diesem Fall drei zusätzliche charakteristische Züge erkennen. Zunächst, wie es sich für die „königliche" Persönlichkeit (oder eine in gehobener Position) geziemt, neigt Aurum dazu, konservativ in Geschmack und Vorlieben zu sein. Vor allem der männliche Aurum-Typ, mit seinen konventionellen Wertvorstellungen, respektiert den Status quo und ist weit davon entfernt, sich einer Sache zu verschreiben, die allzu sehr den Anstrich von Aufruhr oder „New Age" besitzt. Im Gegensatz dazu ist beispielsweise der *Natrium-muriaticum-Typ* in der Regel auf diese Dinge wohl eingestellt und bewegt sich im Gleichschritt mit dem Rest der Menschheit. Zweitens funktioniert Aurum, da Struktur und Regelmäßigkeit ganz grundlegend für dieses gebieterische Individuum ist, am besten in strukturierten Umgebungen (Organisationen,

Aurum metallicum

Gesellschaften, Institutionen, vgl. auch *Lycopodium* in P1*). Und drittens ist seine Hingabe zu bemerken. Diese Eigenschaft ist gesunder Ausdruck des ihm eigenen frommen Wesens (der *un*gesunde Ausdruck ist die wohl bekannte religiöse Melancholie oder Gewissensangst) und verstärkt seinen Wunsch, die soziale Ordnung so zu erhalten, wie sie ist.

Im Allgemeinen sucht der Typus nicht aktiv Macht oder Ansehen. Dazu besteht keine Notwendigkeit. Mit seiner Aura von Rechtschaffenheit und Autorität fällt ihm dies ganz natürlich zu.*** Aus dem gleichen Grund ist er, der nie ernsthaft um seine Position kämpfen musste, umso mehr schockiert, wenn er sie verliert.

Dies war der Fall bei dem selbstbewussten Geschäftsmann in seinen Vierzigern, der in Pension geschickt wurde, als zwei Ölgesellschaften fusionierten. Ihm wurde nichts vorgeworfen, es war die unvermeidliche Konsequenz einer wirtschaftlichen Rezession. Dennoch war es ein ernsthafter Schock für den Stolz dieses Mannes, vor allem auch im Hinblick auf ein grobes Missverständnis von seiner Seite. Als er erfahren hatte, dass er in das Büro seines Vorgesetzten gerufen wurde, hatte er Familie und Kollegen gesagt, er habe das Gefühl, er werde befördert (so sicher fühlte er sich in seiner Position). Diese Fehleinschätzung war Anlass zu der klassischen Selbstanklage von Aurum: „Ich bin selbst schuld. Ich scheine zur Zeit überhaupt nichts richtig zu machen. Kein Wunder wurde ich gefeuert. Ich habe es verdient. Und nun habe ich meine Familie enttäuscht..." und so weiter („meint Vorwürfe zu verdienen" – Hering).

Der Verlust seines großzügigen Gehalts und seiner geliebten Arbeit bewirkte, dass der Mann sein Leben als völlig bedeutungslos empfand. Er konnte nicht schlafen, rührte kaum etwas zu essen an und konnte sich nicht dazu bringen, gegen seine Apathie zu kämpfen und einen anderen Posten in der Geschäftswelt zu suchen („Wozu die Mühe? Was

---

* Um Wiederholungen von Charakteristika zu vermeiden, die bereits im Detail in den ersten beiden Bänden der *Portraits homöopathischer Arzneimittel* der Autorin diskutiert wurden, beziehen sich die Symbole (P1) und (P2) auf den Band, in dem das Mittel besprochen wird.

** Wie Shakespeare über Größe in *Was ihr wollt* sagt: „Manche sind zu Größe geboren, manche erreichen Größe, und anderen wird Größe aufgedrängt", und Aurum ist einer von denen, die allem Anschein nach zu Macht oder zumindest Prestige geboren wurden.

soll ich den Versuch machen? Ich werde ja doch die nächste Chance genauso verpatzen wie diese hier. Die Tage, die mir noch bleiben, kann ich genauso gut von meiner Pension leben"). Wie ein polynesischer Eingeborener, der sich vornimmt zu sterben, sich hinlegt und stirbt, hatte sich der Patient offenbar auf seinen sich selbst auferlegten Niedergang eingestellt.

Tägliche Dosen von Aurum metallicum C 30 für eine Woche, danach weniger häufig gegeben, bewirkten, dass sich der Schlaf besserte und der Appetit wieder einsetzte. Sie halfen dem Leidenden, seine allzu starken Selbstvorwürfe zu zügeln und seine Lebensgeister so weit zu sammeln, dass er eine ihn befriedigende (wenn auch finanziell nicht ganz so einträgliche) Nische im Steuerberatungsbüro eines Freundes fand.

Gold ist eines der Hauptmittel für Menschen, deren Selbstbewusstsein einen Schlag erlitten hat oder denen der Verlust ihres Gesichtes droht, ob verdient oder nicht („er glaubt überall etwas Hinderndes im Wege zu finden, und diess bald von einem widrigen Schicksale, bald durch ihn selbst veranlasst, welches letztere ihn sehr kränkend niederschlägt" – Hahnemann). Tatsächlich setzt die hermetische Tradition Gold mit dem Ego gleich:

„Aus der Sicht des Alchimisten beeinflussen oder repräsentieren Metalle verschiedene Ebenen des menschlichen Systems: Aurum das [männliche] Ego ... Wenn das Ego gefestigt werden soll, [kann Aurum] dies vollbringen und den Geist stärken." (Hubbard)

Mehr noch ist Gold das Simillimum für das Individuum, das eine ehrenvolle oder vertrauenswürdige Stellung besitzt und durch einen Schicksalsschlag seine Reputation oder vielversprechende Karriere praktisch ruiniert findet. Tatsächlich sind es die dem Typus eigene hohe Gesinnung und die stark ausgeprägten Gewissensskrupel, die bewirken, dass die Krisen seines Egos gelegentlich dramatische Qualitäten annehmen können, als ob eine mächtige Eiche mit einem Schlag dahingestreckt würde.

In der Literatur sind Aurum metallicum die Klienten edler Herkunft, von hohem beruflichem Ansehen oder in ehrbaren Vertrauenspositionen, die in die 221B Baker Street strömen, um die Hilfe von Sherlock Holmes in Anspruch zu nehmen, der sie vor privaten Nöten und potenzieller Schmach bewahren soll. Ob er über eine wichtige Regierungskommission stolpert („The Naval Treaty"), auf mysteriöse Weise ein hochwichtiges Regierungsdokument aus einem Kurierkoffer verliert („The Adventure of the Second Stain"), oder jemandes geheiligtes Vertrauen missbraucht, ohne dafür etwas zu können („The Adventure of the Beryl Coronet"), der unglückselige Würdenträger, der für das Missgeschick Verantwortliche, befindet sich in einem für Aurum typischen Zustand der Seelenqual.

Ein klinisches Beispiel, in dem Schmach und Schande einen einst stolzen (wenn auch nicht allzu gewissenhaften) Menschen schlagen („Wie tief sind die Mächtigen gefallen"), war der Kleinstadtanwalt, der stets als tragende Säule der Stärke und Rechtschaffenheit in seiner Gemeinde betrachtet worden war. Und dennoch hatte er, wie irgendwann durchsickerte, in seinem Leben noch keinen Pfennig Einkommenssteuer bezahlt (irgendwie hatte er sich dem Fiskus entzogen oder war übersehen worden). So unerträglich war dem Missetäter seine Schande, als die Entdeckung öffentlich gemacht wurde, dass er davon sprach, sich das Leben zu nehmen („Gefühl, er sei in dieser Welt zu nichts mehr tauglich, wegen einer moralischen Verfehlung" – Hering).

Auf irgendeinem Umweg hatte die Frau dieses zutiefst gekränkten Menschen ihren Weg zu einem Homöopathen gefunden, der ohne zu zögern für ihren Mann Aurum metallicum 10 M verschrieb, in der Hoffnung ihn davor zu bewahren, seine Drohung wahrzumachen. Vielleicht war es ja auch Zufall, aber innerhalb einer Woche hatte er seine suizidalen Ideen aufgegeben, sich stattdessen auf einen rigorosen Sparplan festgelegt und Wege gefunden, dem Staat seine Schulden zu bezahlen. „Es ist besser, dies in diesem Leben zu erledigen", riet ihm seine Frau (die zwar beunruhigt, aber bei weitem nicht so sehr gekränkt war wie er), „um nicht im nächsten Leben, und dann *mit Zinsen,* damit belastet zu werden".

Der Mann hält natürlich kein Monopol auf Aurum metallicum-typischen Ruhm und Ansehen, auch nicht auf das Trauma ihres Verlustes. Die *Grande Dame* mit ihrem noblen Benehmen, die es gewohnt ist, dass für sie gesorgt wird und man sich ihren Wünschen beugt, oder das Kind, das schon mit der Geburt wie aus einem anderen Leben eine Würde und Haltung mitbringt, die sowohl Erwachsenen als auch Altersgenossen

Respekt abnötigen, können sehr wohl Aurum in ihrer Konstitution haben.*

Eine Dame der Bostoner Gesellschaft suchte homöopathische Hilfe aufgrund einer Gefäßerkrankung. Die Haut ihrer geschwollenen Beine war dünn und durchscheinend, dazwischen fanden sich dicke Flecken dunkler, toter Zellen. Teils wegen ihres Wohlstandes, teils aufgrund ihrer gebieterischen Art, hatte sie immer eine hervorragende Stellung in ihrem Freundeskreis eingenommen und sich an einen ehrerbietigen Umgang gewöhnt. Aber nach dem Tod ihres sanften, sich im Hintergrund haltenden *Silicea*-Ehemannes (der zu Lebzeiten unbedeutend genug erschienen war, jedoch in seinem stets fürsorglichen, gefälligen Wesen seine Frau mit dem Gefolge ausgestattet hatte, das es ihr erlaubte Hof zu halten) hatte die Herrschaft der Frau ihren Zenit überschritten – von ihrer Position als respektierter Mittelpunkt ihrer Entourage wurde sie an den Rand verwiesen.

Diese Wendung ihres Schicksals brachte all die wohl bekannten Aurum-Symptome der Aushöhlung des Selbstbewusstseins und des Selbstwertgefühles mit sich („Das Mindeste macht ihn muthlos" – Hahnemann). Sich an ihr neues Leben in einem Seniorenwohnheim zu gewöhnen und einen neuen Lebenssinn zu finden, stellte auch keine einfache Aufgabe für die Patientin dar. Aurum half jedoch, während es die Zirkulation in ihren Beinen verbesserte, der Patientin, sich in ihrer bescheideneren Umgebung zurechtzufinden.

Nebenbei gesagt, ist der Stolz, den diese Menschen zweifellos besitzen, eher einer, der mit Würde zu tun hat als mit Hochmut, und Aurum scheut sich nicht zuzugeben, wenn er im Irrtum ist. Anders als *Lycopodium*, der niemals einen Fehler macht (oder der, wenn ihm ein Fehler nachgewiesen wird, vergnügt dagegen hält, dass eine Frage immer zwei Antworten hat), akzeptiert Aurum den Tadel. Er kann sich sogar allzu große Vorwürfe machen und darin die gleiche Aufrichtigkeit und Objektivität gegenüber sich selbst an den Tag legen wie *Sepia* (P 1), was zwar bewundernswert ist, jedoch nicht gerade zur Zufriedenheit mit sich selbst beiträgt.

---

* Auch Conan Doyle, um auch dies festzuhalten, versäumt es nicht, einige von Holmes' weiblichen Klienten in eine für Aurum archetypische Verzweiflung zu stürzen (vgl. *The Adventure of Charles Augustus Milverton*).

Aurum metallicum

Wie es sich außerdem für jemanden geziemt, der zum Führen geboren ist, neigt Aurum dazu, eine ruhige, gleichmäßige Autorität zu verströmen. Wieder einmal im Gegensatz zu *Lycopodium* findet sich bei Aurum nur wenig von dessen ungeheuer diktatorischer Ausstrahlung. Menschen, die sich in der Einflusssphäre von Aurum befinden, sind relativ frei, ihren eigenen Neigungen zu folgen und ihre eigenen Wege zu gehen. Keine übertriebenen körperlichen oder (vor allem) psychologischen Anforderungen werden an sie gestellt. Und die eher offen arrogante und dominierende Frau, die gewöhnlich mit einem „Feldwebel", „Diktator" oder „Oberbefehlshaber" verglichen wird, ist traditionell eher als *Platina*, Weißgold, angesehen worden („Das andere Metall, das auf das Ego, beziehungsweise das falsche Ego, wirkt, ist ganz sicher *Platina*, wo das Ego allzu stark ausgeprägt ist und der Erlösung bedarf, während bei Aurum das Ego gestärkt werden muss" – Hubbard).[*] Der Ausdruck von Boericke, „verachtet die anderen" (*Platina*) gegen „verachtet sich selbst" (Aurum) mag zwar die Unterscheidung allzu versimplifizieren, enthält jedoch zumindest ein Körnchen Wahrheit.

---

[*] Das hochmütige, geringschätzige, aufdringliche Wesen von Platina-Frauen ist in der homöopathischen Literatur überliefert. Das Symptom „Phantasie-Täuschung… als sey Alles um sie sehr klein und alle Personen physisch geringer, sie selbst aber körperlich gross und erhaben" (Hahnemann) ist als Symbol für den anmaßenden Stolz dieses Typs betrachtet worden. Zwar mag dies die Metaphorik dieses Schlüsselsymptoms etwas zu weit treiben, Platina kann jedoch, wenn sie sich am Gebrauch ihrer mächtigen kreativen Energien gehindert sieht (und nicht unbedingt nur ihrer sexuellen Energie, wie einen die homöopathische Literatur überwiegend glauben lassen könnte) oder wenn sie Verletzlichkeit, Zerbrechlichkeit oder ein partielles Vakuum in Beziehungen, sozialen Situationen oder in größeren politischen Zusammenhängen spürt, mit Volldampf heranstürmen und ihre gesamte Person einsetzen, um eine angemessene neue Situation zu schaffen oder (je nachdem) auch einen Tumult.

Die berühmte (manche würden auch sagen berüchtigte), arrogante, scharfzüngige, aber auch, um ihr gerecht zu werden, stets großzügige Südstaatenschönheit Nancy Witcher, die später Lady Astor wurde (und die von sich sagen konnte: „Meine Kraft, Vitalität und Unverfrorenheit widern mich an. Ich bin die Art von Frau, vor der ich selbst davon laufen würde"), stellt eher Platina dar als Aurum. Sie war offenbar eine Frau mit außergewöhnlicher Energie und Fähigkeiten (sie war die erste Frau, die jahrhundertealte Vorurteile überwinden konnte, in das Parlament in Großbritannien gewählt wurde und dort auch lange Mitglied war), und führte ihr öffentliches und privates Leben wie eine Seifenoper, voller emotionaler Krisen, die weitgehend selbst verursacht waren. Dennoch zeigte sie – ganz typisch – leidenschaftliche Anteilnahme, wie aus ihrem beherzten Eintreten für Reformen zugunsten des Wohles von Frauen und Kindern ersehen werden kann.

Ein weiterer Aspekt der „königlichen Persönlichkeit" von Aurum ist die Fähigkeit des Typus, Licht auf etwas zu werfen, ohne selbst vollkommen erleuchtet zu sein. Dieses subtile Phänomen kann bei einflussreichen Menschen beobachtet werden, die zwar Kinder ihrer Zeit sind, deren moralische Werte, wie bei Lincoln, für etwas stehen, das größer ist als sie selbst (oder als sie sich bewusst sind), ebenso bei Künstlern, deren kreatives Werk ihr eigenes Verständnis hinter sich lässt. Wie auch das Gold tragen ihr Handeln, ihr Werk, ihre Leistung einen Symbolgehalt über den unmittelbaren Augenblick hinaus. Tatsächlich ist das, was dem Typus seine Präsenz, sein Ansehen und sein gebieterisches Wesen verleiht, eine natürliche Empfänglichkeit für Einflüsse, die größer sind als er selbst, und die Fähigkeit, sie zu kanalisieren. Er selbst jedoch schätzt den Goldbarren, den er besitzt, nur zum Teil, und muss wie wir zu sehen die Gelegenheit haben werden, in seine Rolle oder sein Talent erst noch hineinwachsen.

Der sonnenlose Zustand

„Gold ist immer schon als das irdische Gegenbild der Sonne betrachtet worden", schreibt Whitmont.[*] So hat die Vorstellung des Menschen Gold mit Licht und Wärme assoziiert und dies dann auf Vitalität und gute Laune übertragen. In seinem Vorwort zur Arzneimittelprüfung von Gold informiert Hahnemann den Leser, dass Gold seit langem dafür gebraucht wurde, um Melancholie zu heilen, und dass dieser spezielle Gebrauch durch die alten arabischen Ärzte in der homöopathischen Arzneimittelprüfung des kostbaren Metalles bestätigt worden sei. Er selbst habe in seiner klinischen Praxis „mehrere Personen, die mit Selbsttödtung sehr ernstlich umgingen, bald und dauerhaft befreit".

Später führt Kent auf seine charakteristische Weise dieses Thema aus:

Wenn Sie sich einmal die Gemütssymptome von Aurum vor Augen führen und sie als ein großes Ganzes betrachten, werden Sie erkennen, dass alle positiven Gefühlsregungen, die für einen gesunden Menschen natürlich sind, bei dieser Arznei abgestorben sind. Das geht so weit, dass selbst eine so fundamentale Eigenschaft wie die

---

[*] Für eine vertiefte Analyse der Symbolik von Gold für die Heilung, über seine bloße Rolle in der Homöopathie hinaus, vgl. Whitmonts *Alchemy of Healing*.

Aurum metallicum

> Liebe zum Leben – der Trieb zur Selbsterhaltung – in ihr Gegenteil verkehrt wird. Der Aurum-Mensch verabscheut das Leben, ist des Lebens überdrüssig, sehnt sich nach dem Tod und sucht nach einer Methode, wie er sich am besten umbringen kann... Man wundert sich, wie jemand in einen solchen Gemütszustand hineingeraten kann, in eine so große Niedergeschlagenheit, eine so tiefe Depression, dass er nicht mehr die geringste Freude zu empfinden vermag. Wenn einem Menschen jede Hoffnung genommen ist und er nichts mehr hat, wofür es sich zu leben lohnt, wird der Wunsch nach dem Tod übermächtig. Dies, so scheint es, ist genau der Zustand, in dem sich der Aurum-Patient befindet.

Ein Gold benötigendes Ungleichgewicht im menschlichen Gefühlshaushalt kann etwas hervorbringen, das man als „sonnenlosen Zustand" ansehen könnte; in der Tat reichen die dunklen Stimmungen von Aurum von der mit der Abenddämmerung vergleichbaren Verzagtheit eines Menschen, der sich der Ausrichtung seines Lebens unsicher ist, bis hin zu mitternachtsschwarzer suizidaler Verzweiflung.

Passenderweise hat das Mittel eine gut dokumentierte nächtliche Verschlimmerung von Symptomen und Schmerzen („Schlimmer von Sonnenuntergang bis Sonnenaufgang" – Boericke), ein Merkmal, das Mitteln gemeinsam ist, die dem syphilitischen Miasma zugeordnet sind (von denen Aurum metallicum, nach *Mercurius*, das wichtigste ist). Analog zeigt eine signifikante Verschlechterung der Vitalität und Stimmung in den Wintermonaten, wenn die Tage kurz sind und das Sonnenlicht schwach ist, einen Mangel an Gold an („viele Beschwerden treten nur im Winter auf" – Boericke). So global ist letztere Modalität in den Kanon aufgenommen worden („der Patient verlangt nach Sonne, trübes, wolkiges Wetter sind ihm unerträglich" – Gibson), dass Aurum, im Gegensatz zur sonstigen Auffassung in der Homöopathie (die das Individuum behandelt und nicht die Krankheit), der „Winterdepression" zugeordnet worden ist.

Privater Kummer ist das unausweichliche Los eines jeden Menschen und daher auch jedes Konstitutionstyps. Das unterscheidende Merkmal von Aurum ist, dass der Leidende seine Sorgen so verinnerlicht, dass andere wenig oder nichts von der abgrundtiefen Natur seines Kummers ahnen – von der tiefen Qual, die in einem unerwarteten und daher rätselhaften Selbstmord enden kann.

> „(Er) grübelt... insgeheim über seinen Zustand nach...; er hat niemandem etwas davon gesagt, und dann findet man ihn eines Tages in seinem Zimmer – erhängt.

Gewöhnlich hält der Mensch den Kontakt mit der Außenwelt über seinen Verstand aufrecht, während er seine Gefühle größtenteils für sich behält." (Kent)

Der bizarre Suizid einer Aurum-Mutter, die sich über eine Klippe in einen See wirft, ist in Marilynne Robinsons *Housekeeping* beklemmend porträtiert. Viele Jahre später versucht ihre Tochter die rätselhaften Stimmungen und Handlungen ihrer Mutter zu verstehen („Meine Mutter konnte an einem Tag so glücklich sein, wir wussten jedoch nicht warum. Und wenn sie am nächsten Tag traurig war, wussten wir nicht warum. Und als sie am nächsten Tag tot war, wussten wir ebenfalls nicht warum."), sie erinnert sich daran, dass sie am Tag des verhängnisvollen Ereignisses „erstaunt war über ihre Ruhe. Offenbar erschreckte uns ihr Stillsein ... Ich erinnere mich an ihr Grab, mit dem Frieden des ihm Beschiedenen, des Gerufenen. [Es strahlte eine Ruhe aus] so flüchtig wie die Oberfläche des Wassers – eine Ruhe, die sie trug, wie eine Münze auf stillem Wasser schwimmen kann."

Die erste zitierte Passage aus *Housekeeping* weist auf einen anderen Grund hin, weshalb das Ausmaß des Kummers von Aurum häufig für andere so unerwartet groß ist. Der Typus ist wechselnden Stimmungen ausgesetzt („deutliche Stimmungswechsel ... einmal fröhlich, dann wieder traurig, mit Verlangen zu sterben" – Hering), und die fröhliche Seite, die er in Gesellschaft zeigen mag, ist umso überzeugender, weil sie in diesem Moment auch echt ist.

Auf halbem Weg zwischen einer pessimistischen Sichtweise und dem Versinken in völlige Verzweiflung liegt eine „brütende Melancholie" (Boger). Typisch hierfür war ein Mann in den Dreißigern, der mit seiner Familie nicht gut zurecht kam, nur lustlos seine Freundschaften pflegte, seinen Job und seine Arbeitskollegen kritisierte und so nörglerisch mit seinen gelegentlichen Freundinnen umging, dass er jede Beziehung sabotierte. Nichts und niemand war gut genug für ihn („Muthlos und mit sich selbst uneinig" – Hahnemann).

Da er von ernsthafter, verantwortlicher und intellektueller Natur war, flüchtete er sich nicht in ein Leben voller Zerstreuungen, sondern wandte sich nach innen. Er las viele Bücher mit „ausweglosem" Inhalt, schrieb düstere Gedichte und nahm, um sich „interessant" zu machen, die moderne Version einer Byron'schen Melancholie an. Diese Pose, einmal erworben, setzte sich schnell fest. Gewisse Aurum-Melancholiker wälzen sich mit Wonne in ihrem Elend – in der Grube, die sie sich selbst graben. Sie kultivieren eine „Verherrlichung der Leere", wie ein homöopathischer Patient es einmal formulierte.

Eine wichtige Unterscheidung zwischen der düsteren Weltsicht von Aurum und der freudlosen von *Natrium muriaticum* besteht darin, dass die Objektivität der Sichtweise von Aurum nicht so sehr beeinträchtigt ist. Zwar erhellt nur wenig oder gar kein Licht den Weg von Aurum, und er mag deprimiert oder gar suizidal sein, aber er projiziert seine Stimmung nicht auf den Rest der Menschheit und wundert sich nicht etwa, weshalb nicht die Hälfte der Weltbevölkerung Selbstmord begeht. Der sonnenlose Zustand bezieht sich nur auf ihn selbst („Alle anderen Menschen führen offenbar ein ziemlich zufriedenes und erfolgreiches Leben, nur ich nicht. Das Schicksal gönnt mir nicht das Glück, das die anderen haben."), und so behält er im Großen und Ganzen einen ausgeglichenen Blick auf die Außenwelt bei. Im Gegensatz dazu kann *Natrium muriaticum* die Welt ausschließlich durch seine verzerrte Brille sehen; wenn er selbst traurig ist, verspürt er nichts als Trauer und Unglück um ihn herum. Jeder Aspekt der menschlichen Existenz erscheint belastend, und er glaubt, Freudlosigkeit herrsche überall auf diesem Planeten.

Körperlicher Schmerz kann ein Grund für einen verdüsterten emotionalen Zustand sein, und es ist bemerkenswert, dass Aurum das einzige Mittel ist, das in der kleinen Rubrik „Verzweiflung durch Schmerzen" im Kent'schen Repertorium im dritten Grad aufgeführt ist. So gibt es Aurum-Patienten, die den schmerzenden Körperteil am liebsten „abschneiden" oder „herausreißen" würden – oder sich das Leben nehmen.

Eine junge Frau, die keinerlei allopathische Medikation vertrug, hatte lange Jahre an unerträglich schmerzhaften Nebenhöhlenbeschwerden gelitten. Nach jeder Atemwegserkrankung pflegte sich die Infektion auf ihre empfindlichen Nebenhöhlen zu legen und sich dort festzusetzen. Die Episoden traten bei jeder Erkältung auf und persistierten unweigerlich für einige Tage – vor allem Nächte. Die bislang verschriebenen homöopathischen Mittel hatten nur teilweise Erleichterung gebracht.

Was den Arzt schließlich zu Aurum metallicum führte, war die nur halb im Scherz hingeworfene wiederholte Bemerkung, dass sie eines

Tages in ihrer Qual einmal etwas ganz Drastisches tun würde, „wie mich aus dem Fenster werfen oder zu erschießen". Sicherlich würde sie, wie sie beharrte, wenn während ihrer starken Schmerzen irgendein göttliches Wesen zu ihr käme und ihr die Wahl zwischen Leben und Tod ließe, sich ohne zu zögern für letzteren entscheiden – ganz einfach, um zukünftigen Schmerzattacken zu entgehen.

Das Mittel, das in der Tat eine Affinität zu den Knochen, und vor allem denen der Nasenhöhlen besitzt (vgl. Boger), verringerte die Häufigkeit und, zum Glück, die Intensität der Episoden. Schließlich setzte es allen suizidalen Gedanken ein Ende.

Stress auf der körperlichen oder Ängste auf der emotionalen Ebene können einen weiteren Gesichtspunkt der verdüsterten Stimmung von Aurum auslösen: „Muthloser Missmut" (Hahnemann). Typisch hierfür war der unzufriedene, verbitterte Mann mittleren Alters, der, weil er sich als Versager empfand, zu Hause abwechselnd „verdriesslich" (Hahnemann) oder streitsüchtig zu sein pflegte. Nachdem er Aurum für seine körperlichen Beschwerden erhalten hatte – Wundheitsgefühl der Hoden, besonders schlimm abends – fing er an Schach zu spielen (ein Hobby, das er lange Jahre vernachlässigt hatte) sowie Judo zu trainieren, und hörte auf, unablässig mit seiner unmittelbaren und weiteren Familie zu zanken.

„Ärgerlich und auffahrend; der geringste Widerspruch kann ihn zum grössten Zorne reizen" (vgl. Hahnemann, Hering und andere) sind Charakteristika, die natürlich nicht auf Menschen dieses Konstitutionstyps alleine beschränkt sind – und bei denen daher hier nicht weiter verweilt werden soll. Eine Besonderheit, die jedoch die Aufmerksamkeit wert ist, ist, dass Aurum selbst beim geringsten Familienstreit sofort damit reagiert, dass er Verbündete sucht, die ihn unterstützen. Wie ein Herrscher auf einen Kampf in seinem Hoheitsgebiet mit der Aushebung von Truppen reagiert, um seine Position zu stärken, so versichert sich Aurum der Loyalität aller Betroffenen, selbst wenn er auch dies nur andeutungsweise tut. Tatsächlich spiegelt sich eine seiner ausgeprägtesten Ängste – die Loyalität seiner Unterstützer zu verlieren – in dem Symptom „er glaubt der Liebe Anderer verlustig zu seyn, und diess kränkt ihn bis zu Thränen" (Hahnemann). Obwohl dies ein recht verbreitetes Symptom zu sein scheint, führt Kent unter der Rubrik „Wahnidee, glaubt die

Zuneigung von Freunden verloren zu haben" nur Aurum metallicum und das wenig bekannte brasilianische Wolfsmilchgewächs *Hura* auf.

Ein sonnenloser Zustand kann auch, wie unschwer vorherzusehen, durch einen „gold-losen" hervorgebracht werden; Probleme mit dem „Mammon" liegen in der Tat so mancher nach Aurum verlangenden Depression von Patienten zugrunde. Die Ursache des Trübsinns kann „finanzieller Verlust" (Kent) oder enttäuschte Hoffnung auf ein Erbe sein; manchmal befindet sich Aurum auch in pekuniärer Verlegenheit, wenn er seinen Arbeitsplatz verloren hat. Jede Form von Geldverlust kann eine Aurum-Pathologie hervorrufen, vor allem wenn sie mit Ängsten um die finanzielle Zukunft gekoppelt ist. Jedoch ist Aurum, wenn auch „geldorientiert" (Hubbard), nicht geizig (bezeichnenderweise ist Aurum nicht unter dieser Rubrik im Kent'schen Repertorium aufgeführt). Im Gegenteil, häufig ist er von Natur aus großzügig (vgl. „Großzügigkeit"). Der Annahme, Wohlstand bringe Glück mit sich, steht er nicht kritiklos gegenüber, aber seiner Erfahrung nach unterstützt Geld das Gefühl von Ansehen, Selbstwert und Prestige – und für diese Zwecke gibt er es auch aus. Wenn also dieser Aspekt seines Lebens von einem Rückschlag betroffen ist, kann dies auch einen weltklugen und vernunftbetonten Aurum aus dem Gleichgewicht bringen.

Um ein historisches Beispiel zu bemühen (das schon von Hubbard genannt wird), war es ohne Zweifel ein Aurum-Zustand, der die Wallstreet-Börsenmakler während des Börsenkrachs am Schwarzen Freitag von 1929 dazu brachte, sich reihenweise aus ihren Hochhausfenstern zu stürzen („verzweifelter Wunsch sich von einer Höhe zu stürzen" – Hering).

Wenn das Ähnlichkeitsgesetz universell gilt, muss Aurum jedoch noch auf anderer Ebene wirken als ausschließlich bei Menschen in finanziellen Krisen. Eine allein erziehende, berufstätige Mutter, die in einer Kunstbuchhandlung angestellt war, war nahe daran ihren Arbeitsplatz zu verlieren. Eine Aurum-Angst hatte sie gepackt, und sie war nicht in der Lage, einen Lichtblick in der dunklen Wolke zu entdecken, die sie bedrohte. Sechs Wochen nachdem sie das Mittel in hoher Potenz erhalten hatte, kam sie in die Praxis und sah zuversichtlich und fröhlich aus. Mit glühendem Gesicht sagte sie: „Das Aurum metallicum, das Sie mir verschrieben haben, war ein wahres Wunder! Ein vollkommen anderer

Mensch steht vor Ihnen. Es ist unglaublich, wie das *Simillimum* wirkt."

„Ah, ja", murmelte der Arzt scheinheilig, „die Mittel helfen uns wahrzunehmen, wie die Prüfungen, denen wir unterzogen werden – seien sie nun pekuniärer oder anderer Natur – uns geschickt werden, damit wir spirituell wachsen und …"

„Das ist nicht exakt das, was ich meinte."

„So, was meinten sie denn?"

„Etwas viel Konkreteres. Drei Tage nachdem ich das Mittel genommen hatte, fiel mir die goldene Gelegenheit in den Schoß, die Leitung der Kunstabteilung in einer großen Buchhandlung zu übernehmen." Dann, herausfordernd: „Versuchen Sie mal bitte, mir das zu erklären!"

Der Arzt konnte dies natürlich nicht; aber seit jenem Tag verschrieb er, nach dem Motto, dass Gold wiederum Gold anzieht, unter dem geringsten symptomatologischen Vorwand Aurum für Patienten in Geldnot.

Ein sich lange hinziehender Rechtsstreit, bei dem finanzielle Ängste und die Unsicherheit über den Ausgang, enttäuschte Erwartungen und Groll („Weshalb passiert so etwas ausgerechnet mir?") sich vermischen, ist ein weiterer Umstand, der einen sonnenlosen Zustand fördern kann.

In Dickens' *Bleak House* sehen wir die Wirkung eines solchen Rechtsstreites auf die Psyche. Subtil, wie seine Charaktere stets gezeichnet sind, zeigt Dickens die allmähliche Verwandlung des glücklichen, sorgenfreien, herzlichen *Phosphorus* Richard Carlson (der unklugerweise seine Hoffnung auf Wohlstand mit dem Ausgang des Verfahrens *Jarndyce vs. Jarndyce* verknüpft hat, das sich schon seit Jahrzehnten hinzieht) in einen verbitterten, mit sich selbst hadernden Aurum metallicum. In seiner Enttäuschung über den Ausgang des Verfahrens wünscht sich der am Boden zerstörte Carlson buchstäblich selbst in Niedergang und Tod.

Ein Fall aus der klinischen Praxis war ein Patient, der ganz klar von einer großen und vorgeblich renommierten Investment-Gesellschaft betrogen worden war, welcher er all sein Geld anvertraut hatte. Er hatte ein Verfahren gegen die Gesellschaft angestrengt, und der teure, lange Prozess forderte nun Tribut an seine Gesundheit. Schlaflosigkeit und immer wieder auftretendes inneres Zittern konnte er ertragen, aber als er mitten im Verfahren Zahnschmerzen an einem offenbar gesunden

Backenzahn entwickelte, der entlang dem gesamten Oberkiefer ausstrahlte, sah er es an der Zeit, den Homöopathen der Familie zu konsultieren.

Zunächst bekam er *Staphisagria* verschrieben, das offensichtlichste Arzneimittel für „Zahnschmerzen nach Ärger" (Kent), ebenso wie für Schmerzen, die durch Entrüstung („Ich habe dieser Gesellschaft mein hart verdientes Geld anvertraut, und so erwidern sie mein Vertrauen!), Kränkung („Wie konnte ich nur zulassen, dass man mich so lange hinters Licht führte? Wie dumm ich gewesen bin! Ich kann nicht glauben, dass ich nicht gemerkt habe, was da vorging!") und Ärger über den Affront („Diese Würmer! Diese Schlangen! – Aber weshalb Reptilien beleidigen? Da ist es doch besser zu sagen, dieser Abschaum! Dieser Dreck! Diese Abzocker!") verursacht werden. Aber das Mittel erwies sich als unwirksam. Als nächstes wurde *Nux vomica* gegeben, als der Patient seine Übelkeit beschrieb, mit dem Wunsch und gleichzeitig der Unfähigkeit zu erbrechen, die auftauchte, so bald er Kontakt hatte mit den betrügerischen Repräsentanten der Firma, ebenso für „Zahnschmerzen nach Ärger" (Kent) *und* für Beschwerden, die durch die Anstrengung eines sich dahinziehenden Rechtsstreites verursacht werden („Hat seit fast 14 Tagen nicht geschlafen, brütet die ganze Nacht über einem Prozess" – Hering). Immer noch kein Erfolg.

Nachdem er sein traditionelles Pulver verschossen hatte, besann sich der Arzt auf Aurum metallicum – nicht nur wegen des bekannten Symptoms „Ärger mit Zittern" (Kent) und seines *Staphisagria*-ähnlichen nagenden Grolls („Einige Personen sind ihm höchst zuwider" – Hahnemann), sondern auch wegen der *Nux*-ähnlichen Empfindlichkeit und Übergenauigkeit (P 2). *Nux vomica* ist häufig physisch nicht in der Lage, mit Dingen umzugehen, die sein Moralempfinden verletzen – ein Zug, den er mit *Ignatia* teilt („Wer Pech berührt, wird selbst beschmutzt" – Ecclesiastes), Aurum kann jedoch ebenso das Gefühl haben, beschmutzt zu werden, wenn er mit skrupellosen Menschen umgeht. Mehr noch erinnerte das Gefühl von Machtlosigkeit und Niederlage angesichts so viel offenkundiger Unaufrichtigkeit an Hahnemanns „Muthlos und verzagt, glaubt er, er mache alles verkehrt und es gerathe ihm nichts".

Im Nachhinein war das Mittel offensichtlich. Und seltene Gaben von Aurum C 200, wann immer der Zahnschmerz wieder aufflackerte und seine Stimmung zu sinken begann („Was soll's, wenn ich diesen Prozess gewinne, wenn ich unterdessen mein Haus, meine Gesundheit, meinen Seelenfrieden verliere – und noch meinen Zahn. Ich habe mich völlig übernommen. Dies wird doch bestenfalls ein Pyrrhus-Sieg"), stärkten das Selbstvertrauen des Patienten ausreichend, um ihn in die Lage zu versetzen, an seiner ursprünglichen Entschiedenheit festzuhalten, die Veruntreuer mit der vollsten Härte des Gesetzes zu verfolgen.[*]

Schließlich ist es vollkommen angemessen, dass es zu einem Aurum-Zustand kommt, wenn sich die Sonne des Lebens neigt und die Nacht voranschreitet. Zwischen dem Alter und dem körperlichen Abbau, der im Arzneimittelbild von Aurum beobachtet werden kann, lassen sich einige Parallelen ziehen. So schreibt Boericke in seiner Einführung zu dem Mittel:

Wenn Aurum seine Wirkung im Organismus frei entfalten kann ... (greift) es Blut, Drüsen und Knochen an ... und gerade für solche schädlichen Veränderungen der Körperflüssigkeiten und Gewebe besitzt Aurum große Bedeutung als Heilmittel.

Ein Nachlassen der geistigen wie auch der körperlichen Kräfte („Gedächnisschwäche; wie benommen; Unfähigkeit nachzudenken; Erschöpfung von Seele und Körper") kann sehr wohl zu düsteren Anschauungen beitragen („große Verzweiflung [im] Alter") – wie auch der Übergang von Autonomie und Unabhängigkeit zu einer demütigenden Abhängigkeit. Bei einem zutiefst stolzen Menschen kann eine solche Degradierung zu erhöhter Empfindlichkeit führen („verletzte Gefühle, sehr schnell gekränkt"), zu Unzufriedenheit („beklagt sich ständig"), schlechter Laune („neigt zum Murren und Schimpfen"), und zu einer alles umfassenden Hoffnungslosigkeit („Verzweiflung über sich selbst und andere" – alle Zitate aus Hering). Gelegentlich kann der ältere Patient, der Gold benötigt, die unvermeidlichen Konsequenzen des Alterns einfach zu schwer nehmen. Er hat einen gewissen Einfluss, Respekt und vielleicht auch weltlichen Ruhm genossen, und nun fühlt er

---

[*] Übrigens zeigte sich das homöopathische Prinzip, dass Gold wiederum Gold anzieht, auch in diesem Falle. Kurz nachdem der Patient Aurum metallicum bekommen hatte, erhielt er substanzielle finanzielle Unterstützung von unerwarteter Seite, die ihm bei der Begleichung der hohen Gerichtskosten half.

Aurum metallicum

sich überflüssig. Jetzt wünscht er sich, von diesem Leben erlöst zu werden („des Lebens überdrüssig" – Hering; „sehnt sich nach dem Tode, an den er mit inniger Wonne denkt" – Hahnemann), und erlebt es als Affront, wenn das Schicksal ihm diese gesegnete Ruhe nicht gönnt.

Ein noch berufstätiger, älterer Herr wurde von dem Finanzunternehmen, bei dem er seit fast einem halben Jahrhundert angestellt war, freundlich aber bestimmt in Richtung Pensionierung gelenkt. Er hatte gut für sich gesorgt und zog sich in sein schönes Haus auf dem Land zurück. Bevor jedoch das Jahr zu Ende ging, hatte er sich in einen Aurum-Zustand der Verzweiflung gebracht. Er war enttäuscht von seinen Kindern („alles was sie interessiert ist mein Geld"), langweilte sich mit seiner Frau, fühlte sich ohne jeden Nutzen für die Menschheit, und so wurde er reizbar, sauer und schweigsam. Obwohl sein Haus auf einem riesigen Grundstück stand und er über großzügige Hilfe im und um das Haus verfügte, grummelte er, dass die Welt vollkommen überbevölkert und jeder Sinn für Dienstleistung schon lange daraus verschwunden sei, und dass die Leute sich nur noch selbst vergnügen und ihre eigenen Bedürfnisse unmittelbar erfüllt sehen wollten („tadelsüchtig... vorwurfsvoll anderen gegenüber" – Hering). Alles in allem, schloss er, je eher er diese Welt verlasse, umso besser für alle Beteiligten. Angesichts seiner robusten Konstitution jedoch schien sein Ableben nicht unmittelbar bevorzustehen, und er hatte keine Idee, wie er diesen Prozess beschleunigen konnte („Das Leben ist eine Last für ihn" – Hering).

Zurückhaltend wie er war, äußerte der Patient diese Gedanken niemandem gegenüber, mit Ausnahme seines Homöopathen, aber diese lobenswerte Zurückhaltung verringerte seinen Pessimismus keineswegs und erleichterte auch nicht seine große Angst vor den langen, leeren Jahren, die noch vor ihm lagen. Eine zusätzliche Probe für ihn war der kalte, dunkle Winter in Vermont, während dem er nicht im Garten arbeiten konnte – die einzige Aktivität, die ihm etwas Trost bot.

Es brauchte nur eine Dosis Aurum C 200, um eine deutliche Änderung in der Haltung des Patienten einzuleiten und ihm zu helfen, einen neuen Sinn in seinem Leben zu finden: Er ließ sich als freiberuflicher Buchhalter und Finanzberater nieder und beriet die örtliche Bevölkerung auf einer großzügigen „Bezahle was du kannst"-Basis. Diese Beschäftigung verschaffte ihm genügend Abwechslung, um sich über die langen Wintermonate zu retten.

Eine andere Variante der heilenden Kräfte des Mittels war folgender Fall, in dem es um das Nachlassen einer künstlerischen Inspiration ging. Ein Mann Ende sechzig suchte homöopathische Hilfe für eine Reihe von kleineren körperlichen Beschwerden. Auf der geistigen Ebene litt er unter einer bedrückenden Melancholie. Er war ein bekannter Schriftsteller gewesen und hatte mehrere Romane veröffentlicht. Obwohl sein künstlerischer Tatendrang so stark war wie eh und je, spürte er plötzlich, wie ihm die Ideen ausgingen und er den Einfallsreichtum nicht mehr hatte, Handlung und Charaktere für eine Novelle zu ersinnen („Kopf-Arbeiten greifen ihn sehr an; und er fühlt sich erschöpft" – Hahnemann). Aurum C 30 wurde verschrieben, jeweils zu nehmen, wenn die körperlichen Beschwerden wieder auftraten. Schließlich war der Patient in der Lage, genügend geistige Energie aufzubringen, sich einem Buch mit Aphorismen und Reminiszenzen zu widmen – eine Beschäftigung, die ihm einige Befriedigung verschaffte („Das Denk-Vermögen ist schärfer, und das Gedächtniss treuer" – Hahnemann).

Natürlich ist jeder geriatrische Aurum-Fall anders gelagert. Wenn jedoch die ursprüngliche Vitalität der Sonne gleich zu sinken beginnt – wie immer die gegenwärtigen Umstände oder Vergangenheit des Patienten auch sein mögen (vielleicht hat ein Patient tatsächlich mehr als seinen fairen Anteil an Schicksalsschlägen erlitten), und wie trostlos seine Zukunftsaussichten sind – Gold („materia laetificans et in juventute corpus conservans"[*]) in potenzierter Form ist immer wieder das Mittel gewesen, um den Lebensabend aufzuhellen.

Das Herz des Mittels

In der geheimen Wissenschaft der Astrologie wird die Sonne (das Zentrum unseres Solarsystems) als Herrscher des Herzens (des Zentrums des körperlichen und emotionalen Wohlbefindens des Menschen) gesehen. In

---

[*] Eine Substanz, die erfreut und den Körper jung erhält, zitiert nach einer Quelle des 18. Jahrhunderts, die Hahnemann in seiner Einführung zu Aurum erwähnt.

übertragenem Sinne wird so Gold mit dem Herzen assoziiert. Zweifellos spielen im prosaischen klinischen Alltag die kardiovaskulären Störungen im Symptomenbild des homöopathischen Goldes eine große Rolle, jedoch, noch relevanter für unsere These, finden sich im Aurum-Bild eine Reihe von Charakteristika, die traditionell dem Herzen zugeschrieben werden.

Das Herz ist immer als der Sitz der Gefühle betrachtet worden und, ungeachtet seines starken Intellektes, kann das Herz von Aurum überempfänglich, überempfindlich und leicht überwältigt sein. Diese Facette des Mittels wird häufig in Fällen romantischer Liebe beobachtet („Beschwerden durch enttäuschte Liebe" – Hering). Denn welche Situation im Leben ruft das Gefühl der „Hoffnungslosigkeit" (Hering), der eigenen Wertlosigkeit und der suizidalen Verzweiflung eher hervor als gescheiterte oder unerwiderte romantische Leidenschaft? Welches andere Gefühl hinterlässt seine Opfer desolater („Gefühl wie verloren" – Kent) und entschiedener der Überzeugung, dass kein Wechsel der Lebensverhältnisse, der Umgebung oder der Beschäftigung jemals die beständige Düsterkeit zerstreuen wird?

Ein diesbezüglicher Fall war der junge Mann, dessen gesamte Welt zusammenbrach, als seine langjährige Freundin eines Tages ihre Koffer packte und ihn verließ.

Wie der sagenhafte Orpheus, der sich das Leben nicht ohne seine Eurydike vorstellen konnte, und in die Unterwelt hinabstieg, um dort in den kalten und sonnenlosen Regionen des Todes nach ihr zu suchen, so sah sich dieser Patient nicht in der Lage, sein weiteres Leben ohne seine Geliebte zu führen. Anders als Orpheus jedoch, der in seinem Kummer so wunderbare Lieder schrieb, dass die wilden Tiere und auch die Bäume und Felsen weinten, und der Fluss sein Rauschen einstellte, um seiner Klage zu lauschen[*], begann dieses Opfer seiner Gefühle dreimal die Woche einen Therapeuten aufzusuchen, wo er für teures Geld seine Seelenqualen ausschüttete.

Doch auch dies reichte nicht aus als Ventil für seinen Kummer, und er sprach im familiären Kreis so unablässig von Selbstmord („extreme See-

---

[*] Die Totenklage des Orpheus, „Ich habe meine Eurydike verloren, / Hier auf der Erde bin ich alleine./ Wo soll ich mich hinwenden, nachdem sie gegangen ist?/ Wie kann ich leben ohne meine Liebe?", ist durch Gluck unsterblich geworden.

lenpein, bis hin zur Selbstzerstörung" – Hering), dass sein Vater in einem Wutanfall ihm kurzerhand bedeutete, es entweder zu tun oder aber sich ruhig zu verhalten. Die Mutter des jungen Mannes hatte einen konstruktiveren Rat für ihn. Sie forderte ihn auf, es zusätzlich zu seinen Therapiesitzungen mit der Homöopathie zu versuchen, auch als Alternative zu Antidepressiva.

Der Sohn entschloss sich, ihrem Rat zu folgen und bekam zwei Gaben Aurum 50 M verschrieben, eine Gabe, um sie gleich zu nehmen, und eine als Reserve für den Fall, dass ihn der suizidale Impuls in Zukunft noch einmal bedrängen sollte. Die Art und Weise, wie der Leidende eine Woche später die Wirkung des Mittels beschrieb, war bezeichnend:

> „Mir kommt es so vor, als sei ich wochenlang in der Finsternis umhergeirrt; sechzig Sekunden nachdem ich das Mittel genommen hatte, ging wie ein elektrisches Licht in meinem Kopf an. Manchmal flackert es und scheint fast zu erlöschen, und bei diesem Gedanken gerate ich in Panik. Aber dann stabilisiert es sich wieder. Ich habe das Gefühl, dass wenn diese winzige Birne so lange leuchten kann, ich es ebenfalls schaffe."

Der Patient trug sein SOS-Mittel viele Monate in der Tasche. Vielleicht erübrigte es sich durch den bloßen Trost seines Besitzes, dass er noch einmal darauf zurückgreifen musste.

Zugegebenermaßen weisen die meisten Aurum-Opfer enttäuschter Liebe nicht ein so offen zur Schau getragenes Bild emotionaler Verwüstung auf wie es dieser Patient tat. Die homöopathische Literatur betont zu Recht die Zurückhaltung dieses Typs. Wird er zurückgewiesen, neigt er mehr zu „Schweigsamkeit und einem Verlangen nach Einsamkeit" (Hering). Anders als *Phosphorus, Pulsatilla* oder *Arsenicum album* in ihrer Qual ist der trauernde Aurum-Typ in der Regel nicht derjenige, der ein Publikum mit Beschlag belegt, um Zeuge seines Kummers zu sein, oder der zahlreiche Therapeuten aufsucht, um sich zu beraten. Jedoch kann gelegentlich selbst dieser von seinem Wesen her zurückhaltende Mensch seine Sorge nicht für sich behalten.

Statt vielfache Beispiele liebeskranker Aurum-Patienten zu zitieren, wird es von größerem Nutzen sein, dieses Bild mit dem von *Ignatia* zu vergleichen und es zu differenzieren. Denn obwohl sich das potenzierte Gold vom Wesen her stark von der potenzierten Ignatius-Bohne unterscheidet, findet es sich in Herzensangelegenheiten in engster

Nachbarschaft zu dem äußerst nervösen und innerlich fragileren *Ignatia*.

Ignatia fühlt sich mit jeder Faser so verloren und verzweifelt wie Aurum und ist ebenso der Überzeugung, dass über diesen Verlust hinaus kein Glück, kein Sinn im Leben jemals wieder existieren kann; der Typus zeigt sogar eine noch stärkere Tendenz zur Selbstvernichtung (P 2). Überdies (und dies ist bezeichnend für beide Mittel) haben sie in ihrem Gram die gleiche Neigung, sich auf dem Altar romantischer Liebe zu opfern, indem sie das Objekt ihrer Liebe so groß wie ihren immensen Kummer (und somit ebenbürtig) werden lassen – und damit ihren unglücklichen Zustand verschlimmern und verlängern.

Obwohl sie beide gleichermaßen nach dem Tod verlangen, ist die Suizidalität beim leidenden *Ignatia* nicht so stark oder gefährlich. Das Mittel findet sich auch nicht bei Kent unter dieser Rubrik. Sie (denn sie ist gewöhnlich eine Frau) kann in einen entkräftenden Krankheitszustand verfallen (Marianne Dashwood in Jane Austens *Sinn und Sinnlichkeit*), dahinschwinden und sterben (wie die Heldin in Henry James' *Daisy Miller*) oder, im schlimmsten Falle, ihren Verstand verlieren (Nancy Rufford in Madox Fords *The Good Soldier*), aber es ist Aurum, bei dem es wahrscheinlicher ist, dass er das Schicksal in seine (oder ihre) Hände nimmt.

Daher ist Rosanna Spearman in Wilkie Collins' *The Moonstone* eher Aurum metallicum als *Ignatia*. Die schlicht aussehende Hausangestellte leidet unter einer vollkommen hoffnungslosen Leidenschaft für den gut aussehenden, charmanten, hochgeborenen Helden des Buches, Franklin Blake, der jedoch von ihr „nicht mehr Notiz nimmt als von der Katze"*. Zu der Vergeblichkeit von Rosannas Liebe trägt weiter bei, dass sie eine

---

* „Du warst in mein beschwerliches Leben gekommen wie ein Sonnenstrahl [schreibt Rosanna in einem posthumen Brief an Franklin Blake]... Etwas das sich anfühlte wie das glückliche Leben, das ich nie hatte, das jedoch in mir aufflackerte, sobald mein Blick auf dich fiel... Ich war verrückt genug, dich zu lieben... Wenn du gewusst hättest, wie ich nachts zu weinen pflegte, mit all meinem Leid und der Kränkung, dass du niemals irgend eine Notiz von mir genommen hast, hättest du mich vielleicht bemitleidet, mir dann und wann einen Blick gewidmet, und dann weitergelebt..."

Diese Empfindungen sind ähnlich denen von *Ignatia*, aber bei Aurum nehmen sie eine andere Richtung.

frühere Diebin ist und sich verzweifelt bemüht, diesen Makel ihres Charakters auszulöschen („glaubt ... unwiederbringlich verloren zu seyn" – Hahnemann). Die Vorsätzlichkeit, Entschlossenheit und (wenn man das Wort in diesem Zusammenhang verwenden kann) Intelligenz, mit der Rosanna ihren Selbstmord plant und ausführt, indem sie alle möglichen Entwicklungen in Betracht zieht, die der Verlust des Mondsteines nach sich ziehen könnte, ist weit von dem Verhalten der liebeskranken *Ignatia* entfernt[*].

Nicht nur der Kummer durch romantische Liebe, sondern jede herzzerreißende Sorge kann Aurum erforderlich machen („Beschwerden durch Kummer" – Hering). Eine Lehrerin mittleren Alters litt an Kopfschmerzen, Druck im linken Ohr und einem hartnäckigen Bronchialhusten. Es umgab sie eine undefinierbare Aura der Tragik oder Trauer, die entweder an *Lachesis* oder *Natrium muriaticum* erinnerte. Keines dieser beiden Mittel passte jedoch zu dem Gesamtbild. Erst als sie berichtete, dass sie etwa zwei Dutzend streunende Hunde und Katzen in ihrem Haus beherberge und dass sie für den Tierschutz arbeitete (für die Änderung gesetzlicher Vorschriften bezüglich grausamer Fallen und Tierversuchen oder für Verbesserungen im Rennsport und in Tierheimen), trat das Aurum-Bild zutage. Es bringt so viel Leid mit sich, wenn man versucht, Tieren in großem Maßstab zu helfen, dass eine sensible Person zwangsläufig beginnt, aus Empathie selbst zu leiden.

Eine andere Form des Verlustes an Zuneigung und Liebe, die Aurum verlangt, um ein trostloses Herz zu erfreuen, war der Fall einer Dreizehnjährigen, die offenbar nicht in der Lage war, über die Scheidung ihrer Eltern hinwegzukommen. Das Zerbrechen der Familie zwei Jahre zuvor war besonders schmerzhaft für sie, weil ihr Vater, an dem sie besonders hing, unmittelbar danach neu geheiratet hatte, in einen anderen Teil des Landes gezogen und nun Vater eines kleinen Buben geworden war. Bis jetzt war sie ein Einzelkind gewesen und hatte an

---

[*] Ebenfalls nicht *Ignatia* ist Mr. Rochester (in *Jane Eyre*), der nach einer enttäuschten Liebe suizidal geworden ist (zu einem früheren Zeitpunkt seines Lebens denkt er über Selbstmord nach und begeht ihn beinahe, später sucht er den Tod in einer unbesonnenen, gefährlichen Handlung), vielmehr ist er ein archetypischer Aurum-Typ (vgl. die spätere Diskussion von Mr. Rochester).

erster Stelle im Herzen beider Eltern gestanden. Nun fühlte sie sich zutiefst verletzt und weigerte sich eisern, ihren Vater und seine neue Familie über Weihnachten und in den Osterferien zu besuchen; sie war jedoch andererseits nicht glücklich mit ihrer Mutter und auch nicht in der Schule mit ihren Freunden. Es gab niemanden, mit dem sie über ihren Kummer sprach („stiller Kummer" – Kent).

Sie war zum Homöopathen gebracht worden, vorgeblich wegen ihrer gelegentlichen nächtlichen Beinschmerzen, in Wirklichkeit jedoch wegen der Besorgnis ihrer Mutter über die anhaltende melancholische Stimmung ihrer Tochter. Der Arzt hätte sich wahrscheinlich für *Natrium muriaticum* oder *Staphisagria* entschieden, wäre da nicht eine charakteristische Temperaturmodalität gewesen, die Aurum mit *Hepar sulfuris* teilt: ein Verlangen nach Kälte (Luft oder Wasser), die jedoch unweigerlich verschlimmert oder eine Krankheit hervorruft.[*] Zum Beispiel war es unmöglich, sie als Kind aus dem kalten Wasser zu bewegen. Sie zitterte und wurde blau vor Kälte, und jedesmal pflegte sie eine hässliche Grippe mit Schnupfen oder Husten zu entwickeln, die sie für eine Woche das Bett hüten ließ – sie weigerte sich jedoch, daraus zu lernen. Auch jetzt noch, wo sie älter war, versetzte Kälte sie in eine solche Hochstimmung, dass sie im Winter ohne Kopfbedeckung, barfuß oder ungenügend bekleidet herumlief – und die schlimmsten Folgen davontrug.

Sulfur hat die gleiche Neigung, kalter Luft und kaltem Wasser zu trotzen, aber anders als *Hepar sulfuris* und Aurum kann er mit so unklugen Eskapaden, wie barfuß im Schnee umherzulaufen oder vor der Küste von Maine im Oktober oder Mai zu baden, ungeschoren davonkommen.

Kurz nachdem sie Aurum erhalten hatte, stimmte das junge Mädchen zu, in den Westen zu fliegen, als die Schule im Juni zu Ende war, um ihre neue Familie zu besuchen. Sie kehrte von ihrer Reise mit einer etwas sonnigeren inneren Haltung zurück, indem sie zugab, dass ihr kleiner Bruder „*echt* süß" war und dass Kalifornien „*echt* interessant" sei, aber sie fügte hinzu, dass sie „*echt* glücklich [sei], in ihr *echtes* Zuhause

---

[*] Man findet in der Literatur jedoch widersprüchliche Angaben bei Aurum: „Kaltes Wasser bessert den Schmerz; schlimmer warme Luft" (Hering); „Kälte bessert; Kälte verschlimmert" (Kent); „Schlimmer Kälte; Besserung durch Kälte oder kaltes Baden" (Boger); „schlimmer in kaltem Wetter" (Boericke); „warm, fühlt sich besser bei kaltem Wetter" (Hubbard) usw.

zurückzukommen", und dass „das Leben mit Mami *echt* nett" sei. Sie brachte sogar ein tapferes Lächeln zustande, als sie schloss, „und mir ist jetzt klar, dass es mir *echt* besser geht als vorher. Früher hatte ich nur ein Zuhause, in dem ich unglücklich war, und nun habe ich zwei *echt* tolle!"

Die Fähigkeit von Aurum, die Stimmung zu heben, erstreckt sich natürlich auf alle Lebewesen. Das Mittel erwies sich als von unschätzbarem Wert im Falle eines deutschen Schäferhundes, der, als seine Eigentümer nach England zogen, sechs Monate in Tollwut-Quarantäne verbringen musste. Er weigerte sich zu fressen, trank praktisch nicht und verging sichtlich vor Gram. *Ignatia* hatte nicht geholfen, so bekam er Aurum C 30 (jedes Mal, wenn er von seinen Eigentümern besucht wurde), um ihm durch die dunkle Zeit ihrer Abwesenheit hindurchzuhelfen.

Diese beiden letzten Fälle führen uns zu einer der wichtigsten Aufgaben des homöopathischen Goldes in der Heilkunde.

Mut ist eine weitere Eigenschaft, die man traditionellerweise dem Herzen zuschreibt. Man beachte z. B. Redewendungen, wie „das Herz fällt einem in die Hosen"[*], oder das Gegenteil, wenn jemand „das Herz eines Löwens" besitzt. Ein Aurum-metallicum-Ungleichgewicht im System kann sich in der Tat als „Kleinmuth" (Hahnemann) offenbaren.

Dies soll nicht bedeuten, dass die Befürchtungen dieses Typs notwendigerweise ungerechtfertigt oder tadelnswert seien. Der Verlust an Mut nach Kummer oder Verlassenwerden ist nachvollziehbar – genau wie Vorahnungen und ängstliche Zweifel in Zeiten von Belastung und Verwirrung. Dennoch bleibt die Tatsache, dass Aurum in Zeiten der Not die sinkende Moral eines manchen Patienten gestärkt und dem Kleinmütigen Mut verliehen hat.

Ein klares Fallbeispiel für diese Wirkung des Mittels konnte bei einer noch jungen Frau beobachtet werden, die gegen ihren eigenen Wunsch von ihrem Mann getrennt lebte und gezwungen war, aus ihrem Haus in eine benachbarte Stadt zu ziehen. Verschlimmert wurde ihre Depression durch ihre Angst, allein in einer ihr ungewohnten Situation und Umgebung zu sein. Konstitutionell war sie eine Mischung aus abhängi-

---

[*] Engl.: „faint-heartedness" (Feigheit) oder „loss of heart" (Verlust an Mut). (Anm. d. Übers.)

gem *Pulsatilla* und häuslichem *Calcium carbonicum*, und ihre Angst manifestierte sich in Herzklopfen und innerem Zittern sowie in der Furcht, sich aus ihrer Wohnung zu begeben – ja selbst aus ihrem Schlafzimmer und ihrem Bett. Auf letzterem pflegte sie ihre Mahlzeiten einzunehmen, ihre geschäftlichen Angelegenheiten per Telefon oder Post zu regeln, und hier saß sie auch zitternd, wenn sie sich mit den wenigen Familienmitgliedern unterhielt, die sie sich zwingen konnte zu empfangen („Meidet andere; wenn er jemanden trifft, verursacht dies nervöses Zittern" – Hering).

Nachdem weder *Pulsatilla* noch *Calcium carbonicum* oder *Ignatia* das Zittern und Herzklopfen beruhigen konnten – und *Aconit* und *Arsenicum album* ihre Ängste nicht minderten – war sich der Arzt nicht ganz sicher, wie er weiter vorgehen sollte. Die Frau hatte jedoch erwähnt, dass ihr Atem schlecht roch – ein Symptom, das sie seit ihrer frühen Jugend nicht mehr bemerkt hatte („übelriechender Atem von Mädchen in der Pubertät" – Hering). Aus Mangel an soliderem Symptomenmaterial griff er nach diesem dürftigen Strohhalm und verschrieb Aurum 1 M (wiederholt) mit erfreulichen Resultaten.

Im Nachhinein war es offensichtlich, dass Schuldgefühle und Scham über ihre misslungene Ehe signifikant zu den Ängsten und einsiedlerischen Neigungen dieser Frau beigetragen hatten. Dieses Symptom, das man so häufig bei ernsten, verantwortungsbewussten Menschen nach einer Scheidung trifft, passte gut zu den Gewissensbissen von Aurum metallicum und dem „Gefühl, als habe er ein Unrecht getan" (Hering).

Ein zweites Beispiel für einen Zugewinn an Mut war die Frau, die, ohne selbst notleidend zu sein, an ihrem Job im Bereich der Finanzplanung hing, den sie nicht mochte, weil sie keine Idee hatte, was sie statt dessen tun wollte, und weil sie Angst hatte, sich selbständig zu machen. Ein paar Monate nachdem sie Aurum erhalten hatte, entschied sie sich, den Schritt zu wagen und eine eigene Beratungspraxis zu eröffnen, was ihrem Bedürfnis eher entsprach, weniger wohlhabenden Menschen mit solidem professionellem Rat zu helfen.

Eine eher unübliche Wendung nahm das Verleihen von Mut durch Aurum bei einer jungen Musikerin, die eine Leidenschaft für das Fagott vor allen anderen Musikinstrumenten hegte. Wie es der Zufall wollte, lebte sie in einer Stadt, in der alle Fagottlehrer männlich waren, und zu ihrem eigenen Unglück war sie ebenso empfänglich für den Charme eines jeden Fagottlehrers, wie sie es für die Schönheiten des Instrumentes selbst war. Sie war gezwungen, die Lehrer ständig zu wechseln, um nicht wahnsinnig zu werden, aber nachdem ihr Herz wiederholt gebrochen war, fiel sie in eine tiefe Verzweiflung. Einerseits konnte sie nicht aufgeben, was für sie fast buchstäblich, wie auch im übertragenen Sinne, ihr Lebensatem war, auf der anderen Seite konnte sie sich nicht weiter dem wiederholten Trauma unerwiderter Liebe aussetzen. Ganz sicher war all dies Leid eine zu hohe Buße – selbst für das Erlernen des Fagottspiels.

Aurum metallicum 1 M wurde gewählt, teils wegen ihrer Furcht vor jeder Unterrichtsstunde (ihre idiosynkratische Version der „Furcht vor Männern" [Hering] des Mittels), teils wegen der Liebe, die sie für jede schöne Musik hegte, und das tiefe Glück, das sie beim Hören empfand. Archetypisch betrachtet war in der griechischen Mythologie der „goldhaarige" Apollo mit seiner „goldenen" Lyra der Gott der Musik wie auch der Sonne. Strikt homöopathisch gesehen finden sich in der Boger-Rubrik „Musik bessert", *Tarantula* (das diesem Falle nicht angemessen war), und Aurum als die beiden einzigen aufgeführten Mittel.

Nachdem sie das Mittel erhalten hatte, nahm die Sache eine kuriose Wendung. Es heilte die Patientin nicht gerade von ihrer Schwäche für männliche Fagottisten, aber sie begann sich zu fragen, weshalb sie, bei ihrer beträchtlichen musikalischen Begabung, überhaupt einen Lehrer brauchte. Konnte sie nicht ihre musikalischen Fähigkeiten selbständig entwickeln und nur gelegentlich jemanden aufzusuchen, der ihr zuhörte, ihr Spiel kommentierte und ihr Studienmaterial empfahl? „Schließlich", so kommentierte sie, „kann man mit Ängstlichkeit keinen Blumentopf gewinnen. Wenn ich eine überragende Musikerin werden möchte, muss ich Vertrauen in mein eigenes Urteil und Talent entwickeln – und durch eigene, unabhängige Leistung Erfolg haben."

Nach einem halben Jahr hatten sich ihre Befürchtungen so weit zerstreut, dass sie sich eine ganze Philosophie zurechtgelegt hatte, die ihre frisch erworbene Unabhängigkeit unterstützte. „Irgendwie haben wir Studenten die Idee in uns aufgesogen, dass man ausschließlich mit Hilfe von Lehrern ein guter Musiker wird. Aber sie können eigentlich nur wenig tun. Sie können uns über kurze Zeit anleiten oder auch anfängliche Inspiration bieten. Und das ist *alles*!"

Aurum metallicum

    Um Aurum jedoch nicht allzu sehr auf die Probe zu stellen, wählte diese junge Dame sehr einsichtig von nun an keinen Zuhörer mehr, der (wie sie sich ausdrückte) „attraktiver war als ein Wiesel". Zudem erhielt sie in großen Zeitabständen wiederholte Gaben des Mittels, bis sie ihr wahres Simillimum traf (was bedeutet, dass sie sich glücklich in einen schmächtigen Oboisten verliebte).

Gelegentlich zeigt sich die Verzagtheit von Aurum als Mangel an Vertrauen in eine höhere und weisere Macht: eine Unfähigkeit loszulassen und Gott zu vertrauen. Ein Abbild hierfür war der Patient mit Asthmaanfällen, der auf den ersten Blick nach *Arsenicum* zu verlangen schien.[*] Das Mittel wurde jedoch praktisch ohne greifbares Resultat verschrieben, und der Homöopath überlegte hin und her, welches Mittel als nächstes folgen könnte, als die Frau des Mannes schwanger wurde.

    Dies war nicht eingeplant gewesen. Im Gegenteil, der Patient hatte sich stets eisern und bedingungslos geweigert, die Verantwortung für Kinder zu übernehmen. Seine Frau weigerte sich jedoch, ihre Schwangerschaft abzubrechen – und der Patient brach vollkommen zusammen. Sein Asthma verschlimmerte sich, und so groß war seine Verzweiflung, dass er zum größten Entsetzen seiner Frau von Selbstmord zu sprechen begann. Natürlich hatte er ihr auch wiederholt gedroht, sie zu verlassen, ihr in Aussicht gestellt, dass er nichts zum Unterhalt dieses Kindes beitragen würde, und geschworen, dass er es nie lieben würde.

---

[*] Zwei Stunden vor der verabredeten Zeit rief der Patient in spe, der genaue Anweisungen erhalten hatte, wie die Praxis zu erreichen sei, ängstlich aus der Nachbarschaft an. „Ich bin in der Nähe des Flughafens und spreche von meinem Handy aus. Könnten Sie mir bitte genau erklären, wie ich zu der öffentlichen Bibliothek komme [in der Nähe derer die Praxis des Arztes lag]." Dann, eine halbe Stunde später: „Ich bin jetzt bei der Bibliothek, *nach wie vor* in meinem Auto, und spreche von meinem Handy aus. Wie komme ich zu Ihrer Praxis in der Hauptstraße?" Kurz danach kam ein weiterer Anruf von seinem Handy: „Ich sitze jetzt in meinem Auto vor einem Gebäude mit dem Schild ‚Medizinische Praxen'. Ich war schon am Eingang, konnte aber Ihren Namen neben dem Klingelschild nicht finden. Wo soll ich jetzt von hier aus hingehen?" (Die Versuchung war nahezu unwiderstehlich, ihm zu antworten: „*Indem Sie sich an Ihrem Handy festhalten*, die Treppe heraufkommen und die Tür aufmachen.") Um das Arsenicum-Bild weiter zu bekräftigen, kam am nächsten Tag ein weiterer Anruf, der besagte: „Ich sitze jetzt an meinem Schreibtisch. Gerade habe ich das Mittel genommen. Und nun?"

Da Gold seit Jahrhunderten seinen Wert bei Asthma bewiesen hat („Gold ist ungemein zuträglich bei Schweräthmigkeit", schreibt Avicenna, ein Arzt des 11. Jahrhunderts, wie Hahnemann zitiert), und weil dieser Kleinmütige angesichts dieser (für ihn) enormen Herausforderung wirklich Mut benötigte, wurde Aurum C 200 verschrieben, das er, wenn nötig, wiederholen sollte. Während das Asthma sich besserte, fand auch ein erfreulicher gefühlsmäßiger Wandel bei diesem Mann mit so wenig Vertrauen statt. Er sprach nicht mehr davon, seine Frau zu verlassen oder sein Leben zu beenden; gelegentlich ging er sogar so weit, ihren sich rundenden Bauch zu tätscheln; und als weiteren Beweis für seine Schicksalsergebenheit diskutierte er mit ihr seine Theorien über Kindererziehung.

Dass es die Schwangerschaft seiner Frau brauchte, um den Arzt zum Simillimum für das Asthma zu führen, das gleichzeitig dem Mann mehr Mut verlieh, bestätigt den Dichter Cowper, der erklärt, dass „Gott auf unerklärlichen Wegen Seine Wunder tut".

In der Tat auf unerklärlichem Wege! – und wenn er unter dem Deckmantel der Homöopathie wirkt, dann kann dieser auch launisch sein. Viele Jahre später konsultierte ein Patient denselben Homöopathen wegen geschwollener Testikel und einem diagnostisch ungeklärten Knoten in der rechten Leistengegend. Er erhielt erst *Lycopodium*, dann *Conium*, dann *Thuja* – ohne sichtbare Besserung. Dann wurde seine Freundin schwanger, und angesichts dieser unerwarteten Wendung der Ereignisse verfiel er in einen Mitleid erregenden Zustand von Ängsten und Befürchtungen. Kinder waren immer eine hitzig diskutierte Angelegenheit zwischen den beiden gewesen, sodass, obwohl die Frau eine Fehlgeburt hatte, die Frage immer noch bedrohlich im Hintergrund stand. Inzwischen hatte die Schwangerschaft den Arzt an den ähnlich gelagerten Fall von vor dreißig Jahren erinnert und ihn dazu gebracht, Aurum 1 M zu verschreiben.

Die körperlichen Symptome sprachen unmittelbar darauf an, aber noch zweckdienlicher war, dass der Patient zwei Tage nach dem Mittel die kühne Entscheidung traf (wenn man die spezielle Dynamik ihrer Beziehung bedenkt), sich nicht mehr an sein Juwel von Partnerin zu klammern, sondern ihr die Gelegenheit zu geben, einen Partner zu finden, der Kinder wollte. Aufrichtig und gewissenhaft, wie er sich jetzt wieder zeigte, sah der Mann ein, dass die Trennung zwar schmerzhaft sein würde, es jedoch ein großzügiger Schritt von seiner Seite war.

Alles was glänzt

Gold ist natürlich auch die Quelle zahlloser Illusionen, und homöopathisch leuchtet ein, dass eben weil das kostbare Metall einen solchen Zauberbann über die Menschheit geworfen hat, es in potenzierter Form auch in der Lage sein sollte, diesen Bann zu brechen – und in der Tat hilft es, die Fesseln vieler Formen seines „Zaubers" zu lösen.

Zum Beispiel ist Aurum hilfreich, wenn Menschen durch die „bezaubernde" Persönlichkeit anderer gefangen sind (Liebhaber, Gatten, Lehrer, Freunde, Kollegen, die auf irgendeine Weise Hoffnungen wecken, die nicht erfüllt werden können oder stillschweigend etwas versprechen, was sie nicht leisten können), damit sie zu einer realistischeren Einschätzung der wahren Natur ihres „Eroberers" kommen. Das Mittel ist auch in der Lage, die schmerzhaften Nachwirkungen der Desillusionierung zu mildern, ob die Illusionen nun materielle Form, wie die Anbetung des Goldenen Kalbes, oder eine romantische Richtung nehmen; ob es sich um den Glauben handelt, ein anderer könne einem das Geschenk einer Begabung verleihen, oder die Überzeugung, dass – so lange man seine Pflichten gegenüber Gott, Vaterland, Familie und Gesundheit erfülle – man in der Lage sei, sein Schicksal zu kontrollieren.

Weiter kann Aurum metallicum mit seiner Fähigkeit, die Tatsache zu erhellen, dass etwas, das einem gerade ans Herz gewachsen ist, womöglich nicht das „existenziell höchste Gut" oder unentbehrlich für das eigene Lebensglück ist, einem Menschen zu *emotionaler Akzeptanz* (im Gegensatz zu einem rein intellektuellen Verständnis) verhelfen, dass nicht alles, was glänzt, auch Gold ist.

Ihr Fasziniertsein von Glanz war zweifelsohne ein Faktor, der zu der niedergeschlagenen Stimmung einer High-School-Studentin beitrug, die sich glühend gewünscht hatte, in einer der am meisten tonangebenden Mädchenclique ihrer Klasse akzeptiert zu werden – was ihr nicht gelang. Da sie vernünftig war, wusste sie genau, dass dies nicht das Ende der Welt war. Dennoch beeinträchtigte die Zurückweisung ihre Selbstachtung und drohte, einen Schatten auf ihr Abschlussjahr, auf das sie sich sehr gefreut hatte, zu werfen.

Gewöhnlich war sie ein fröhlicher Mensch und auch sonst gesund, daher bot sich zunächst kein Mittel als offensichtliches Simillimum an. So einfach, wie es ist, Aurum metallicum in Fällen akuter Verzweiflung zu erkennen, so schwierig kann es zu erkennen sein, wenn es sich um gewöhnliche Lebensenttäuschungen handelt.

Der Homöopath kam auf Aurum aus dem einzigen Grund, dass er in der Vergangenheit der Mutter des Mädchens das Mittel erfolgreich verschrieben hatte, und zwar wegen Herzklopfens, Unterbauchschmerzen und Depression wegen einer Enttäuschung. Sie hatte eine interessante, angenehme Stellung einer glänzenderen und besser bezahlten wegen gekündigt – nur um herauszufinden, dass diese mit viel Plackerei und einem unmöglichen Arbeitgeber verbunden war („Ich hasse meine Arbeit, und mein Chef hasst mich. Wenn ich könnte, würde ich lieber heute als morgen in meinen früheren Job zurückgehen.") In der Annahme, der Apfel falle nicht weit vom Stamm, wurde Aurum verschrieben – und half dem Mädchen tatsächlich, die zweifelhafte Ehre, von einer snobistischen Clique aufgenommen zu werden, in die angemessene emotionale Perspektive zu rücken.

Aurum brachte auch einem College-Professor für Philologie einen gewissen Trost, der damit zufrieden schien, seinen Beruf ohne glänzende Erfolge auszuüben (es ist in der Tat schwierig, sich Glamour in Verbindung mit Philologie vorzustellen), sich jedoch überraschend nichtswürdig fühlte, als der Verlag seiner eigenen Universität sich weigerte, seine Dissertation zu drucken. Natürlich handelte sie von einem etwas obskuren Zweig der Etymologie, aber er wusste, dass es ein solides, wenn auch ein wenig esoterisches, wissenschaftliches Werk war und ein wertvoller Beitrag in seinem Spezialgebiet.

„Es hat keinen Zweck, wenn ich mir sage, dass meine Reaktion unvernünftig ist. Dass ich, so lange *ich selbst* weiß, dass ich gute Arbeit leiste und zu weiterem Wissensfortschritt beitrage, zufrieden sein sollte. Die Wahrheit ist, dass ich mir wünsche, dass *andere* dies auch anerkennen." – Und er fuhr fort zu erklären, dass dieser Fehlschlag recht charakteristisch sei. Jedesmal wenn er versucht hatte, eine gewisse Ehre und Anerkennung als Gelehrter zu erhalten, war er damit gescheitert.

Aurum metallicum

Die Bibel lehrt, dass aller weltlicher Ruhm eitel ist, und dass es von wenig Vorteil ist, wenn ein Mensch die ganze Welt gewinnt, darüber aber seine Seele verliert. Wenn jedoch ein Mittel dem Patienten hilft, die Bedeutungslosigkeit weltlicher Wertschätzung *über bloße Vernunft hinaus* anzuerkennen, so grenzt dies fast an ein Wunder!

Dies soll nicht bedeuten, dass Aurum metallicum ausschließlich oder eher als andere Konstitutionstypen für die Überzeugung anfällig ist, er müsse irgendeine bestimmte Ehre, einen Beifall oder irgendetwas Materielles erringen. Es soll nur noch einmal betont werden, dass ein Aurum-Zustand der Melancholie häufig durch Fehlschläge hervorgerufen wird, wenn ein gewünschtes Ereignis oder ein Herzenswunsch nicht erreicht wird.[*]

Andererseits muss jedoch auch etwas zum Thema Illusionen gesagt werden. Aurum wurde erfolgreich einem Patienten verschrieben, der unter einer chronischen Depression mit morgendlichen Kopfschmerzen und erhöhtem Blutdruck litt. Dieser gab während des Erstgespräches in der Praxis zu, dass er einem Menschen alles vergeben könne, wenn er oder sie ihn zum Lachen bringen und für eine kurze Zeit die Welt zu einem angenehmen Ort machen könne, an dem sich zu leben lohne. „Zugegeben, es ist ein Schwachpunkt von mir, dass ich mir einbilde, ein fröhlicher, geistreicher Mensch sei auch ein guter", erklärte er. „Das hat mich auch dazu verführt, vollkommen unzuverlässigen Personen zu vertrauen. Aber ist es nicht besser, ein paar Illusionen zu hegen, als einfach verbittert zu werden – und zusammenzuschrumpeln wie eine Traube, die man am Weinstock vergessen hat?"

Zu dieser Zeit unterrichtete der Arzt, der diesen Fall behandelte, gerade einen Studenten, der bei ihm famulierte, und war entzückt von

---

[*] Diese innere Haltung wird in Mark Twains *Im Gold- und Silberlande* karikiert – ein Buch, das von eben jenem „Fieber" handelt, das die Gold- und Silbergräber während der Mitte des letzten Jahrhunderts infizierte, die sich Hoffnung machten, über Nacht reich zu werden. In einem Abschnitt, der wie als Metapher für die gesamte Goldrausch-Mentalität steht, beschreibt Twain, wie er, getrieben von der rasenden Stimmung jener Zeit, sich überzeugen ließ, um jeden Preis einen ‚Original Mexikanischen Stöpsel' zu erwerben: „Ich hatte keine Ahnung, was ein ‚Original Mexikanischer Stöpsel' war, aber da war etwas in der Art, wie dieser Mann das sagte, das mich innerlich schwören ließ, dass ich einen ‚Original Mexikanischen Stöpsel' haben musste, oder ich würde sterben…"

diesem scheinbaren Lehrbuchfall, der so eindeutig auf Natrium muriaticum hindeutete. Sehr ausführlich und mit vielen Worten führte er seinem Studenten gegenüber aus, dass die Empfänglichkeit für die heilenden Eigenschaften von Humor und Lachen alleine in der Lage sei, dessen stets freudlose Stimmung und unüberbrückbare Isolation zu überwinden (P 1).

Unglücklicherweise brachte *Natrium muriaticum*, trotz Potenzwechseln und häufiger Gaben, keine merkliche Besserung des Zustandes des Patienten, und der zutiefst gekränkte Arzt (der *seine* Illusion begraben musste, es gebe Gewissheiten in der Homöopathie) war gezwungen, seine Bücher hervorzuholen und den Fall neu zu studieren. Es war Herings Rubrik „Besser durch Unterhaltung", die ihn, zusammen mit der bekannten Tatsache, dass potenziertes Gold, ebenso wie das potenzierte Kochsalz, eines der wirksamsten homöopathischen Mittel bei Bluthochdruck ist (vgl. Boericke), zu dem heilenden Aurum metallicum führte.

Nebenbei gesagt findet diese Tendenz, auf Glänzendes hereinzufallen, statt den Wert echten Goldes zu erkennen, eine kuriose Parallele in einem körperlichen Symptom. Die für Aurum typische Hemianopsie kann eine Form annehmen, dass nur noch die obere Hälfte der Objekte gesehen wird („Verlust der unteren Hälfte" – Kent), was als Symbol für seine Neigung angesehen werden könnte, Menschen, Gelegenheiten und Situationen nur oberflächlich einzuschätzen – nach ihrer glänzenden Erscheinung.[*]

Zum Schluss mag auch noch ein Fall aufschlussreich sein, in dem Aurum versagte. Das Mittel schien indiziert im Falle eines älteren Mannes mit Arthritis, der „des Lebens müde" (Hering) war. Der frühere Stadtbewohner hatte sich nach seiner Pensionierung auf dem Land im Staat New York niedergelassen. Unglücklicherweise jedoch pflegte er jedesmal, wenn er zum Folgetermin bei seinem Homöopathen erschien und gefragt wurde, ob sich seine Symptome oder seine Stimmung gebessert hätten, zu antworten: „Nicht im Mindesten. Mein Leben ist

---

[*] Whitmont hat ebenso das Umgekehrte beschrieben. Eine Hemianopsie, die nur die untere Hälfte von Dingen sehen lässt („obere Hälfte verloren" – Kent), betrachtet er als Metapher für den Hang von Aurum, die dunkle, die „Unterseite" der Dinge zu sehen.

jedoch so leer und bedeutungslos, dass mein körperlicher Zustand auch nichts mehr ausmacht. Ich frage mich, weshalb ich überhaupt lebe."

„Nun, so lange noch Leben in einem steckt, kann man es ja auch genießen. Und ist es nicht wunderschön, wo Sie jetzt leben – umgeben von Natur? Man sagt, Lake George ist eine der schönsten Ecken, und ..."

„Aber die Natur ist so langweilig! Schönheit ist langweilig! Sie ist so passiv. Nun, ich habe Lake George gesehen – und was dann? Was fange ich jetzt damit an? Aus meinem Fenster schaue ich auf weitläufige Weiden mit ein paar Schafen. Aber, wie es bei Schafen so ist, es passiert nicht viel. Vielen Dank für Ihre Mühe, aber ich sehe nun, dass Homöopathie wirklich nichts für mich tun kann. Ich werde die Angelegenheit in meine eigenen Hände nehmen."

Es dauerte eine ganze Weile, bevor der Arzt wieder von diesem Patienten hörte, der schließlich einfach anrief, um ihn zu informieren, dass er jetzt zwar Schmerzmittel nehme für seine Arthritis, seine Stimmung jedoch niemals besser gewesen sei.

„Was war das Heilmittel?"

„Mich von dem Traum zu verabschieden, man könne als New Yorker durch und durch jemals glücklich auf dem Lande leben. Ich brauche die Menschenmengen, den Lärm, die Luftverschmutzung und den falschen Glanz von New York City täglich! Ich bin zurück in eine Erdgeschosswohnung in Greenwich Village gezogen und habe gemerkt, dass dies besser ist als jede Schönheit. Was macht es schon, dass ich fast reines Kohlenmonoxid atme? Dies ist ein geringer Preis dafür, niemals mehr auf Lake George – oder irgendein Schaf – schauen zu müssen."

„Erkenne dich selbst", lehren uns die Philosophen. Die Selbsterkenntnis dieses Patienten machte selbst die Hilfe der Homöopathie überflüssig.

Die geläuterte Seele

Bei der Herstellung von Feingold wird das Gold hohen Temperaturen unterworfen: zunächst bei der Feuerprobe, bei der das kostbare Metall von Schlacke befreit wird, um dann, wenn es geschmolzen wird, zu einem Objekt voller Schönheit und von unvergänglichem Wert geformt

Die geläuterte Seele

zu werden. Und eine der bewährten Indikationen von homöopathischem Gold ist, Menschen zu helfen, die im Zuge ihrer charakterlichen Weiterentwicklung offenbar eine solche Feuerprobe zu bestehen haben.

Es muss wohl nicht weiter betont werden, dass jede seelische Entwicklung ein langer, komplizierter und mühsamer Prozess ist, der stets ein gewisses Maß an Elend und Leiden mit sich bringt. Es ist, als müsse, um Glauben und Integrität dieses starken und rechtschaffenen Individuums zu erproben, es für seine spirituelle Weiterentwicklung einer Reihe von Feuerproben unterzogen werden. (Der verdoppelte materielle Reichtum, in den Hiob schließlich wieder eingesetzt wird, steht als Metapher für seine Erleuchtung, da Gold, wie man sich an überliefertes Wissen aus Alchemie und frühen Religionen erinnere, schon immer für den höchsten spirituellen Zustand gestanden hat.)

Edward Rochester, der Held von Charlotte Brontës *Jane Eyre* ist, wie Hiob, eine weitere bitter geprüfte Aurum-Seele. Um sich schließlich seines Preises wert zu erweisen, muss sich der stolze, reiche und eigenwillige Rochester, der nicht davor Halt macht, mit Täuschung seine Ziele zu erreichen, zunächst in aller Bescheidenheit menschlichem Gesetz und göttlichem Gebot unterwerfen. Geradezu buchstäblich geht er durch das Feuer, als er in einem selbstmörderisch mutigen Akt versucht, seine geisteskranke Frau aus einem brennenden Gebäude zu retten – aus dem er körperlich verstümmelt und blind hervorgeht (was natürlich symbolisch für die Auflösung des physischen Leibes im Verlauf seiner geistigen Entwicklung steht). Nachdem er so von den niedrigeren Elementen seines Wesens gereinigt ist, ist er in der Lage, die „reingeistige" Jane Eyre zu gewinnen.

Ebenso prototypisch für Aurum und realistischer als der legendäre Hiob oder der völlig überromantisierte Rochester ist der zwölfjährige Jody Baxter in Marjorie Kinnan Rawlings *The Yearling*. Der Schmiedeprozess, in dem seine moralische Entwicklung geformt wird, ist besonders treffend, weil es den Übergang von der Sicherheit und dem sorgenfreien Glück zeigt, die er in der Kindheit genossen hatte, hin zu der schweren Verantwortung, die er als Erwachsener zu schultern hat.

Während er seine kindlichen Illusionen ablegt und mit dem Leben in all seiner Härte konfrontiert wird, wird Jody gezwungen, eine Reihe schwieriger Verluste hinzunehmen, gipfelnd in der herzzerreißendsten aller Prüfungen. Sein bettlägeriger Vater befiehlt ihm, seinen zahmen Hirsch Flag zu erschießen (den Jährling, den man nicht davon abhalten kann, den Gemüsegarten der Baxters zu plündern). Jody, in seiner Panik, rennt weg von zu Hause und stirbt fast an Erschöpfung und Hunger. Die Schlussszene des Buches zeigt Penny Baxter, der sich mit folgenden Worten an seinen Sohn wendet (der just nach seinem fast suizidalen Versuch, seinem Aurum-Kummer zu entfliehen, nach Hause gekommen ist):

„S'ist gut dass du als 'n andrer zurückkommst. Hast deine Straf' schon bekommen. Bist kein Jährling mehr, Jody... Ich werd dir mal was sagen, von Mann zu Mann. Haste gedacht ich hab dich im Stich gelassen. Tja, da gibt's was, was jeder Mann wissen muss. V'leicht weiste's ja auch schon. S'war nicht nur ich. S'war nicht nur der Jährling, der gehen musst'. Jung', so ist das Leben...

Hast geseh'n wie's zugeht in de Welt von de Männer. Klar will jeder das es'm gut geht und so. Is ja auch richtich so, völlich richtich, aber das is nich so leicht. 'S Leben haut 'n Mann um, er steht wieder auf und 's haut ihn wieder um... Ich hab's dir ersparen wollen, so lang ich konnt'.

Ich wollt dich 'rumtoben lassen mit dei'm Jährling. Ich kenn' das Alleinsein, das er dir leichter zum tragen g'macht hat. Aber jeder Mann 's allein. Was machter dann? Was soller machen, wenn er umgehaun wird? Na gut, er nimmt halt sein' Anteil und macht weiter..."

Jody ging auf sein Zimmer und schloss die Tür... Er zog sein zerlumptes Hemd und die Hose aus und kletterte unter die warmen Decken... Er stellte fest, dass er nach etwas horchte. Es waren die Laute des Jährlings, nach denen er horchte, wie er um das Haus herum rannte oder sich in seinem Moosbett in der Ecke seines Schlafzimmers rührte. Er würde ihn nie wieder hören... Er würde sein ganzes Leben allein sein. Aber als Mann nahm man seinen Anteil und machte weiter.

Als er einschlief, rief er laut „Flag!"

Es war nicht seine eigene Stimme, die rief. Es war die Stimme eines Jungen. Irgendwo jenseits der Senkgrube, hinter der Magnolie, unter den alten Eichen, rannten ein Junge und ein Jährling und waren für immer gegangen.

Kehren wir von Mythen und Romanen zum wirklichen Leben zurück und fragen uns, welcher Teil der Menschheit am wahrscheinlichsten durch die härtesten Feuerproben und Schmiedeprozesse zu gehen hatte.

Es sind ganz sicher hochbetagte Menschen. Sie sind es, die die schwierigsten Übergangsrituale hinter sich haben, die jeder Phase im Leben vorangehen; sie haben wahrscheinlich am häufigsten den Verlust von geliebten Personen erlitten und die Einsamkeit des Menschen am tiefsten verspürt; sie mussten ihren gehegten Illusionen entsagen oder haben erfahren, wie früherer Einfluss, Autorität oder Ansehen geschwunden sind. Schließlich sind sie es, die sich bewusst wurden, dass so lange das Leben weitergeht, der Läuterungsprozess stets weitergeht – und dass man, ungeachtet des Alters, niemals seine beschwerliche Last ablegt. Da das Arzneimittelbild von Aurum all diese Widrigkeiten umfasst, ist es nicht überraschend, dass das potenzierte Gold als eines der hervorragendsten Mittel in hohem Alter angesehen wird (man vergleiche die entsprechenden Rubriken bei Kent und Boger und erinnere sich an Hahnemanns „materia laetificans et in juventute corpus conservans").

Ein Beispiel hierfür war die siebzigjährige Frau, die in ihrem Erwachsenenleben unsägliche Härten erlebt hatte. Nach einer idyllischen Kindheit und behüteten Jugend als reiche Aristokratin im vorrevolutionären Russland war sie 1917 gezwungen, ihr Vaterland zu verlassen. Die Revolution machte sie zur Witwe, und als Ausgebürgerte verfiel die vordem Wohlhabende völliger Armut. Um ihre kleinen Kinder zu ernähren war sie lange Jahre gezwungen, tagsüber putzen zu gehen und nachts als Wäscherin zu arbeiten. Als Resultat dieser ungewohnt harten Arbeit wurde ihre starke Konstitution untergraben. Selbst als sie nicht mehr von Armut bedroht war, suchten sie weitere Schicksalsschläge heim, als zwei ihrer drei Söhne im Zweiten Weltkrieg fielen und später der jüngste Sohn an Krebs starb. Dann, an einem Punkt, an dem man hoffte, das Schicksal würde sie nun schonen, machten ihr schwere Gesundheitsprobleme zu schaffen, die Herz, Nieren und Respirationstrakt betrafen.

Man muss der Patientin hoch anrechnen, dass sie nie bitter wurde, nie mit dem Schicksal haderte – es fand sich keine Spur von der „Weinerlichkeit" (Hering) von Aurum; auch war sie mit ihrer Großherzigkeit niemals einem Zustand absoluter Verzweiflung anheim gefallen. Außerdem war ihr immer eine angeboren würdige Haltung geblieben. Nicht grundlos jedoch fand sie, dass sie in ihrem Leben vom Schicksal ungerecht behandelt worden war. „Ich dachte eigentlich, dass ich genug Schmerz und Leiden für den Rest meines Lebens durchgemacht hätte, und dass ich, nun fast schon achtzigjährig, jetzt endlich etwas mehr Gelassenheit und Ruhe verdient hätte. Aber stattdessen kommen neue Schicksalsprüfungen auf mich zu. Hat das denn nie ein Ende? Was für einen Sinn hat das denn?"

Es gab keine einfache Antwort auf ihre Frage, aber die Behandlung wurde mit einer Gabe Aurum C 30 begonnen, die verschiedentlich im darauf folgenden Jahr wiederholt wurden. Dies stärkte sie genügend, um in ihr den Wunsch erwachen zu lassen, wieder vermehrt aktiv und zu etwas nütze zu sein. Daher begann sie ein Pflegeheim zu besuchen, um, wenn möglich, denjenigen etwas Trost zu bringen, die noch schlechter dran waren als sie selbst.

Die Wirkung des Mittels hörte jedoch an dieser Stelle nicht auf. Die Patientin entdeckte, dass sie „goldene Hände" hatte – dass ihre Berührung körperliche Besserung bewirkte (man erinnere sich an unseren früheren Bezug auf die Empfänglichkeit von Aurum für Kräfte, die außerhalb von ihm und größer sind als er selbst). Und so begannen ihre „goldenen Jahre" – eine erfüllte, reiche Zeit als wirksame Heilerin, zu der Klienten aus allen sozialen Schichten strömten, um Hilfe bei körperlichen oder spirituellen Problemen zu finden.

Dieser Fall war über den engeren Sinn hinaus interessant, weil er die Rolle von Aurum veranschaulicht, Menschen den Mut zu geben, die Gaben zu entdecken und schätzen zu lernen, die Talente zu verstehen, die ihnen gegeben sind.

Ein weiteres – und ganz anders gelagertes – Beispiel für diesen besonderen Aspekt des Mittels war der junge Mann von etwa zwanzig Jahren, der wegen einer Depression homöopathische Hilfe suchte, die dadurch ausgelöst worden war, dass er das Vertrauen in seine Arbeit, in seine Berufung und in der Folge in seinen Wert als Mensch verloren hatte. Seine Fallgeschichte ergab, dass er sehr frühzeitig zum Klavierspiel gekommen und es seit seinem sechsten Lebensjahr sein einziger Herzenswunsch gewesen war, Pianist zu werden. Aber in der Adoleszenz ereilte ihn ein doppelter Schicksalsschlag. Wie es häufig mit Wunderkindern so ist, ließ ihn sein frühreifes Talent im Stich und sein wunderbarer, inspirierender Lehrer (natürlich ein *Arsenicum album* [P 1]) starb. Es begann eine vergebliche, zehn Jahre dauernde Suche nach einem vergleichbaren Mentor und Lehrmeister, und zu der Zeit, als der Patient zur Homöopathie kam, war eine Kariere als Pianist nicht länger (wie er schließlich akzeptieren musste) eine realistische Erwartung.

Nachdem sein lange gehegter Traum vom Beifall für immer außer seiner Reichweite war, verfiel er in ein typisches Aurum-Muster und fing an, sich selbst herunterzumachen. „Wahrscheinlich hätte ich ohnehin nie das Examen als Pianist geschafft. Ich habe weder die Nerven dazu, noch das Temperament. Und die Welt braucht ganz sicher nicht noch einen zweitrangigen Pianisten." Überdies fühlte er sich, da er schlecht vom Blatt spielte, nicht geeignet für Kammermusik.

Da war sicherlich eine unnachgiebige, kompromisslose Seite in seinem Wesen („eigensinnig" – Kent; „obwohl er nach außen flexibel zu sein scheint, ist er im Innern äußerst stur" – Hubbard). Sein klassisch geschultes Gehör konnte kaum moderne und überhaupt keine atonale Musik ertragen, und er weigerte sich, an diesem springenden Punkt irgendwelche Kompromisse zu machen („Ich sollte eigentlich *melodische* Musik komponieren", pflegte er wehmütig zu bemerken, „aber ich habe nicht die leiseste Ahnung von Theorie und Komposition. Wohin *soll* ich mich bloß orientieren?). Ohne Hoffnung, sich aus seiner beruflichen Sackgasse zu befreien, erlag er schließlich Hahnemanns „Unzufriedenheit mit allen Verhältnissen; er glaubt überall etwas Hinderndes im Wege zu finden, und diess bald von einem widrigen Schicksale, bald durch ihn selbst veranlasst, welches letztere ihn sehr kränkend niederschlägt."

Eine Gabe Aurum 1 M wurde verschrieben, und das nächste, was der Arzt hörte, war, dass der Patient sich für Kurse in Harmonie und Kontrapunkt eingeschrieben hatte. Ein Jahr später saß er jeden Morgen um sieben Uhr an seinem Klavier, um bis zum Mittag zu komponieren, und war glücklicher als jemals in seinem Leben – er hatte seine wahre Berufung gefunden.

Aurum hat zweifelsohne dazu beigetragen, den Patienten von seinen fehlgerichteten musikalischen Talenten (Konzerte) hin zu seiner wahren Berufung (Komposition) zu führen, und seine befreite Kreativität schwang sich auf den Flügeln der Melodien empor.

Es kann als gegeben angesehen werden, dass jedes homöopathische Konstitutionsmittel das Bewusstsein erweitert und dem Patienten hilft, sein volles Potential zu leben; genauso wie ein gewisses Maß an Konflikten und Leid das kreative und spirituelle Wachstum eines jeden Menschen begleitet. Für die Prüfungen, die mit der Verwandlung des weniger edlen Rohmetalles in das kostbarere Feingold einhergehen, braucht es zwei Formen der Stärke: *Mut*, um die Hindernisse anzugehen und die Bitterkeit über Fehlschläge auf diesem Weg zu überwinden, und *Ver-*

trauen in das letztlich Gute. Wenn diese beiden Qualitäten auf dem Tiefpunkt sind, ist es häufig das potenzierte Gold, das wieder Vertrauen, Durchhaltevermögen und Herzensgröße verleiht, die es braucht, um die Härten des Läuterungsprozesses zu ertragen – die alleine eine Seele auf dieser Erde zu ihrem „höchsten Beruf" (Hahnemann) kommen lässt.

Die übersinnliche Dimension von Thuja[*]

Thuja wird aus den Zweigen und Blättern von Thuja occidentalis, dem Lebensbaum oder Arbor vitae, hergestellt. 1819 wurde das Mittel von Hahnemann in die homöopathische Materia medica eingeführt. Er erwies ihm in der Folge die Ehre, es als wichtigstes antisykotisches Heilmittel zu etablieren, um den unheilvollen Wirkungen der Gonorrhoe entgegenzuwirken – sei es in akuter, unterdrückter oder vererbt-miasmatischer Form.

So ausgezeichnet, nahm Thuja alsbald seinen rechtmäßigen Platz unter den homöopathischen Polychresten ein und wurde sowohl in der klassischen als auch in der neueren Literatur mit dem gebührenden Respekt behandelt. Dennoch ist bis zum heutigen Tage die ihm eigene, individuelle Persönlichkeit selbst für den kenntnisreichsten Arzt rätselhaft geblieben. Hubbard spricht für eine ganze Reihe ihrer Kollegen, wenn sie schreibt: „Thuja ist eines der am schwierigsten zu erlernenden Mittel… Seine Persönlichkeit tritt erst nach langem Erforschen und viel Erfahrung zutage."

Der Grund dafür ist ohne weiteres ersichtlich. Um die einzigartigen Eigenschaften dieses Mittels richtig zu verstehen, muss man durch die bewussten geistig-emotionalen Ebenen des Patienten hindurch in das Unbewusste hineinschauen. Hier, in den dunklen Tiefen der Psyche, liegen die archetypischen Kämpfe und Herausforderungen, die sich in der reichen Symptomatologie des Lebensbaums manifestieren. Man muss, um es kurz zu sagen, die *übersinnliche Dimension*[**] von Thuja erforschen.

---

[*] Eine frühere Version der „Übersinnlichen Dimension von Thuja" ist erschienen im *Journal of the American Institute of Homoeopathy*, Vol. 86, No. 4 (Winter 1993).
[**] Original: „psychic dimension". Psychic kann im Englischen einerseits psychisch oder seelisch bedeuten, andererseits auch übersinnlich, parapsychisch oder medial. In diesem Kapitel wird „psychic" in letzterem Sinne gebraucht. (Anm. d. Übers.)

Die körperliche Dimension

Auf der körperlichen Ebene bietet dieses Mittel nur wenige Schwierigkeiten. Dank der heroischen Selbstaufopferung seitens der frühen Homöopathen, die sich in ihrem Bemühen, die Substanz vollständig zu „prüfen", nicht nur freiwillig sich selbst und ihre Familien den üblichen Kopfschmerzen, Gelenkschmerzen, Augen- und Atemwegsinfektionen, Verdauungsbeschwerden, Schlaf- und anderen nervösen Störungen aussetzten, sondern auch stoisch das Faulen der Zähne am Übergang zum Zahnfleisch, Zahnfleischerosionen sowie nicht allzu attraktive Hauterscheinungen ertrugen – kann Thuja leicht erkannt werden[*]. In der Tat hat sich in den Köpfen von Homöopathen eine so untrennbare Verknüpfung zwischen dem Mittel und den verschiedenen Hautwucherungen durchgesetzt, dass die folgende Reaktion eines Arztes auf seinen Patienten, der Thuja und gleichzeitig warzenlos ist, recht folgerichtig erscheint:

„Haben Sie irgendwelche Warzen?", fragt der Arzt.

„Nein", ist die Antwort.

„Nicht einmal *eine* einzige kleine Warze?"

„Nein". Der Patient ist sich sicher. „Keine Warzen."

„Vielleicht ein erhabener Leberfleck?"

„Nein. Tut mir leid."

Der Arzt gibt sich geschlagen und seufzt: „Zu schade!"

„*Wie* bitte?"

Es folgt eine kurze entschuldigende Erklärung, die mit dem bedauernden Satz schließt: „Das ist schon ein Schönheitsfehler. Nichts fehlt in Ihrem Fall, außer den Warzen."

---

[*] Die Mannigfaltigkeit der Hautauswüchse ist überwältigend. Sie beinhaltet: Leberflecken, Hühneraugen, Fettgeschwülste, Polypen, Kondylome, Hämangiome, ebenso Warzen in jeder nur denkbaren Größe (sehr groß, mittelgroß, winzigklein), Form (hahnenkamm-, pilz-, feigen- oder blumenkohlartig; gestielt, kraterartig vertieft, flach, erhoben, lappenförmig), Farbe (fleischfarben oder pigmentiert, schwarz, braun oder rot), Geruch (fötide riechend oder nach Schweiß, Heringslake oder altem Käse), Konsistenz (hart oder weich; hornig, gekörnt, gezackt, schwammig oder feucht), Art (schmerzhaft, juckend, stechend, berührungsempfindlich, leicht blutend – oder nichts davon) und Alter (lange bestehend oder kürzlich aufgetreten).

Der Patient äußert höflich so viel Bedauern wie er aufbringen kann, und der Arzt bemerkt aufmunternd: „Nun, ich denke, wir werden eben ohne Warzen auskommen müssen. Aber trotzdem schade. Ihr Fall wäre sonst ein echter Lehrbuchfall gewesen."*

Thuja ist außerdem auf der körperlichen Ebene leicht bei Erkrankungen der männlichen Harnwege und Fortpflanzungsorgane auszumachen. Aufgrund seiner führenden Rolle bei Beschwerden durch das gonorrhoische Miasma erkennt der Behandler das Bild dieses Mittels sogleich bei Ausscheidungen, Entzündungen und Strikturen der Harnröhre. (Tatsächlich soll, so berichtet die homöopathische Hagiographie, die Aufmerksamkeit Hahnemanns angeblich genau dadurch auf Thuja gelenkt worden sein, dass ein junger Mann eine akute Urethritis entwickelte, nachdem er Thujablätter gekaut hatte [vgl. Shepherd].) In ähnlicher Art und Weise weichen Entzündungen und Schmerzen der Genitalien sowie verschiedene Prostatabeschwerden der heilenden Wirkung dieses Arzneimittels – einschließlich jener „prostatischen Neurasthenie" (so Bogers prägnanter Ausdruck), die so häufig Erkrankungen der Prostata begleitet. Entweder heilt Thuja alleine diese Beschwerden, oder es folgt, wie es häufig der Fall ist, auf *Lycopodium*, *Pulsatilla*, *Silicea* und andere Mittel und vervollständigt deren Wirkung.

Gleichfalls charakteristisch ist die heilende Wirkung des Mittels im Bereich des weiblichen Urogenitaltraktes – obwohl hier, abgesehen von profuser Leukorrhoe und warzenförmigen Wucherungen um Vulva und Perineum herum, Thuja manchmal nicht ganz so offensichtlich aufscheint.

Ein Teenager hatte seit langem an unerträglich schmerzhaften Menstruationskrämpfen gelitten. Nachdem der Arzt ihre Fallgeschichte auf-

---

* Das Abfallen von Warzen kann manchmal mit blitzartiger Geschwindigkeit vor sich gehen (zwanzig Minuten nach Anwendung des Mittels entfernte sich eine lange bestehende, große, kraterartige Warze vom Zeigefinger eines Kindes) oder auch mit etwas gemächlicherer Gangart.
Und nicht nur Warzen. Es mag an dieser Stelle die Bemerkung angebracht sein, dass die einzigen Male in über dreißigjähriger Erfahrung, wo die Autorin das Verschwinden von erhabenen, schwarzen Leberflecken vom Körper oder Gesicht beobachtete (d. h. beobachtete, wie sie spontan schrumpften und abfielen, ohne eine Spur zu hinterlassen) drei Fälle waren, in denen die Patienten Thuja bekommen hatten.

genommen hatte und kein vorherrschendes Mittel identifizieren konnte, fing er an, die üblichen homöopathischen „Verdächtigen" zu verschreiben, und zwar nacheinander und über mehrere Monate hinweg *Sepia, Pulsatilla, Belladonna, Chamomilla, Magnesium phosphoricum, Natrium muriaticum, Calcium phosphoricum, Medorrhinum* – ohne jeden Nutzen. Diese wiederholten Fehlversuche, das *Simillimum* zu treffen, brachten den Behandler zunehmend in Verlegenheit – bis die Patientin glücklicherweise die Bemerkung fallen ließ, dass sie kürzlich einen untypischen, ketchupartigen Schweißgeruch an sich bemerkt habe.

Obwohl Kent ein Yankee durch und durch (und zweifellos Ketchup-Liebhaber) war, war die Möglichkeit nur gering, dass dieses Eigenschaftswort unter der Rubrik Schweiß, Geruch in seinem *Repertorium* aufgelistet war. Ketchup riecht jedoch „süßlich" oder „wie Honig" (Kent), genau wie der Schweiß von Thuja, und schon war das Mittel eingekreist, um seiner heilenden Aufgabe nachzukommen.

Man könnte unendlich damit weiterfahren, die bemerkenswerten Heilungen körperlicher Beschwerden durch Thuja in allen Teilen des Körpers zu zitieren, aber die homöopathische Literatur ist schon überreich an diesen eindrucksvollen Fällen, und weitere hinzuzufügen hieße, diesen Punkt weiter zu bearbeiten, ohne ihn weiter zu erhellen.[*] Um es noch einmal zu sagen: Auf der körperlichen Ebene stellt das Mittel kein Problem für den Behandler dar. Es ist die geistig-emotionale Ebene, auf der die komplexe Identität von Thuja weniger klar definiert ist.

Die geistig-emotionale Dimension und *Natrium muriaticum*

In der vergleichenden Materia medica ist Thuja mit einer Anzahl verschiedener Mittel in Verbindung gesetzt worden. Die wichtigsten sind

---

[*] Abgesehen von den Autoren, die die Originalprüfungen und geheilten Fälle sammelten, haben besonders die britischen Homöopathen als Bürger ihrer teetrinkenden Kultur dem Mittel – mit seiner auffallenden Modalität „Schlimmer durch Teetrinken" – Gerechtigkeit angedeihen lassen (vgl. Burnett, Clarke, Shepherd, Tyler, Wheeler und andere).

Die geistig-emotionale Dimension und Natrium muriaticum

Acidum nitricum (Hahnemann), *Pulsatilla, Ignatia, Lycopodium* und *Sepia* (Boenninghausen, vgl. „Geist und Gemüt" in den „Eigentümlichkeiten und Hauptwirkungen der homöopathischen Arzneien", *Silicea* und *Staphisagria* (Hering), *Arsenicum album* (Kent), *Calcium carbonicum* (Boericke), *Lachesis* (D.M. Gibson). Hinzu kommen natürlich die Gonorrhoe-Nosode *Medorrhinum* sowie der immer und überall eine Rolle spielende *Sulfur* (Boenninghausen). Für jede einzelne dieser Verbindungen gibt es gute Argumente. In der Fachwelt wurden sie bereits heftig diskutiert. Auf tiefster emotionaler Ebene ist es jedoch *Natrium muriaticum*, zu dem Thuja die engste Beziehung besitzt. Diese wichtige Affinität ist schon von Boger bemerkt worden (in dessen *Vorlesungen über Materia medica* das potenzierte Kochsalz übrigens hochwertig bei unterdrückter Gonorrhoe rangiert); es bleibt jedoch dem praktizierenden Homöopathen überlassen, zu ergründen, worin genau diese tiefe Affinität zwischen den beiden Mitteln besteht.

Zunächst einmal wird sich der geplagte Thuja-Patient (der homöopathische Hilfe nicht nur wegen einer spezifischen körperlichen Beschwerde sucht) wahrscheinlich wie *Natrium muriaticum* als von der Vorsehung auserwählten Empfänger von Hamlets „Schlingen und Pfeilen eines schändlichen Schicksals" betrachten. Ebenso wird er die nur zu vertrauten Folgen unterdrückter Emotionen an den Tag legen: Ängste, Depressionen und Beziehungsschwierigkeiten, die Folge seiner Unfähigkeit sind, um das zu bitten, was er möchte, seine Gefühle auszudrücken oder mit Ärger umzugehen (eine häufige Wahrnehmung ist: „Ich fühle mich schrecklich und moralisch schuldig, wenn ich wütend bin"). Darüber hinaus neigt er dazu (wieder wie *Natrium muriaticum*), in seinem innersten Wesen nicht nur die „Schlingen und Pfeile" aufzubewahren, die das Schicksal ganz persönlich gegen ihn richtet, sondern auch andere, zeitgeistbedingte Kränkungen oder negative Gefühle (P1). Diese Kränkungen (seien sie nun tatsächlich oder eingebildet) sind jedoch so tief verwurzelt, dass das Ausmaß seines Problems dem Patienten manchmal selbst nicht bewusst ist.

Eine Unterscheidung kann zwischen den beiden Konstitutionstypen insofern getroffen werden, dass Thuja nicht diese unmissverständliche Aura der Verzweiflung ausstrahlt, wie es Menschen vom Kochsalz-Typ tun. Denn trotz aller noblen Versuche, das vom Gewicht dieses ganzen

Leides gebeugte Herz zu verbergen, trägt doch unser rechter *Natrium muriaticum* so offensichtlich die Sorgen dieser Welt auf seinen Schultern – was er fühlt, ist so klar in sein Gesicht eingeschrieben, zeigt sich in seinem gesamten Verhalten, seiner Stimme und in jeder Geste –, dass er vom aufmerksamen Homöopathen in dem Moment erkannt werden kann, in dem er die Praxis betritt (P 1). Thuja ist entweder geschickter darin, seine Niedergeschlagenheit zu verbergen („Geistiges Unbehagen, [wobei] alles beschwerlich und anstrengend erscheint" – Allen), oder sein Schmerz liegt so tief, dass er nicht wagt, sich zu zeigen – oder es nicht *kann* – , auch nicht in der Körpersprache. Daher scheint er, auch wenn er ein schlechtes Selbstbild hegt und sich selbst verurteilt („tadelt sich selbst" – Kent) oder die Bedeutung und den Wert des Lebens in Frage stellt („Lebensüberdruss" – Hahnemann), dennoch „leichter" zu sein als *Natrium muriaticum* („der Lebensbaum besitzt eine fröhliche, unbeschwerte Erscheinung mit [seinen] hoch aufgerichteten Zweigen" – Gibson). Außerdem macht dieser Persönlichkeitstyp einen Eindruck von mehr Offenheit und Vertrauen; ganz sicher funktioniert er in den meisten Fällen angemessen oder sogar gut in seiner Lebenssituation, sowohl körperlich als auch sozial.

Schließlich findet sich doch ein gewisses Festhalten an seinem seelischen Schmerz, obwohl Thuja, oberflächlich betrachtet, nicht ganz so grimmig entschlossen ist wie *Natrium muriaticum*, das größtmögliche Maß an Schmerz aus Liebesbeziehungen herauszuziehen, und eher gewillt ist, zu vergeben oder eine schwierige Elternbeziehung loszulassen. Der folgende Fall ist repräsentativ für die komplementäre Rolle dieser beiden Mittel:

Auf der Suche nach Besserung ihrer lange bestehenden Schlaflosigkeit kam eine junge Frau in homöopathische Behandlung. Weitere Beschwerden waren: inneres Zittern, hämmernder oder rasender Herzschlag, der schlimmer beim Hinlegen war (gelegentlich bis dahin, dass das Pochen von außen zu hören war), und Empfindlichkeit auf Sonneneinstrahlung. Von der äußeren Erscheinung her hatte sie fettige Haare und eine ölige Haut.

Der Grund für ihre Symptome war nicht schwer zu ermitteln. Drei Jahre zuvor hatte sie sich aus einer längeren, schmerzlichen Beziehung gelöst, die verbunden war mit vielen subtilen Formen der Ausbeutung

Die geistig-emotionale Dimension und Natrium muriaticum

und manchen nicht so subtilen Formen des Missbrauchs durch ihren früheren Geliebten. Doch hier saß sie nun, 36 Monate später, fühlte immer noch ein intensives Verlangen nach diesem offensichtlichen Versager und hatte, im Alter von 33 Jahren, jede Hoffnung aufgegeben, je wieder eine „glückliche (?) Beziehung" zu haben. Sie fand keinen Trost bei langjährigen Freunden und bemühte sich nicht, neue zu finden. Obwohl die Frau während der Konsultation alle Anstrengungen daran setzte, gleichmütig zu bleiben, brach sie zusammen, als sie es sich zugestand, von ihrer Einsamkeit zu sprechen – wobei sie beim Weinen ein fleckiges und geschwollenes Gesicht und eine leuchtend rote Nase zeigte.

Bei einem so offenkundigen *Natrium-muriaticum*-Bild (rote Nase etc.) und einer eben solchen Fallgeschichte, hätte sich der Arzt mit einer anderen Verschreibung als der des potenzierten Kochsalzes krimineller Nachlässigkeit schuldig gemacht. So wurde das Mittel gegeben, zunächst in der 30. Potenz, dann in stufenweise aufsteigender Folge und schließlich in der 50 M. Der trommelnde Herzschlag und das innere Zittern legten sich nach der niedrigen Potenz; nach den mittleren Potenzen musste das Haar nur noch jeden zweiten Tag gewaschen werden statt täglich, und es stellte sich eine bessere Verträglichkeit von Sonneneinstrahlung ein; ihre Stimmung hob sich nach den höchsten Potenzen („mein inneres Weinen hat aufgehört"); die Patientin wirkte leichter und glücklicher.

Aber ihre Schlaflosigkeit hielt sich hartnäckig. Sie war charakterisiert durch ein häufiges Bedürfnis zu urinieren und eine Verschlimmerung durch Tee („Wenn ich auch nur einen Schluck Tee nach dem Mittagessen trinke, ist die ganze Nacht für mich verloren"); dennoch wachte sie selbst ohne dieses Getränk um etwa 3 Uhr morgens auf um zu urinieren, danach war dann jeder Schlaf unmöglich. Da Letzteres sowohl die Verschlimmerungszeit als auch die Zeit war, in der Thuja erwacht, wurde eine einzige Gabe Thuja 1 M gegeben, als furioses Finale der Kur, die mit dem heilenden Kochsalz begonnen hatte.

In seinen *Vorlesungen zur Materia Medica* bietet Kent nur wenig Material für eine Beschreibung des geistig-emotionalen Bildes von Thuja, abgesehen von einigen „fixen Ideen". Lediglich an einer Stelle spricht er von einer „hochgradigen Reizbarkeit, Eifersucht, Streitsucht und Bösartigkeit... und es kann sein, dass der Arzt hierdurch getäuscht wird, zumal solche Kranke zum Betrügen neigen". Aus diesem Samenkorn eines Bildes ist jedoch ein mächtiger Baum erwachsen. Im Einklang sowohl mit Kents Typologie als auch mit der insgesamt erbarmungslosen Behandlung, die dem sykotischen Miasma von Seiten von Roberts und anderen widerfuhr, haben spätere Homöopathen es weiterentwickelt. So schreibt Hubbard: „Wie bei allen sykotischen Mitteln findet sich bei Thuja eine gewisse Neigung zum Täuschen, Betrügen und Lügen."*

Andere hochgeschätzte Homöopathen wie Borland haben diese Darstellung des Typus angefochten und versicherten: „Dies ist nicht das Thuja, das mir vertraut ist. [Diese] Patienten besitzen ganz besonders gute Manieren; sie sind empfindsam, höflich, dankbar... empfänglich für Freundlichkeit... wahrheitsliebend und gewissenhaft in allem, was sie tun."

Diese kontroversen Ansichten können möglicherweise unter einen Hut gebracht werden, wenn man das Ausmaß der Erkrankung in Rechnung stellt. In Fällen von schweren Schmerzen und emotionalen Störungen kann der Thuja-Patient sehr wohl (wie wir noch sehen werden) das „hässliche" Verhalten an den Tag legen, das Kent beschreibt; eine ganze Familie wird bei dem erfolglosen Versuch, liebenswürdig zu sein oder seine Beschwerden zu lindern, nach der Pfeife des Kranken tanzen. Nun sind viele kranke Menschen ärgerlich und legen bei Schmerzen oder Beschwerden ein reizbares, undankbares und jähzorniges Verhalten an

---

* Überlegungen zu den moralischen Aspekten des sykotischen Miasmas sind schon immer ein gefährliches Territorium selbst für die größten Homöopathen gewesen, wobei das nahezu verleumderische moralische Stigma, das mit den sykotischen Arzneimitteln verbunden ist, schon im Kapitel *Medorrhinum* diskutiert worden ist (P2). Beispielsweise muss obiges Zitat von Kent in seinem Zusammenhang gesehen werden. Er schreibt: „Wenn die Erkrankung der Eierstöcke eine Zeitlang bestanden hat, entwickeln sich auch psychische Symptome" etc.

Schließlich sei die Aufmerksamkeit des Lesers noch auf die Thuja-Arzneimittelprüfungen von Hahnemann, Hering und Allen gelenkt, wo die einzigen wirklich negativen Symptome, die die unerschrockenen Prüfer berichten konnten, folgende waren: „mürrisch, erzürnt über unschuldigen Spaß" (Hahnemann); „ungemein schlecht gelaunt... verdrießlich... und zu Ärger geneigt" (Allen); „sehr reizbar... streitsüchtig, leicht verärgert bei Kleinigkeiten" (Hering).

den Tag; die Tyrannei des Kranken ist ein häufiges Phänomen. Was das Täuschen anbelangt, so teilt sich Thuja mit *Natrium muriaticum* eine gewisse Zurückhaltung oder Verschwiegenheit, beide zeigen im Unglück nach außen hin Stärke, teilweise zusammen mit einem Leugnen ihres Elends, sogar sich selbst gegenüber (P1). Aber weil Thuja rücksichtsvoll ist (Borlands „Höflichkeit"), weniger unbeholfen im sozialen Umgang als *Natrium muriaticum* und geschickter darin, unakzeptable Gefühle zu verbergen („sie geht wie üblich unter die Leute, verhält sich tadellos und scherzt sogar" – Allen; „in Gegenwart Fremder beherrscht sie sich" – Kent), kann dieses eigentümliche Verhehlen seiner oder ihrer wahren Gefühle als Täuschung erscheinen („Heimlichtuerei" – Hubbard).

Man ist versucht zu fragen, ob es nicht zutreffender wäre, eine solche Täuschung unter dem Aspekt einer Schutztechnik zu betrachten, die der Patient als Versuch entwickelt hat, um positiv mit seinem Elend und rücksichtsvoll mit den Gefühlen anderer umzugehen?

Ein Beispiel für diese Eigenschaft wird in der folgenden Szene aus Joyce Carys *The Horse's Mouth* portraitiert, wo der völlig heruntergekommene Maler Gully Jimson die Nacht zusammen mit Planty, einem früheren Flickschuster, verbringt, der seine rechte Hand verloren hat. Unfähig zu arbeiten, ist dieser nun gezwungen, völlig verarmt sein Leben in einem Londoner Armenhaus zu verbringen, wobei er versucht, das beste aus seiner erbärmlichen Existenz zu machen.

In der Tat, [erzählt Jimson] habe ich trotz einer gewissen Heftigkeit meines Hustens, der der Entrüstung über das Wetter und ein wenig der Besorgnis über meine Einkünfte zuzuschreiben ist, eine ... gute Nacht auf einem Bett aus Stühlen verbracht. Denn obwohl ich nicht schlafen konnte, hatte ich doch durch den oberen Teil des Fensters eine gute Aussicht [auf den Himmel], worauf Planty mich aufmerksam machte ...

Planty selbst hat auch nicht geschlafen. Wann immer ich in seine Richtung sah, konnte ich sein Auge ein wenig glitzern sehen, während er an die Decke sah. Woran er gedacht hat, weiß ich nicht. Die Gedanken eines alten Mannes sind sein Geheimnis, und niemand anderes würde sie auch nur verstehen. Nur einmal sprach er mit mir, als er die Stühle knarren hörte, und fragte: „Alles in Ordnung, Mr. Jimson?"

„Alles in Ordnung, Mr. Plant. Warum schlafen Sie nicht?"

„Ich hatte schon meinen Schlaf. Ich habe mich nur gefragt, wie Sie wohl schlafen."

„Spitze", sagte ich. Denn es erspart einem eine Menge Schwierigkeiten unter Freunden, wenn man felsenfest behauptet, das Leben sei gut, Bruder. Das lässt einem mehr Zeit zum Leben.

Thuja

Zum Schluss dieses Abschnittes zwingt uns die Wahrheit der Erfahrung, eine unleugbare Dualität im Wesen von Thuja einzuräumen (obwohl dies eine negative Eigenschaft dieses schon genügend verleumdeten Arzneimittels hervorhebt), die in der Lage ist, einige Aspekte der Persönlichkeit zu erklären. Beispielsweise ist die Geschwindigkeit, mit der Thuja von Liebenswürdigkeit zu Grausamkeit umschalten kann, bemerkenswert. Im einen Moment ist er die Freundlichkeit, Offenheit und liebevolle Rücksichtsnahme selbst; im nächsten ist er gefühllos, unliebenswürdig, boshaft. Diese Dualität ist besonders beim rebellischen Jugendlichen oder jungen Erwachsenen zu erkennen.

Die Dualität des jungen Thuja-Menschen hat viele Facetten und beschränkt sich nicht auf die Einstellung und das soziale Verhalten alleine. Sie findet sich auch in Geschmack und Vorlieben. Zum Beispiel kann der Patient eine Vorliebe sowohl für Horrorgeschichten und -filme, *als auch* für ernsthafte und sogar sentimentale hegen. Oder er (oder sie) ist Sportler und schreibt gleichzeitig esoterische Gedichte. Der aus „spirituellen" Gründen überzeugte Vegetarier kann trotzdem gleichzeitig Drogen nehmen. Und als Freunde wählt er sich sowohl die ausgezeichnetsten Köpfe unter seinen Altersgenossen, als auch, in Antithese, die zügellosesten.*

Beim rebellischen jungen *Sulfur* findet sich ein anderes Problem; der Typus ist von Natur aus so unabhängig, dass es ihm nahezu unmöglich ist, sich sozialen Regeln zu unterwerfen, die nicht im Einklang mit seinen Wünschen stehen. Weil er kreativ ist (sei es in produktiver oder in destruktiver Hinsicht – P 1), schnappt er sich bei jeder sich ergebenden Gelegenheit den Ball und rennt damit auf und davon, erfindet unterwegs seine eigenen Spielregeln und kümmert sich nicht um die

---

* Beim kleinen Kind zeigt sich dieser Wesenszug vor allem in der Widersprüchlichkeit seiner Vorlieben, Abneigungen und Wünsche. Niemals lässt sich seine Reaktion auf eine gegebene Situation vorhersehen. Einmal mag es aktiv sein, ein anderes Mal nicht. Es bettelt um eine bestimmte Speise, aber sobald sie zubereitet ist, weist es sie zurück. In einem Moment ist es freundlich und liebevoll, im nächsten boshaft. In einer Stunde ist ein Kind sein besonderer Freund, in der nächsten wird es gehasst. *Tuberculinum*-Kinder sind ebenfalls bekannt für ihr widersprüchliches, wechselhaftes, launisches Verhalten (P 2), aber Thuja (ebenso *Medorrhinum*) verhält und äußert sich auf noch unlogischere und (für andere) beunruhigendere Art und Weise.

ursprünglichen; auch das Älterwerden ändert an diesem charakteristischen Verhalten nur wenig.

Beim rebellierenden *Natrium-muriaticum*-Jugendlichen kommt es zu Konflikten, weil der Groll gegen einen oder beide Elternteile (oder andere Autoritätsfiguren) sehr tief sitzt und überdies durch sein Beharren kompliziert wird, diese Gestalten, gegen die er so aufgebracht ist, nach seinem Geschmack zu formen.

Thuja besitzt weder den vergeblichen Reformeifer von *Natrium muriaticum*, noch weigert er sich wie *Sulfur*, Regeln zu folgen, die nicht seine eigenen sind. Er ist nicht interessiert daran, seine Eltern zu seiner Art zu denken zu bekehren, und völlig gewillt, sich an die Regeln der Gruppe zu halten. Teils aus diesen Gründen, teils aber auch weil ihm sein duales Wesen schnelle Vorwärts- und Rückwärtssalti erlaubt, kann oft schon die erste Gabe des Mittels eine fundamentale Veränderung der Einstellung auslösen. Natürlich kann es Rückfälle in das ursprüngliche, unerwünschte Verhalten geben, und das Unterstützen dieser wesentlichen Veränderung erfordert ständige Umsicht von Seiten aller Beteiligten (einschließlich des Homöopathen, der Thuja in wohlüberlegten Intervallen verschreiben muss). Die Tatsache bleibt jedoch bestehen, dass Eltern bei diesem Mittel mehr als bei allen anderen dem Arzt dafür danken, ihnen ihr lange Zeit entfremdetes, aber nun wieder liebevolles und reizendes Kind zurückgegeben zu haben.

Der Stamm des Lebensbaumes ist fast so inflexibel wie eine Salzsäule, und Thuja kann, einmal mehr *Natrium muriaticum* ähnlich, durch *emotionale Inflexiblität* gekennzeichnet sein: rigide Ansichten, Angst und Widerstände bei Veränderungen und eine allgemeine Unfähigkeit, sich dem Fluss der Ereignisse zu überlassen („fixe Ideen" – Hering).

Schon in der Kindheit reagieren Menschen, die Thuja benötigen, nicht gut auf Veränderungen jeder Art – seien sie äußerlich (ein Wechsel der Umgebung) oder innerlich (der normale Ablauf von Wachstum und Entwicklung). Der Säugling schreit vor Entsetzen, wenn er von einem Raum zum anderen getragen oder von einem Paar fürsorglicher Hände in ein anderes gegeben wird; jeder Wechsel der Ernährung bietet Gelegenheit für stürmisches Wetter. Der Wechsel vom Schlaf zum Wachzustand und umgekehrt stellt ein weiteres Trauma dar. Das Kind erwacht in mürrischer, gereizter Stimmung und schreit beim geringsten Anlass, dann ist es so aufgedreht vor dem Mittagsschlaf oder abends vor dem Schlafengehen, dass es nicht einschlafen kann: Je müder es ist, umso hysterischer macht es Szenen. Und jeder neue Wachstumsabschnitt – Zahnung, Beginn des Aufsitzens, Krabbelns oder Laufens – wirft es aus dem Gleichgewicht.

Das ältere Kind wird verwirrt durch Veränderungen der familiären Routine, die seine Geschwister mit Gleichmut akzeptieren. Es bekommt einen Wutanfall, wenn es von einer Beschäftigung auf die andere umschalten soll oder wenn es nicht das Kleidungsstück tragen darf, das es sich in den Kopf gesetzt hat. Und doch ist es das Kind, das darunter leidet, wenn es an Disziplin fehlt.

Selbst der Thuja-Erwachsene gerät bei Änderungen seiner Routine unverhältnismäßig aus dem Tritt, hat er doch einen festen Begriff davon, wann, wo und wie die Dinge zu geschehen haben. Daher ist er verärgert, wenn er gebeten wird, mit dem Hund am Abend spazieren zu gehen, statt zu seiner üblichen Zeit am Nachmittag; wenn der Benutzerplan einer gemeinsam genutzten Küche sich verändert, jemand seinen Lieblingsstuhl vor dem Fernseher besetzt, überhaupt über jede Form der Unterbrechung, womit auch immer er sich beschäftigen mag – all dies ist Grund für Beunruhigung („Mürrisch wenn nicht alles nach seinen Wünschen [oder Plänen] geht" – Hahnemann).

Natürlich weiß Thuja sehr genau, dass solche kleinen Angelegenheiten im Vergleich zu den wirklich wichtigen Problemen des Lebens belanglos sein sollten. Dennoch wird er stark durch sie beeinträchtigt. „Ich ertappe mich dabei", sagte eine Patientin, der *Natrium muriaticum* bei ihren Kopfschmerzen und unbeständigem Stuhlgang (Durchfall abwechselnd mit Verstopfung) nicht weiterhalf, „wie ich mich über die geringfügigsten, unbedeutendsten Dinge ärgere, zum Beispiel, dass sich die Absätze meiner Schuhe schneller abnutzen als früher. Ich verstehe nicht warum. Eigentlich könnte ich glücklich und ohne Sorgen sein. Alles läuft so gut bei mir. Doch anstatt mich meines Lebens zu erfreuen, kommen irgendwelche Lappalien auf, um mich zu plagen. Was bedeutet das bloß?"

Der Arzt versuchte noch nicht einmal, ihr dieses Phänomen zu erklären, sondern sagte bloß: „Dies bedeutet einfach, dass Sie nun Thuja brauchen."

Die Patientin rührte damit an ein Thema mit weitreichenden Verästelungen. Menschen dieser Konstitution fühlen sich nur solchen Situationen gewachsen, die ein Muster aufweisen, für das sie vorbereitet sind und auf das sie sich nicht eigens einstellen müssen. Eine solche Inflexibilität spiegelt natürlich tief sitzende Ängste und Unsicherheiten wider, die die betreffende Person zwingen, sich auf unwichtige, nebensächliche Themen zu konzentrieren, in der Hoffnung, damit auch die größeren, unvorhersehbaren unter Kontrolle halten zu können. Mehr noch, sie ist Anzeichen für eine gewisse Zerbrechlichkeit, für ein instabiles seelisches Gleichgewicht („unbeständig" – Hering), auch für darunterliegendes Chaos oder Durcheinander in der Psyche („chaotisch" – Kent), das kurz vor dem Einbrechen in das Bewusstsein steht. Um letzteres abzuwehren (das heißt, die dunklen Kräfte zu versöhnen, die hervorzubrechen drohen), erlegt sich das Individuum besonders rigide Regeln und Strukturen auf, innerhalb derer es sich in relativer Sicherheit bewegen kann und an die es sich klammert, und zwar mit äußerster Hartnäckigkeit!

Die Rigidität von Thuja ist auch eine Methode, um den ihm eigenen Entscheidungsschwierigkeiten zu begegnen („Unentschlossenheit" – Kent; in seinem Reportorium sollte das Mittel in dieser Rubrik in den dritten Grad erhoben werden). Die Unentschlossenheit in alltäglichen Dingen von *Pulsatilla* ist eine Folge von Abhängigkeit, ein Versuch, andere dazu zu bringen, ihm (oder ihr) zu helfen (P 1). Die Unentschlossenheit von Thuja rührt von einer Unsicherheit her, die sein ganzes Leben betrifft. Wie kann er sich darauf konzentrieren, bei vergleichsweise kleinen Dingen eine Wahl zu treffen, wenn er sich gleichzeitig Fragen stellt wie: Warum bin ich geboren? Was tue ich auf dieser Welt? Was *soll* ich auf dieser Welt tun?

Schließlich kann dieser Konstitutionstyp, ähnlich wie *Natrium muriaticum*, mit einer störenden *Übergenauigkeit* belastet sein – in kleinen wie in großen Dingen („äußerst gewissenhaft in Kleinigkeiten" – Hering) – in gleichen Teilen veranlasst von seiner Inflexibilität (der Überzeugung, dass die Dinge auf *eine*, ganz bestimmte Art und Weise getan werden müssen), von seiner Angst sich zu irren (bedingt durch seinen empfindlichen Stolz und dem Willen, ein „guter Junge", ein „liebes Mädchen" zu sein) und von dieser langweiligen, drückenden, freudlosen Tugend, die als Pflichtbewusstsein bekannt ist.

Übergroße Gewissenhaftigkeit, Inflexibilität und die Neigung, das Leben allzu ernst zu nehmen, spiegeln sich teilweise in seiner grundlegenden *Unsicherheit in der Gesellschaft anderer Menschen*. „Obwohl ich es oft nicht zeige, fühle ich mich unerwünscht und fehl am Platz unter meinen Altersgenossen" ist ein häufiger Satz von Thuja (die gleiche Aussage von *Natrium muriaticum*, der zwischen Isolation von und Aggression gegen die Menschheit hin- und hergerissen ist [P 1], würde den einleitenden Satz nicht beinhalten).

Die Unsicherheit von Thuja beruht auf einer ganzen Anzahl von Gründen und nimmt eine Reihe von Formen an. Seine Bereitschaft, schnell Schuldgefühle und Gewissensbisse zu haben, ist eine ergiebige Quelle – sein alles durchdringendes Schuldgefühl, das sowohl dem schlechten Gewissen des Betreffenden entspringt als auch seiner Tendenz, die ganze Schuld der Welt auf seine Schultern zu laden. Kinder fühlen sich verantwortlich für den Streit oder die Trennung ihrer Eltern; ein kleines Mädchen fühlte sich sogar irgendwie verantwortlich dafür, dass seine Mutter wegen Polio in einem Rollstuhl saß. Der Erwachsene leidet an Schuldgefühlen, wenn er eine ungute Beziehung aufgibt oder seinen gewalttätigen und alkoholkranken Partner verlässt. Misshandelte Kinder oder Frauen haben das Gefühl, an der Misshandlung irgendwie selbst schuld zu sein („ständige Gewissensangst, als hätte er ein großes Verbrechen begangen" – Allen). Schuldgefühle, die teilweise von dem Gefühl herrühren, andere verletzt zu haben, zählen daher zu den zugrunde liegenden Beweggründen von Thuja und können sich zu höchst entstellten und verdrehten Rationalisierungen entwickeln, die Dostojewskis *Der Ehemann unter dem Bett* ziemlich ebenbürtig sind.

Beispielsweise kann, weil sich das zerknirschte Individuum nicht berechtigt fühlt geliebt zu werden, seine anfängliche Reaktion auf Freundlichkeit und Rücksichtnahme eine allzu große Dankbarkeit sein. Dann, urplötzlich, leidet er unter seiner unverhältnismäßigen Reaktion. Aber eigentlich, so räsoniert er, ist sie nicht wirklich unangemessen, weil seine Reaktion – obwohl er für gewöhnlich nur unzureichende Wertschätzung erfährt – dennoch in Einklang steht mit den Gefühlen von Liebe, Unterstützung und Dankbarkeit, die idealerweise zwischen allen Menschen herrschen sollten. Dennoch (hier macht er einen erneuten geistigen Schlenker) war seine Dankbarkeit zugegebenermaßen vielleicht doch zu groß. In der Tat (und nun beginnt er ungehalten zu werden) stellte die kärgliche Anerkennung, die ihm da geboten wurde, in einer Welt, die ihn ständig unterbewertet, doch nur ein paar beleidigende Brosamen dar! Dann wird ihm zunehmend unwohl, weil er sich fragt, ob es nun Brosamen waren – oder vielleicht doch so viel oder sogar mehr als er verdient. Dieser Zustand ist nur noch einen Schritt entfernt von einer Selbstverurteilung, weil er es gewagt hat, sich über etwas aufzuregen, das doch schließlich freundlich gemeint war – dies schließt dann vollends den Kreis zu seiner grundlegenden Unwürdigkeit. Wie vorherzusehen zieht seine Unruhe die ganze Zeit einen an *Natrium muriaticum* und *Staphisagria* erinnernden schwelenden Groll mit sich, wenn er auf eine Entschuldigung des Lebens wartet, auf eine Wiedergutmachung, eine Erklärung, weshalb er sich nicht wohlfühlt in dieser – seiner eigenen – Welt.

„Ich verbringe ein Drittel meines Lebens damit, mich mit anderen Menschen auseinander zu setzen, und die anderen zwei Drittel, um mich von dieser Erfahrung zu erholen", sagte ein erfolgreicher Sozialarbeiter, der wegen einer Prostatitis Thuja erhalten sollte. „Ich weiß, dass ich voller Ärger bin, den ich weder ausdrücken, noch verarbeiten kann. Ich nehme ihn einfach in mir auf und sehe zu, wie er immer weiter wächst."

Ohne spezifische körperliche Symptome hätte dieses Bild eines ohnmächtigen, ungelösten Ärgers, der zwar brodeln, aber nicht aufflammen darf, genauso gut *Natrium muriaticum* oder *Staphisagria* sein können, auch noch, als er einen Monat später zurückkehrte, mit gebesserten Symptomen und psychisch wiederbelebt. Er bemerkte: „Statt mich in der Gesellschaft von Menschen ausgeschlossen zu fühlen, habe ich nun ein Gefühl von Überfluss. Ich spüre, dass ich viel zu geben habe und die Fähigkeit besitze, Liebe auszustrahlen. Ich weiche nicht mehr jedes Mal vor Menschen zurück."

Der Patient hatte das Glück, bei der Homöopathie Hilfe gesucht zu haben. Denn die Kombination dieser alles beherrschenden Traurigkeit („sehr mißmüthig und niedergeschlagen" – Hahnemann), mit imaginierten Schuldgefühlen („eingebildete Gewissensskrupel" – Allen) und dem unbehaglichen Gefühl, eine Last für Freunde und Familie zu sein („Bewusstsein, dass sie nicht alles tun, was sie tun sollten … dass sie eine Plage sind, weil sie Aufmerksamkeit verlangen" – Borland) können das für Thuja typische Gefühl von Isolation und Rückzug zur Folge haben. Sein körperliches Gegenstück findet dieser emotionale Zustand in einer „Abneigung, berührt oder angesprochen zu werden" (Hering). Er hat beschlossen, dass der Umgang mit Menschen im Allgemeinen zu Verletzungen führt, wenig Freude macht und noch weniger erfüllend ist. In seinen Beziehungen zu anderen fängt er an, krankhaft empfindlich auf Dinge zu reagieren, die er nicht beachten sollte („erzürnt über unschuldigen Spaß" – Hahnemann), während er zunehmend unempfänglich wird für Dinge, die seiner Aufmerksamkeit nicht entgehen sollten („Gedankenlosigkeit" [in Bezug auf andere] – Hering).

Der verletzte Thuja-Mensch kann auch *Sepia* ähneln. Weil Gefühle schmerzhaft sind, wird er immer mehr „still, mit sich selbst beschäftigt" (Allen) – als sei er ebenso wenig in der Lage, Gefühle zu empfinden, wie sie auszudrücken („Gleichgültig gegen ihre Kinder oder Verwandten" – Hering). Schließlich verliert er den Kontakt zu all seinen Gefühlen („Ich fühle mich ausgelaugt, leer und tot in meinem Inneren"). Den bloßen Kontakt mit Menschen, und sei es eine Liebesbeziehung, empfindet er als eine Last, er will allein gelassen werden in seinem Elend („Meidet Menschen" – Hering, „Gesellschaft verschlimmert" – Kent), sich in seinen Bau verkriechen, um dort ungestört zu liegen und seine Wunden zu lecken (P 1).

Eine Fallgeschichte von Thuja kann sehr wohl Vernachlässigung, fehlende Zuneigung, eine traumatische Geburt oder eine frühe Trennung von der Mutter aufgrund von Krankheit oder Adoption oder Kindesmissbrauch beinhalten. Ein solcher Hintergrund kann ganz offensichtlich bei einem Menschen noch mehr als ein bloßes Gefühl von Unzulänglichkeit hervorrufen. Auf einer tieferen Ebene erzeugt er ein Gefühl der Entfremdung von anderen Menschen.

Natrium muriaticum, der häufig Opfer von Ungerechtigkeit, Vernachlässigung oder einer unglücklichen Kindheit ist, kann sich ähnlich als Außenseiter fühlen; kein Typus ist sich seiner Isolation mehr bewusst oder ist so überzeugt, dass er niemals Teil der menschlichen Gemeinschaft sein kann („Es ist immer die gleiche alte Geschichte: nirgendwo gehöre ich hin auf dieser Welt!"). Dennoch versucht er immer wieder dazuzugehören, obwohl ihn seine Einsamkeit belastet und seine Unfähigkeit, einfache und angenehme Beziehungen mit Menschen einzugehen, traurig macht. Auch wenn er sich dabei nicht wohl fühlt, und trotz des Risikos von Schmerz und Zurückweisung, ist er stets bemüht, sich mit seinem von hoher Gesinnung zeugenden Altruismus an die Welt anzupassen (P1), wobei seine Psyche in dieser Realität fest verankert ist.

Die Entfremdung von Thuja ist, obwohl sie weniger offensichtlich sein kann (weil dieser Typus, wie oben erwähnt, sozial gewandter ist), radikalerer Natur. Seine Psyche hat schon damit begonnen, sich zum Schutz zu distanzieren, sich von dieser Welt loszulösen („empfindet alles wie aus einer Distanz" – Allen), ein Prozess, der in dem Gefühl gipfelt, entfremdet zu sein.* Dieses besondere „Fremdheitsgefühl" unterscheidet Thuja von allen anderen Mitteln. Hier setzt sich dieser Typus von *Natrium muriaticum*, *Staphisagria*, *Sepia*, *Silicea* und anderen Mitteln ab und beginnt eine ganz eigene Identität anzunehmen – deren Wesen uns geradewegs in das Zentrum unserer These eintauchen lässt.

Die übersinnliche Dimension

Weil er in diesem Leben so tief verletzt wurde oder er sich, wie es manchmal auch der Fall sein kann, in einer übertriebenen oder imaginierten Art und Weise als Opfer sieht, hat sich Thuja innerlich von dieser Welt zurückgezogen und unbewusst Zuflucht in anderen geistigen Sphären gesucht, wo er sich wohler zu fühlen hofft. Mit anderen Worten hat eine gewisse psychische Spaltung – wenn man so will eine fehlende Integration seines Geistes und seiner sterblichen Hülle – schon stattgefunden, auch wenn der Patient dieses Phänomen nur teilweise versteht. Daher auch das „auffallendere, sonderliche, ungewöhnliche und eigenheitliche" Schlüsselsymptom von Thuja: „Gefühl, als seien Seele und Körper voneinander getrennt" (Allen). Nicht mehr sein altes Selbst, sein

---

* Dieser oft unbewusste Prozess unterscheidet sich von der Losgelöstheit des sensitiven *Silicea* – dieser hegt den *bewussten* Wunsch, keine zu engen Beziehungen zu Menschen einzugehen und entzieht sich emotional fordernden Situationen. *Silicea* ist sich seiner Grenzen bewusst und hat gelernt, wie er seine Energie erhalten und sich gegen psychisches Trauma schützen kann (P2).

neues Selbst jedoch noch nicht verstehend („Wahnidee, geteilt zu sein, und er kann nicht sagen welchen Teil er besitzt" – Kent), erduldet er die Wachstumsschmerzen des Übergangs von einer Existenz ganz in dieser Welt hin zu einer Wahrnehmung anderer Dimensionen.*

Ein diesbezüglicher Fall war ein Patient, der sich schon lange in homöopathischer Behandlung befand und in der Vergangenheit mit *Natrium muriaticum* und gelegentlichen Gaben von *Pulsatilla* von seinen Migränekopfschmerzen befreit worden war. Er kam zum Arzt, weil seine frühere Erkrankung wieder aufgetreten war, in milderer Form zwar, jedoch mit zwei neuen körperlichen Symptomen: Herzklopfen, und einer brennenden Empfindung an der Zungenspitze.

Das geistig-emotionale Bild brachte zutage, dass etwa zehn Monate zuvor sein spiritueller Meister verstorben und sein Kummer darüber immer noch sehr heftig war. Die intensive Trauerzeit war vielleicht berechtigt, aber der Patient hatte das Gefühl, dass er für einen erwachsenen Mann zu rührselig, zu empfindlich auf Kritik und emotional zu sehr aus dem Gleichgewicht war (es habe ihn „umgehauen", wie er sich ausdrückte); dass es, mit einem Wort, Zeit für ihn war, seinen anhaltenden Kummer zu überwinden. Der Arzt schwankte zwischen *Natrium muriaticum* und *Pulsatilla*. Um sich etwas Zeit zum Überlegen zu geben fragte er beiläufig nach dem Urlaub, den sein Gegenüber kürzlich auf einer Insel vor der Atlantikküste verbracht hatte.

Dieser war, entgegen den Erwartungen des Patienten (der sonst sehr gerne am Meer war), kein gelungener Aufenthalt gewesen. Er hatte die Empfindung gehabt, als spuke es auf dieser Insel – ständig hatte er den Eindruck, dass ihn wenig freundliche Geister umgaben: „Es war ein unheimliches und unerfreuliches Gefühl, das ich niemals zuvor dort verspürt hatte." Erst später erfuhr er, dass er in der Nähe des angeblichen Begräbnisplatzes eines Indianerstammes gewohnt hatte, der von weißen Siedlern abgeschlachtet worden war.

Die neu erwachte Sensitivität des Patienten (die Geister auf der Insel hatten sich ihm in all den Jahren, die er früher seine Ferien dort ver-

---

* Der Leser sei daran erinnert, dass keinesfalls jeder Thuja-Patient ein solches Bild teilweiser Entfremdung von der Welt aufweist, noch wird jeder von psychischer Entfremdung geplagte Patient Thuja benötigen.

brachte, nie bemerkbar gemacht), legte den Gedanken an Thuja nahe. Und zusammen mit der Bereinigung seiner körperlichen Symptome fand eine interessante Veränderung auf der emotionalen Ebene statt. Sein Trauern um seinen Meister hatte abgenommen, weil er das Gefühl habe, wie er sagte, „als ob ein Teil von mir mit ihm auf einer anderen Ebene zusammen sei. Nun kommuniziere ich mit ihm wie nie zuvor. Der andere Teil von mir fühlt sich jedoch seltsamerweise mehr auf dem Boden – insgesamt bin ich wieder mehr ‚bei mir'".

Wenn der Arzt sich der übersinnlichen Dimension von Thuja einmal bewusst ist, ist das Mittel einfacher zu erkennen – selbst bei so offensichtlichen körperlichen Beschwerden wie Arthritis, Ekzem, Asthma oder Reizkolon. Es kann jedoch sein, dass er sich anstrengen muss, um dieses Leitsymptom dem Patienten zu entlocken.

Eine noch junge Frau litt unter schwerster Arthritis. Brennende, geschwollene Gelenke verunstalteten Hände und Füße, Rastlosigkeit und Schmerzen trieben sie in den frühen Morgenstunden aus dem Bett. Zunächst wurde *Rhus toxicodendron* in der 1 M verschrieben und in regelmäßigen Abständen wiederholt, was ihren Zustand fast vollständig heilte. Neun Monate später jedoch hörte das Mittel in jeder Potenz auf zu wirken und der Arzt überlegte, wie er weiter vorgehen sollte.

Natürlich drängten sich sowohl Thuja als auch *Medorrhinum* – beides Hauptmittel für die rheumatischen Gelenkschmerzen und Schwellungen, die so häufig mit dem sykotischen Miasma assoziiert sind – gleichermaßen als Kandidaten auf. Zur Entscheidung zwischen den beiden bedurfte es jedoch noch einer Modalität oder eines Symptoms auf der geistig-emotionalen Ebene.

Die Patientin war nicht sehr kooperativ. Es fand sich weder eine für Thuja typische deutliche Verschlimmerung um 3 Uhr morgens, noch eine Verschlimmerung durch Feuchtigkeit, Hitze oder Kälte, Zwiebeln oder Tee; der Schmerz war nicht schlimmer bei zunehmendem Mond (man bemerke, als Gedächtnisbrücke, die linguistische Parallele dieses „Anwachsens" zur „wachsartigen" Beschaffenheit der Haut des Mittels); und auf der emotionalen Ebene gab es keine Schuldgefühle, kein Unbehagen in Gesellschaft von Menschen, kein Gefühl von Entfremdung oder ungerecht bestraft zu sein – es sei denn von ihrer Krankheit. Andererseits fand sich auch weder die für *Medorrhinum* typische Besserung am Meer, zwischen Sonnenaufgang und Sonnenuntergang, noch die Notwendigkeit, sich beim Stuhlgang zurückzulehnen; keine Besserung in Bauchlage oder mit bis zur Brust hochgezogenen Knien, auch hatte sie kein spezielles Verlangen nach Orangen. Die Zeit verging ihr nicht zu langsam (*Medorrhinum*) und auch nicht zu schnell (Thuja). Aus homöopathischer Sicht war sie eine völlige ‚Niete'.

Der Arzt besann sich schließlich darauf, ihre Träume tiefer zu erforschen.

„Meine Träume sind nicht besonders beunruhigend, wie ich Ihnen früher schon gesagt habe, und es gibt auch keine wiederkehrenden Träume, so weit ich mich erinnern kann." Sie zögerte. „Es gibt da allerdings eine Sache. Manchmal, wenn ich nachts gerade dabei bin einzuschlafen, spüre ich, wie meine verstorbene Mutter um mich herum präsent ist. Dies ist zwar keinesfalls unangenehm, aber doch etwas beunruhigend. Sie scheint irgendetwas von mir zu wollen oder versucht mir etwas zu sagen, aber obwohl ich sie schon oft gefragt habe, weiß ich nicht, was sie will. Aber dies hat wahrscheinlich nur wenig Bedeutung für meinen Fall."

Nur wenig Bedeutung?! Dieses Symptom, das den klassischen Thuja-Symptomen „Wahnidee, Personen sind neben ihm", „sieht tote Personen", „jemand ruft", „unterhält sich mit abwesenden Personen" ähnelt (und gleichzeitig für eine Empfänglichkeit für Übernatürliches steht), war der Schlüssel zum Fall dieser Patientin. Thuja 1 M, in seltenen Gaben angewandt, verringerte deutlich die Schmerzen und Schwellungen dieser Frau und hat sie seit Jahren schmerzfrei gehalten.

Ein weiterer illustrativer Fall: Eine zunehmende Empfänglichkeit für Übersinnliches zeigte sich bei einem Teenager, der an Allergien und chronischer Rhinitis sowie einer Sinusitis frontalis litt, mit dem ständigen Bedürfnis, Schleim hochzuräuspern. Diese Beschwerden pflegten akut auf verschiedene Mittel zu reagieren, kamen aber beim geringsten Anflug einer Erkältung wieder. Dieser Fall musste eindeutig auf der miasmatischen Ebene behandelt werden.

In Erinnerung an den wohlbekannten homöopathischen Satz „Gonorrhoe ist die Mutter aller Katarrhe", begann der Arzt, um eine Bestätigung für seine Wahl von Thuja zu finden, nach übersinnlichen Wahrnehmungserfahrungen bei seiner jungen Patientin zu fahnden. Nachdem sie solche zunächst energisch abgestritten hatte, gab sie schließlich zu, dass sie kürzlich damit begonnen hatte, Tarotkarten zu studieren und zu interpretieren – etwas, das in der Tat eine Form parapsychischer Vorahnungen darstellt. Als der Arzt, der dabei war, nach seinem Thuja zu greifen, sie fragte, warum sie diese wichtige Information bislang zurückgehalten hatte, war die Antwort: „Ich bin es leid, dass mich Leute als ‚Spinner' ansehen, wenn ich ihnen von meinem Interesse an Tarot erzähle. [Diese Unterhaltung fand vor einigen Jahren statt, als man für eine Beschäftigung mit solchen Dingen in der Gesellschaft noch schief angesehen wurde.] Abgesehen davon bin ich ja noch eine Anfängerin – obwohl, wenn ich das so sagen darf, ich beginne *ziemlich gut* zu werden im Kartenlesen."

Ähnlich ungewöhnliche Neigungen können ebenfalls (wenn auch weniger häufig) bei männlichen Patienten in mittlerem oder fortgeschrittenem Alter anzutreffen sein, bei denen gerade wesentliche spirituelle Veränderungen stattfinden, die noch nicht verdaut wurden. Unterdessen flüchtet sich der Betroffene in hartnäckiges Leugnen.

Die einzige Beschwerde eines Mannes Anfang fünfzig waren Schwierigkeiten beim Harnlassen, mit häufiger, unvollständiger Entleerung der Blase, die gelegentlich mit Brennen verbunden war. Er wies den für Thuja typischen geteilten Harnstrahl sowie gelegentliche gelbe, klebrige Absonderungen aus der Harnröhre auf; aber als der Arzt routinemäßig versuchte, irgendwelche spirituellen Erfahrungen zu erfragen, war der Patient nicht mitteilsam. Erst nachdem das Mittel die körperlichen Beschwerden beseitigt hatte, erfuhr der Arzt, dass der Patient, ein Stadtbewohner, sich entschieden hatte, seinen nur zwei Wochen langen Jahresurlaub weder in den Bergen noch an der See zu verbringen, sondern in New York City, um an einer Tagung über tibetanischen Buddhismus teilzunehmen.

Auf die Frage, weshalb er sich dafür entschieden habe, antwortete er leichthin, „oh, aus reiner Neugier – da war nichts Spirituelles dran".

Sich jedoch volle zwei Wochen lang zermürbenden Stunden des Zuhörens auszusetzen, um den Lehren der tibetanischen Mystiker zu lauschen (wobei das Publikum die meiste Zeit damit verbrachte, herauszufinden, ob die Übersetzer ein entstelltes Englisch sprachen oder in ihre Muttersprache zurückgefallen waren), sprach doch für *einige* spirituelle Neigung – auch wenn diese unbewusst war.

Um jedoch des Teufels Advokat zu spielen, gab es da auch noch den Fall einer Frau mit wiederkehrenden Harnwegsinfektionen, die nur zeitweise auf *Cantharis* oder *Pulsatilla* reagierten. Auf der Suche nach einem tieferen Mittel rang ihr der Arzt ein wahrlich „auffallenderes, sonderliches, ungewöhnliches und eigenheitliches" Symptom ab: das Gefühl, es sei etwas Lebendiges in ihrem Ohr.

„Ein *Wurm* im Ohr?", fragte der Arzt – in welchem Falle er *Medorrhinum* gewählt hätte.

„Nein. Kein Krabbeln. Es klopft irgendwie – und Würmer klopfen doch nicht, oder? Aber es fühlt sich lebendig an."

Ein bekanntes Thuja-Symptom ist die „Empfindung, ein lebendes Tier sei im Abdomen" (Hering), und Boger führt das Mittel unter „Empfindung von etwas Lebendigem" unter *Allgemeinsymptome* auf. Mit diesen beiden Rubriken fühlte sich der Arzt berechtigt, den Lebensbaum in der C 200 zu verschreiben. Als die Patientin in viel besserem Zustand wiederkam, begann der Arzt, wie immer auf der Fährte seines Lieblingsthemas bei Thuja, die Patientin nachdrücklich nach übersinnlichen Dimensionen in ihrem Fall zu befragen.

„Sind Sie sicher, dass nichts in Ihrem Leben als übernatürliche Erscheinung angesehen werden könnte?"

„Ziemlich sicher."

„Hmm... Aber vielleicht könnte man dieses Gefühl von etwas Lebendigem in Ihrem Ohr als Versuch eine Geistes ansehen, mit Ihnen in Kontakt zu treten?"

„Nun, vielleicht," sagte die Patientin ergeben – aber ohne Überzeugung.

„Oder vielleicht..."

„Ach was. *Vergessen* Sie's!"

Und der Arzt war gezwungen, es dabei zu belassen.

Es ist dennoch faszinierend, wie häufig zunehmende übersinnliche oder spirituelle Wahrnehmung die körperliche Beschwerde begleitet, wenn es um das sykotische Miasma geht. *Medorrhinum* scheint am Scheideweg des Schicksals zu stehen; das Mittel bringt Möglichkeiten aus dem

Inneren zum Vorschein, und der Patient kann wählen, ob er sich damit auseinandersetzen möchte oder nicht; es ist seine Entscheidung. Bei Thuja finden wir ein anderes Bild: er hat keine Wahl. Seine körperlichen und geistigen Symptome nötigen ihn, um seines emotionalen Überlebens willen andere Realitäten zu erkunden; das Arzneimittel bewirkt daher eine Verstärkung eines Vorganges, der schon begonnen hat.

Jeder Konstitutionstyp ist auf seinem eigenen spirituellen Weg und hat unterschiedliche Lektionen zu lernen. *Psorinum* fühlt sich nur allzu bereitwillig als Opfer der Umstände, die er nicht unter Kontrolle hat. Er muss eine gesündere Balance zwischen Vorbestimmung und freiem Willen lernen. Die archetypische Herausforderung von *Tuberculinum* ist es, einen gangbaren Weg zu finden, um sowohl die primitiven als auch die zivilisierten Seiten seines Wesen zu befriedigen. Im *Medorrhinum*-Zustand wird der Patient von Vorahnungen einer Veränderung gepackt, die unmittelbar stattfinden wird. Seine Herausforderung ist es, verbindlich zu reagieren, auch wenn die Kräfte, die ihn locken, von unklarer Natur sind (siehe die entsprechenden Abschnitte in P 2). Viele andere Konstitutionstypen fühlen sich bereits sicher und zu Hause in außersinnlichen Gefilden (Patienten mit hellseherischen, hellhörerischen, übersinnlichen oder medialen Fähigkeiten werden häufig *Phosphor*, *Lachesis* oder andere Mittel benötigen; vgl. „Hellsehen").

Thuja scheint andererseits in dem Stadium der spirituellen Entwicklung eines Patienten gefordert zu sein, in dem es um zunehmende Wahrnehmung und natürlichen Umgang mit den neuen Sphären der Realität geht, die sich ihm eröffnen.

Zwei Frauen mittleren Alters mit fast identischen körperlichen Beschwerden, eine durch *Sepia*, die andere durch Thuja geheilt, bieten hier einen aufschlussreichen Kontrast.

Beide Frauen litten an immer wiederkehrenden, linksseitigen Stirnkopfschmerzen und zeigten kleine, kürzlich entstandene, braune oder fleischfarbene Warzen an verschiedenen Teilen ihres Körpers. Beide arbeiteten auf dem Gebiet der alternativen Heilkunde und jede war auf ihrem Gebiet hervorragend.

Die Patientin, die *Sepia* benötigte, war hellsichtig und kommunizierte ganz deutlich mit geistigen Führern aus anderen Ebenen der Realität und fühlte sich in diesen übernatürlichen Bereichen ungemein wohl.

Ihre Schwierigkeit und Lebensherausforderung war, Arbeit und Familienleben unter einen Hut zu bringen – sie fühlte sich durch die häuslichen Bindungen, Pflichten und Gefühle zu stark ausgelaugt (P 1).

Der zweiten Patientin, mit ihrer Vorgeschichte von sexuellem Missbrauch in der Kindheit, ging es deutlich schlechter. Obwohl sie eine echte Heilerin war, die ihren Klienten durch sanftes Ausgleichen mit ihren bemerkenswerten Händen helfen konnte, hatte sie selbst keinen klaren Begriff von den Kräften, mit denen sie arbeitete. Furcht vor dem Unbekannten und Widerstand vor Veränderung hielten sie davon ab, sich tiefer in das Reich des Spirituellen hineinzuwagen. Das Resultat war, dass sie an regelmäßigen Zusammenbrüchen litt, während derer eine lähmende Unentschiedenheit, völliger Verlust ihres Selbstbewusstseins sowie die Thuja-typische Abneigung berührt zu werden – die sich zu einer Abscheu, andere zu berühren steigerte – zusammenwirkten und ihre gute Arbeit beeinträchtigten.

Sie bekam Thuja 1 M verschrieben – zusammen mit einem Besuch bei der *Sepia*-Hellseherin, die die Patientin im Verlauf einer einzigen Sitzung über die spirituelle Aufgabe aufklärte, welche hinter ihrem Leiden steckte. Sie lehrte sie auch Techniken, wie sie in Kontakt mit ihrem geistigen Führer kommen konnte – „er soll mir helfen, meine Rolle im kosmischen Plan zu erfüllen", wie die Thuja-Frau in „New Age"-Terminologie erklärte. Später interpretierte sie selbst ihre Frontalkopfschmerzen als konkreten physischen Ausdruck ihres „dritten [spirituellen] Auges", das sich zu öffnen versuchte, jedoch blockiert war. Wie auch immer, der Schmerz nahm immer weiter an Häufigkeit und Stärke ab, unter dem Einfluss gelegentlicher Gaben von Thuja und aufgrund ihrer eigenen unermüdlichen Bemühungen, ihr spirituelles Bewusstsein zu wecken.

Geistige Verwirrung und „Wahnideen"

Der Thuja-Patient klagt häufig über ein schlechtes Gedächtnis, mangelnde Konzentration („Geistige Trägheit" – Hering; „Zerstreutheit" – Hahnemann; „hat große Schwierigkeiten, seine Aufmerksamkeit auf etwas zu richten ... vergisst alles, was er nicht niederschreibt" – Allen) und über wirres Denken („Verwirrung und Vermischung von Ideen" –

Allen). Ein Thuja-Patient beschrieb seine geschwächten geistigen Kräfte so: „Die Maschine surrt eine Weile herum – aber ohne Ergebnis."

Dies ist kaum überraschend. So verloren wie dieser Typus zwischen zwei Welten ist und sich in keiner von beiden wohlfühlt, muss doch sein Geist sich zwangsläufig in einem Tumult von Gedanken, Gefühlen und Empfindungen befinden („Verwirrung, wie in einem Traum" – Kent). Der Mangel an geistiger Klarheit spiegelt daher seine allgemeine spirituelle Verwirrung und Desorientierung wider.

In der Tat scheint Thuja, wie wir oben diskutiert haben, nicht in der Lage zu sein, sich im normalen Fluss des Daseins zu behaupten. Gerade weil er so schnell verwirrt wird durch die Auswirkungen der physischen Aspekte dieser Welt, erstellt er ein so rigides Rahmenwerk für seinen Alltag. Selbst sein Zeitsinn kann verwirrt sein. Das Gefühl, die „Zeit vergeht zu schnell" (Kent), rührt teilweise von seiner Zerstreutheit her. Er kann auch dazu neigen, sich in traurigen oder „glücklichen Tagträumen" (Allen) zu verlieren. Im Gegensatz zum hart arbeitenden, produktiven *Arsenicum*, der in der Lage ist, an einem Tag mehr zustande zu bringen als zwei gewöhnliche Menschen (P 1), scheint Thuja in seinem „Wolkenkuckucksheim" nie die Zeit zu haben, auch nur *irgendetwas* zu beenden. Er verwechselt seine Tagträume mit der Realität und entschuldigt sich damit, dass er zu beschäftigt war (Hat er in die Luft geschaut? Vögel beobachtet? Den Nachmittag genossen? Sich über Vergangenes gesorgt?), und so ist der Tag vorüber, bevor er sich dessen bewusst wird.

Das Fehlen geistiger Klarheit kann sich zu sprachlicher Konfusion steigern („Verwirrung im Kopf, mit Sprachschwierigkeiten" – Allen). Als wäre seine eigene Sprache zur „Fremdsprache" geworden und nicht mehr länger in seiner Gewalt, macht Thuja Fehler. Er verwendet die falschen Worte, buchstabiert ihm bekannte Worte falsch, lässt beim Sprechen und Schreiben Worte oder Silben aus oder es schieben sich bedeutungslose Worte von selbst dazwischen. Er spricht entweder zu hastig und verschluckt Worte, oder zu langsam, zu einsilbig und sucht nach Worten, wobei er immer wieder zögert. Andere Charakteristika sind Wiederholungen, abgebrochene oder unterbrochene Sätze, ein *Lachesis*-ähnliches Springen von einem Thema zum anderen und eine Unfähigkeit, Sätze zu beenden, weil er den Faden verliert (vgl. die klassische Literatur, vor allem Hering) – all diese Symptome können in der Art und

Weise, wie ein Thuja-Patient seine Symptome erzählt, genau zu beobachten sein.

Eine Frau in ihren Dreißigern war irritiert über ein zunehmendes Haarwachstum im Gesicht und am ganzen Körper. Thuja ist natürlich bekannt für Störungen des hormonellen Gleichgewichts, die die Form von außergewöhnlichem Haarwuchs an unüblichen Stellen annehmen können (genauso wie für den Verlust von Haaren an unüblichen Stellen – nicht auf dem Kopf, sondern an Augenbrauen, Bart, Achseln und in der Schamgegend). Gleichermaßen irritierend war für die Patientin ihr geistiger Zustand. Sie hatte eine Stelle als Assistenzprofessorin in Philosophie und hatte in der Regel ihre geistigen Fähigkeiten sehr gut unter Kontrolle. Seit einiger Zeit fiel es ihr jedoch schwer, sich auf die Texte zu konzentrieren („beim Lesen unfähig, der Bedeutung zu folgen" – Allen), zusammenhängend zu denken, sich an völlig vertraute Informationen zu erinnern oder „logische Zusammenhänge herzustellen", wenn sie Material für ihre Vorlesungen ordnete. Alles Wissenschaftliche, das ihr vorher so leicht gefallen war, war nun eine Quelle der Konfusion für sie.

Die Frau wirkte selbst auch völlig verwirrend auf den Arzt, dem sie ihre Fallgeschichte erzählte: ein Potpourri zerstreuter Gedanken, die Symptome unter vielen Wiederholungen berichtet, und eine Art, sich selbst zu unterbrechen mit der Frage: „Habe ich mich klar ausgedrückt? Verstehen Sie, was ich sage? Es wäre mir sehr unangenehm, mich unklar auszudrücken. Können Sie mir folgen? Bitte sagen Sie mir, wenn ich nicht klar bin."

Das einzige, das kristallklar wurde, war, dass sie Thuja benötigte.

Roberts behauptet, dass „übermäßiges Wachstum" oder exzessive Zellproliferation (einschließlich der Haarwurzelzellen) ein zentrales Charakteristikum der Sykose ist. Diesen Gedanken aufgreifend haben andere Homöopathen parallel dazu Thuja eine ausschweifende Sprache zugeschrieben. Dieses Charakteristikum trifft nicht auf jeden zu, der dieses Mittel benötigt, aber gewisse Patienten wären die ersten, die begeistert der knappen Beschreibung ihres Sprachstils von Hubbard zustimmen würden: „Gedankliche Ausschmückungen und Ausschweifungen waren schon immer ein Feind der Logik. Der Thuja-Patient hat zu viel Material und zu wenig Form."

Geistige Verwirrung und „Wahnideen"

Auch *Sulfur* kann übrigens sprachliche Ausschweifungen zeigen, jedoch keine Verworrenheit. Auch wenn der Sprechende weitschweifig ist, so ist er doch nicht verwirrt. Die Weitschweifigkeit von *Lachesis* – ein freier Strom von Assoziationen (man erinnere sich an die Diskussion der Miss Bates aus *Emma* [P 1]) – macht den Eindruck eines Wasserfalles. Thuja erinnert an Wasser, das über Katarakte fließt.

Eine Form von Verwirrung, die noch tiefer reicht, sind die sogenannten „Wahnideen" des Mittels.

Thuja ist mit „auffallenderen, sonderlichen, ungewöhnlichen und eigenheitlichen" Wahnideen großzügig bedacht, und gerade sie sind für unsere These von besonderem Wert. Viele von ihnen beziehen sich auf Übersinnliches und nehmen die Form von veränderten oder außerkörperlichen Wahrnehmungen und Begegnungen mit Wesenheiten oder Stimmen von anderen Ebenen der Realität. Um nur einige der mehr als sechzig Wahnideen aufzuzählen, die man in der klassischen Literatur findet (einmal wieder führt Hering hier das Feld an):

als seien Tiere im Abdomen
als gingen Tiere an ihr vorbei

als sei der Körper zerbrechlich
der Körper leichter als Luft
sie sei aus Glas, leicht zerbrechlich
das Fleisch werde ihm von den Knochen gezogen [auch: geschlagen]
der Körper sei oder werde dünn
Als löse der Körper sich auf

der Körper habe das Erscheinen von Bausteinen
er sei so schwer wie Blei
die Beine seien aus Holz
der Schädel sei zu eng
er sei in zwei Teile geteilt oder doppelt

als sei der Körper zu klein für die Seele
der Körper von der Seele getrennt
er stehe unter übermenschlicher Kontrolle
sein Leben sei gefährdet … er müsse sterben

er höre Musik
jemand rufe
er höre Stimmen im Abdomen
er sehe Menschen … Fremde seien neben ihm
er spreche mit Abwesenden
sehe Gespenster, Geister, Dämonen, habe Visionen

Kent benutzt das Wort „Wahnideen" für diese Symptome – einerseits zweifellos, um die Repertorisation zu erleichtern, andererseits aber auch, weil sie bis heute fast immer als Anzeichen für geistige Instabilität und Unausgeglichenheit, wenn nicht gar tatsächliche Geisteskrankheit, interpretiert wurden. Webster definiert Wahnideen als „falsche Überzeugungen oder fixierte Fehlwahrnehmungen; ein Zustand, in dem man von der Wahrheit in den Irrtum gelangt." Gegenwärtig erleben wir jedoch, wie sich unser Verständnis der Thuja ähnlichen Wahnideen grundlegend wandelt; diese Empfindungen werden zunehmend als verwirrte Wahrnehmung paranormaler Erscheinungen verstanden.[*]

Zum Beispiel würden heute nur wenige aufgeklärte Therapeuten Jeanne d'Arc für verrückt halten, weil sie Stimmen hörte. Sie litt auch nicht unter Wahnideen. Heutige Heiler würden sich eine breitere Perspektive zu eigen machen und annehmen, sie habe einen klaren Zugang zu Regionen gehabt, in denen geistige Führer sie anweisen, was zu tun sei.

Es würde von mehr Respekt vor den Menschen zeugen, die mit geistigen Regionen kommunizieren, und wäre wohl auch angemessener, auf die ursprüngliche Klassifikation dieser Symptome bei Hering als „Als-ob-Symptome" zurückzugreifen, statt sie als echte Wahnideen anzusehen (mit all den negativen Konnotationen dieses Wortes). Will man sich noch etwas weiter vorwagen, könnte Thuja sich nicht bloß einbilden, dass jemand neben ihm ist oder zu ihm spricht oder vor ihm erscheint, sondern würde immer sensibler für andere Bewusstseinsebenen, in denen solche Ereignisse tatsächlich stattfinden. Dennoch ist es notwendig, die Worte „als ob" zu diesen Symptomen hinzuzufügen, weil unsere Sprache keine spezifische Terminologie für diese übernatürlichen Vorgänge besitzt. Daher auch die Verwirrung von Thuja und seine Unfähigkeit, sein eigenartiges Erleben und Verhalten zu beschreiben („auf die Frage, mit wem sie laut spricht, weiß sie nicht was sie denken soll" – Allen).

Empfindungen, als ob fremde Personen sich ihm nähern und ihn ansprechen, oder als ob jemand neben ihm gehe oder ihn rufe, könnten

---

[*] Natürlich umfasst das Arzneimittelbild von Thuja auch Geisteskrankheit (vgl. Hering und andere); echte Geisteskrankheit liegt jedoch außerhalb von dieser Analyse.

sehr wohl von echten spirituellen Wesen herrühren, die versuchen, zu ihm zu sprechen, oder ihn seine Gegenwart fühlen lassen. Sicherlich unterscheiden sich die meisten „Wahnideen" dieses Mittels stark von denen von *Cannabis indica* beispielsweise, der sich selbst für eine „Giraffe, Lokomotive, ein Tintenfass oder eine Flasche Sprudel" (Kent) hält. In der Tat können die „Als-ob-Empfindungen" von Thuja, er sei aus Glas, zerbrechlich, abgemagert, als ob Körper und Seele getrennt seien oder sein Leben gefährdet, als genaue Beschreibungen seines delikaten psychischen Zustands begriffen werden, der am Rande des Zusammenbruchs steht. Das Symptom „Gefühl, als sei der Schädel zu eng" oder „als sei der Körper zu klein für die Seele" könnten den Versuch spiegeln, eine innere Sperre oder Begrenzung zu durchbrechen, die ihn davon abhält, die neuen Dimensionen zu akzeptieren, die da in ihn eingreifen. Schließlich könnte die „Furcht, unter übermenschlicher Kontrolle zu stehen", die berechtigte Angst dieses verwirrten und gebrechlichen Menschen sein, der das Vorhandensein von Geistern verspürt, ohne sie zu verstehen, und eine panische Angst davor hat, allzu sehr ihrem Einfluss zu verfallen.

In der Tat besitzen nur wenige Konstitutionstypen ein noch brüchigeres Verhältnis zu ihrem karmischen Leben als Thuja. Selbst scheinbar ausgeglichene Patienten dieser Konstitution, die keine sichtbaren Spuren von Paranoia oder geistiger Unausgeglichenheit aufweisen, haben beschrieben, dass sie sich nur ungern in die Nähe heruntergekommener Bars, baufälliger Bushaltestellen oder Untergrundstationen wagen, auch nicht bei Tageslicht. Ein Patient drückte es so aus, dass er nicht nur etwas dagegen habe, den Unglücklichen zu begegnen, die sich in solchen öffentlichen Plätzen aufhalten, sondern fast noch mehr den Geistern verstorbener Trinker und anderer gesellschaftlicher Außenseiter. Er bestand darauf, dass sich diese verlorenen, gequälten Seelen, die immer noch ihren Süchten und Lastern anhängen, auf eine verwundbare Seele stürzen können, die dort vorübergeht (natürlich Thuja), und ihre Gier über das Handeln eines Lebenden befriedigen.

Alles in allem ist das, was die geistig-emotionale Konfusion von Thuja prägt, nichts anderes als dass er über kein konventionelles Muster, keinen Bezugsrahmen verfügt, innerhalb dessen er seine paranormalen Erfahrungen gestalten und ihnen Bedeutung geben kann. Weil unser Vokabular nicht ausreichend ist, um Erfahrungen auf anderen Ebenen angemessen zu beschreiben, gehen solche Empfindungen über unser Begriffsvermögen. Der Ausdruck „Ich habe das Gefühl, ich sei nicht so richtig in meinem Körper", ist ein häufiger, jedoch unzureichender Versuch von Patienten, die spirituellen Umbrüche zu beschreiben, die in ihnen stattfinden. Thuja ist psychisch verletzlich (ja sogar instabil) und unfähig, die bösen und guten Wesenheiten, die ihn bestürmen, zu sichten und zu ordnen (was übrigens zu seinem „Gefühl, doppelt zu sein" [Kent] beiträgt); man erkennt, wie der Mangel an unterscheidendem linguistischem Rüstzeug im Ringen mit der übersinnlichen Dimension dazu beiträgt, dass er sich immer mehr im Stich gelassen fühlt. All dies ist bedrohlich, und er wird zunehmend ängstlich, wütend – gelegentlich sogar verzweifelt („Beginnt bitterlich zu weinen und sagt, [er könne] nicht mehr denken oder leben; Gedanken an Selbstmord" – Allen).

Dieser Zustand wird weiter verschlimmert durch die Tatsache, dass Thuja zunächst versucht, sich dadurch herauszuwinden, dass er sich in die vertraute Realität seines alten Selbst zurückflüchtet. Aber natürlich ist dies unmöglich. Der Pilger kann seine Schritte nicht wieder zurückgehen. Nein, er muss sich seinen Weg durch die Verwirrung, durch die Gefahren fremder Territorien suchen und weiterreisen.

Das erste Ziel dieses Mittels ist daher, dem gefährdeten Patienten dabei zu helfen, sich in den übersinnlichen Gefielden mehr zu Hause zu fühlen.

Der schlimme Zustand ihres Zahnfleischs (der schon einmal durch eine Operation korrigiert, nun aber wieder aufgetreten war) brachte eine Frau mittleren Alters in homöopathische Behandlung. Andere körperliche Symptome waren einseitige Kopfschmerzen um die Zeit ihrer Menstruation herum, mit dem klassischen Thuja-Symptom „Schmerz, wie von einem Nagel, der durch die Schläfen getrieben wird", übermäßig geschwollene Venen an den Beinen und braune Flecken auf Armen und Händen, die periodisch erschienen und wieder verschwanden. Diese Symptome waren die körperlichen Begleiterscheinungen eines allgemeinen geistigen Zusammenbruchs im Gefolge einer Scheidung, die für die streng römisch-katholisch erzogene Patientin besonders traumatisch war.

Gleichermaßen belastend für sie war, dass sie neuerdings Stimmen hörte. Manche waren drohend und anklagend, andere tröstend; manche befahlen ihr „Stop", andere „Geh" (*Anacardium*); manche sagten, sie sei böse, andere, sie sei gut. Insgesamt war es ein großes Chaos, und sie begann sich zu fragen, ob sie wohl besessen sei („Durcheinander, unfähig zu leben" – Allen).

Die Patientin bekam eine Gabe Thuja C 200, die einen Monat später wiederholt wurde; im Verlauf eines Jahres bekam sie zwei Gaben in der 1 M. Die körperlichen Symptome besserten sich alle, einschließlich der sich mysteriös materialisierenden und verschwindenden braunen Flecke. Nach ihren Stimmen gefragt, sagte sie:

„Oh. Ich höre sie weiter. Ich vermute, dass sie bleiben werden. Aber sie sind nicht länger bedrohlich. Ich sehe das so: Wenn die Stimmen darauf bestehen, gehört zu werden, dann sollte ich besser lernen, wie ich sie dazu bringen kann, mir zu nützen."

„Nach der Devise ‚Wenn du sie nicht schlagen kannst, tu' dich mit ihnen zusammen'", bemerkte der Verschreiber.

„Genau. Jetzt lese ich dicke Bücher zu diesem Thema und konsultiere einen ehrwürdigen Priester mit mystischen Neigungen, der mir beibringt, wie ich durch Gebet und Meditation zwischen den sich widersprechenden Stimmen unterscheiden kann. Eines Tages wäre ich gerne in der Lage, die guten durch mich sprechen zu lassen, zum Wohle anderer, wie auch meiner selbst."

Der Homöopath hätte sich keine schönere Verbeugung vor dem Unvermeidlichen wünschen können.

Bevor wir fortfahren, sollte erwähnt werden, dass die Beziehung von Thuja zu den außersinnlichen Dimensionen nicht immer selbstquälerisch und voller Kampf sein muss. Es gibt Patienten, die — nachdem sie Mühsal und Kampf hinter sich haben und nun die spirituelle Belohnung dafür ernten – ausschließlich erbauliche Begegnungen mit spirituellen Wesenheiten erfahren.

Beispielsweise kann der Arzt eine unterliegende Thuja-Diathese bei Patienten an einem Anthropomorphismus erkennen, der manchmal etwas schrullig, manchmal auch ernsthaft sein kann. Nicht wenige Thuja-Patienten haben darauf bestanden, dass die Natur von lebenden Wesen durchdrungen ist, und dass Blumen, Büsche, Bäume, ja selbst die bescheidenen Gräser beseelt sind. Manche behaupten sogar, mit Kobolden, Elfen, Feen und Heinzelmännchen sprechen zu können.

Nur allzu häufig haben Menschen dieser Konstitution jedoch einen schweren Weg hinter sich, um diese paranormalen Erscheinungen zu verstehen. Im Gegensatz dazu fühlt sich *Phosphor* nicht nur im Bereich der außersinnlichen Wahrnehmungen zu Hause, sondern empfindet diese als einen Vorteil. Sehr empfänglich und beeindruckbar, wie er ist, heißt er neuartige Empfindungen, Gefühle und Erfahrungen eifrig willkommen – und pflegt häufig ganz bewusst die Kommunikation mit Geistern aus anderen Realitäten.

Lachesis liegt zwischen *Phosphor* und Thuja. Er kann mehr als *Phosphor* mit den übernatürlichen Dimensionen kämpfen, aber er verschließt sich dieser Erfahrung nicht in dem Maße, wie es Thuja zunächst tut. Obwohl er sich ebenfalls bedroht fühlt, findet er sich gleichzeitig doch angeregt und belebt, wenn er unter der Kontrolle einer übermenschlichen Macht steht, da diese Kontrolle häufig mit einem Aufwallen seiner Kreativität verbunden ist (P 1).*

Die Unterschiede im Wesen von *Phosphor* und Thuja wurden durch zwei Patienten mit Nahtod-Erlebnissen dramatisch illustriert.

Eine warmherzige, freundliche Frau bekam *Phosphor* für ihre Blutungsneigung verschrieben. In der Vergangenheit war sie so häufig wegen schwerer Hämorrhagien während ihrer Menstruation hospitalisiert worden, dass schließlich in ihrem 36. Lebensjahr eine Hysterektomie vorgenommen wurde, während der sie fast gestorben wäre. Erst vor kurzem hatte eine Gehirnblutung einen weiteren Aufenthalt im Krankenhaus nötig gemacht, und an diesem Punkt kam sie, gleich nach der Entlassung, zur Homöopathie, um Hilfe zu suchen.

Die Patientin war ein sehr kommunikativer Mensch und bei ihrem ersten Besuch vertraute sie dem Arzt, wie einem ganz besonderen Freund, ihr Nahtod-Erlebnis während der Hysterektomie an (der Arzt fühlte sich über dieses Vertrauen sehr geschmeichelt, bis er erfuhr, dass die *Phosphor*-Patientin, ganz typgemäß, dieses Erlebnis allen erzählt hatte, die sie kannte [P 1]). Sie befand sich, so erzählte sie, allein und verängstigt in einem langen, dunklen Tunnel. Voller Furcht wäre es ihr fast nicht gelungen sich zu bewegen, wäre da nicht ein Licht am anderen

---

* Vgl. Kapitel „Hellsichtigkeit" für eine detailliertere Analyse der übersinnlichen Natur von *Phosphor* und *Lachesis*.

Geistige Verwirrung und „Wahnideen"

Ende gewesen, das, wie sie beim Näherkommen sah, durch eine Ritze in der Tür eines hell erleuchteten Raumes kam. Durch diesen Schlitz hörte sie den Klang von Stimmen: glückliche Stimmen, die lachten und sangen, als handele es sich um eine Party. Ihr einziger Wunsch, so erinnerte sie sich, war, an dieser Vergnügung teilzunehmen, und dies trieb sie vorwärts. Gerade als sie sich der Tür näherte und dabei war, sie weiter aufzumachen um einzutreten, wurde sie durch die Stimme ihrer Mutter aufgehalten, die ihr befahl: „Komm zurück! Komm zurück! Komm zurück!"

Die Tochter hatte nicht den Wunsch zurückzukommen. Sie wollte am Fest teilnehmen. Aber das entschiedene Kommando ihrer Mutter duldete keinen Ungehorsam, und als wäre sie noch ein kleines Kind, kam sie widerstrebend zurück.

Dies war alles, an das sich die Frau erinnerte, als sie in den Aufwachraum zurückkehrte, nachdem ein ganzes Team von Ärzten viele Stunden lang mühsam gekämpft hatte und versuchte, ihre Blutung zu stillen.

Mittlerweile war ihre Mutter, die in einem anderen Staat lebte, in dem sicheren Glauben, die Operation ihrer Tochter sei lange vorbei und sie werde am Morgen von ihr hören, zu Bett gegangen. In der Nacht, um etwa 2 Uhr morgens, sah sie in einem Traum ihre Tochter in einem offenen Sarg liegen, der von Totengräbern zur Beerdigung fortgetragen wurde. Ihr Mann sagte, dass er erwachte, weil sie aus vollem Halse schrie: „Komm zurück! Komm zurück! Komm zurück!" Es war gerade zu dieser Zeit in der Nacht, rechneten die Ärzte zurück, dass sich die Blutung der Patientin (die sie schon fast aufgegeben hatten, weil sie so viel Blut verloren hatte) verringerte und ihre Lebenszeichen sich erneut zeigten.

Dieses Nahtod-Erlebnis war bei der Frau also keineswegs ausschließlich mit schrecklicher Angst verbunden: Voller Neugier hatte sie durch diese Tür in den Raum gehen wollen, wo sich alle amüsierten; und nur die Macht der Gewohnheit hatte sie dazu gebracht, ihrer Mutter zu gehorchen. Insgesamt illustriert dieser Vorfall sehr schön das Vertrauen, das *Phosphor* in paranormale Phänomene hat.

Ziemlich anders gefärbt war das Erlebnis einer *Arsenicum-album/Thuja*-Asthmatikerin. Jahrelang hatte die Frau gut auf ersteres Mittel im akuten Fall reagiert und auf letzteres als ihr Konstitutionsmittel. Dies ist übrigens eine Rolle, die Thuja anerkanntermaßen oft spielt: als „chronisches Mittel" von *Arsenicum album* bei Asthma und anderen Beschwerden, wenn ein sykotisches Miasma den Beschwerden zugrunde liegt („Man findet bei der Sykosis manchmal einen asthmatischen Zustand, für den *Arsenicum* scheinbar das Simile ist, aber dieses Mittel erleichtert nur, es wirkt nicht auf das Grundübel … *Arsenicum* ist bei dieser Symptomatik häufig das akute und Thuja das chronische Mittel … Bei allen Symptombildern, die auf unterdrückte Feigwarzen zurückgehen, wirkt Thuja am besten." – Kent).

Bevor sie die Homöopathie für sich entdeckt hatte, wäre die Patientin während einer schweren Asthma-Attacke ebenfalls beinahe im Krankenhaus gestorben. Auch sie beschrieb, dass sie sich alleine und verängstigt in einem langen Tunnel wiedergefunden habe, mit einem Lichtpünktchen von weit her. Diese Frau jedoch eilte nicht diesem Licht entgegen; ihre Furcht wurde nicht durch Neugier erhellt, was da wohl vor ihr liege. Sie wollte sich umdrehen und fliehen. Aber so sehr sie sich auch abmühte, sie konnte sich in dem engen Gang nicht umdrehen, und sie empfand nur noch panische Angst, bis sich plötzlich hinter ihr eine Explosion von Licht ereignete, und sie das Bewusstsein wieder erlangte.[*]

Vor Abschluss dieses Abschnittes soll noch ein weiteres Nahtod-Erlebnis berichtet werden. Eine Frau, Ehefrau und Mutter in einer großen, fordernden Familie, erzählte, wie sie nach der Reise durch den Tunnel zu dem Licht am anderen Ende kam, nur um zu entdecken, dass es nichts als unendlichen Raum enthielt! Kein Christus, Buddha, Moses oder Mohammed, kein Engel war da, um sie zu begrüßen. Nur eine weite,

---

[*] Der furchterregende dunkle Tunnel mit einem Licht am anderen Ende scheint eine unerlässliche Bedingung von Nahtod-Erlebnissen zu sein. Da Geburt und Tod ja bloß zwei Seiten einer Münze sind, ist es begreiflich, dass wir, genauso wie wir durch den Geburtskanal ins Leben treten, auch durch eine Art Tunnel aus ihm scheiden – beide Male gefolgt von einer Explosion von Licht.

Wenn das so ist, wird dadurch klar, weshalb die überlieferten letzten Worte des großen Goethe waren: „Mehr Licht! Mehr Licht!", und die des heiligen Pascal: „Feu! Feu! Feu!" Andererseits soll der Ästhet und geistreiche Kopf Oscar Wilde, der in einem Raum mit hässlichen viktorianischen Tapeten starb, als letzte Worte gesagt haben: „Entweder verschwindet diese Tapete, oder ich gehe!" (und nach diesem Ausruf auch tatsächlich sein Leben ausgehaucht haben). Auch dies ist völlig verständlich.

lichte Leere und Stille. „Aber das", bemerkte sie trocken, „ist *exakt* meine Vorstellung vom Himmel."

Was war ihr Konstitutionsmittel? *Sepia* natürlich!

Schlaf, Träume und Inspiration

Eine Schwalbe macht noch keinen Sommer, und ein einziges Nahtod-Erlebnis eines teilweisen Thuja-Individuums ist kaum Begründung genug, um ein respektables Argument für die schwierige Beziehung des Typus zu anderen Sphären der Realität abzugeben. Glücklicherweise ist jedoch die alltägliche Erfahrung, die dem Tod am nächsten kommt – der Schlaf – jedem Sterblichen vertraut; und dieser Bereich bietet uns weitere Bestätigung für unsere These.

Die häufigste Form der Schlafstörung bei Thuja ist eine hartnäckige Schlaflosigkeit, charakterisiert durch Erwachen am frühen Morgen (3–4 Uhr) und große Schwierigkeiten, wieder einschlafen zu können. Als Ursache für das Aufwachen kommen körperliche Beschwerden in Frage (Frieren, Hitze, starkes Schwitzen oder Harndrang, oder bestehende Symptome und Beschwerden erfahren eine Verschlimmerung um 3 Uhr morgens). Allerdings haben Patienten selbst dieses auch schon dahingehend interpretiert, dass ihr Unterbewusstsein sie weckt, bevor sie riskieren, beunruhigende oder bedrohliche Träume zu haben, die sie zu diesem Zeitpunkt ihres Leben psychisch nicht verkraften („Träume beeinflussen die Stimmung" – Kent).

Diese Theorie wird verstärkt durch die wiederholte Beobachtung, dass wenn ein an Schlaflosigkeit leidender Thuja-Patient schließlich länger schläft, sein Schlaf durch erschreckende Visionen und Erscheinungen gestört wird, die ihn lange Zeit begleiten und sich nur schwer abschütteln lassen (vgl. insbesondere Allen).

Eine Frau war einige Jahre lang nicht in der Lage gewesen, mehr als zwei oder drei Stunden pro Nacht zu schlafen („Er schlief die Nacht bloß bis 12 Uhr und blieb dann ohne Beschwerde ganz munter" – Hahnemann; „kurzer Schlaf" – Kent). Diese Schlaflosigkeit, die abwechselnd mit Heimsuchungen durch bedrohliche Gespenster auftrat, und zwar immer dann, wenn sie es geschafft hatte, ein paar zusätzliche Augenblicke zu schlafen, war das einzige Symptom, das nach einem nervösen

Zusammenbruch zurückgeblieben war. Erst nachdem Thuja geholfen hatte, die Gespenster zu zerstreuen – es hatte diese unzufriedenen Seelen gleichsam zur Ruhe gelegt – „wagte" sie es, wie sie sich ausdrückte, länger zu schlafen.

Ein anderer Patient versuchte, sich vom Auseinanderbrechen einer Liebesbeziehung zu erholen. *Ignatia* und *Natrium muriaticum* hatten geholfen, er litt jedoch immer noch unter Schlaflosigkeit, obwohl ihn die Gedanken an seine ehemalige Geliebte nicht mehr am Tag verfolgten. Er benötigte Thuja, weil sie ihm weiterhin in der Nacht als beunruhigende Gestalt erschien.

Zusätzlich zu dieser außergewöhnlichen Empfänglichkeit für das Erscheinen von gespenstischen Gestalten während des Schlafs weisen die Inhalte vieler Thuja-Träume darauf hin, dass er sich über eine Schwelle dieser Realität gewagt hat. Er träumt von „Gefahr und Tod" (Hahnemann); dass er selbst schon ein Bewohner der Unterwelt ist oder gerade dabei ist, einer zu werden; auch von langen Unterhaltungen mit Verstorbenen (vgl. die klassische Literatur). Dieser charakteristische Zug findet sich selbst in der Kindheit.

Ein Mädchen am Beginn der Pubertät litt an unerklärlicher Taubheit der Beine. Sie bekam mit Erfolg Thuja verschrieben, und zwar zum Teil aufgrund einer gewissen Rigidität, die ihr eigen war. Zum Beispiel pflegte sie völlig unverhältnismäßig zu reagieren, wenn eines ihrer Geschwister ihren gewohnten Platz im Auto oder am Esstisch besetzte. Bei ihrem zweiten Besuch, einen Monat später und nachdem das Mittel begonnen hatte zu wirken, erfuhr der Behandler, dass sie nach dem Tod ihrer Großeltern eine ganze Weile deren Gegenwart um sich herum verspürt hatte und während des Schlafes Botschaften von ihnen empfing, die sie versuchten, anderen Mitgliedern der Familie zu übermitteln; ebenso, dass sie ihr später noch jahrelang warnend in Träumen erschienen waren. So war der Arzt nicht überrascht, als sie etwa zehn Jahre später, nun eine erwachsene Frau, eine spirituelle Krise durchmachte, in der Thuja das Mittel war, das ihr am meisten helfen konnte.

Ebenso signifikant sind die Träume vom „Fallen".* Sie können unter-

---

* Im Repertorium von Kent steht Thuja in der Rubrik „Träume vom Fallen aus großer Höhe" als einziges im dritten Grad.

schiedlich interpretiert werden, und jede dieser Interpretationen weist auf zentrale Gesichtspunkte der Thuja-Konstitution hin. Ein Thuja-Patient wird daher den Traum so verstehen, dass sich der Astralleib (der sich während des Schlafes von dieser Welt gelöst hat und in anderen Dimensionen umherschweift) eilends wieder mit dem physischen Leib vereint, indem er in ihn „fällt", bevor der Schläfer erwacht. Diese Deutung erklärt teilweise das Symptom „Gefühl, als sei er in zwei Teile geteilt, und er kann nicht sagen, welchen Teil er besitzt beim Erwachen" – Kent; ebenso das ausgeprägte Erschrecken und Auffahren beim Erwachen, das ein Kennzeichen für die Schwierigkeiten seiner Seele bei der Rückkehr in den Körper ist (eine weitere Variante der vorherrschenden Thuja-Empfindung „als sei seine Seele vom Körper getrennt").

Ein anderer Patient, der Thuja benötigt, sieht den Falltraum als Zeichen einer Angst, neue Tiefen des Bewusstseins zu erreichen – wie ein *Sulfur*-Jugendlicher oder ein *Belladonna*-Kind Fallträume hat, die seine Furcht vor dem Heranwachsen spiegeln. Für die beladene Thuja-Seele, die sich nach einem Zustand der Empfindungslosigkeit als Ausgleich für die übergroße Verantwortung sehnt, die ihr aufgebürdet ist, übt der Falltraum (Symbol eines Todeswunsches?) eine gewisse Anziehungskraft aus – sich wie Pascal kopfüber in den Abgrund zu stürzen, um das Ego und alle weltlichen Belange hinter sich zu lassen. Für den schuldbeladenen Thuja besitzt der Traum vom Fallen die gleiche Bedeutung wie der biblische „Sündenfall". Er betrachtet ihn als ein Herausfallen aus der Gnade Gottes und verstärkt so aufs Neue sein Gefühl, ein Außenseiter zu sein – verbannt nicht nur aus dieser Welt, sondern selbst aus der künftigen. Die Produktivität der menschlichen Vorstellungskraft ist grenzenlos, und Patienten können diese sinnreichen Traumdeutungen endlos fortspinnen. Genauso kann dies der Verschreiber tun.

Ein häufiger Traum von Thuja-Patienten ist (nach Erfahrung der Verfasserin der zweithäufigste nach den Fallträumen), dass der Träumer ein Haus betritt, in dem er früher gelebt hat, in dem er lebt, das er kaufen möchte oder wo er ein häufiger Besucher ist; ein Haus also, das er gut kennt. Während er jedoch durch den einst so vertrauten Bau geht, beginnen sich die Räume zu vervielfältigen, das Haus sich zu vergrößern – zunächst in logischer, dann in ungeordneter und verstörender Weise.

Plötzlich fühlt sich der Träumer nicht mehr am rechten Ort und hat Angst, ihn weiter zu erkunden.

Es gibt natürlich zahlreiche Varianten dieses Traumes der *Desorientierung durch sich erweiternde Strukturen*. In einer solchen betritt der Träumer ein mäßig großes Gebäude und sucht nach Raum 9. Kurz davor, ihn zu orten (er hat bereits Raum 8 und 10 gefunden), muss er jedoch um eine Ecke biegen. Damit beginnt eine schreckenerregende Wanderung über endlose Treppenfluchten, lange, dunkle Korridore, schwindelerregend hohe Stege, bis er hoffnungslos in dem Gebäude verloren ist – das inzwischen zu einer ganzen Stadt herangewachsen ist. Manchmal schreit er laut, um sich bemerkbar zu machen („Träume, dass er laut ruft" – Kent), aber niemand ist in der Nähe; und wenn jemand von ferne zu sehen ist, verhallt sein Schreien ungehört und unbeachtet.

Eine andere Variante (diesmal von einer sich beunruhigend ausdehnenden *Situation*) kann darin bestehen, dass sich der Träumer mit einem alten Freund von früher trifft, wobei das Ganze sich zunächst recht angenehm anlässt. Aber bald zieht sich die Situation immer weiter und weiter in die Länge – der Besuch wird, aus unerfindlichen Gründen, immer unbehaglicher; es kommen Missverständnisse auf und machen die Situation noch unangenehmer; schließlich treten neue Personen auf und tragen zu weiterer Konfusion und Missverständnissen bei (alle scheinen sich vollkommen untereinander zu verstehen – nur Thuja ist der Außenseiter), es wird völlig unerträglich. Und die ganze Zeit sieht der Träumer, welcher der Situation entfliehen möchte, keinen Ausweg.[*]

Das zugrunde liegende Thema ist jedoch, dass sich der Thuja-Träumer verwirrt und beunruhigt auf einem Territorium befindet, das ihm eigentlich vertraut sein sollte – dass er sich fürchtet in einer Situation von sykotischer Proliferation und Exzess.

Träume sind eine Form von Energie, ihre Beschaffenheit an sich ist die Grundlage der Arzneimittelwahl durch den Homöopathen, nicht ihre Interpretation. Nichtsdestoweniger kann eine Deutung von Träumen dazu beitragen, die individuelle Persönlichkeit des Mittels zu erhellen.

---

[*] Faszinierenderweise treten diese Träume von *endlosem Herumwandern* in Gebäuden oder von Verwicklung in immer komplexere und unbehaglichere Situationen oft dann bei Thuja-Patienten auf, wenn sie Zwiebeln gegessen haben. Gegen diese ist dieser Typus, wie wir uns erinnern, leicht oder stark allergisch.

Schlaf, Träume und Inspiration

Neben Schlaf und Träumen ist die Inspiration ein wichtiger, vertrauter Aspekt unseres Lebens, der nicht völlig dem bewussten Einfluss unterliegt.

In der darstellenden Kunst kann die Inspiration von Thuja an ihren „transzendenten" Qualitäten erkannt werden – nicht unbedingt im Sinne einer ausgezeichneten oder vorzüglichen Darstellung (zu der viele Typen in der Lage sind), sondern eher an einer gewissen unirdischen Art, die der Künstler in seine Darstellung mit einfließen lässt. Der übernatürliche Eindruck, den sie auf das Publikum hinterlässt – sie hat etwas so Ungewöhnliches, Zerbrechliches und Verletzliches an sich, als sei ihr Gleichgewicht fast zu prekär für diese Welt –, ist der künstlerische Ausdruck der für Thuja charakteristischen Entfremdung. Überdies sei an dieser Stelle die wichtige Bemerkung gemacht, dass sich das Symptom „Empfindung, als sei der Körper von der Seele getrennt" gleichermaßen bei Menschen findet, die künstlerische, übersinnliche oder andere Formen der Inspiration erfahren, wie bei denen, die unter spirituellen Problemen leiden.

Angesichts der Tatsache, dass dieses Mittel dazu beiträgt, die Verbindung zum Übersinnlichen freizulegen, ist es nicht überraschend, dass es auch hilft, Blockaden aufzulösen, die den Fluss der kreativen Inspiration behindern. Eine Patientin, die sich schon lange in homöopathischer Behandlung befand, hatte eine robuste Gesundheit, obwohl sie in regelmäßigen Abständen unter Verdauungsproblemen und gelegentlichen Angstattacken litt. Mit ihrer „Salz der Erde"-Persönlichkeit und ihrer Art, stets auch in widrigen Umständen Haltung zu bewahren, war sie im Wesentlichen ein *Natrium-muriaticum*-Typ. Daneben benötigte sie *Arsenicum album* und *Aconitum*, um ihre immer wieder auftretenden Symptome unter Kontrolle zu halten (jedoch nicht, sie zu heilen). Bei einer Gelegenheit wies ihre Beschreibung ihres drängenden, spritzenden, platschenden, explosiven Stuhls, der abwechselnd mit Verstopfung auftrat, schließlich auf Thuja hin; besonders als die Frau auch noch ein Quietschen erwähnte, das gelegentlich aus ihrem Bauch zu hören sei. In physischer Entsprechung der Empfindung des Mittels, als seien „Tiere im Abdomen" oder „hört Stimmen im Abdomen" (Hering), kann der Bauch nämlich (zusätzlich zu den verschiedenen Gurgel-, Grummel- und Rumpelgeräuschen, die in der homöopathischen Fachliteratur aufgeführt sind) vogelähnliche Pfiffe oder mäuseartiges Quietschen von sich geben.

Es gab noch ein anderes auffallendes Symptom: Sie schwitzte unter der Nase und am Nacken kurz unterhalb des Haaransatzes. Thuja schwitzt typischerweise an „außergewöhnlichen" Körperteilen und an Stellen, die *nicht* mit Haar bedeckt sind – Ekzeme, Pickel und andere Hauterscheinungen finden sich jedoch an *behaarten* Stellen (Kopfhaut, Bart, Achselhöhlen).

Mit einer solchen Fülle von Leitsymptomen war das Simillimum offensichtlich. Bevor er das Mittel jedoch gab, nahm der Arzt, der so eifrig auf der Fährte des Übernatürlichen bei jedem Thuja-Patienten war wie ein Jagdhund auf der eines Fuchses, die Patientin ins Kreuzverhör und befragte sie nach paranormalen Erfahrungen.

Sie verneinte, jemals eine solche gehabt zu haben, fügte dann aber hinzu: „Doch, vor einem Monat nahm mich ein Freund mit zu einem Hellseher in der Stadt. Es war interessant und ich habe dann von Zeit zu Zeit versucht, Kontakt mit meinem geistigen Führer aufzunehmen, wie er mich angewiesen hat. Aber ich habe keinen Unterschied verspürt seither.

Das war zwar nicht viel, aber vielleicht, überlegte der Arzt, könnte etwas in Bewegung gesetzt worden sein, und er schickte sich darein zu warten.

Einige Monate später erhielt er mit der Post Schriftrollen von Papier, mit Versen bedeckt. Die Frau hatte sich schon immer als Ausgleich zu ihren familiären Problemen beim Schreiben von Gedichten erholt. Einige Zeit war sie jedoch in ihrer Kreativität „blockiert" gewesen. Nun schienen ihr die Verse offenbar in fast unkontrolliertem Überfluss aus der Feder zu fließen: „Ich weiß nicht, woher dieser Inspirationsstrom kommen mag. Nicht von mir! Ich habe das Gefühl, völlig von meinem Körper losgelöst zu sein, wenn ich schreibe."[*] Ihr Homöopath war jedoch zufrieden. Offenbar hatte Thuja, zusammen mit dem Besuch bei dem Hellseher, ihre poetische Inspiration stimuliert.

---

[*] In der Tat hatte ihre Kreativität in eine vollkommen neue Richtung abgehoben: drollige Gedichte für Kinder, inspiriert durch die homöopathischen Konstitutionstypen.

Schlaf, Träume und Inspiration

The *Arsenicum* Elf

Out into the morning
There came a happy Elf.
He knew that he was needed
So he shook his tiny self.
Up went his wee red shovel
My, how the snow did fly!
It glistened in the sunlight
Like the stars up in the sky.
Away he went, a scooting -
Till the paths, they all were clear
Just fit for children's walking,
And he gave a little cheer.
„Hooray for Winter
Hooray for snow
I love to be a helper
Even when the breezes blow."
He looked to left and right
And then shook his head -
„Now that everything looks tidy
I think I'll go back to bed."

Der *Arsenicum* Elf

Hinaus in den frühen Morgen
Trat ein froher Elf.
Er wusste dass man ihn brauchte,
So schüttelte er sein Fell.
Hoch ging seine winzge Schaufel
Mei, wie flog da der Schnee!
Der glitzerte in der Sonne,
Wie Sterne in der Höh'.
Er legte los und flitzte,
Bis alle Weg' waren frei,
Dass alle Kinder konnten laufen,
Dann rief er aus sein Juchhei.
„Hurra, lieber Winter,
Hurra, lieber Schnee
Ich helfe so gerne,
Auch wenn der Wind tut weh'n."
Er schüttelte sein Köpfchen,
Schaut' links und rechts hinein –
„Jetzt ist wohl alles sauber,
dann geh ich wieder heim."

(Abdruck mit freundlicher Erlaubnis der Patientin, die es vorzieht, anonym zu bleiben.)

Thuja

Eine kuriose Parallele zwischen körperlichen und geistigen Symptomen bekräftigte noch das Thuja-Bild. Die poetische Inspiration der Frau kam in drängenden, unkontrollierten, unvorhersagbaren Ausbrüchen – in gleicher Weise wie ihr plötzlicher, unerwarteter und unkontrollierter Stuhldrang. Im Kapitel *Medorrhinum* (P 2) sind die Ausbrüche von Inspiration und Kreativität dieses Mittels beschrieben. Ein solches Muster von plötzlichen Ausbrüchen intensiver Aktivität, sei sie nun körperlich oder geistig, ist ganz klar ein sykotisches Kennzeichen – als Ausdruck dafür, dass der Geist mit höchster Geschwindigkeit in Richtung eines besonderen Entschlusses oder einer neuen Einsicht getrieben wird.

Unter den kreativen Künstlern ist es vor allem Leonardo da Vinci, der den für Thuja typischen Inspirationsstil an den Tag legte.

Er war nie ganz zu Hause in dieser Welt und fühlte sich – wie Thuja – als „Fremder". Daher brachte da Vinci lange Jahre seines Lebens damit zu, von Stadt zu Stadt zu wandern. Es war ihm nicht möglich, sich an einem Ort niederzulassen. Und wenn er es doch tat, lebte er wie ein Einsiedler, hielt sich fern von der Gesellschaft, lebte gar im Streit mit ihr.

Es ist wahr, dass er von illegitimer Herkunft war; in der Renaissance jedoch, einer Zeit, in der ein Mann, der aus eigener Kraft emporgekommen war, respektiert wurde, war dies kein unauslöschliches Stigma. Er war auch sehr empfindlich gegen das Leiden anderer. Es gibt Berichte, dass er Käfigvögel auf dem Markt gekauft haben soll, sie einen Augenblick in seiner Hand hielt, um sie dann freizulassen. Und immer wieder zeigte er diese für Thuja typische kompromisslose Rigidität, die zwar für sein Genie förderlich war, ihn jedoch gleichzeitig auch blockierte.

Dieser Mensch, der die Welt um ihn herum mit vielleicht klarerem Blick betrachtete als irgendeiner vor oder nach ihm, lässt doch in seinen beunruhigenden Zeichnungen und voluminösen Notizbüchern den Blick eines Menschen erkennen, den seine fremde Umgebung verblüfft. Dieses Gefühl der Entfremdung von dieser Welt zwang da Vinci dazu, alles auf seine Art und Weise von ganz vorne zu lernen, ganz gleich wie banal der Gegenstand seines Interesses war. (Das Bedürfnis, in allem, was man tut, das Rad noch einmal neu zu erfinden, diese fast schon perverse Entschlossenheit, sich selbst die alltäglichsten Dinge aus einem eigenen Blickwinkel heraus zu erschließen, teilt sich Thuja mit der anderen entfremdeten Seele, *Natrium muriaticum* [P 1]). Weil da Vinci zum Beispiel nicht die altbewährten Pigmente und Firnisse seiner Zeit akzeptieren wollte und stattdessen darauf bestand, mit seinen eigenen Mixturen merkwürdiger Ingredienzen zu experimentieren, verfielen mehrere seiner größten Werke (wie *Das letzte Abendmahl*) vorzeitig und litten dann unter plumpen Restaurierungsversuchen. Außerdem pflegte er nicht nur ständig vielversprechende Projekte anzufangen, nur um sie aufzugeben, wenn ihm andere Ideen dazwischen kamen (das für Thuja typische Springen von einem Interesse zum anderen), sondern er war gelegentlich noch nicht einmal in der Lage, damit zu beginnen. Die Legende berichtet, dass Leonardo, als Papst Leo X. ein Gemälde bei ihm in Auftrag gab, so viele Monate damit verbrachte, einen neuen Firniss zu entwickeln, dass es der Papst schließlich aufgab, noch länger zu warten und erklärte: „Alas! Dieser Mann wird niemals irgendetwas beenden; er fängt an, das Ende eines Werkes zu bedenken, bevor er damit begonnen hat."

Diese Feststellung erwies sich sowohl als prophetisch wie auch als irrig. Prophetisch war sie hinsichtlich der Tatsache, dass er in einer Zeit, in der Künstler von der Bedeutung Leonardos Gemälde in großer Zahl produzierten, lediglich kaum ein Dutzend beendete. Aber was Leo X. nicht vorhersehen konnte, war die visionäre Qualität dieser Werke; jedes einzelne erwies sich als bedeutender Einfluss auf die nachfolgende europäische Malerei.[*]

Ohne es zu beabsichtigen, rührte der Papst jedoch an einen fundamentalen Aspekt des Wesens der Inspiration von Thuja: an eine *Abneigung gegen Endgültigkeit*. Ein Übermaß an Ideen (das charakteristisch ist für das sykotische Miasma) kann dazu führen, dass der Typus von kom-

---

[*] Technisch gesprochen war Leonardo da Vinci bei seiner *Mona Lisa* der erste Maler, der der Hautbeschaffenheit eine lebensechte Leuchtkraft verlieh. Er war auch der erste, der die Landschaften, die den Hintergrund seiner Gemälde bildete, mit intensivem, lastendem Naturalismus abbildete — ein Stil, der später von der romantischen Malschule wieder aufgegriffen wurde (vgl. seine Felsgrottenmadonna). Seine Wandmalerei *Das letzte Abendmahl* war so visionär, dass es nicht nur fast fünfhundert Jahre lang die einzige Quelle der Inspiration für alle folgenden Ausführungen dieses Themas blieb, sondern auch gleichzeitig zu *dem* Prototypen der klassischen akademischen Malerei wurde. Schließlich nahm sein Gebrauch von Licht und Schatten jede spätere europäische Malerei vorweg, selbst die impressionistischen Lehren von Farbe und Lichtreflexion.

plizierten vorläufigen Skizzen oder anderen Formen der Vorbereitung (die Ergebnis der Kreativitätsausbrüche sind) über die notwendigen Zwischenschritte des künstlerischen Prozesses hinweg gleich in das befriedigende Gefühl springt, das Projekt zu Ende gebracht zu haben. Unglücklicherweise ist es jedoch nur in seinen Gedanken vollendet. Thuja muss ungemein viel Selbstdisziplin aufbringen, um sich dazu zu zwingen, einen Gang zurückzuschalten… zum zweiten oder dritten Schritt seines ursprünglichen Projektes zurückzukehren… dann systematisch einen dieser entscheidenden Zwischenschritte nach dem anderen zu gehen, bis sein Werk vollendet ist. Andererseits geht Thuja, wenn er sich zwingt, sich systematisch ans Werk zu machen, ins andere Extrem: hin zu Rigidität und zwanghafter Beschäftigung mit Details. Beide Male – sei es, dass ein verwirrender Strom von Ideen den kreativen Prozess unterbricht oder er sich wie besessen mit Bagatellen und Details abmüht – kann der Künstler das Interesse an einem Abschluss seines Projektes verlieren, bevor es das Tageslicht überhaupt erblickt hat.[*]

Arsenicum album kann ähnlich zwanghaft mit Nebensächlichkeiten sein, aber aufgrund seiner überlegen organisierten und systematischen Art vollendet er unweigerlich, was er sich vorgenommen hat. *Sulfur*, mit seinen Visionen von großartigen Werken und seiner Ungeduld, sie zu beenden, kann in den Anfangsstadien nachlässig und hastig arbeiten, aber er unternimmt die erforderlichen Schritte und kommt zu einem Endergebnis, das erstaunlich organisiert ist, wenn man bedenkt, wie chaotisch seine Arbeitsweise oft ist.

Es ist weiter von Bedeutung, dass jedes einzelne von da Vincis großen Gemälden schwer fassbare, grüblerische, zwielichtige Elemente enthält („fremdartige Schönheit" – Walter Pater), die den Betrachter verwirren

---

[*] Ein tragikomisches Beispiel für diese Eigenart, den Wagen vor das Pferd zu spannen, fand sich bei einem Thuja-Patienten, der jahrelang Zeit und Energie darauf verwendet hatte, Verleger zu suchen und die Beziehung zu ihnen zu pflegen (und seine gesamten, wenn auch nicht großen, finanziellen Mittel in Essenseinladungen und Cocktailpartys für Literaturkritiker und Agenten investiert hatte), um für das Buch zu werben, das er zu schreiben beabsichtigte, mit dem er aber noch nicht ernsthaft begonnen hatte. Mehr als zwanzig Jahre später ist immer noch kein einziger Abschnitt des vielversprechenden und sehr originellen Werkes (nach den unzusammenhängenden Sätzen zu urteilen, die er höchst ordentlich in zahlreiche Kladden notiert hatte) geschrieben worden.

und unsicher werden lassen – genau wie Thuja selbst verwirrt und unsicher über die Aspekte anderer Ebenen der Realität ist, die sich in die seine hineindrängen. Das rätselhafte Lächeln der *Mona Lisa* lässt nicht nur auf ein komplexes Innenleben schließen, sondern vermittelt auch ein Gefühl für die vieldeutigen, unerforschten Bereiche der Seele; auch die einer Fata Morgana ähnliche Landschaft im Hintergrund besitzt die Andersartigkeit eines fremden Planeten. Die Vorliebe da Vincis für verschlungene Bewegungen (die man an Haltung und Haartracht seiner Figuren, an den sich schlängelnden Blumen und seinen zahllosen Zeichnungen turbulenter Wasserströmungen erkennen kann) kann als Symbol für das Verschlungene und Verwickelte der gemarterten Thuja-Psyche betrachtet werden. Schließlich ist auch das verstörende Lächeln und die doppelsinnige Körperhaltung von Johannes dem Täufer, der nicht auf das Licht oder die Christusfigur zeigt (wie er traditionell dargestellt wird), sondern nach hinten in eine undurchdringliche Finsternis, ein Hinweis auf die dunklen, unergründlichen Bereiche außerhalb unseres menschlichen Blickfeldes. Alles in allem legen diese Elemente nahe, dass der Künstler, wie es für Thuja typisch ist, Bereiche geschaut hat, die über die Empirie hinausgehen.

Nicht nur seine Gemälde, sondern auch seine außerordentlichen Notizbücher, von denen etwa fünftausend Seiten erhalten sind, legen Zeugnis für da Vincis Thuja-Konstitution ab. Hier finden sich Belege für die Inspiration von Thuja *par excellence*, die so häufig wie aus heiterem Himmel aufzutreten scheint, sowie für die wuchernden Ideen des Typus.

Die Seiten quellen über von mechanischen und aerodynamischen Erfindungen, Theorien und Zeichnungen von der Funktionsweise des menschlichen Körpers, Skizzen von Naturerscheinungen und erdgeschichtlichen Katastrophen – alle ihrer Zeit weit voraus, alle zufällig zusammengewürfelt, wie bedeutend oder unbedeutend sie auch sein mögen, ohne irgendwelche Abstufungen (beispielsweise ein Helikopter, ein Abwasserkanal und ein menschlicher Schädel auf einer Seite). Fast noch charakteristischer für den sykotischen Exzess ist jedoch die Art, in der Leonardo sein Material aus jedem möglichen Blickwinkel beschreibt und sich in seiner Beweisführung immer und immer wiederholt, um allen möglichen Missverständnissen vorzubeugen und sicherzugehen, dass seine Darstellung vollkommen klar und seine Argumente unwiderlegbar sind.

Diese Produktivität an visionären Ideen (von denen niemand weiß, woher sie kamen, noch warum – mit peinlicher Genauigkeit in Geheim- oder Spiegelschrift niedergeschrieben) zeigt noch einmal die fremdartige, verdeckte, nach innen gewandte Natur eines Thuja-Genies, das nicht ganz von dieser Welt ist.

Anders als sein berühmter Zeitgenosse der Renaissance, Michelangelo, oder sein Schüler Raphael bleibt Leonardo da Vinci bis zum heutigen Tage eine rätselhafte Figur, mit einem Fuß sozusagen in einer fremdartigen, visionären Welt. Weil er jedoch vor allem Künstler war, hat er sich nicht weiter in diese finsteren Gefilde gewagt, die sich nur im Lichte mystischer Konzepte erhellen.

Emotionale Instabilität und seelisches Unwohlsein[*]

Heutzutage wird Thuja mit zunehmender Häufigkeit bei gestörten emotionalen Zuständen und Geisteserkrankung angewandt.[**]

Das Mittel wurde einer Frau verschrieben, und zwar einerseits aufgrund ihres psychischen Zustandes, der sie allzu stark auf die dunkleren Seiten der menschlichen Existenz eingestimmt sein ließ, und andererseits wegen der kleinen gestielten Warzen, die sich auf ihrem Nacken und Oberkörper zeigten. Sie kam zwei Monate später zurück, die Warzen waren weniger geworden, und ihre Stimmung hatte sich deutlich gehoben.

„Welches Mittel haben Sie mir gegeben?" fragte sie den Arzt.

„Thuja", antwortete er.

„Oh, natürlich! Das hätte ich mir denken können! Das plutonische Mittel."

„Weshalb nennen Sie es so?"

---

[*] Im Original: dis-ease, das Gegenteil von ease, Wohlgefühl. Damit soll auf den Bezug zu disease, Krankheit, hingewiesen werden. (Anm. d. Übers.)
[**] Ein veränderter oder gestörter Geisteszustand aufgrund des Gebrauchs von Genuss- oder halluzinatorischen Drogen ist ein eigenes Thema, das hier nicht analysiert wird.

Emotionale Instabilität und seelisches Unwohlsein

„Weil es für die kleinen gestielten Warzen verschrieben wird, die ähnlich wie das astrologische Zeichen für Pluto aussehen (♀). Und weil wir ganz allgemein in einem ziemlich plutonischen Zeitalter leben, finden Sie nicht? Sie wissen schon, das nukleare Zeitalter, in dem die radioaktiven Wolken die gleiche plutonische Pilzgestalt annehmen. Und auch eine Zeit, in der die ganze dunkle Seite des Unbewussten zum Vorschein kommt."

Den Arzt traf diese Erkenntnis wie ein Schock. Das Bild erhellte plötzlich die labyrinthisch komplexen Zusammenhänge unserer Zeit. In der Tat hat das letzte Drittel des 20. Jahrhunderts, in dem sich die Unterwelt unserer Natur, das von Pluto beherrschte Schattenreich, das über die von unseren fünf Sinnen begrenzte Welt hinausreicht, geöffnet hat, einen starken Beigeschmack von Thuja.

Grob gesprochen existiert für jede westliche Zivilisationsperiode eine Gestalt, die einem Konstitutionsmittel zugeordnet werden kann. Das Mittelalter mit seiner Scholastik und mächtigen religiösen Dogmatik war ein *Sulfur*-Zeitalter; die Renaissance, diese Zeit der brillanten, komplexen, beweglichen Köpfe, die das Wissen ihrer Zeit in jeder Hinsicht erweiterten, scheint *Lachesis* und *Nux vomica* gewesen zu sein; die Reformation mit ihrem Wiederaufleben des Mystizismus, gepaart mit der Geburt der reinen Wissenschaft, zeigt die andere Seite von *Lachesis* und *Sulfur*; die Aufklärung, welche Vernunft, gute Form, guten Geschmack und exaktes Denken pries, lässt an *Arsenicum album* denken. In einer natürlichen Reaktion auf das Zeitalter der Vernunft weinte das Biedermeier zu Beginn des 19. Jahrhunderts mit *Pulsatilla*; der Rest des 19. Jahrhunderts fegte dahin mit der Romantik und der Befreiung der Emotionen, was typisch für *Tuberculinum* ist. Und wenn wir das 20. Jahrhundert erreichen, lassen sich sehr wohl die Zeiten nach den Weltkriegen mit *Natrium muriaticum* charakterisieren – man beachte nur die weit verbreitete Desillusionierung dieser Zeit und die zunehmende Isolation des denkenden Individuums, das sich von den traditionellen Werten gelöst hat und seinen einsamen Weg auf der Suche nach einer neuen Identität geht.[*] Was die letzten

---

[*] All diese Arzneimittel, wie auch das für *Nux vomica* charakteristische hohe Tempo, das Napoleon dem 19. und 20. Jahrhundert aufprägte, sind in P 1 und P 2 ausführlich charakterisiert.

Dekaden dieses Jahrhunderts angeht, so gehören diese – als Folge der *Natrium-muriaticum*-Mentalität – zu Thuja.

Die wahrhaft „plutonische" Kernenergie zu entfesseln hat in der Tat etwas von Thuja an sich (und Thuja war angeblich eines der vorherrschendsten Mittel bei der Behandlung von Opfern der Katastrophe von Tschernobyl). Ähnlich ist es mit dem Freisetzen der sexuellen Energie im Großmaßstab, was neben der Befreiung vom althergebrachten Sittenkodex eine Unmenge übler Probleme mit sich brachte, und nicht zuletzt mit der Entfesselung des menschlichen Geistes durch mächtige halluzinogene Drogen mit all ihren plutonischen Folgen. Thuja ist jedoch auch die Entscheidung von immer mehr Menschen, sich der ernsthaften Erforschung des Unbewussten und anderer Kategorien der Realität zu widmen, einschließlich Plutos Schattenreich, dem Leben nach dem Tod. Umgekehrt wirft das Bild von Thuja Licht auf eine ganze Reihe von geistigen Erkrankungen unserer Zeit.[*]

Die Homöopathie, die geistige und körperliche Symptome als individuell versteht (sie zumindest als „leitend" ansieht, wenn nicht sogar als Versuch des Körpers, sich selbst zu heilen), hat schon immer dem eher quantitativen als qualitativen Unterschied zwischen Gesundheit und Krankheit besondere Aufmerksamkeit gewidmet. Dies besagt, dass Krankheit im Wesentlichen ein sich Verstärken der latenten Schwächen und Empfindlichkeiten eines Individuums ist – wenn man so will eine Übertreibung „normaler" Charakteristika.

Es sollte daher möglich sein, das Bild von Thuja in einer Anzahl von geistigen Krankheitszuständen aufzuspüren. Auf dem niedrigsten Level sehen wir Inflexibilität, Unbehagen in Gesellschaft von anderen, ein Gefühl von Fremdheit oder Getrenntsein von dieser Welt. Ernsthafter sind schon geistige Verwirrung, Desorientierung und die verschiedenen „Als-ob-Empfindungen", einschließlich des Gefühls, außerhalb des Körpers zu sein, und das Verspüren von Präsenzen aus anderen Realitäten. Extremere Zustände finden sich bei den temporären emotionalen Störungen von Patienten in seelischen Krisen oder im Verlauf von nervösen Zusammenbrüchen. Auf der am stärksten gestörten Ebene zeigt sich

---

[*] Wobei sich etwas zu ändern scheint, während wir in das neue Jahrtausend eintreten. Das homöopathische Mittel für die kommende Ära bleibt noch abzuwarten.

Thuja mit Zuständen, die die konventionelle Medizin als Paranoia, Katatonie, Schizophrenie und multiple Persönlichkeit bezeichnet – deren Symptome in der klassischen Literatur angedeutet, wenn nicht gar tatsächlich aufgeführt sind.

Betrachtet man das Thema aus einem anderen Blickwinkel (um der wahren Eleganz und Symmetrie der Wissenschaft der Homöopathie noch besser gerecht zu werden), dann ist die Thuja-typische Empfindung eines gelockerten Bandes zwischen Körper und Seele häufig das „Leitsymptom" für einen der oben aufgeführten emotionalen Zustände, wie auch für die sie begleitenden physischen Beschwerden.

Eine Variante dieses vielgestaltigen Symptoms aus der Veterinärmedizin fand sich bei einem kleinen Dackel (Henry genannt, nach dem Dichter Henry Wadsworth *Long*fellow). Wann immer sein Herrchen auf Reisen war, entwickelte er Durchfall und Inkontinenz, reagierte weder auf Stimme und Berührung anderer, sondern wanderte ziellos um das Haus herum, wie ein Herbstblatt, das vom Wind umhergeweht wird. Es war, als hätte sich seine Seele von ihrem Ankerplatz gelöst, und es sei nur sein komisch verlängerter Körper zurückgeblieben. Thuja C 200 verbesserte die Darm- und Blasenkontrolle des kleinen Wesens und machte dem ziellosen Wandern von Raum zu Raum ein Ende; seine wiedergefundene Seele schien wieder fest in ihrem körperlichen Rahmen verankert zu sein.[*]

Zu den eher vertrauten Symptomen von Thuja bei emotionaler oder seelischer Krankheit gehören Labilität („sehr wechselhafte Stimmungen; geht von einem Extrem ins andere … einmal weint er, dann lacht er wieder … krampfhaftes Lachen und Weinen zur selben Zeit … jähzornig in unvorhersehbaren Anfällen" – Allen), zwanghafte Gedanken („kann einen Gedanken nicht loswerden, den er im Kopf hat" – Allen) und Depression, gepaart mit einem kompletten Verlust an Interesse an sei-

---

[*] Für diejenigen, die eine Vorliebe für verrückte Geschichten haben, sei hinzugefügt, dass es noch einen überraschenden Aspekt in diesem Fall gab. Das Mittel, das der Hund erhielt, kam aus einer altmodischen Glashalsflasche, die mit einem etwas zu großen Korken verschlossen war. Dieser Korken pflegte immer einmal wieder von selbst aus dem Flaschenhals zu ploppen. Ein kurioses Kunststück; und so nahe, wie eine Flasche sich nur des Kopfes (Geistes), der sich vom Körper loslöst, rühmen kann.

ner Umwelt („traurige Gedanken, unaufmerksam gegen das, was sich um ihn herum abspielt" – Allen). In schwereren Fällen kann der Patient auch Anfälle von geistiger Leere aufweisen, während derer er nicht hört, wenn man mit ihm spricht, noch sich genügend konzentrieren kann, auf ihm gestellte Fragen zu antworten. Dieser Zustand ist oft schlimmer morgens beim Erwachen, wenn „er sich kaum sammeln kann für eine halbe Stunde" (Hahnemann) oder noch länger.

Seine Unfähigkeit zu denken oder angemessen zu reagieren kann ihn außerstande sein lassen, auch nur die geringsten Aufgaben oder Verantwortlichkeiten zu übernehmen, gelegentlich bis hin zur Unfähigkeit, für sich selbst zu sorgen („muss dauernd daran erinnert werden, mit dem Ankleiden fortzufahren" – Hering). Etwas in die Hand zu nehmen oder sein Zimmer aufzuräumen wird zu einem größeren Projekt; in seinem empfindlichen, nervös gereizten Zustand weist er jedoch jede Hilfe zurück, betrachtet sie gar als unerträgliche Aufdringlichkeit.

Wie absehbar, versinkt der Leidende während seines Kampfes um das emotionale Überleben immer mehr in sich selbst und entfremdet sich so den anderen. Diese Entfremdung bauscht er weiter auf, indem er über tatsächliche oder vermeintliche Missstände grübelt. Wenn zum Beispiel ein anderer ganz unbeabsichtigt etwas Falsches zu ihm sagt („etwas, dem er nicht ganz zustimmt" – Allen) oder sogar das Richtige sagt, aber im falschen Ton, ist er verärgert oder verletzt.

Thuja kommt nicht nur Menschen in Krisen zugute, sondern auch denen, die ihr Leben nicht erfolgreich bewerkstelligt haben, oder die es nicht verstanden, ein befriedigendes Leben zu führen – ebenso denen, die anderen die Schuld daran geben, dass sie versagt haben („er ist unzufrieden und verdrießlich, wie es alle sind, die ohne Ordnung in ihrem Denken sind" – Hubbard). Das Mittel ist ähnlich förderlich für Menschen, die sich ihrer eigenen Identität unsicher sind und in ihrer Unfähigkeit, emotionale Grenzen zu errichten, lediglich die Persönlichkeit anderer spiegeln („Verwirrung über ihre eigene Identität" – Kent).

Wie auch immer sich eine schwere emotionale Störung gestalten mag, häufig ist der persönliche Zusammenbruch gleichzeitig der Vorläufer eines Durchbruchs an innerer Einsicht. Wie in der Sage, in der Phönix aus der Asche seines eigenen Scheiterhaufens wieder auffährt, muss das Alte sterben, damit das Neue leben kann; das Ego muss den Wunsch fahren lassen, in seinen früheren Zustand zurückzukehren, damit echte Heilung stattfinden kann. Das fast unüberwindliche Heilungshindernis bei Thuja ist, dass der Typus sich mit unausgesetzter Halsstarrigkeit an das Alte und an seine fixen Ideen klammert wie der hartnäckigste *Calcium carbonicum* und der kompromissloseste *Natrium muriaticum*. Bei diesem Individuum gibt es keine Hoffnung auf ein sachtes Beiseitelegen der alten Identität; es braucht ein wahres „Holterdipolter", bevor das Ego sich auf gesünderer Grundlage wieder sammeln kann. Daher auch die fortgesetzte Empfindung von Zerbrechlichkeit, gebrochenen Knochen, oder dass das Fleisch ihm von den Knochen gezogen werde, von einer Trennung von Körper und Seele, dass der Körper dünn wird, sich auflöst oder sich verdoppelt. All dies sind Symptome, die Veränderungen, die in einer tieferen Schicht stattfinden, genau reflektieren.[*]

Um die Dinge noch weiter zu verkomplizieren, kann der Patient außerdem all diese geistig-emotionalen Störungen – Ängste, Unsicherheiten und unklare Schuldgefühle, die den Thuja-Typus auszeichnen („unaufhörlich gequält von grundloser Angst ... [Gefühl,] als werde sie bestraft für einen Fehler, den sie nicht benennen kann" – Allen) – in früheren Leben erlittenen Traumen zuschreiben. Patienten, die angeben, in früheren Leben Weltkriege, Holocaust, kommunistische Säuberungen oder Grausamkeiten erfahren zu haben, die noch weiter in der Geschichte zurückliegen, weisen häufig eine Thuja-Konstitution auf.

Die Erkrankungen von Thuja haben die Eigenheit, tief vergrabene Ressentiments und unbewussten Ärger auszulösen oder lange unterdrückte Traumata an die Oberfläche zu bringen. Was auch immer der Ursprung des Leidens sein mag, die bis dahin nur ansatzweise existierende, gestaltlose, schwelende Negativität nimmt nun – zusammen mit einem unausgesprochenen Gefühl, vom Leben irgendwie betrogen worden zu sein – feste Form an.

Die Schwierigkeit ist die, dass das Thuja-Individuum nicht weiß, was es mit dieser schmerzlichen Entwicklung anfangen soll. Die verderb-

---

[*] Der mangelnde Zusammenhalt des jeweiligen Thuja-Ichs spiegelt ein generelles Manko unseres „Thuja-Zeitalters" wider: das Auseinanderfallen von Gebilden, die lange miteinander verbunden waren – Familien, Religionen, gesellschaftlichen Wertvorstellungen; gleichzeitig entspricht dieses Phänomen wiederum der Spaltung des Atoms, das bis dahin als unteilbar gegolten hatte.

lichen Gefühle führen nirgendwo hin, sondern beginnen ein Eigenleben zu führen und in der dunklen, dumpfen Unterwelt der Seele zu gären. Nach dem für Thuja typischen Muster übermäßigen Wachstums unerwünschter Zellen beginnen diese zu wuchern und sich aus sich selbst zu nähren, sie lassen wenig Raum für förderliche Emotionen und schließlich kein Licht mehr eindringen. Als Resultat empfindet der Leidende selbst den ursprünglichsten aller Instinkte, die Eigenliebe, als zu beschwerlich und beginnt sich selbst zu verachten und das „Leben zu verabscheuen" (Allen).

Und da er, anders als der besessene Gerasener, keine Herde Säue zur Verfügung hat, um auf diese seine überwältigende Negativität zu laden – dieser wurde geheilt, während die Tiere den Abhang hinunter in den See stürmten und ertranken (Lukas 8:32–36) – stellt sich die Frage, wohin er mit all dieser Energie soll. Wie kann sie sich lösen, ohne dass er sich oder anderen Schaden zufügt?

Eine starke Persönlichkeit ist in der Lage, sich selbst negative Emotionen nutzbar zu machen, die sich bei jedem Menschen finden, und sie konstruktiv in seinem Leben zu verwenden. Konkurrenzdenken wird kanalisiert, um den Sinn für Geschäfte zu schärfen, Mordgelüste können politische oder professionelle Fähigkeiten steigern, Eifersucht, Hass, ja selbst zwanghafte Gedanken können in der Kunst oder anderen kreativen Unternehmungen sublimiert werden.[*] Thuja reagiert jedoch anders. Unfähig, sein Übermaß an Negativität in Stärke zu verwandeln, findet er kein sozial akzeptables Ventil, das sie von ihm wegleiten würde, und lässt sich von ihr verzehren.

Verständlich, dass er – um zu unserem Grundgedanken zurückzukehren, sich in einem Stadium seiner Entwicklung befindet, in dem seine Lebensaufgabe nicht ist, in *dieser* Welt „erfolgreich" zu sein, sondern den Kräften und Emotionen (so quälend sie für ihn sind) nachzugehen, die seine Verbindung zur geistigen Welt darstellen.

---

[*] Dante Alighieris *Göttliche Komödie* ist bekannt dafür, zum Teil durch Gefühle von Hass und Rache gegen seine siegreichen politischen Feinde inspiriert worden zu sein. Ihre Anführer in der „Hölle" des Gedichtes festzusetzen, auf dass sie ewige Qualen erleiden, war Dantes Art, sich an denen zu rächen, die ihn aus seinem geliebten Florenz verbannt und ihn gezwungen hatten, sein Leben im Exil zu fristen.

Die „Falschheit", die Thuja zugeschrieben wird, ist daher ganz eindeutig nicht die eines starken, Komplotte schmiedenden, manipulativen Individuums, wie man sie in Balzacs eher deprimierenden Novellen findet – wenn sich auch der Patient gelegentlich als ein solches sehen mag („ergötzt sich besonders daran, in Träumen von überwältigender Selbstsucht zu schwelgen… er als der Mittelpunkt, um den sich alles drehen muss, mit einem trunkenen Gefühl freudiger Befriedigung" – Allen). Es ist eher die Täuschung einer empfindlichen, angsterfüllten, verletzten Seele, die Tarnung als Mittel wählt, um stoisch ihrem Elend zu trotzen und um sich weniger Blößen zu geben. Die Empfindung, „aus Glas" (Hering) gemacht zu sein, bezieht sich nicht bloß auf seine seelische Fragilität, eine Realität festzuhalten, die jeden Moment zerbrechen kann, sondern (mit der Bitte, von Kent abweichen zu dürfen, der darauf besteht, dass „die Idee ist, dass sie zerbrechen wird, nicht dass sie durchsichtig ist") auch auf seine Furcht, dass andere *durch ihn hindurch* in die dunklen Abteile seiner Seele sehen könnten – die er sowohl vor anderen als auch vor sich zu verstecken sucht. Dieses Sichverbergen, das sich oft als Zurückhaltung zeigt, erinnert an das von *Natrium muriaticum* bekannte Vermeiden von Augenkontakt, es sei denn mit engsten Freunden. Da die Augen dafür bekannt sind, die „Dolmetscher der Seele" zu sein, ist *Natrium muriaticum* von der Neugier anderer nicht angetan (P1).

Wie der Heranwachsende, der sich seiner Familie entfremdet und von ihr nicht verstanden fühlt, zu phantasieren beginnt, er sei adoptiert, kann Thuja schließlich in seinem Versagen und seinem Elend, in seinem Gefühl, für sich und andere unnütz zu sein (und der nur allzu häufig dazu noch in den Nöten der Pubertät festgefahren ist), die Entfremdung von seiner Umgebung, von anderen Menschen, übertreiben. Gefangen in einem Netz von Selbstzweifeln und Selbstvorwürfen muss er sich beweisen, dass er nicht in diese Welt gehört: dass er entweder zu sensibel und gut ist oder zu hässlich und böse. Er wehrt sich erbittert gegen die, die sich am meisten bemühen ihm zu helfen, weil ihre Sorge seine Isolation zunichte macht und ihn daran hindert, in der „Vornehmheit" seines Leidens zu schwelgen. Der Typus erinnert in der Tat an diese krankhaft empfindsamen Charaktere in Dostojewskis Novellen, die stolz jede Hilfe zurückweisen und einer tiefen Abscheu vor dem Leben erliegen, und die ihre spirituelle Orientierung irgendwo um Seite dreizehn eines fünfhundert Seiten dicken Bandes verlieren, um sie dann erst am Ende wiederzufinden – wenn überhaupt.

Ein passendes Adjektiv für diese Thuja-Leidenden ist „entgeistert". Der Patient ist buchstäblich von allen guten Geistern verlassen, er hat jeden intuitiven Kontakt mit seinem inneren geistigen Führer verloren, hat noch nicht gelernt, auf irgendwelche Führung von außen zu hören, und bleibt so ohne heilsame Ausrichtung.

Die Autorin schickt sich nicht an zu behaupten, dass dieses „von allen Geistern verlassen sein" eine Erscheinung ist, die ausschließlich bei Thuja vorkommt. Aber dieser Konstitutionstyp ist aufgrund seiner zuvor beschriebenen Rigidität oft nicht in der Lage, aus seiner unglücklichen Situation etwas anderes zu lernen, als dass er unglücklich ist. Er behindert sich, indem er sich in verworrenen, einander widersprechenden Gefühlen verstrickt (Gewissensbisse und Reue, empfindlicher Stolz und schlimmste Selbstvorwürfe, Selbstbeschuldigung und Anderen-die-Schuld-Geben, Anpassung und ungerechtfertigte Rebellion), die er ohne Zugang zum Spirituellen auf keinen Fall entwirren kann. Intellekt, Instinkt und Intuition sind einfach nicht ausreichend. Der Satz im Abschiedsbrief des enttäuschten, gefühlsmäßig komplizierten Selbstmörders Nezdanow in Iwan Turgenjevs Novelle *Neuland* stellt sachlich fest: „Ich konnte mich nicht einfacher machen" – was mit dem Selbstverständnis des „entgeisterten" *Thuja* völlig übereinstimmt.[*]

Wenden wir uns nun den verschiedenen psychischen Leiden zu, bei denen Thuja von Nutzen ist. Als erstes muss hier die „Schizophrenie im

---

[*] Ein fast noch passenderes literarisches Beispiel für die Verwirrung und Bestürzung dieses Typs findet sich in Ford Maddox Fords *The Good Soldier*. Das außergewöhnliche Werk ist durchdrungen von einer Thuja-Atmosphäre – beginnend mit dem hoffnungslos verwirrten, mitleiderregend getäuschten Erzähler, bis hin zu den tragisch verstrickten Dreiecksbeziehungen, an denen er (ohne sein Wissen) beteiligt ist, und die er gleichzeitig beobachtet. Der von Gewissensbissen geplagte Held, dessen Leiden mit dem schaurigen Bild für Thuja beschrieben wird, „als ob ihm die Haut bei lebendigem Leib abgezogen würde ... [und] sein Fleisch in Fetzen an ihm hinge", begeht Selbstmord; die schöngeistige, aber zu verletzliche jüngere Heldin verliert den Verstand; und dem Erzähler selbst, den fremdartige Träume von beiden als Geister aus einer anderen Welt heimsuchen, bleibt am Ende der Novelle nur der Versuch, ihrem gemeinschaftlichen Leiden irgendeinen Sinn abzugewinnen: „Es ist eine seltsame, absurde Welt. Warum kann nicht jeder haben was er will? Es war alles da, um jeden zufriedenzustellen, aber jeder hat das Falsche bekommen..."

Jugendalter"[*] genannt werden – in Abgrenzung von der echten Schizophrenie, wobei hier der Jugendliche nicht wirklich den Kontakt mit seiner Umgebung verloren hat und auch nicht an einer Persönlichkeitsspaltung leidet. Es ist eher, „als ob" solche Veränderungen stattgefunden hätten, und normalerweise gleicht sich diese Krankheit bei den meisten Konstitutionstypen von selbst wieder aus.

Die Instabilität und Verunsicherung eines jungen Menschen, der von der relativen Sicherheit der Kindheit in die große, erschreckende, „fremde" Welt der Erwachsenen überwechselt, sind beträchtlich. Dieser wichtige Übergang muss einen Typus, der selbst auf kleine Abweichungen von der Routine empfindlich reagiert, verwirren. Tatsächlich zeigen Pubertierende, bei denen Thuja das zugrunde liegende Konstitutionsmittel darstellt, die vertrauten Merkmale, sich ungerecht behandelt, missverstanden, nicht ausreichend gewürdigt, unruhig, gelangweilt und nicht dazugehörig zu fühlen, in exponentiellem Ausmaß.

Voller Ängste und widersprüchlicher Emotionen, die er selbst nicht recht versteht, ist er gleichzeitig voll Groll und gehorsam, fühlt sich ungenügend geliebt und unwürdig jeder Liebe zu sein oder ist wütend, weil er bemerkt oder ignoriert wird. Er verlangt ständige Aufmerksamkeit, weist aber jede Hilfe zurück; er fürchtet sich davor, allein zu sein, gleichzeitig braucht er es. Entweder spricht er zu viel und mit zu großer Intensität, ohne anderen zuzuhören, oder er zieht sich eingeschnappt und mürrisch zurück und verbarrikadiert die Tür zu seinem Zimmer („vermeidet den Anblick von Menschen" – Kent). Sicherlich gibt er sich nur ansatzweise Mühe, seine Laune unter Kontrolle zu halten („gibt der Stimmung des Augenblicks nach" – Allen); Abscheu gegen Berührung oder Reizbarkeit, wenn man ihn anredet („hasst es, berührt oder angesprochen zu werden" – Hering), gehen Hand in Hand mit einem grenzenlosen Vermögen, Dinge übelzunehmen.

Weil der Heranwachsende seiner Umgebung entfremdet ist und sich auch in seiner eigenen Haut nicht wohl fühlt, ist er nur allzu bereit, sich mit jeder Art von Autoritätsfiguren anzulegen, insbesondere wenn es sich um ein Familienmitglied handelt, das es wagt, ihn zu kritisieren, ihm zu widersprechen oder ihm in irgendeiner Weise in die Quere zu

---

[*] Pubertätskrise (Anm. d. Übers.)

kommen („Diese Reizbarkeit äußert sich vor allem gegenüber den Hausgenossen, … der Mutter …" – Kent). Auch hier zeigt sich verstärkt die schon früher erwähnte verquere Empfindlichkeit von Thuja – seine Tendenz, allzu empfindlich auf die falschen, und unempfindlich auf die richtigen Dinge zu reagieren, wie beispielsweise auf die Bedürfnisse und Gefühle anderer. Er wird trotz seiner eigenen empfindlichen Reaktion auf Störungen zum Beispiel ohne die geringsten Gewissensbisse gedankenlos in einen Raum platzen, unterbrechen, was immer dort vor sich geht, und von anderen eine unmittelbare Reaktion oder einen Gefallen verlangen. Von „Hast [und] Eile" (Hering), wie auch von Ungeduld und Rastlosigkeit getrieben ist er stets auf der Suche nach äußeren Stimuli, wie es dem sykotischen Miasma so häufig zugeschrieben wird (P2). Und hier finden wir endlich die unverfälschte Kent'sche „Hässlichkeit", und zwar mit all ihrer Zanksucht, ihrem Misstrauen, ihren Täuschungen; buchstabiert von dem Gefühl, unwürdig und voller Gewissensbisse zu sein.

In heutiger Zeit leben viele Thuja-Jugendliche (oder junge Erwachsene) auch in einem Zustand der Verwahrlosung. In einer solchen Umgebung fühlt er sich wohl, weil sie auf der physischen Ebene der Unordnung entspricht, die er in sich selbst verspürt. Dies ist natürlich auch ein Charakteristikum von *Sulfur* (P1 und 2). Der *Sulfur*-Jugendliche ist ähnlich rastlos, benötigt äußere Stimuli (und verfällt bei ihrem Fehlen in ostentative Langeweile); er lässt seine Haare und Kleider auch ähnlich verwahrlosen und ist vielleicht noch streitlustiger, anspruchsvoller und in höchstem Maße eigensüchtig; aber er strahlt nicht diese Aura tiefen seelischen Unwohlseins aus. Man beobachtet, dass viel von dieser für die Adoleszenz typischen dunklen Wolke (zusammen mit den schlampigen Haaren und Kleidern) mit der Zeit verschwindet, auch ohne die Hilfe homöopathischer Arzneimittel. Bei Thuja handelt es sich jedoch nicht einfach nur um die Frage, wie diese spezielle Übergangszeit menschlichen Wachstums erleichtert werden kann, die für die Toleranz, Geduld und Liebe der Umgebenden oft eine solche Probe darstellt. In den dunklen Stimmungen von Thuja versteckt sich eine tiefere psychische Störung, und der natürliche Lauf der Dinge trägt nur wenig dazu bei, sie aufzulösen. Sie muss bewusst mit Hilfe und Führung von außen angegangen werden.

Was den Erwachsenen anbelangt: Kopfschmerzen, Schlafstörungen, zahlreiche Allergien und flüchtige Gelenkschmerzen waren die Beschwerden einer Studentin in fortgeschrittenem Semester. Es war jedoch ihr geistiger Zustand, der vor allem auf dem Spiel stand. Ihre Fallgeschichte offenbarte eine lange Reihe von Schwierigkeiten mit Freunden, Lehrern, Männern und Mitgliedern ihrer Familie, zusammen mit dem lebenslangen Gefühl, ungewollt und ungeliebt zu sein. Sie war so unsicher und fühlte sich so unwohl unter Menschen, dass sie die Hochschule verlassen hatte und zu Hause lebte, wo sie praktisch unfähig war, ihre Studien wieder aufzunehmen („Abneigung gegen jede Art von geistiger Anstrengung" – Hering) oder irgendeiner Beschäftigung nachzugehen, noch nicht einmal halbtags („Untauglich für jede Art von Arbeit, aufgrund verwirrten Gedankenkreisen im Kopf" – Allen). Das Höchstmaß an Verantwortung, das sie in der Lage war zu übernehmen, war, ein wenig beim Lebensmittelhändler einzukaufen. Von diesen Ausflügen pflegte sie mit einer Tüte zurückzukehren, die einen Pflaumenjoghurt, etwas Obst außerhalb der Saison und ein kleines Glas teuren französischen Senf enthielt. Ansonsten verbrachte sie, um ihr allzu wackliges Ego von den Einflüssen stärkerer Persönlichkeiten zu schützen, die meiste Zeit alleine, saß in ihrem Zimmer, schaute in die Luft („starrt vor sich hin" – Allen) und war „nicht aufgelegt zu sprechen" (Hering).

Nur nachts bekundete die Patientin Energie; ihre körperliche und geistige Apathie, die sie tagsüber zeigte, wich dann einer frenetischen Rastlosigkeit und Aktivität die sie zwang, aus dem Haus zu gehen und in den Straßen umherzuwandern („Bettwärme und Angst treiben sie aus dem Bett und Haus" – Allen; „muss wandern" – Boger). Während ihrer nächtlichen Wanderungen stellte sie dann irgendwann fest, dass sie wie betäubt dastand und nicht wusste, wie sie in diesen unbekannten Teil der Stadt gekommen war („wandert von Ort zu Ort ohne zu wissen, was sie will" – Allen; „Verwirrung beim Gehen" – Kent). Diese Impulse waren deutlich schlimmer in mondhellen Nächten, vor allem bei zunehmendem Mond (beides Modalitäten von Thuja).

Ihr seltsames Verhalten rechtfertigte sie zu Hause mit einer ganz eigenen Begründung: „Ich *muss* ganz still und ruhig und in unbeweglicher Haltung dasitzen, weil ich sonst das Gefühl habe auseinander zu fallen";

Thuja

ebenso ihre Weigerung das Haus am Tage zu verlassen: „Im Tageslicht können fremde Menschen durch mich hindurchsehen, in meine Seele – und wenn sie sehen könnten, wie schwarz es darin aussieht, würden sie über mich herfallen" („Furcht vor Fremden" – Kent).[*]

Der verantwortliche Arzt erkannte, dass die Leidende und ihre Familie über einen längeren Zeitraum in Behandlung sein würde, und bestand darauf, dass – wenn die von allen Geistern verlassene Patientin homöopathisch behandelt werde – es unumgänglich sei, sich zusätzlich einer fortlaufenden Therapie bei einem spirituellen Berater oder Psychotherapeuten zu unterziehen.

Die Therapieform, die für sie gewählt wurde, war eine Rückführung in frühere Leben, teils weil sie schon spontan von ungebetenen spirituellen Wesenheiten bedrängt worden war, und teils weil allein dieses Verfahren ihr die unmittelbar „ähnliche" Erfahrung bieten konnte, die sie brauchte, um ihr ungewisses Gefühl, beschädigt worden zu sein, zu lösen.

Die Patientin erwies sich als höchst empfängliches Subjekt. Sie wurde mehr und mehr überzeugt, dass die tatsächlichen (und auch die eingebildeten) Verletzungen, denen sie in diesem Leben ausgesetzt war, zum großen Teil mit früheren Inkarnationen zusammenhingen. In ihren schwierigen, gelegentlich traumatischen, vergangenen Leben war die Ursache für ihr gegenwärtiges seelisches Leiden zu finden. Ihre Psyche, so war ihr nun klar, war nicht hilflos von irgendwelchen hässlichen Aspekten ihres eigenen Wesens besessen, noch war sie in Gefahr, von Menschen angegriffen zu werden, die ihr feindlich gesinnt waren. Sie wurde von unkontrollierten, blitzartig aufleuchtenden Erinnerungen an Erlebnisse in früheren Leben und von dem Auftauchen ihrer vorherigen Persönlichkeiten bedrängt, die als solche anerkannt und verstanden werden mussten, bevor eine Heilung einsetzen konnte.

„Ich verstehe nun", räumte sie ein, „dass mir damit, hier und jetzt, eine Gelegenheit geboten wird, mein karmisches Muster sich wiederholenden Leidens zu durchbrechen."

---

[*] Dieser Fall legt übrigens nahe, dass die in jüngster Zeit zunehmende Zahl von Obdachlosen, deren Furcht und Misstrauen Fremden gegenüber sie zwingt, nachts auf den Straßen unterwegs zu sein, eine weitere Manifestation unserer „Thuja-Ära" ist.

Von weit mehr Belang für unsere homöopathischen Zwecke ist, dass die junge Frau aus jeder ihrer Rückführungen mit dem Gefühl wiederkam, als sei ihr ganzer Körper durchgeprügelt und schrecklich geschüttelt worden – was den Empfindungen von Thuja, der Körper sei „spröde und leicht zerbrechlich" (Hering) und „alle inneren Teile schienen erschüttert zu sein" (Allen), äußerst ähnlich ist.

Nicht nur in diesem interessanten Beispiel, sondern auch in einer Reihe ähnlich gelagerter Fälle hat sich Thuja als von unbestreitbarem Wert erwiesen und den emotional gezeichneten Patienten geholfen, sowohl die körperlichen als auch die seelischen Umwälzungen durchzustehen, die mit der Erweiterung ihres Bewusstseins verbunden sind. Thuja hat auch Menschen geholfen, während des beunruhigenden Prozesses spirituellen Wachstums auf dem Boden zu bleiben, und schließlich verängstigten Leidenden zu der Erkenntnis verholfen, dass wohlwollende geistige Kräfte an ihrer Seite stehen – und ihnen helfen wollen.

Ein anderer Krankheitszustand, der häufig nach den heilenden Kräften von Thuja verlangt, ist das Chronische Erschöpfungssyndrom. Diese immer noch weitgehend rätselhafte Erkrankung, die bei jedem Patienten anders aussieht und keiner wissenschaftlich anerkannten konventionellen Medizin weicht, ist die ideale Indikation für eine homöopathische Behandlung.

Hahnemann hat, wie schon Paracelsus vor ihm, behauptet, dass mit Ausnahme von Verletzungen und Unfällen jede Krankheit eine Erkrankung der Seele ist („Wenn der Mensch erkrankt, so ist ursprünglich nur diese geistartige, in seinem Organism überall anwesende, selbstthätige Lebenskraft durch den, dem Leben feindlichen dynamischen Einfluss eines krankmachenden Agens verstimmt…" – *Organon*, §11). Es gibt nur wenige Erkrankungen, bei denen die Wahrheit dieser Feststellung noch offensichtlicher ist als beim Chronischen Erschöpfungssyndrom.

Zunächst ist bemerkenswert, dass die Krankheit zumeist bei Personen auftaucht, deren psychisches Gleichgewicht schon erschüttert ist – deren innerer Halt bereits zerbrochen ist. Konstitutionsmittel wie *Calcium carbonicum, Silicea, Sepia, Lachesis, Natrium muriaticum* sowie insbesondere die beiden Nosoden *Psorinum* und *Carcinosinum* haben alle viel zur Linderung dieser speziellen Erkrankung beizutragen (P2). Wenn jedoch seelisches Leiden schwerer wiegt als die Fehlfunktion des Immunsystems und der Patient Opfer tief sitzender Ängste und Verzweiflung wird, ist es Zeit, Thuja anzuwenden.

Eines der häufigeren der zahllosen Symptome, die man beim Chronischen Erschöpfungssyndrom antrifft, ist Benommenheit* (vergleiche Thujas Empfindung von „Leichtigkeit beim Gehen" – Hering; „Wahnidee, Körper sei leichter als Luft" – Kent). Sein Gegenstück auf der geistigen Ebene findet dieses Symptom in Desorientierung und dem Gefühl, seiner Umgebung entfremdet zu sein. Umgekehrt ist die Parallele zur geistigen Konfusion des Leidens auf der körperlichen Ebene eine Konfusion von Symptomen – die Krankheit ist, wie das Mittel, durch alle möglichen Schmerzen und Leiden charakterisiert. Thuja (das aufgeführt ist in der unschätzbaren „Here and There"-Rubrik unter „Generalities" bei Boger**) kann genau das Simillimum sein, wenn der völlig erschöpfte Verschreiber, verschiedene Mittel zur Auswahl, sich symptomesuchend um den Körper des Patienten in niemals endenden Zirkeln dreht. Was ebenfalls häufig bei dieser Krankheit anzutreffen ist, ist eine Fragilität des Skeletts: die Thuja-Empfindung, die Knochen seien spröde und könnten bei der kleinsten Anstrengung zerbrechen – selbst durch Druck.

Schlafstörungen herrschen vor. Entweder schläft der Kranke achtzehn Stunden pro Tag, wacht dann noch müder denn je auf, oder sein Schlummer ist unruhig und nicht ausreichend. Eine Folge dieses Schlafentzugs (oder des unerquicklichen Schlafs) ist ein Mangel an Energie um wieder gesund zu werden. Daher zieht sich diese Krankheit so in die Länge und weist lange Phasen, in denen die Genesung nicht fortschreitet, sowie entmutigende Rückfälle auf.

Die Stimmung des Erkrankten kann wegen seiner langen Schwäche so verzagt sein, dass er nicht in der Lage ist, den Schleier der Niedergeschlagenheit abzuwerfen, dass er „verzweifelt an seiner Genesung" (Kent). Diese Haltung lässt ihn, zusammen mit häufig normalem Bluttest und anderen Vitalzeichen, als Simulanten erscheinen, wie unge-

---

* engl.: lightheadedness. (Anm. d. Übers.)
** Im Complete Repertory (Van Zandvoort) unter „GENERALITIES; SYMPTOMS; going here and there" zu finden. (Anm. d. Übers.)

Emotionale Instabilität und seelisches Unwohlsein

recht der Vorwurf auch sein mag (denn Thuja kann, wie *Phosphor*, besser aussehen als er sich fühlt oder als es ihm tatsächlich geht); oder zumindest als schuldig in dem Sinne, dass er seinen Beitrag zur Heilung vernachlässigt.

Auch die freischwebenden Ängste, die so häufig einen wichtigen Faktor in schwereren Fällen darstellen, verstärken die Unsicherheit des Leidenden und daher die ihm eigene Rigidität, mit dem Resultat, dass er sich mit zangenartigem Griff an negativen Ansichten, Überzeugungen und Verhaltensmustern festklammert.

Wie so viele Thuja-Krankheiten kann das Chronische Erschöpfungssyndrom jedoch auch wie ein Treibhaus echte Veränderung und nochmalige Überprüfung der gesamten Persönlichkeit des Patienten forcieren: Lebensstil, Wertvorstellungen, Emotionen – gelegentlich sogar seines Glaubens.

Ein Geistlicher schon recht fortgeschrittenen Alters hatte bereits fünf Jahre lang mit Erschöpfung, wandernden Schmerzen, schlechtem Schlaf, Verzweiflung und Selbstvorwürfen wegen Mangels an Liebe im Herzen zu seinen Mitmenschen zu kämpfen (es war nicht Menschenscheu, sondern eher, dass er sich emotional abgestorben fühlte). Als gleichermaßen störend empfand er die Art, in der seine Krankheit ihn seines Glaubens an einen Sinn, eine Bedeutung buchstäblich beraubt hatte. Obwohl er sich jedem Zentimeter auf seinem Weg widersetzte („Ich bin ein altes, verkrustetes Fossil, zu festgefahren, um mich zu ändern"), zwang seine spirituelle Krise ihn dazu, seine traditionellen Glaubensinhalte zu überprüfen. „Ich fühle mich zu alt, um mich zu einer Metamorphose meines Charakters zu zwingen", klagte er; „zu erschöpft um zu erkennen, dass all meine früheren Vorstellungen nutzlos oder falsch waren, und meinen Glauben buchstäblich auseinander fallen zu sehen."

Aber nur wenige Thuja-Menschen bleiben verschont; früher oder später müssen sie sich einer Krankheit stellen, die ein Wachstum ihres spirituellen Bewusstseins fordert. Dieser Patient zeigt exemplarisch die archetypische Herausforderung des Konstitutionstyps: sein Bewusstsein zu erweitern – oder weiter emotional *und* physisch zu leiden.

Diese Überlegungen kamen selbstredend erst im Nachhinein auf. Was den Arzt ursprünglich zu Thuja führte, waren die Schlafsymptome und

Träume des Geistlichen. Trotz seiner Erschöpfung litt er an Schlaflosigkeit; und wenn er schließlich in der Lage war einzunicken, wachte er kurz danach auf durch Träume vom Fallen.

Er bekam daher Thuja C 30 verschrieben, das in größeren Abständen wiederholt wurde. Sobald der ältere Patient seine körperlichen Symptome zu verlieren begann, umfing ihn auch ein gefühlsmäßiger Friede. Ein halbes Jahr später fing er eine vergleichende Studie der mystischen Grundlagen der großen Religionen der Welt an und war so glücklich in Anspruch genommen von seinem Forschungsprojekt, dass er sich, wie er sagte, zwanzig Jahre jünger fühlte.

„Eine ganze Weile habe ich gedacht, dass ich erledigt bin", beichtete er hinterher seinem Homöopathen. „Aber offenbar ist doch noch ein wenig Glut in der Asche zurückgeblieben – gelegentlich sogar ein paar Flammen!"

Übrigens nehmen mit zunehmender Vertrautheit mit dem Wirken von Thuja selbst die „Fallträume" des Typs eine neue Bedeutung an. Was der schuldbewusste Patient bisher als Symbol für den Fall aus der Gnade betrachtete, wird nun zur *felix culpa*: dem „glückverheißenden Fall", der schließlich zur Erlösung führt. Durch den Zusammenbruch unzulänglicher innerer Einsichten oder die Erschütterung eines unzulänglichen Glaubenssystems kann der „Fall" Raum schaffen, damit eine neue Sichtweise einziehen kann – und stellt sich paradoxerweise als Fall *in* die Gnade heraus. Therapeutisch ausgedrückt bietet der „Fall" von Thuja die Chance für Ruhe und Nachdenken und geht an einem gewissen Punkt in spirituelle Heilung über.

Dies führt uns zu unserem nächsten Thema – religiösem Ungleichgewicht.

In der klassischen Literatur findet sich das Symptom „frommer" [Hering] bzw. „religiöser [Kent] Fanatismus". Zwar liegt wahrer religiöser Fanatismus außerhalb der Zuständigkeit homöopathischer Arzneimittel. Ein echter Fanatiker, welcher Überzeugung auch immer, findet seine spirituellen Glaubenssätze völlig in Ordnung („Vielen Dank") und zeigt kein Bedürfnis, sie aufzugeben oder zu mäßigen. Ähnlich wie George Santayanas Fanatiker, „der seine Anstrengungen verdoppelt, wenn er seine Richtung verliert", kann der Glaubenseiferer seinen Fanatismus auch deshalb pflegen, weil er Bewegung in sein sonst stagnierendes Gefühlsleben bringt.

Thuja kann jedoch auf einen religiösen Zustand einwirken, der (im Einklang mit unserer These) zu eng, zu rigide oder dem spirituellen Wachstum des Individuums hinderlich ist – der ein „Verknöchern" von Ideen und Verhaltensmustern bewirkt, das zu Ungleichgewicht führt.

Dies erklärt sich aus der Tatsache, dass Thuja den untergründig wirkenden Turbulenzen, dem Chaos und der dunklen Seite seines Wesens so gefährlich nahe ist und er sich daher gegen deren Übergreifen durch strikteste Ordnung der ihm bewussten moralisch-religiösen Werte wappnet, wobei er sich strengste Disziplin auferlegt. Dieses Individuum ist, wie wir uns erinnern, ein wahrer Experte darin, Schuld auf sich zu nehmen; religiöse Riten und Rituale (die notwendigerweise geordnet und stabil sind) bieten einen Rahmen für sein übermäßig tätiges Gewissen („Sie wünscht in ihrer Angst und Verzweiflung... streng... behandelt zu werden, damit ihre fixen Ideen überwunden und gebannt werden" – Allen). Nur allzu häufig bringen ihm jedoch selbst die disziplinarischen Maßnahmen der etablierten Religionen keinen Frieden. Denn Thuja ist auch noch in einem anderen Sinne des Wortes „verknöchert". Nachdem er Kontakt mit jeder intuitiven spirituellen Ausrichtung verloren hat und sich ungewollt, zurückgewiesen, aus Gottes Gnade verbannt fühlt, hegt er verständlicherweise hartnäckige Ängste, dem Chaos und der Unordnung der dunklen Kräfte in sich ausgeliefert zu sein. Diese Gefühle, zusammen mit der bereits erwähnten Verwirrung über seine eigene Identität, können zusätzlich dazu beitragen, dass er fürchtet, „unter den Einfluss einer fremden Macht" (Hering) gefallen zu sein. Auch *Lachesis* kennt dieses Gefühl, unter übermenschlicher Kontrolle zu stehen. Für Menschen dieses Konstitutionstyps ist dieses Gefühl überhaupt nicht negativ besetzt. Es wird (wie so mancher *Lachesis*-Künstler bestätigen wird) begleitet von einer Welle von Energie und Überschwang, der sich häufig in dem Fließen von Kreativität äußert (P 1). Für Thuja ist diese Erfahrung, da nicht mit Kreativität verbunden, insgesamt fürchterlich.

Das Wesen der religiösen Schuldgefühle von Thuja unterscheidet sich von den religiösen Kämpfen von *Lachesis* noch in anderer Hinsicht. Obwohl letzterer ein ähnlich ununterdrückbares Gewissen hat, obwohl auch er fürchtet, dem Chaos in seiner Psyche zu unterliegen, seine im wesentlichen dualistische Wahrnehmung der Realität und das Anerkennen seiner eigenen sich bekriegenden zwei Seiten (die edle gegen die niedrige, die liebende gegen die hassende, die rebellische gegen die unterwürfige) lassen ihn jedoch lebhaft, vital und kreativ bleiben. Schließlich ist Kampf ein Zeichen einer regen Lebenskraft (P 1). Thuja hingegen, von „Gewissensangst" (Kent) geplagt, erfährt einen *monistischen* Schuldkollaps.

Dieser krankmachende Geisteszustand, der seinen Ursprung tief in der Vergangenheit dieses oder anderer Leben hat und der eine unterschwellige, wenn nicht offene, „Verzweiflung an seinem Seelenheil" erzeugt, charakterisiert unglücklicherweise eher die unsicher ausbalancierten Seelen, nicht die sündigen. Wer ist es denn, der seine Schuld tiefer empfindet?

Wer im psychotherapeutischen Bereich oder als spiritueller Berater arbeitet, wird wiederholt beobachten, dass diejenigen, die sich die schlimmsten und unerbittlichsten Selbstvorwürfe machen, in der Tat selbst die Opfer von Demütigung, Zurückweisung, Schlägen, sexuellem Missbrauch, unglücklicher Kindheit oder anderer Verbrechen an der Seele sind. Mittels eines komplizierten emotionalen Prozesses nehmen sie die Schuld ihrer Peiniger auf sich, während letztere, im Gegensatz zu ihnen, weniger von Gewissensbissen geplagt zu sein scheinen.

Diejenigen, die an Karma glauben, mögen die Gefühle der Opfer, mit ihren Peinigern identisch zu sein, mit Hilfe von früheren Leben erklären. Wer heute Opfer ist, war gestern Täter und erlebt nun den Schmerz, den er anderen zugefügt hat – wobei dies nicht so verstanden wird, dass man dies als einfache Bestrafung oder Vergeltung hinnehmen solle, und auch nicht mit Resignation gegenüber dem Leiden, sondern es als Herausforderung begreifen, als Gelegenheit zu einer Veränderung des Bewusstseins. Andere analysieren das Phänomen als Problem einer allzu einfühlsamen, allzu empfänglichen Psyche, die bereitwillig jedwede archetypische Schuld, die in der Stratosphäre frei herum schwebt, persönlich auf sich nimmt, was nichts anderes bedeute, als dass der Leidende sich in das „kollektive Unbewusste" der Menschheit einklinke, um eine universelle, geradezu Dostojewski'sche Schuld zu übernehmen („Wir sind alle schuldig"). Andere, die sich ebenfalls mühselig durch das Gebiet der menschlichen Psyche plagen, erleben dieses Charakteristikum als Fehlbesetzung der Identität der gequälten oder kranken Seele. Indem es zuließ, dass es verletzt wurde, ist das Opfer auf eine Art zum Komplizen des Vergehens geworden. Indem es, wenn auch unfreiwillig, an der Beschädigung seiner Person mitwirkte, findet es sich – und dies ist typisch für Thuja – mit derselben Bürste geteert wie der Täter („Bildet sich ein, er habe eine Sünde begangen" – Allen).

Vielleicht wohnt diesem, neben einer übertriebenen Annahme religiöser Schuldgefühle, auch die (wenn auch gelegentlich unbewusste) Überzeugung inne, dass genau wie eine große Sünde der umfassenden Erlösung vorangegangen sein muss, diese Schuld eine notwendige Voraussetzung für die große Absolution darstellt[*]. Und in der Tat, wie kann die Last der Schuld ohne diese Überzeugung und Hoffnung auf Vergebung getragen werden?

Sei es wie es will, es ist keine Schuld so tief sitzend, so selbstzerstörerisch, so *unauslöschlich* wie die des unterdrückten oder verletzten Individuums.

Eine Frau mittleren Alters litt unter einer einfachen Störung des Harnsystems: häufiges Urinieren nachts, mit zu viel Urin im Vergleich zu der konsumierten Flüssigkeitsmenge. *Acidum phosphoricum* und *Sulfur* hatten ihr in der Vergangenheit geholfen, waren aber nicht mehr wirksam. Die Fallgeschichte erbrachte, dass sie schon von klein auf von einem Familienmitglied belästigt und dann verführt worden war, bevor sie zehn Jahre alt geworden war. Obwohl die Schuld nicht die ihre war, führten ihre extremen sexuellen Schuldgefühle zu einem Muster für ihr späteres Leben. Durch die ganze Adoleszenz und das frühe Erwachsenenalter pflegte sie, um einen Zustand von Unempfindlichkeit gegen ihre Vergangenheit zu erreichen, eine Reihe von unbefriedigenden sexuellen Beziehungen. In der Tat wurden ihre Schuldgefühle dadurch gesteigert, dass sie durch ihre Affären mit verheirateten Männern schließlich der Auslöser für das Zerbrechen von Familien oder Streit war.

Nachdem sich das sexuelle Muster als unwirksam herausgestellt hatte, versuchte die Frau als nächstes Erlösung bei der Religion zu fin-

---

[*] Dieses Übertreiben der Schuld, um den Sinn und Zweck des Leidens klar herauszubringen, ist eine Parallele zur homöopathischen Verschlimmerung der Symptome vor der Heilung.

den („sehnt sich nach den Gottesdiensten, um ihre sündigen Gedanken zu vertreiben" – Allen). Einige Jahre lang klammerte sie sich zäh an den strikten, etablierten, orthodoxen Glauben, in dem sie erzogen worden war, und besuchte unzählige Exerzitien und religiöse Workshops. Es gelang ihr nicht, dort spirituellen Trost zu finden, und so verfiel sie darauf, hektisch ein religiöses Glaubenssystem nach dem anderen zu übernehmen, wobei sie sich wiederum jedes mit einer Inbrunst zu eigen machte, die die Menschen, welche ihr nahe standen, als geradezu fanatisch empfanden. („Nun weiß ich endlich, was es heißt, *richtig* zu beten", pflegte die Bekehrte ernsthaft nach jedem ihrer Wechsel ihrer religiösen Überzeugung zu versichern. „Vorher waren es lediglich leere Formeln ohne echtes Gefühl.") Erst waren es Beziehungen, nun Religionen, die sie ausprobierte und wegwarf wie die neueste Kleidermode; jede ihrer neuen Entdeckungen faszinierte sie für eine Weile, keine war befriedigend. Der Arzt hatte noch nie einen Patienten getroffen, der sich solche Mühe gab, von seiner Schuld erlöst zu werden – und gleichzeitig so hoffnungslos war, diesen Zustand der Gnade je zu erreichen („zunehmende Verzweiflung, die keine Ruhe erlaubt ... Tag und Nacht" – Allen).

Thuja 10 M wurde verschrieben. Dem Arzt war jedoch klar, dass das homöopathische Mittel alleine die gegenwärtige religiöse Unausgeglichenheit dieser Frau nicht korrigieren konnte, und auch nicht ihr selbstverschuldetes Muster, entweder die Verführte oder die Verführerin zu sein (sei es mit Männern oder mit Religion). Das Ausmaß an berechtigtem Ärger und Vorwürfen voraussehend, die wahrscheinlich während des Heilungsverlaufes an die Oberfläche kommen würden („Diese Wogen von Wut und Kummer, die mich überwältigen, erstaunen mich selbst!", ist ein vertrauter und häufig geäußerter Thuja-Satz), drängte er sie, eine Hellseherin mit ausgeprägten religiösen Neigungen aufzusuchen. Den häufig allzu lang dauernden psychoanalytischen Prozess umgehend, half ihr das Medium, ihr Verhaltensmuster in erweiterter (vergangene Leben umfassender) Perspektive wahrzunehmen, und lehrte sie Techniken, den spirituellen Frieden zu erreichen, nach dem sie so verlangte.

Gelegentliche Gaben von Thuja halfen der Patientin, die Veränderungen ungeheuren Ausmaßes umzusetzen und zu stabilisieren (und welche Änderung könnte enormer sein, als sich auf die unermesslichen

Weiten der spirituellen Welt einzulassen?), die sie im Verlauf ihrer Heilung erlebte.

Dieser Fall war aus zwei Gründen repräsentativ für Thuja. Zunächst (und vielleicht nicht überraschend, wenn man die enge Verknüpfung des Mittels mit dem gonorrhoischen Miasma berücksichtigt) demonstriert er, wie sexuelle Schuldgefühle an der Wurzel der religiösen Unausgeglichenheit des Typus liegen können.

Es ist nicht die Regel, dass Thuja ein Bild sexueller Exzesse bietet, auch nicht das Gegenteil mit Abneigung gegen Geschlechtsverkehr. Es ist bezeichnend, dass das Mittel unter keiner der beiden Rubriken im Kent'schen Repertorium zu finden ist – noch nicht einmal unter „Wollüstig"[*]. In nur etwa der Hälfte der Fälle trifft man eine Empfänglichkeit und Empfindlichkeit für sexuelle Fragen. Es ist eher so, dass ein Vorfall sexueller Art (nicht notwendigerweise großen Ausmaßes) plötzlich das verstörende Thema unserer dualistischen Natur (die zu einem Teil animalisch, zum anderen spirituell ist) aufwirft. Wir finden Spuren dieser Konfusion schon in der religiösen Mythologie, wie beispielsweise die biblische Erzählung vom „Sündenfall", wo Sexualität sowohl als Ursünde wie auch als Mittel gesehen wird, Wissen und Erfahrung zu sammeln. Wenn eine solche Sichtweise bewusst oder unbewusst gehegt wird, kann sexuelle Erfahrung, wenn sie missbraucht oder falsch verstanden wird, ganz offensichtlich zu einem tiefen spirituellen Unbehagen führen.

In homöopathische Begriffe übersetzt ist Thuja eines unserer ersten Mittel, die in Fällen von Störungen des sexuellen Gleichgewichtes in Erwägung gezogen werden müssen: wenn Sexualität zu früh erfahren wurde oder das Erwachen der Sexualität in der Adoleszenz besonders problematisch ist; bei Erwachsenen, die unverhältnismäßig starke sexuelle Schuldgefühle hegen („Was sexuelle Gewissensbisse angeht, bin ich Weltmeister", beichtete ein Patient. „Niemand, wirklich *niemand*, wird mich darin übertreffen!"); für diejenigen, die Opfer der dunklen Seite der Sexualität wurden oder die romantische Liebe als wahres Fegefeuer

---

[*] Es ist schon wahr, dass Thuja das Symptom „Geile Träume von ausgeübtem Beischlafe" (Hahnemann) aufweist. Dieser Traum ist jedoch im Kent'schen Repertorium unter „Träume, erotisch" zusammen mit 150 anderen Mitteln aufgeführt, und welcher Konstitutionstyp wird da den ersten Stein werfen?

erlebten. Das Mittel zählt auch zu den wichtigsten bei Personen, die unter sozialen oder moralischen Schuldgefühlen wegen ihrer Homosexualität leiden („bemerkenswerte Gleichgültigkeit gegen das andere Geschlecht" – Allen).

Fühlt sich jemand sicher und geborgen in einer homosexuellen Beziehung, gibt es keinen Grund, sich weiter damit zu befassen. Wenn jedoch familiäre, soziale oder religiöse Widerstände große Angst auslösen, oder wenn er sich trotz der größeren Akzeptanz und Toleranz der heutigen Zeit solchen Themen gegenüber unwohl fühlt und das Bedürfnis hat, diesen Aspekt seines Wesens zu unterdrücken, kann es zu einer Thuja-Diathese kommen.

Das zweite auffallende Charakteristikum für Thuja im Falle dieser Frau war die wesentliche Rolle des Mediums. Es ist unschätzbar, wieviel Trost und Hilfe Hellsichtige, spiritistische Medien oder transpersonale Berater einem von Verwirrung und Schuldgefühlen gepeinigten Thuja-Patienten spenden können.

Es ist heilsam, wenn Tatsachen ans Licht kommen – auch wenn sie nicht besonders angenehmer Art sind. Neben anderen Wohltaten eröffnet dies die notwendige Sichtweise auf Elend und Schmerz. Ohne den archetypischen Sinn hinter seinem Leiden zu verstehen, ohne es in einen Bezugsrahmen einzuordnen, der größer ist als sein Leben, und besonders ohne eine Art geistiger Führung, die über sein Selbst hinausweist und den Leidenden durch die Nebelschwaden dieser Unterwelten geleitet (wie Vergil den suchenden Dante), kann so mancher traumatisierte Thuja-Patient nicht gesunden[*].

---

[*] Ein interessanter Aspekt dessen ist, dass die geistigen Führer, die durch ein Medium hindurch wirken, offenbar nicht dazu neigen, nebelhafte Ratschläge, gekleidet in doppeldeutige oder symbolische Sprache, zu geben. Sie haben entschiedene Vorlieben und bestimmte Meinungen und können so praktisch und realistisch sein wie eine altmodische Gouvernante. Die Frage, die der Arzt versucht ist, seinen Thuja-Patienten zu stellen, lautet, „Stellen sich denn die Anweisungen ihres geistigen Führers immer als richtig heraus?"

„Sie sind selten ‚falsch'", lautet im Regelfall die Antwort. „Allerdings werden sie oft zu frühzeitig gegeben (die Geister scheinen nicht immer das beste Zeitgefühl zu haben), und manchmal scheinen sie falsch zu sein, weil sie so wenig meinen Wünschen entsprechen. Aber im Nachhinein ist zu sehen, dass wenn sie Druck ausüben, sie auch einen wichtigen Grund dafür haben."

Selbstverständlich sind auch andere Konstitutionstypen mit der Frage konfrontiert, ob sie sich den Bereich der extrasensorischen Wahrnehmung zu eigen machen oder ihn ablehnen. Aber es ist charakteristisch für Thuja, dass er nicht mehr in der Lage ist, sich dieser Konfrontation weiter zu entziehen. Seine Symptome sind wie die Schneide eines Keils, der ihn zwingt, in neue Welten vorzudringen.

Und tatsächlich drängen Patienten, die Thuja benötigen, nach anfänglicher Zurückhaltung zu spiritistischen Sitzungen und Plutos Schattenreich wie Enten zum Wasser. „Ich bin ganz verrückt nach diesen Hellsehern!", verkündete eine Frau ihrem Homöopathen, der sie, voller Furcht und Widerstreben, zu einem Hellseher geschickt hatte. Eine andere Frau, die gleichfalls gegen ihren ursprünglichen Widerstand in den Strudel des Paranormalen hineingezogen worden war, gestand sogar: „Ich weiß, dass Thuja und die Homöopathie mir geholfen haben, aber es ist wirklich das Medium, das die Wende gebracht hat. Ein Medium ist mir jederzeit lieber als *jede* Art von Arzt!"

Manche Homöopathen mögen da die Achseln zucken und denken, „Na gut, über Geschmack lässt sich nicht streiten"; andere mögen über die Undankbarkeit dieser Welt seufzen. Aber es ist unbestreitbar, dass der Arzt, der „das höchste Gut" (Hahnemann) für seine spirituell gequälten Thuja-Patienten wünscht, ihnen den Rückgriff auf die geistige Welt stets erlauben sollte.

Kind und „Vakzinose" [*]

Zum Abschluss sei noch ein wichtiger Aspekt von Thuja angesprochen – seine Fähigkeiten, den krankmachenden Folgen von Impfungen entgegenzuwirken, vor allem bei Kindern.[**] Dieses Thema wurde bewusst an den Schluss gestellt, da nur im Licht unserer vorausgehenden Analyse die Schlüsselrolle des Mittels gänzlich gewürdigt werden kann.

---

[*] Burnetts Bezeichnung für die körperlichen und geistigen Schäden durch Impfung (vgl. seine Schrift *Vakzinose und ihre Heilung mit Thuja*).
[**] Fallbeispiele für Impfkrankheit bei Erwachsenen finden sich bei Burnett, Clarke, Tyler, Shepherd und anderen. Außerdem können wohl auch viele der Pathologien, die hier beschrieben wurden, ihre Entstehung einer Impfung verdanken.

Thuja

Nachdem man ursprünglich Thuja lediglich als „Spezifikum" für schlimme Auswirkungen der Pockenimpfung betrachtet hat (vgl. Hering), wurde die Rolle des Mittels seither erweitert und beinhaltet nun auch die nachteiligen Wirkungen jeder Injektion körperfremden Eiweißes in das Blut: „Thuja ist ein stark wirkendes Mittel, wenn Tiergifte, z. B. Schlangenbisse, oder Pocken und Impfschäden in der Anamnese eine Rolle spielen" (Kent). Bei letzteren ist Thuja so anerkannt, dass eine ganze Anzahl von Homöopathen automatisch die zwingend vorgeschriebenen Impfungen von Kindern mit einer Gabe dieses Mittels begleiten, da niemand unfehlbar vorhersehen kann, welches Kind sich als zu sensibel für die Inokulation herausstellen wird. Auf diese Weise hofft man, mögliche gesundheitsschädliche Auswirkungen abzumildern.

Thuja hat sich ganz sicher als ungemein wertvoll bei einer breiten Skala physischer und neurologischer Schäden erwiesen, deren Beginn bis zum Zeitpunkt einer Impfung zurückverfolgt werden kann: chronische Mittelohrentzündungen, Ekzeme, Asthma, Bettnässen, Erkältungsneigung oder Durchfall, Schlaf- oder Essprobleme, Kopfschlagen im Säuglingsalter und extreme Schaukelbewegungen beim etwas älteren Kind. Es ist einerseits das erste Mittel für eine bestimmte Beschwerde, dient als ausleitendes Mittel nach der Impfung und unterstützt die Wirkung von *Silicea, Sulfur* und anderen (vgl. Anhang zu *Silicea* [P 2]).

Eine noch herausragendere Rolle spielt jedoch in dieser Analyse das Impftrauma auf der geistigen Ebene. Schließlich waren alle Menschen einmal Kinder; und hier nimmt die heilende Wirkung von Thuja seine Wirkung auf die gesamte übersinnliche Dimension vorweg[*].

Es ist im gesamten Kapitel immer wieder betont worden, wie häufig Patienten, die Thuja benötigen, von vornerherein einen zerbrechlichen Bezug zum Leben aufweisen. Sie fühlen sich dieser Welt entfremdet, in ihrer Haut nicht wohl – gelegentlich bis dahin, dass sie das Gefühl haben, fremd und ohne Bezug zur Ebene der Realität zu sein. Und tatsächlich findet sich bei einer ganzen Anzahl von Thuja-Kindern – seien

---

[*] Vielleicht kann selbst der Beginn des „Thuja-Zeitalters", wie es auf Seite 101f. beschrieben wurde, mit dem Beginn der Massenimpfungen und ihren langfristigen Folgen in Verbindung gebracht werden.

sie nun impfgeschädigt oder nicht – Entwicklungsstörungen in der Vorgeschichte (Probleme mit dem Schlaf oder dem Stillen bei Kleinkindern), die häufig mit viel Schreien verbunden sind, als wollten sie dagegen protestieren, hier auf der Erde zu sein.

Es ist denkbar (wir stellen hier lediglich eine Arbeitshypothese zur Diskussion), dass bei einer Impfung die Injektion des „fremden" Antigens in das Blut dieses empfindsamen und neurologisch äußerst empfindlichen Wesens die schon zerbrechliche Verbindung zur Realität vollends unterbricht und es auf eine andere psychische Ebene wirft. Wie Moskowitz schreibt, erzeugt die Impfung einen „Zustand in dem es für den Organismus schwierig bis unmöglich ist, seine Zellen als eindeutig die eigenen, beziehungsweise Krankheitserreger als eindeutig fremd zu erkennen".[*]

In extremen Fällen – als wahrlich „plutonische" Nachwirkung der Inokulation – verlässt das Kind diese Ebene der Existenz völlig. Überzeugende Argumente sind vorgebracht worden, dass der sogenannte Plötzliche Kindstod direkt mit der DPT-Dreifachimpfung (Diphtherie, Pertussis, Tetanus) in Verbindung steht.[**] Eine andere tragische Folge ist „Schwachsinn nach Impfung" (Hering). Nicht so empfindliche Opfer von Impfungen ziehen sich nur teilweise zurück und koppeln sich von dieser Welt in weniger dramatischer, aber immer noch unverkennbarer Form ab.

Zum Beispiel kann das Kind unmittelbar nach der Impfung mit hohem Fieber delirieren oder scheint, einige Zeit später, wie „abgeschaltet" zu sein – es zeigt einen gewissen Verlust an emotionaler oder intellektueller Empfänglichkeit. Nach Elternberichten kann das ältere Kind nach der Wiederholungsimpfung bereits erlangte soziale Fähigkeiten verlieren. Das eine Kind mag plötzlich auf allen vieren in einem Restaurant oder anderen unpassenden Orten herumkrabbeln und vergisst völlig, welchen Eindruck es damit macht; ein anderes sitzt vielleicht, wie betäubt, noch mit seinem Sitzgurt angeschnallt im Auto, wenn alle anderen schon ausgestiegen sind – es bewegt sich nicht, als wisse es nicht, was von ihm erwartet wird („Unaufmerksamkeit gegen das, was um ihn

---

[*] *The Case Against Immunizations.* Von Richard Moskowitz.
[**] *Dreifachimpfung. Ein Schuß ins Dunkle.* Von Harris L. Coulter und Barbara Loe Fisher.

herum vorgeht" – Allen); wieder ein anderes fängt an, sich vor seinen üblichen Pflichten zu drücken, die das Heranwachsen mit sich bringt, wie zum Beispiel Zähneputzen oder das Bett zu machen, bevor es zur Schule geht, und wird heftig reagieren, wenn man es darauf hinweist, dass es auf sich oder sein Zimmer besser achten soll (wir erinnern uns, dass das Kind „dazu neigt, morgens sehr schlecht gelaunt zu sein" – Borland). Einige der Kinder lassen in ihren Sprachfähigkeiten nach und/oder werden später als Legastheniker oder Lernbehinderte diagnostiziert.[*]

Noch andere Nachwirkungen der Wiederholungsimpfung werden von den Eltern bemerkt. Das Kind, das bis dahin vollkommen sauber war, beginnt die Kontrolle über Stuhl und Urin zu verlieren; oder es beginnt herumzualbern, unangemessen zu kichern und andere Kinder durch unwillkommene Berührungen oder Küsse zu belästigen, später kann es unpassende sexuelle Empfindungen ausdrücken. Wieder ein anderes Kind wird die Häufigkeit und Heftigkeit seines oppositionellen Verhaltens steigern („das Kind ist ungeheuer eigensinnig" – Hering), oder auch die seiner Wutanfälle. Das unlenkbare Thuja-Kind kreischt voller Wut und Entsetzen und nimmt keine Vernunft an, wenn man sich in seine fixen Ideen einmischt (ein Kleidungsstück, das zu tragen es sich in den Kopf gesetzt hat, oder ein bestimmtes Nahrungsmittel, das es essen möchte – ungeachtet dessen, wie unpassend dies zu dieser Gelegenheit sein mag) oder wenn es seine Arbeit oder sein Spiel für eine Mahlzeit unterbrechen soll. Es macht ein vollkommen unverhältnismäßiges Theater, wenn es auch nur ermahnt oder gerügt wird („beim geringsten Widerspruch wirft er sich schreiend vor Wut auf den Boden und kommt außer Atem" – Allen). Dieser Mangel an Selbstdisziplin und Selbstkontrolle, vor allem in Kombination mit seiner Unfähigkeit, sich auf die Gegebenheiten zu konzentrieren, führt dazu, dass das Kind häufig mit der alles mögliche einschließenden Diagnose „Hyperaktivität" oder „Aufmerksamkeitsstörung" belegt wird.

---

[*] *Dreifachimpfung. Ein Schuß ins Dunkle.* Von Harris L. Coulter und Barbara Loe Fisher. Sicherlich rühren viele dieser Verhaltensmuster tatsächlich von der ursprünglichen Impfung her, der Zusammenhang ist jedoch bei Säuglingen nur schwer zu beweisen. Die direkte Ursache und Wirkung ist für Eltern besser beim älteren Kind zu unterscheiden – daher nach der Wiederholungsimpfung.

Viele dieser Fälle werden mehr oder weniger stark auf Thuja reagieren.

Das Mittel hat selbst zutiefst asoziale und gewalttätige Verhaltensmuster bei Kindern verändert. Ein vaterloser siebenjähriger Junge war stets grob, ungehorsam, hinterlistig — und gelegentlich gefährlich. Wenn er bei seiner Mutter auf Widerstand stieß, griff er sie mit Scheren, Messern oder einem Hammer an. Anschließend pflegte er dies wirklich zu bereuen, aber schon seit frühester Kindheit war er anfallsweise nicht in der Lage, seine gewalttätigen Ausbrüche zu kontrollieren. Die sorgfältige Erkundung seiner Impfgeschichte legte dem Arzt nahe, dass es zu einem Impfschaden gekommen sein könnte, und dass der Junge möglicherweise in diesen Momenten eine Art Krampfanfall hatte (ebenfalls eine bekannte Folge von Impfungen). Folglich wurde Thuja 10 M verschrieben und ein paar Monate später wiederholt. Das war das Ende seines soziopathischen Verhaltens, der Junge ist heute ein freundlicher, sanftmütiger Teenager.

Verhaltens- und psychische Veränderungen als Folge von Impfungen nehmen gelegentlich so subtile und sogar amüsante Formen an, dass sie wahrscheinlich nur dem homöopathisch Geschulten auffallen. Eine Zweijährige fing nach ihrer DPT-Auffrischungsimpfung an, laut zu heulen, wenn ihr Vater sie liebevoll abends in den Schlaf sang, wie er es in der Vergangenheit getan hatte. Sobald er aufhörte zu singen, hörte sie auf zu weinen; er versuchte es wieder, und zu seiner schmerzlichen Überraschung geschah wieder dasselbe. Dies war sicher eine einzigartige Variation des Thuja-Symptoms „kann keine leise, sanfte Musik ertragen" (Allen), bzw. „Musik bringt ihn zum Weinen" (Hering), zumal dies nach einer einzigen Gabe des Mittels nie mehr passierte.

Ein anderer Fall war ein etwas älteres Mädchen von fünf Jahren, das nach seiner ersten Polio- und Tetanusimpfung, die es erhielt, bevor es in ein Zeltlager ging, anfing Wörter auf amüsante Art und Weise zu verwechseln. Die „Nördliche Eulen-Straße", in die ein Freund kürzlich gezogen war, wurde zur „Nördlichen Heul-Straße"; oder das Kind fragte, neidisch auf die Begeisterung, mit der seine ältere Schwester las, wann *es* denn endlich alt genug sei, um die Bücher von Luisa May Alcohol[*] zu

---

[*] Luisa May Alcott, bekannte amerikanische Autorin von Jugendbüchern. (Anm. d. Übers.)

lesen; fanden die Eltern sein Verhalten indiskutabel, wurde dies nun zu „indiskretabel", und das Mädchen bedauerte die „Abregung", die dies verursachte. Bis Thuja leider diesen drolligen Fehlleistungen ein Ende setzte.

Eine andere Variante dieser subtilen Langzeitschäden durch Impfung fand sich bei einem Sechsjährigen, der – frühreif wie ein Jugendlicher – unzufrieden zu Hause herumhing und unfähig war, sich die Zeit zu vertreiben. Ständig suchte er nach neuen Reizen, war aber mit nichts zufriedenzustellen. „Ich kann das Leben nicht ertragen. Es ist so langweilig! Ich will sterben" („wünscht sich den Tod" – Kent). Nach einer Einzelgabe von Thuja in hoher Potenz wurde er zufriedener und brauchte weniger Aufmerksamkeit und Stimulation.

Irgendwo zwischen dem Zustand völligen Rückzugs aus dieser Welt (dem Plötzlichen Kindstod) und dem partiellen Rückzug in die Regression des Verhaltens, des sozialen Bewusstseins oder der Auffassungsgabe, finden wir eine Form des Abgetrenntseins, die als Autismus bekannt ist – dessen Einsetzen ebenfalls mit Impfungen in Verbindung gebracht worden sind.[*]

Natürlich können neben Impfungen auch andere Faktoren, wie Hirnschäden unter der Geburt, hohes Fieber oder Enzephalitis, Kopfverletzungen und ähnliches bewirken, dass das autistische Kind sich verschließt und auf eine andere Bewusstseinsebene flieht. Eltern haben jedoch wiederholt versichert, dass sich das Kind vor der ersten Impfung oder einer der Auffrischungsimpfungen normal zu entwickeln schien. Ein paar Stunden, Tage oder höchstens Wochen nach der Impfung fing es dann plötzlich an, mit fixem Blick zu starren, wenn es jünger ist („Kind starrt nach Impfung" – Hering), allmählich den Augenkontakt zu vermeiden oder eine „Abneigung gegen Berührung" (Hering) zu entwickeln. Das ältere Kind verliert seine sprachlichen Fähigkeiten („Kind spricht nicht nach Impfung" – Hering) oder zieht sich auf andere Art in sich selbst zurück, in eine eigenartige Stille.

In Anbetracht all dessen, was oben gesagt wurde, dürfte es nicht überraschen, dass diese schweigsamen Kinder, deren Seele sich teilweise

---

[*] *Dreifachimpfung. Ein Schuß ins Dunkle.* Von Harris L. Coulter und Barbara Loe Fisher.

von ihrem Körper und deren Geist sich auf vielfältige Weise von dieser Welt gelöst hat, häufig auf Thuja reagieren – obwohl das Mittel natürlich Autismus nicht heilt und wir auch nicht in der Lage sind zu beurteilen, wie es in diesen jenseitigen Sphären genau wirkt. Was wir jedoch beurteilen können, ist seine Wirkung in dieser, unserer eigenen Realität, und hier lassen sich doch subtile Verbesserungen des sozialen Verhaltens und sonstiger Fähigkeiten des autistischen Kindes beobachten: bezüglich seiner Tischmanieren, der Kontrolle über seine Wutausbrüche, oder auch der Urin- und Stuhlkontrolle.

Möglicherweise verringern sich Rigidität und widerspenstiges Verhalten, oder seine Aufmerksamkeitsspanne vergrößert sich; gelegentlich kommt es auch zu einer deutlichen Verminderung von Anfällen. Manchmal wird auch ein Kind nach dem Mittel besseren Augenkontakt zeigen – es schaut auf eine Person, statt durch sie hindurch zu starren; ein anderes wird besseren Kontakt zu Familienmitgliedern finden; gelegentlich beginnt das Kind, das eine Abneigung hegt, berührt zu werden, wie autistische Kinder es oft tun, besser auf körperlichen Kontakt und Zärtlichkeiten zu reagieren usw. (eine ausführlichere Analyse der Thuja-Aspekte bei Autismus findet sich im Anhang auf S. 136ff.).

Es ist ebenso wahr, dass der potenzierte Lebensbaum nicht global in allen Fällen von Impfschäden bei Kindern wirkt, trotz Clarkes halb scherzhafter Bemerkung: „Die Leute sind alle geimpft und trinken Tee", daher könne auch jeder von Thuja profitieren (zitiert bei Tyler). Bei jeder Beschwerde, auch der Impfkrankheit, bleibt die *Individualisierung* der wichtigste Grundsatz homöopathischer Verschreibung. Die wohldokumentierte Heilwirkung von Thuja und *Medorrhinum* bei impfgeschädigten Personen spricht jedoch für eine Verbindung zwischen dem sykotischen Miasma und einer Neigung zu einer (durch die Inokulation) geschwächten Verbindung mit dieser Realität.

Auch bei nicht geimpften Kindern können Beschwerden, die geistige Verwirrung, soziale Unangepasstheit und Unreife unterschiedlicher Schwere spiegeln, auf eine Thuja-Diathese hinweisen. Das Kind wird durch Aufregung oder Müdigkeit allzu schnell aus dem Gleichgewicht gebracht, oder es ist emotional zu instabil und leicht aus der Fassung zu bringen („grundlos erregt … weint einmal und lacht dann wieder" –

Allen). Diese Geistessymptome können von leichten neurologischen Störungen begleitet sein oder von irgendeiner Form von Wachstums- und Entwicklungshemmung.*

Seine intellektuellen Fähigkeiten können wenig geordnet sein, oder es hat Schwierigkeiten, sich etwas zu merken. An einem Tag weiß das Kind etwas, am anderen nicht. Manchmal buchstabiert es Worte richtig, manchmal nicht (*Barium carbonicum*); oder es spricht langsam und hat Wortfindungsschwierigkeiten. Häufig werden andere aufhören ihm zuzuhören und zu anderen Themen übergehen, bevor das Kind Zeit hatte, einen Satz zu beenden. Es macht unpassende Bemerkungen, die offensichtlich irrelevant sind für das Thema, das gerade besprochen wird; oder es spürt seine Unbeholfenheit und spricht mit einem Anflug von Melancholie (und häufig zu laut), um sein Handikap zu kaschieren. Diese Art, sein Gefühl, „fremd" zu sein, zu kompensieren, erinnert an Menschen, die schlecht hören, und um ihr Defizit zu überspielen, laut sprechen ohne zuzuhören. In extremen Fällen nimmt das Kind, in seinem Gefühl, anders zu sein, von dieser Welt ausgeschlossen – und daher ungeliebt und ungewollt – zu Tränen und Wutanfällen Zuflucht. Gleichzeitig jedoch kämpft es mit jeder Faser seines Wesens dagegen, irgendwelche Verantwortung zu übernehmen oder sich auf eine intellektuelle Herausforderung einzulassen, die seine soziale Unbeholfenheit und geistige Verwirrung vielleicht mindern könnte.

Den Eltern zufolge ist die Wirkung von Thuja auf ihre etwas „außen vor" stehenden Kinder die, dass es sie „präsenter" oder „mehr einbezogen" macht.

Zum Schluss kommen wir zu dem ernsten („bemerkenswerte Ernsthaftigkeit bei einem jungen Mädchen" – Allen), altklugen, künstlerisch veranlagten (jedoch nicht autistischen) Thuja-Kind, das zwar von zarter Gesundheit ist, jedoch eine starke Vorstellungskraft besitzt, die (ob nun geimpft oder nicht) eine Tendenz hat, abzuheben oder sich in Phantasien zu verlieren („Tagträumereien" – Allen).

---

* Der Leser, der weitere Symptome des Thuja benötigenden Kindes im Allgemeinen sucht, sei auf Borlands *Kindertypen* und Burnetts *Delicate, Backward, Puny, and Stunted Children* verwiesen.

Kind und „Vakzinose"

Thuja war das Mittel eines sechsjährigen Mädchens, das an schlechten Ess- und Schlafgewohnheiten sowie an Aphthen litt[*]. Sie war sehr empfänglich für die subtileren Energien der Natur. Zum Beispiel hörte sie Stimmen in Wind und Meer, behauptete, jeder Fels in Neuengland spreche zu ihr, und führte längere Gespräche mit Erdgeistern, die in Bäumen und Blumen wohnten. Ihren Eltern blieb nichts anderes übrig, als sie mit ihren Behauptungen beim Wort zu nehmen, gleichzeitig war jedoch auch nicht zu leugnen, dass sie eine besondere Art des Umgangs mit Tieren zeigte, ihre Bedürfnisse und Gefühle verstand und mit ihnen fast so kommunizierte, wie andere Kinder mit ihren Spielkameraden, und auch, dass ihrer Beschreibung der Begegnungen mit den Naturwesen eine poetische Unmittelbarkeit eigen war.

Dieses Kind setzte, ohne es zu wissen, die Tradition der „ätherischen" (Hubbard) Kinder fort, die einen besonderen Zugang zu den geistigen Aspekten der Natur besitzen. Ein solches frühreifes Mädchen war Opal Whiteley, die um die Jahrhundertwende in einem Holzfällerlager in Oregon geboren wurde und aufwuchs. Sie schrieb im Alter zwischen fünf und sieben Jahren ein Tagebuch, das diese besondere Qualität von Thuja, das „fast zu sensibel für diese Welt" ist, wunderbar einfängt („außerordentliche Empfänglichkeit für Eindrücke" – Allen).

„Ich hab so gedenkt, ob die Kartoffeln, die hier wachsen, von den Liedern der Sterne wissen... und ich habe gesehen, wie die Sterne mit Freundlichkeit auf sie runterschauen... Und der Wind ist auf dem Feld rumgegangen und hat mit den Erdgeistern dort gesprochen. Ich bin ihm durch die Reihen nachgelaufen. Ich habe gefühlt, wie sie da waren...

Nun sind die Tage der braunen Blätter gekommen... Sie flattern auf den Grund. Wenn die braunen Blätter flattern... sprechen sie mit dem Wind. Ich höre, wie sie von den Tagen erzählen, wie sie gebor'n wurden, wie sie als Blätter auf die Welt kamen... Sie haben erzählt wie sie vorher in der Erde und der Luft waren, vor den Tagen, an denen sie auf dem Baum gebor'n wurden. Und nun an den grauen Wintertagen gehen sie wieder zur Erde zurück."[**]

Oder mit etwas dunklerer Färbung:

---

[*] Thuja verdient übrigens, in Anbetracht der Tatsache, dass es eines der besten Mittel für diese häufige Beschwerde ist, einen höheren Grad in der Rubrik Mund, Aphthen im Kent'schen *Repertorium*.
[**] Aus *The Diary of Opal Whiteley: the Journal of an Understanding Heart*. The Atlantic Monthly Press, Boston 1920.

Thuja

„Ich hab mir gedenkt, ob ich früher ein Baum war, der im Wald wächst; dann sind alle Bäume meine Brüder … Ich hab mich gefragt, wie ich mich fühlen würde, wenn ich ein klitzekleines Stückchen Holz wäre, das aus einem ganz großen Baum rausgehackt würde. Ich habe gefühlt, was die Bäume fühlen. Sie haben sich ganz traurig gefühlt …"*

Es ist nicht ungewöhnlich für das frühreife Thuja-Elfenkind, sich wie ein Erwachsener zu unterhalten oder originelle Redewendungen zu benutzen, ja sogar sich wie ein kleiner Philosoph auszudrücken – sehr zum Amüsement seiner Eltern.

Auf typische Thuja-Art war Opal auch überzeugt, dass sie nicht zu der Familie gehört, in die sie hineingeboren wurde, sondern dass sie ein Findelkind war, das von französischen Aristokraten abstammte. Eigenartigerweise ist ihr Tagebuch sowohl mit französischen Ausdrücken und Redewendungen gespickt als auch mit Verweisen auf die klassische Literatur, von denen man sich unmöglich vorstellen kann, wie sie diese in einem Holzfällerlager in Oregon im Jahre 1902 aufgeschnappt haben soll.

Ein literarisches Beispiel für einen Thuja-Jungen ist Fodder-wing (aus Marjorie Kinnan Rawlings Roman *The Yearling*), das zarte, weltfremde Kind, das in eine Familie von stämmigen, rauhen Hinterwäldlern in Florida hineingeboren wurde und das, um seine körperliche Missbildung und seinen leichten geistigen Defekt auszugleichen, eine ausgefallene Phantasie und eine nachtwandlerische Art entwickelt, sich des pelztragenden und gefiederten Wilds in den Sümpfen anzunehmen. So stark ist seine Verbundenheit mit der umgebenden Natur, dass sein Geist selbst nach seinem Tod (wie sein Freund Jody Baxter spürt) im buschbestandenen Hinterland Floridas fortlebt:

> Etwas von Fodder-wing war immer da gewesen, wo die wilden Tiere fraßen und spielten. Etwas von ihm würde immer bei ihnen sein. Fodder-wing war wie die Bäume [vergleiche den Lebensbaum]. Er war von der Erde, wie sie zur Erde gehörten, mit seinen knorrigen Oberflächenwurzeln im Sand … Ein Teil von ihm war immer außerhalb seines verformten Körpers gewesen. Er war gekommen und gegangen wie der Wind.

In der klinischen Praxis finden sich Beispiele für solche Kommunikation auf der Ebene außersinnlicher Wahrnehmung weniger häufig bei Jun-

---

* Aus *The Diary of Opal Whiteley: the Journal of an Understanding Heart*. The Atlantic Monthly Press, Boston 1920.

gen als bei Mädchen (vielleicht weil erstere eher zögern, diese Seite ihres Wesens zu offenbaren), und wenn diese Eigenschaft doch einmal zu sehen ist, ist es eher wahrscheinlich, dass sie unbewusst geschieht.

Die Öffnung an der Spitze des Penis eines Vierjährigen war so verstopft mit einem hartnäckigen, orangefarbenen, krustenbildenden Ausfluss, dass er eines Morgens beim Aufwachen nicht urinieren konnte, bevor die Kruste nicht abgeschält war. Eine Gabe Thuja C 200 beugte einer Wiederholung dieses Symptoms vor. Sie linderte zufällig auch gleichzeitig die nächtlichen Albträume des Jungen, aus denen er um sich schlagend und schreiend aufwachte mit den Worten „Marne! Ypres! Verdun!" Eine lange Zeit hatten seine Eltern, die dachten er schreie „Mama! Hepar für Dad!" (ein Mittel, das der Junge schon öfter für seine Halsschmerzen bekommen hatte), ihm zuzusichern versucht, dass Dad völlig gesund war und sein Hepar auch schon bekommen hatte, bis er eines Tages, als er aus seinen Träumen aufwachte, schluchzend beschrieb, wie geschossen wurde und er versuchte, aus „großen Löchern" herauszuklettern („Träume, von Schlachten" – Kent). Ganz sicher konnte diese Art von Information aus dem Ersten Weltkrieg nicht aus seiner noch sehr begrenzten Vorschulbildung stammen – und auch nicht daher, dass er so etwas im Fernsehen gesehen hätte. Dies war etwas, was diese Familie noch nicht einmal besaß.

Pro und Kontra

Viele der Theorien, die in diesem Portrait entwickelt wurden, sind zugegebenermaßen anfechtbar, und es wird Homöopathen geben, die nur wenig Sinn darin sehen, das Übernatürliche in unsere schon genügend komplizierte Materia medica hineinzuziehen. Niemand kann in der Tat sicher sagen, ob es sich bei den „Als-ob-Empfindungen" von Thuja um echte Kontakte mit einer anderen Realität oder um das Ergebnis einer überaktiven, überstimulierten, gelegentlich sogar krankhaften Einbildungskraft handelt. Auf der einen Seite wird uns mit stets zunehmender Wucht eingehämmert, dass da „mehr Dinge zwischen Himmel und Erde sind, Horatio, als wir uns je haben träumen lassen"; auf der anderen Seite ist es denkbar, dass das Übernatürliche nicht außerhalb von uns, sondern in uns zu finden ist – in unserem Unbewussten, unserer Vorstellungskraft, unseren unbewussten Erinnerungen. Vielleicht bezieht sich die individuelle Psyche auch bloß auf archetypische oder transpersonale Erfahrungen der Menschheit, auf das, was Jung das „kollektive Unbewusste" nennt. Es ist selbst möglich, dass diese ganze Welt von positiven und negativen Wesen lediglich ein Produkt der Psyche ist, in ihrem Versuch, Schuld zu entpersonalisieren und auf diese Weise das Ausmaß persönlicher moralischer Verantwortlichkeit zu minimieren.

Glücklicherweise ist es nicht notwendig, dass der Arzt darüber entscheidet, wie objektiv oder wissenschaftlich gültig oder ungültig die Empfindungen eines Patienten sind. Die „Als-ob-Empfindungen", die ihn zum Simillimum führen, stellen die individuelle *Form* dar, die die Energie eines Patienten wählt, seine daraus resultierende Gestalt[*].

„Emporsteigen von dunklen Gedanken, die Unwohlsein und Furcht vor Unglück verursachen" (Allen) ist, wie wir gesehen haben, eine der „Formen", die die gestörte Energie von Thuja annehmen kann. Eine andere Form ist die Last des unerträglichen, gleichzeitig jedoch ununterdrückbaren Gewissens. Der Leidende beginnt sich zu fragen: „Was will mein stets aktives Gewissen von mir? Woher kommen diese Gefühle von Furcht, Entfremdung und Schuld?" Oder (wenn übersinnliche Phänomene ihn bedrängen): „Warum lassen mich die Geister nicht in Ruhe?" Zum Teil ist Thuja nämlich ein pflichtbewusstes, gut gesinntes („gewissenhaft" – Kent) Kind, das seine Eltern, Lehrer oder andere Autoritätspersonen zufrieden stellen möchte, aber, da es widersprüchliche Botschaften erhält, nicht weiß, wie es reagieren soll. Wenn Thuja übernatürliche Erscheinungen verspürt und sie als Bedrohung seines verwirrten und unsicheren Ichs empfindet („Das Übermaß des Ätherischen lässt nur wenig Raum für das Ego" – Hubbard), kann er jedoch gleichzeitig mit dem Ärger und der Irrationalität eines Heranwachsenden dagegen rebellieren und den lenkenden Einfluss derer, die ihm unbedingt helfen wollen, zurückweisen. Alles in allem reiht sich Thuja unter die ein, die berufen (weg von dieser Welt, hin zu inhaltsreicheren Realitäten), aber (aus Gründen, die sie nicht kennen oder gegen die sie nicht angehen können) nicht auserwählt sind.[**]

---

[*] Deutsch im Original. (Anm. d. Übers.)
[**] „Denn viele sind berufen, aber wenige sind auserwählt." (Matthäus 22:14)

Natürlich muss der Homöopath keine eigene Erfahrung mit paranormalen Phänomenen besitzen, um ihre Gültigkeit bei anderen zu respektieren*, noch braucht er das Übernatürliche als ultimative Wahrheit zu akzeptieren. Vom Übernatürlichen zu sprechen, wirft einfach Licht auf Thuja. Bei anderen Mitteln, wie *Pulsatilla* oder *Arsenicum album*, würden solche Argumente unser Verständnis des Mittels nicht erweitern.

Der Arzt, der sich der Maxime von Paracelsus verschrieben hat, dass der Mensch ein Mikrokosmos im Makrokosmos des Universums ist, und dass das Innere des Menschen und die äußere Welt eins sind (siehe „Einführung"), wird die Existenz anderer Sphären der Realität in Betracht ziehen. Er wird die Fähigkeit der homöopathischen Mittel, das erweiterte menschliche Bewusstsein anzusprechen, ehren und kann die Beobachtung machen, dass seine Patienten von einer partiellen und unklaren Sicht der sie bedrängenden geistigen Welt zu einem klareren und daher heilenden Verständnis dieser Welt gelangen. („Wir sehen jetzt durch einen Spiegel ein dunkles Bild; dann aber von Angesicht zu Angesicht. Jetzt erkenne ich stückweise; dann aber werde ich erkennen, wie ich erkannt bin." – 1. Korinther 13:12; man erinnere sich an die Empfindung von Thuja, er sei „aus Glas".)

Diese Beobachtungen lassen erkennen, dass homöopathische Arzneimittel ihre tiefe Wirkung genau dadurch erzielen, dass sie auf der unbewussten, archetypischen, übernatürlichen und spirituellen Ebene wirken. Nur volle Anerkennung und Wertschätzung dieser Ebenen werden sowohl Patient als auch Verschreiber in die Lage versetzen, die sich täglich erweiternden Dimensionen der Welt in der wir leben zu begrüßen, mit einem Ausruf, der ähnlich lautet wie der Mirandas im *Sturm***, „Oh, schöne neue Welt, die all diese Ebenen der Realität in sich vereint!"***

---

* Die Autorin hat, zu ihrem großen Bedauern, niemals das Glück gehabt, eine Reise in ein früheres Leben zu erleben, oder von Erscheinungen oder prophetischen Träumen gesegnet zu werden; noch hat sie je mit einem Kobold oder Elf gesprochen.
** Drama von William Shakespeare. (Anm. d. Übers.)
*** Eine glückliche Koinzidenz wollte es, dass Hahnemann in seiner *Reinen Arzneimittellehre*, Bd. 5 (Ausgabe von 1826), eben in Zusammenhang mit Thuja, über die Instinkt, Logik und normaler Lebenserfahrung entgegengesetzten Parameter der homöopathischen Lehre schreibt. In seiner Einführung zu dem Mittel, fährt er nach der Beschreibung des paradoxen Phänomens, dass Mikrodilutionen stärker wirken als Urtinkturen, in einer Fußnote fort: „Die Entdeckung, dass die rohen Arzneisubstanzen (trockene und flüssige) durch Reiben oder Schütteln mit unarzneilichen

Das Mittel Thuja occidentalis wird aus einer Konifere gewonnen, die zu der Familie der Zypressen und Zedern gehört.

Von alters her haben Zypressen Begräbnisplätze geschmückt, ihre wohlriechenden Öle wurden beim Einbalsamieren benutzt. Ihr Holz vermodert nicht und wurde benutzt, um Särge herzustellen, außerdem wurde es aufgrund seines intensiven Geruchs in Opferfeuern verbrannt (die Homöopathische Pharmakopeia der Vereinigten Staaten weiß zu berichten, dass der Name Thuja vom griechischen „thyra" – opfern – abgeleitet ist). Nach der griechischen Mythologie war dieser Baum dem Gott der Unterwelt und des Totenreichs, Pluto, geweiht. So sind auf vielfältige Weise die Bäume der Familie der Zypressen mit dem Tod assoziiert.

Als robustes Immergrün jedoch, fähig in praktisch jedem Klima und Boden zu überleben, ist Thuja mit seinen nie verwelkenden Zweigen, die vom Versprechen auf ewiges Leben erzählen, ebenso assoziiert mit der Unsterblichkeit.

Die Opferung oder der Tod des alten Lebens und die Geburt eines neuen dienen als passende Bilder für die bemerkenswerten Heilkräfte von Thuja. Das Mittel kommt dem niedergeschlagenen Patienten zu Hilfe, der seine Richtung verloren hat und sie in einer Welt wiederfinden muss, die über jene hinausgeht, die auf unsere fünf Sinne begrenzt ist. Assoziationen wie diese helfen uns, die volle Bedeutung dieser gewöhnlichen, häufig vorkommenden buschigen Konifere zu ermessen, die den großartigen Namen *Arbor vitae – Lebensbaum* verliehen bekam.

Anhang

Bis jetzt haben autistische Kinder in ihrer eigenen, stillen Welt gelebt, anscheinend der Realität um sie herum weitgehend nicht gewahr, und unfähig mit anderen zu kommunizieren. Seit kurzem erlaubt uns eine

---

Dingen ihre Arzneikraft immer mehr entfalten und in desto großerm Umfange, je weiter, länger und mit je mehr Stärke dieses Reiben oder Schütteln (...) fortgesetzt wird, *so dass aller materieller Stoff derselben sich nach und nach in lauter arzneilichen Geist aufzulösen und zu verwandeln scheint* [Hervorhebung durch die Autorin] (...) ist von unaussprechlichem Werthe..."

Mit diesen Worten führt Hahnemann selbst den geistigen Faktor in die homöopathische Gleichung ein.

Endeckung einer Australierin, Rosemary Crossley, das Wesen einer Anzahl dieser Kinder zu verstehen. Indem sie Worte, Redewendungen und ganze Sätze auf einem Laptop-Computer oder Facilitator (einer speziell hergestellten Schreibmaschine mit Drucker) eingeben, beginnen sie aus ihrer Isolation herauszutreten und ihre Gedankenprozesse verständlich zu machen.

Wie vorherzusehen, ist eines der häufigsten Themen in ihrer Kommunikation das Gefühl der Entfremdung von anderen Menschen: „Ich möchte ein normaler Mensch sein"; „Ich möchte reden wie andere Kinder"; „Ich will nicht anders sein als andere Kinder"; „Warum wurde ich anders als andere Menschen geboren?"; „Ich möchte kein Spinner sein"; „Ich möchte in der Welt mit den anderen Menschen sein, und nicht im Weltraum"; „Ich möchte zur Schule gehen wie die anderen Kinder und nicht mit den behinderten Kindern." Und eine Zehnjährige schrieb für ihren Lehrer: „Ich bin Ihnen dankbar, dass Sie mich normal behandeln und nicht wie ein behindertes Kind."

Thuja kann die schon in diese Richtung begonnene Heilbehandlung unterstützen. Zum Beispiel können Kinder, die im Umgang mit dem Facilitator bereits geübt sind, die jedoch darauf angewiesen sind, dass ihre Hand gehalten wird, um das Vertrauen in ihre neuromuskuläre Kontrolle zu fördern und diese zu unterstützen, nach Einnahme des Mittels mutiger oder auch koordinierter werden. Sie möchten nur noch, dass Handgelenk oder Ellbogen gehalten werden; oder es kann schon eine Berührung an der Schulter genügen, um Kontakt zum Boden zu behalten.[*] Ein Kind schrieb nach mehreren Gaben des Mittels in hoher Potenz: „Mein Geist und mein Körper gingen getrennte Wege. Nun versuchen sie, eher zusammen zu bleiben." Oder das Kind nimmt mehr von der Welt um sich herum wahr und zeigt zunehmend Neugier und den Wunsch, an seinem Schicksal mitzuwirken. Ein älteres Mädchen schrieb nach der Behandlung mit Thuja Fragen wie: „Wie funktioniert Homöopathie? Was bewirken die Mittel? Wie lange werde ich brauchen, um sprechen zu lernen? Es gibt so viele wundervolle Dinge, die ich gerne tun möchte."

---

[*] In dieser Rolle dürfen jedoch auch *Calcium carbonicum* und *Silicea* nicht unberücksichtigt bleiben.

Auch scheint hier der Ort zu sein, die deutlichen „Als-ob-Empfindungen" von Thuja zu erwähnen, die Kinder und junge Erwachsene ausdrücken. „Wenn ich berührt werde, habe ich das Gefühl, dass ich zerbreche"; oder „Wenn ich berührt werde fühlt es sich an, als ob meine Knochen zusammengeklebt würden und nicht mehr auseinander gehen"; oder, wenn Thuja geholfen hat, ihre neuroleptische Medikation herabzusetzen, „Ich fühle mich nicht mehr so hölzern und wie ein Zombie" (man erinnere sich an die Thuja-Empfindungen, er sei „aus Holz" oder „in der Unterwelt").

Der Facilitator hat darüber hinaus autistischen Kindern ermöglicht, ihre übersinnlichen Erfahrungen mitzuteilen – eine Reihe davon sind eng verwandt mit den „Wahnideen" von Thuja, die bereits diskutiert wurden. Sie scheinen ein eigenes Leben zu führen, das sich nur teilweise in der Realität abspielt (tatsächlich lautet die Definition von Autismus im Webster „Vertieft in ... Tagträumen, Phantasieren, Wahnideen und Halluzinationen ..., gewöhnlich begleitet von ausgeprägtem Rückzug aus der Realität"). Darüber hinaus ist von Eltern und Pflegenden schon lange vermutet worden, wenn sie ihre Schützlinge beobachten, wie sie aufhören zuzuhören, als ob sie eine Stimme hörten, dann lächeln und lachen oder weinen und ungehalten schauen, dass sie offenbar mit jemand anderem sprechen. Nun beginnt man langsam, dieses seltsame Verhalten zu verstehen. Eine Reihe von ihnen spricht mit geistigen Führern.

Eine autistische Neunjährige erstaunte, nachdem sie gelernt hatte mit dem Facilitator umzugehen, ihre völlig ahnungslosen Eltern mit der Mitteilung, dass sie einen geistigen Freund habe, der sich Samos nenne und mit dem sie ständig kommuniziere. Dieser geistige Freund verhalf ihr zu der Einsicht, dass der Sinn ihres Lebens darin bestehe, „Neuroendokrinologie" zu studieren (ein Wort, das ihre Eltern noch nicht einmal kannten) und dazu beizutragen, eine neurologische Therapie für autistische Kinder zu finden, und dass sie dank Samos nun ihren Auftrag hier auf der Erde verstehe und froh sei zu leben. (Die Überzeugung, dass sie in diese Welt als Autisten gekommen seien, um anderen zu helfen, ist ein häufiges Thema bei diesen Kindern.)

Ein anderes Mädchen, das drei volle Tage nach ihrer DPT-Impfung geschrien hatte, und das noch nicht einmal mehr „Mama" sagen konnte, beschrieb, wie ihre geistige Freundin Dorothea ihr das Lesen beibrachte als sie vier Jahre alt war. Mit vierzehn schrieb sie Gedichte. Folgender Auszug aus einem Gedicht dieses Mädchens verschafft einen seltenen Einblick in das Wesen eines autistischen Kindes:

Zu versuchen heißt zu versagen, daher hilft beides mir nicht,
Nur für Momente beschwichtigt mich mein nachlassender Wahnsinn,
Wenn ich zu einer gewöhnlichen Darstellung dessen neige,
    was von mir erwartet wird.
Ihr wollt Normalität sehen.
Nun, ich finde die Aufgabe setzt mich gefangen
Hinter Gitterstäben mächtiger Überzeugungen,
    rechtschaffen verfügt von wortmächtigen Anderen,
Die sich unterstehen, Grenzen zu setzen.
Ich versuche es, aber wenig hilft nichts ...

Eve Hanf-Enos

Diese bemerkenswerten Kinder sprechen jedoch nicht. Die meisten sind noch nicht einmal in der Lage sich anzuziehen oder zu waschen, ihre Haare oder Zähne zu bürsten oder auch nur alleine auf die Toilette zu gehen.

Warum leisten sie einen so entschlossenen Widerstand gegen das Größerwerden? Warum zögern sie, ihre Fähigkeiten, ihr häufig brillantes Denken zu zeigen? Wenn man sie fragt, ist die Antwort jedes Mal die gleiche: „Ich kann nicht!" – „Ich habe Angst!" – „Ich will nicht unabhängig sein!" Das entschieden kompromisslose Kind weiß genau, dass so lange es stumm bleibt, man für es sorgen wird; wenn es Fertigkeiten zeigt (selbst die geringsten), wird es gezwungen werden, Verantwortung zu übernehmen und mit der gefürchteten Unabhängigkeit konfrontiert werden. Der Hintergrund dafür scheint eine maßlose Furcht zu sein. „Eine namenlose, bodenlose, undefinierbare, stets präsente Angst", wie ein autistischer Jugendlicher sich ausdrückte und hinzufügte, dass es unaufhörlicher Anstrengung und Wachsamkeit bedürfe, um nicht von diesem stets drohenden Gefühl überwältigt zu werden.

Es scheint, als wirke das Gefühl der Ungerechtigkeit, eine fremde Substanz eingeimpft (inokuliert) bekommen zu haben, als Katalysator für die angeborene Wut des Kindes gegen die ganze Härte und Grausamkeit dieser Welt – eine Welt, die so furchterregend ist, dass die empfindsame Seele nichts mit ihr zu tun haben möchte. In der Tat teilen manche Kinder mit, sobald sie den Facilitator bedienen können, sich daran erinnern zu können, dass sie bereits „in utero" nicht auf diese „hässliche" Welt kommen wollten; dass sie nicht wissen, warum sie in diese „feindliche" Umgebung hineingeboren wurden; dass sie auf diesem Planeten nicht „inkarniert" werden möchten (man beachte die bemerkenswerten Formulierungen) – kurz, dass sie nicht hier auf diese Erde gehören. So erscheint es ihnen weitaus besser, in ihrer eigenen stillen Welt eingeschlossen zu bleiben, als sich hinaus in unsere große, bedrohliche Welt zu wagen.

Nicht überraschend ist auch, dass autistische Kinder häufig Schuldgefühle und Gewissensbisse zeigen. „Ich bin so schlecht, *so* schlecht!" – „Niemand liebt mich!" – „Menschen hassen mich!", schreiben sie. Da nichts in ihrem kurzen, behüteten Leben eine solche Schuld, eine solche Angst rechtfertigen könnte, ist es denkbar, dass diese kleinen Seelen von traumatischen Erfahrungen aus früheren Leben bestürmt werden – nicht nur in der Erinnerung, sondern auf unkontrollierte Art und Weise im Wiedererleben. Wenn man sie fragt, wie sie selbst ihre Ängste oder ihr erzwungenes Schweigen interpretieren, können sie sich auf die strengen karmischen Gesetze in Formulierungen beziehen wie: „Ich bezahle für meine früheren Leben."

Eve, die Autorin der eben zitierten Verse, war dieser speziellen Überzeugung. In einem anderen ihrer außergewöhnlichen Gedichte schreibt sie:

… Oh Götter, mit Verwunderung erleide ich
Diesen Kummer, der so tief.
Engel beneid' ich, sind so gut, so ätherklar.
Engel kann ich jetzt nicht sein, bin in der Dunkelheit da.
Ich bin Leid, macht mich traurig, das zu sagen.
Furchtbares Elend senkte sich bald auf mich,
Schwächte meine Seele, meinen Geist, daher
Bin verdammt ich, stets „nein" zu sagen
Zu den Engeln, die mit Silberzungen locken.
Weitere Sorge bin ich, von Schwertern geweiht,
Zu schneiden und dem einsamen Pfad zu folgen,
Heute und immerwährend morgen.

Dennoch verströmt sie am Schluss eines Gedichtes über ihre vielseitige Persönlichkeit den Geist der Akzeptanz:

… Ich bin wer wir sind,
Getrennt durch unseren gebeutelten Körper und vereint durch eine Seele,
Jeder von uns alleine, und alle ein Ganzes bildend.

Vielleicht sind viele autistische Kinder Leidtragende entweder von großer Angst, die sie in früheren Leben erlebt und von dort mitgebracht haben, oder von Schuldgefühlen für die Verbrechen, die sie an anderen begangen haben – oder sich einbilden begangen zu haben. Aber all dies bleibt im Bereich der Spekulation. Keine Spekulation ist, dass nicht nur ein paar wenige, sondern eine ganze Reihe dieser Kinder mit hoch entwickelten Fähigkeiten für die außersinnliche Wahrnehmung ausgestattet zu sein scheint.

Dies leuchtet ein. Diese in sich zurückgezogenen Kinder sind in den Begrenztheiten ihrer Körper gefangen (manche besitzen eine nur unzureichende Koordination; andere haben einen schwachen Muskeltonus; wieder andere leiden an Krampfanfällen, die sie kraftlos und erschöpft sein lassen), mit mangelnden sprachlichen und sozialen Fähigkeiten (viele der normalen, gesunden, körperlichen Ventile für frustrierte Emotionen sind ihnen nicht zugänglich, wie auch die Wege konventioneller Kommunikation), und so entwickeln sie paranormale Fähigkeiten. Häufig wissen sie genau, was in den Köpfen anderer vorgeht, was sich im Leben von geliebten Menschen abspielt, die in der Ferne weilen. Sie sind in der Lage, Antworten auf die Gedanken (nicht die Fragen) ihrer Eltern niederzuschreiben. Sie können genau wiedergeben, welche Ereignisse und Unterhaltungen stattfanden, wenn ein Familienmitglied in einem anderen Staat oder Land war.

Nur zu häufig ist das autistische Kind jedoch, in Übertreibung der angeborenen Empfänglichkeit von Thuja für Übersinnliches, und seiner Unfähigkeit, sich gegen dieses abzugrenzen, eher auf dessen erschreckende Merkmale abgestimmt. Einer dieser Kleinen pflegte sich in Fötusstellung zusammenzurollen und zu weinen und zu jammern, wann immer einer seiner älteren Brüder in der Ferne emotional Traumatisches erlebte; ein anderer Junge urinierte auf den Wohnzimmerteppich, wenn er die negativen Gedanken seiner Mutter nicht ertrug (er sprach von einer raffinierten Form der Erpressung)! Ein kleines Mädchen wachte auf und weinte kläglich, wenn seine Mutter in einem anderen Raum einen schlechten Traum hatte, während ein anderes Krampfanfälle in der Schule erlitt, wenn seine Eltern zu Hause einen Streit hatten.* Mit einem Wort, diese höchst sensiblen Kinder – und späteren Erwachsenen – sind mit mehr übersinnlicher Last beladen, als sie tragen können.

Daher die führende Rolle von Thuja.

---

* Eine etwas anders nuancierte Beobachtung ist, dass diese Kinder traumatische Erinnerungen nicht nur der frühen Kindheit besitzen, sondern auch pränatale Erfahrungen. Ein Kind erinnerte sich fast wörtlich an die Gespräche zwischen seinen Eltern, ob es abgetrieben werden solle oder nicht; ein zweites beschrieb genau das erschreckende, große, zudringliche Auge des Sonogramms, während ein drittes berichtete, wie es im Mutterleib fast verhungert wäre (seine Mutter hatte unter schwerer Übelkeit und Erbrechen während eines großen Teils ihrer Schwangerschaft gelitten).

Janusköpfiges Causticum

Das ausgewogene Individuum

Causticum ist eines jener bedeutenden Konstitutionsmittel, deren Persönlichkeit sich nicht so ohne weiteres einer homöopathischen Typologie unterwirft.

Der Fehler liegt weder bei den homöopathischen Ärzten, die es als „Polychrest höchster Ordnung" (Hering) erkannten und über die Jahrzehnte heroische Anstrengungen vollbrachten, um seine Psyche auszuloten, noch in einem Mangel an geistig-emotionalen Prüfungssymptomen, die umfassend sind. Das Problem liegt direkt im Mittel selbst. Es hat etwas von der Natur einer Vorspeise an sich – eines jener Mittel, die mit jedem Patienten, der darauf reagiert, ein besseres Verständnis seines Persönlichkeitsbildes versprechen, dieses Versprechen aber nie halten. So bleibt der homöopathische Appetit unbefriedigt und hungert nach mehr.

Schon die Herkunft von Causticum ist obskur. Für den in der Chemie nicht allzu sehr Versierten gibt Hahnemanns *Tinctura acris sine Kali* für die homöopathische Imagination sehr wenig her. Auch seine weitere Beschreibung, es sei „von ungewisser Natur und Stärke, muss daher exakt nach Hahnemanns Anweisungen hergestellt werden" (*Die homöopathische Pharmacopeia der Vereinigten Staaten*), gefolgt von detaillierten Anweisungen, wie der gebrannte Kalk zuzubereiten ist und mit doppeltsaurem, schwefelsaurem Kalium versetzt wird, ist kaum erhellender.

Außerdem ruft die Substanz, aus der das Mittel gewonnen wird, kein schönes Bild mit zugehörigen Assoziationen in uns wach, das es dem Arzt ermöglicht, ein abgerundetes Portrait zu schaffen – wie es zum Beispiel bei *Graphites* der Fall ist. Noch kann man sich die *Tinctura acris sine Kali* visuell vorstellen, um so zu einer „Signaturenlehre" zu kommen – wie bei *Thuja* („die harzigen Schwielen der Stengel und Blätter von Thuja occidentalis könnten Hinweise dafür sein, dass die Pflanze ein Spezifikum für Sykose und Warzen ist" – Teste, zitiert bei Clarke). Auch drängt sich keine Fülle an symbolischen Assoziationen auf, die die Natur des Mittels erhellen könnte – wie bei *Aurum metallicum*. Es stellen sich auch keine der archetypischen Figuren aus der griechischen oder der biblischen Mythologie ein, die Züge des Causticum-Bildes tragen, um ihm mehr Tiefe zu verleihen – wie Persephone bei *Pulsatilla* oder Lots Weib bei *Natrium muriaticum* (P 1). Schließlich, und vor allem, zeigt sich der Patient per se als wahre typologische Herausforderung – er ist nämlich im Wesentlichen von ausgeglichener, vernünftiger, umgänglicher Natur und wirkt ungemein normal.

Normalität ist nicht einfach zu beschreiben. Ihr fehlt die Eindringlichkeit, Extravaganz oder auch die Lebhaftigkeit, die den Extremen eigen ist. In der Literatur zum Beispiel braucht es den Genius eines Tolstoi (der ganze Scharen „normaler" Menschen beschrieb: Natascha Rostowas Familie in *Krieg und Frieden*, die Familie Scherbatow in *Anna Karenina*), oder einer Jane Austen (die freundlichen Musgroves in *Persuasion*, die meisten Mitglieder der unschicklichen, aber liebenswerten Familie Price in *Mansfield Park*), um solche Charaktere genauso faszinierend sein zu lassen wie jene der besessenen Exzentriker (die von gefährlichen Impulsen, Gier, irrationalen Ängsten oder komplexen Hass-Lieben getrieben sind), welche die Welt von Dickens, Balzac, Dostojewski und moderner psychologischer Autoren bevölkern.

Causticum lebt sein Leben verlässlich, emotional stabil, und weist eine „Normalität" im erhabensten Sinne des Wortes auf – es ist die Art und Weise, wie wir uns Menschen gerne in ihrem Sein und Handeln vorstellen. Er ist also in der Regel ein Beispiel dafür, wie die vier Persönlichkeitsaspekte C.G. Jungs (der sensorische, intuitive, intellektuelle und emotionale) vernünftig miteinander funktionieren, wobei keiner der Anteile auf Kosten der anderen übermäßig entwickelt ist.

Diesen Konstitutionstyp trifft man also unter den liebevollen Ehegatten, vernünftigen Eltern, angenehmen und nicht übermäßig schwierigen Kindern, umgänglichen Kollegen, verlässlichen Freunden – unter all jenen vernünftigen, gesetzestreuen Bürgern, die in den Situationen des Alltags klare Einschätzungen, feste Prinzipien und eine liebevolle Haltung gegenüber Menschen (und heutzutage auch gegenüber der Umwelt) zeigen.

Unser durchschnittlicher Causticum hat ein ausgeglichenes Temperament und achtet auf sich selbst, er neigt weder dazu, sein Leben durch übermäßiges Dramatisieren zu verkomplizieren, noch fühlt er sich als hilfloses Teilchen, das, dem Strom des Lebens preisgegeben, hin- und hergeschleudert wird. Die Tendenz von *Natrium muriaticum* und *Staphisagria*, sich wiederholt in emotional prekäre Situationen hineinzubegeben, um anschließend unkontrollierten Ressentiments zu erliegen, ist nichts für ihn. Er hat, eher wie *Sepia* oder *Silicea*, damit begonnen, Wege zu finden, um sich vor Ungerechtigkeit und Ausbeutung zu schützen (P 1 und P 2). Von Natur aus besitzt er ein Bewusstsein, das man hellenisch geprägt nennen könnte, das ihm ein gesundes Selbstwertgefühl ermöglicht und seine innere Haltung auf dem gründen lässt, was er *ist*, im Gegensatz zu dem jüdisch-christlichen Bewusstsein, das (im Idealfall) einen Menschen dazu bringt, sein Verhalten auf dem zu basieren, wie er sein sollte.

Folglich akzeptiert Causticum sich selbst („Hat eine recht gute Meinung von sich selbst" – Borland), ganz anders als *Arsenicum album*, der stets damit kämpft, sich selbst zu perfektionieren; oder zu *Lachesis* mit seinen zwei Seiten, die sich ständig bekriegen; oder zu *Sepia*, *Thuja* und *Aurum*, die allzu sehr zu Selbstvorwürfen neigen. Selten wird er unermüdlich daran arbeiten, sein Seelenleben zu verfeinern, und auch wenn er ein frommer Mensch ist, wird er keine übertriebenen religiösen Schuldgefühle annehmen. Beispielsweise erachtet er (im Gegensatz zu *Natrium muriaticum* und *Thuja*) in seiner Lebensphilosophie Leiden, spirituelles Ringen und Schmerz nicht als notwendige Bestandteile menschlichen Daseins, sondern als etwas, das eher zufällig ist – als einen Bestandteil des Lebens, mit dem man gelegentlich umgehen muss, bei dem man aber nicht zu verweilen braucht.

Wenn das Leben seine Pläne durchkreuzt oder seine Bestrebungen zunichte macht, wird er weniger sich selbst Vorwürfe machen, sondern diese Fehlschläge unglücklichen Umständen oder, noch bequemer, anderen zuschreiben. Wie ein Causticum, als er beschrieb, wie er sich angesichts von Rückschlägen selbst akzeptiert, vernünftig argumentierte: „Wenn Dinge in meinem Leben schief gehen – hey! Zum Teufel! Gewöhnlich tragen genügend Leute zu einem Fehlschlag bei – ganz abgesehen vom Zusammenspiel irgendwelcher Ereignisse, die jenseits menschlichen Einflusses liegen ... Und so wird die Verantwortlichkeit häppchengerecht aufgeteilt."

In der Tat konnte sich der Arzt sehr gut vorstellen, wie der Patient das wenige, was an eigener Schuld übrig blieb, sehr leicht handhaben konnte.

Diese von Selbstachtung zeugende Antwort spiegelt die Leichtigkeit wider, mit der der Typus sich in der Welt bewegt, und das Ergebnis ist, dass Causticum-Patienten homöopathische Hilfe mehr oder weniger vor allem bei körperlichen Problemen suchen. Unter ihren häufigsten Beschwerden finden sich verschiedene Formen von Schwäche und Lähmungen in isolierten, einzelnen Muskeln oder Muskelgruppen, von milden Formen wie temporärer Lähmung der Stimmbänder (Heiserkeit oder Aphonie) und dem bekannten unproduktiven Husten des Mittels (wobei man sich die Trockenheit als eine Art Lähmung der Lungen oder der Bronchien vorstellen kann, die den Patienten hindert, tief genug zu husten, um den Schleim hochzubringen), über die gewichtigere zeitweise Lähmung des Uterus („Wehenschwäche" – Boericke) bis hin zu dem eher chronischen hängenden Augenlid oder Mundwinkel. Man findet ebenfalls eine partielle Paralyse der Zunge, was beim Sprechen oder Kauen zu unabsichtlichem Beißen auf Wange oder Zunge führt, auch zu Stottern und undeutlichem Sprechen.

Ein solchermaßen Betroffener war der Mann, der infolge des Schocks durch den plötzlichen Tod eines innig geliebten Bruders an einem kompletten Verlust der Beweglichkeit der Zunge litt. Gelegentliche Gaben von Causticum im Verlauf einiger Monate (beginnend mit der C 200 und aufsteigend bis zur 50 M) lösten seine Zunge und gaben ihm seine frühere Gewandtheit beim Sprechen zu gut 90 Prozent zurück.

Unbeabsichtigtes Vertauschen von Buchstaben oder Silben können nach Causticum verlangen („Er spricht oft Worte verkehrt aus und verwechselt die Silben und Buchstaben, wie z. B. Schnaufender Lupfen, statt laufender Schnupfen" – Hahnemann). Ein kleines Mädchen bekam das Mittel für eine Verbrennung an der Hand, die nicht richtig heilte, teilweise aufgrund dieses Symptoms verschrieben. Als sie von der zunehmenden nächtlichen Aktivität des Wildes rund um das Haus erzählte, sagte sie: „In unserem Garten laufen Staschbären und Winktiere rum."

Für die idiopathische einseitige Gesichtslähmung (Bell-Lähmung) ist Causticum das Hauptmittel – ebenso für die Lähmungen bei älteren Menschen aufgrund von leichten Schlaganfällen. Außerdem kann das Mittel, in unterschiedlichem Ausmaße, sowohl bei den reißenden, ziehenden, brennenden, schießenden, blitzartigen Schmerzen bei Multipler Sklerose helfen, wie auch bei Schwäche, allmählich fortschreitender Lähmung oder lokomotorischer Ataxie und anderen degenerativen neurologischen Erkrankungen der Gliedmaßen (vgl. die homöopathische Literatur). Am häufigsten findet sich jedoch in der täglichen Praxis eine teilweise Lähmung der Blase – die entweder die Blasenentleerung behindert oder zu unbeabsichtigtem Verlust von Urin führt; bei Frauen kann dies die Form von „Stress-Inkontinenz" annehmen (Urinieren beim Husten, Schneuzen, Lachen oder bei plötzlicher Bewegung).

Zusammengefasst lässt sich sagen, dass, wie *Graphites* seinen Wirkungsbereich vor allem bei Hauterkrankungen und anderen „Oberflächen"-Symptomen besitzt, Causticum seinen Schwerpunkt vor allem bei den verschiedenen Beschwerden hat, die unter die Überschrift arthritische und paralytische Erkrankungen sowie progressive Lähmungen fallen.

Die Wichtigkeit des Mittels bei körperlichen Lähmungen kann daher kaum genug betont werden. Überdies kann eine geistige Lähmung („Gedächtnisschwäche" – Hahnemann; „Verlust an Ideen" – Hering; „das Gehirn [ist] allmählich erschöpft" – Kent) parallel zum körperlichen Symptomenbild vorkommen.

Eine siebzigjährige Frau litt unter Schwindelanfällen, Kopfschmerzen, verschwommenem Sehen und daran, dass sie sich „nicht wie ich selbst" fühlte. Diese Symptome wurden gefolgt von einer Lähmung des rechten Beins, zusammen mit einem Verlust des Kurzzeitgedächtnisses. Die körperlichen Symptome pflegten schließlich immer wieder zu verschwinden (bis zur nächsten Episode), aber die Gedächtnislücken blieben bestehen und wurden zu einer Quelle von Besorgnis und Ärger. Die Patientin war eine leidenschaftliche Bridge-Spielerin, und das Versagen ihres Gedächtnisses begann, ihr Spiel zu beeinträchtigen („Ich würde alles dafür geben, aber ich kann mich absolut nicht mehr an die Karten erinnern, die schon ausgespielt wurden!").

Als die Episoden häufiger und ernster wurden, konnte sie sie nicht länger ignorieren; und als eine gründliche medizinische Untersuchung ergab, dass eine Reihe leichter Schlaganfälle diese Probleme verursachten, wandte sich die Frau um Hilfe an die Homöopathie. Causticum C 7 (eine Potenz, zu der sich der Homöopath widerstrebend herabließ, nachdem er eine zu starke Verschlimmerung durch die C 30 beobachtet hatte, die jedoch in der Folge zu seiner bevorzugten Causticum-Potenz in geriatrischen Fällen wurde), zunächst zwei- oder dreimal täglich, sobald es der Patientin besser ging, weniger häufig genommen, heilte die Paralyse der Patientin gänzlich und verhütete weitere Schlaganfälle. Am aufmunterndsten für die Leidende war jedoch, wie das Mittel ihr Gedächtnis so weit wieder herstellte, dass sie in der Lage war, den Titel des Bridge-Champions ihres Clubs wiederzugewinnen (den sie heute, 10 Jahre später, immer noch hält).

Sympathie

Das traditionelle geistige Bild von Causticum weist vertraute „Molltöne" auf (vertraut deshalb, weil sie so manches Polychrest betreffen): Ängstlichkeit, Verdrießlichkeit, Reizbarkeit, hypochondrische Niedergeschlagenheit, sorgenvolle Gedanken mit Weinen, Hoffnungslosigkeit, Erwartungsangst und Angst vor der Zukunft, Schüchternheit und Ängste, Abneigung gegen Arbeit, mürrisches Wesen, Reizbarkeit, Unzufriedenheit und so weiter. Dieses Bild der Persönlichkeit ist so tief im Denken des Homöopathen verankert, dass es ihn unglücklicherweise daran hindert, darüber hinauszusehen („Vom Gemüt her ist Causticum ein unglücklicher Typ: leicht zum Weinen aufgelegt, melancholisch und ohne Hoffnung" – Tyler). Abgesehen von diesen allgemeinen Symptomen verzeichnet die Materia medica jedoch auch einen charakteristischen Zug, nämlich „übermäßige Sympathie für andere" (Hering), der ohne Zweifel einer jener „Haken" ist, an dem man als Praktiker seine Arzneimittelwahl aufhängen kann. Tatsächlich findet sich das Mitleiden dieses Typus mit anderen wiederholt bei Kindern oder Erwachsenen, die körperliche Symptome nach einem Streit unter Familienmitgliedern oder Freunden entwickeln, auch wenn sie dieser nicht direkt selbst betrifft.

Hahnemanns ursprüngliches Prüfungssymptom lautet: „Uebertrieben mitleidig; bei Erzählungen Anderer und ihnen angethaner Grausamkeiten ist sie außer sich vor Weinen und Schluchzen und kann sich nicht zufrieden geben." Ein Mädchen mit „Wachstumsschmerzen" in den Beinen, die sie nachts aufwachen ließen, reagierte nicht auf den scheinbar indizierten *Phosphor* und auch nicht auf die (auch hinsichtlich dieser Beschwerde) verwandten Mittel *Calcium phosphoricum* und *Acidum phosphoricum*. Es war Causticum, das sich als das Simillimum herausstellte, nachdem der Arzt gründlicher die Essensvorlieben und Abneigungen des Kindes untersuchte. Die Mutter erklärte nun, dass ihre Tochter in der ganzen Familie die einzige war, die strikt vegetarisch aß.

„In unserer Familie sind wir alle mehr oder weniger Vegetarier. Das heißt, dass wir uns als ‚höfliche Vegetarier' betrachten – wir essen, was es gibt, wenn wir auswärts essen. Deborah jedoch geht keinen Kompromiss ein. Sobald sie sprechen konnte, fragte sie, wenn sie Fleisch essen sollte: ‚Was ist das?'. Wenn man ihr sagte, dass das Fleisch von einem Huhn oder Lamm stammte, fing sie an zu weinen und sagte ‚das arme Hühnchen!' oder ‚das arme Lämmlein!' und schob ihren Teller weg, unangerührt."[*]

Am offensichtlichsten liegt Causticum dann als Simillimum nahe, wenn ein Patient selbst zugibt, Mitleid zu hegen, das über das, was Pflicht und Anstand gebieten, weit hinausgeht. Eine junge Hausfrau wies ein nichtssagendes Symptomenbild mit Krampfadern, geringem sexuellem Verlangen und allgemeiner Erschöpfung auf. Als sie nach ihrem emotionalen Zustand gefragt wurde, bezeichnete sie sich als „Waschlappen". Sie fuhr fort, um zu berichten (in einer Variation des weinerlichen Portraits von Hubbard, in dem sie schreibt, dass Causticum „weint, wenn er Todesanzeigen liest"), was für einen spektakulären Eindruck sie fürchtete, auf einer Beerdigung einer älteren Bekannten hinterlassen zu haben. Während die engere Familie der Toten eine respektvolle, aber gedämpfte Form der Trauer zeigte, hatte die Patientin unkontrolliert geschluchzt.

---

[*] Siehe auch *Calcium carbonicum*: „Empfindlich beim Hören von Grausamkeiten" (Kent; vgl. auch P 1).

„Sie hatte ein langes und glückliches Leben, das in einem friedlichen Tod endete", erklärte sie dem Arzt. „Ihre Beerdigung war eine Gelegenheit, um ein schönes Leben zu feiern, nicht so sehr um zu trauern. Warum habe *ich*, eine relativ Fremde, mir dabei bloß die Augen ausgeweint?"

Wenn der Arzt mit einem so eigentümlichen Symptom in einem ansonsten langweiligen Fall konfrontiert wird, greift er es mit einem stillen Dankgebet auf. Aber solche Rettungsringe schwimmen nicht allzu häufig vorbei. (Wie häufig trifft man jemanden, der sich selbst als „emotionalen Waschlappen" bezeichnet?) So gewinnt die bereitwillig gewährte Sympathie von Causticum dann an Wichtigkeit, wenn sie als Teil eines größeren Bildes gesehen wird – als sein allgemeines Talent für den Umgang mit Menschen.

Soziale Begabung

Charakteristisch für das umgängliche Wesen von Causticum ist sein ausgewogener Umgang mit seinen Mitmenschen. Dieser Typus erlaubt sich kein allzu enthusiastisches Urteil über andere Menschen (das letztlich nur zu Enttäuschung führen kann), noch fühlt er sich von anderen bedroht, in ihrer Gegenwart unwohl oder ohne sie völlig verlassen. Bezeichnenderweise ist das Mittel im Repertorium von Kent weder unter der großen Rubrik „Abneigung gegen Gesellschaft" aufgeführt noch unter der kleineren, aber nicht unwichtigen Rubrik „Misanthropie"; es findet sich auch nicht unter „Furcht vor dem Alleinsein" – was auf eine *Phosphor-, Arsenicum-* oder *Pulsatilla*-ähnliche Bedürftigkeit hinweisen würde.

Ausgewogenheit setzt *Toleranz* voraus. Causticum versteht instinktiv, dass es von allem etwas braucht, um diese Welt zu schaffen, und ist gewillt, die Vielfalt zu genießen. Wenn er das Gefühl hat, etwas kritisieren zu müssen, ist er gut darin, dieses Gefühl unter seiner freundlichen, zugewandten Art zu verbergen, und allem Anschein nach im Allgemeinen gewillt, den Schwächen anderer die gleiche Toleranz entgegenzubringen, die er sich selbst gewährt.

Diese vordergründige Akzeptanz von Menschen, wie sie Gott erschuf, kann bei bestimmten Menschen eine gesellschaftliche Begabung bewirken, die fast genial ist. Man sagt, dass ein Franzose in der Lage sei, überall eine deliziöse Suppe zusammenzubrauen, auch wenn er mitten in der Sahara auf dem Trockenen sitze. Nun, wenn ein Causticum in der gleichen Situation wäre, würde er es fertig bringen, eine Gruppe von Freunden zusammenzutrommeln, um diese französische Suppe mit ihnen zu teilen.

Eine ansonsten gesunde Frau mittleren Alters litt unter Rückenproblemen, die auf eine geschwächte Bauchmuskulatur als Folge einer Polioinfektion zurückzuführen waren, und einer störenden Schwäche des rechten Armes (die sich unter anderem in einer Unfähigkeit äußerte, Schwing- oder Drehtüren aufzustoßen). Die Patientin war eine Bekannte des Arztes, und Causticum wurde vor allem aufgrund ihres einen hervorstechenden charakteristischen Geistessymptoms gewählt. Wo immer sie sich in den Vereinigten Staaten befand – in den heißen Everglades von Florida, der rauhen Seenplatte im Staat New York, an der öden, steinigen Küste in Nord-Maine – sie pflegte sich ans Telefon zu hängen, ein paar Anrufe zu tätigen, um am nächsten Abend eine Cocktailparty mit einem Dutzend Gästen zu geben.

Dies war zwar das erste Mal, dass der Arzt das Mittel für die Folgen einer früheren Polioerkrankung verschrieb, jedoch nicht das letzte Mal, wobei sich Causticum (zusammen mit *Calcium carbonicum*) als ein Hauptmittel für diese Beschwerden erwies.

Toleranz wiederum gebiert Egalitarismus – ein Attribut, das zusammen mit der zivilisierten Natur von Causticum und seiner sich selbst achtenden Unabhängigkeit zu seiner besonderen Attraktivität beiträgt. Dieser Typus wird nicht unbedingt Schulleiter oder Leiter eines Universitätsdepartementes werden, noch drängt es ihn zu den höchsten politischen Ämtern des Landes (diese sind den *Sulfur, Lycopodium, Arsenicum album* und *Nux vomica* dieser Welt vorbehalten); Causticum mag die Fähigkeit dazu besitzen, aber nur selten will er der größte Frosch im Teich werden. Er ist eher der hilfreiche Ratgeber – der engagierte Lehrer oder Professor, den Studenten als Mentor oder Freund betrachten und dem sie später das Schuljahrbuch oder ihre Dissertation widmen. Sollte das Schicksal ihn in eine führende Position bestimmen, umgibt er sich mit fähigen und hingebungsvollen Gehilfen, die er zu Rate zieht und die er als gleichrangig behandelt. Das Sprichwort „Wenn du vor mir gehst, mag sein, dass ich dir nicht folge; wenn du hinter mir gehst, ist es möglich, dass ich nicht führe; aber gehe neben mir – und ich werde dein Freund sein", gibt das egalitäre Wesen von Causticum gut wieder.

Verhalten und Vorlieben von Causticum liegen irgendwo zwischen *Phosphor* und *Lycopodium*. Wenn *Phosphor* zufällig einen Bekannten auf der Straße trifft, hat man den Eindruck, dass dieses Treffen an ein Wunder grenzt und seinem Tag ein Glanzlicht aufsetzt – und dass er, *Phosphor*, sich fragt, wie er es so lange aushalten konnte, ohne den Freund zu sehen. *Lycopodium* schafft es, im Gegensatz dazu, wenn er einen Bekannten trifft, den Eindruck zu hinterlassen, dass *der Freund* sich äußerst glücklich schätzen sollte; dass es irgendwie eine Ehre ist, sich in der Gegenwart von *Lycopodium* sonnen zu dürfen. Und ist er nicht dankbar dafür, wie auch für die anderen unbestimmten Gunstbeweise, die *Lycopodium* ihm gewährt hat oder ihm noch gewähren wird?*

Die Freundschaften von Causticum sind tendenziell eher extensiv als intensiv; sein tief verwurzelter sozialer Verhaltenskodex veranlasst ihn jedoch, anderen in jeder Situation zu helfen.

Dies war einmal mehr das Charakteristikum, das schließlich das Mittel als das Simillimum für die chronische Bronchitis eines älteren Slawen zu erkennen half, dem augenfälliger indizierte Mittel wie *Phosphorus, Calcium carbonicum, Sulfur* oder *Tuberculinum* nicht geholfen hatten. Beim ersten Kälteeinbruch pflegte er jeweils einen Husten zu entwickeln, der sich dann, wie ein unwillkommener Gast, für den Winter in seiner Brust festsetzte. Dieser Winterhusten schien jedoch der einzige Gast zu sein, den der Patient je nicht willkommen geheißen hatte. Jahrzehntelang, vor und nach dem zweiten Weltkrieg, hatte er ein offenes Haus für Scharen von Osteuropäern und slawischen Volksgenossen geführt, die kurz zuvor in die Vereinigten Staaten emigriert waren. Alle möglichen Flüchtlinge, Ziellose und armen Seelen (wild blickende Polen, schweigsame Finnen, streitsüchtige Jugoslawen, mürrische Bul-

---

* Als Winston Churchill nach dem Grund für seine besondere Vorliebe für Schweine gefragt wurde, soll er geantwortet haben: „Ein Hund schaut zu Ihnen auf [*Phosphorus*], eine Katze auf Sie herab [*Lycopodium*]; ein Schwein jedoch behandelt Sie als seinesgleichen [*Causticum*]."

garen, verrückte oder grämliche Russen, sich selbst bemitleidende Ungarn) fanden Zuflucht in dem großen, zugigen, heruntergekommenen, aber stets gastlichen Haus. Manche blieben eine Woche, andere für Jahre; manche Mitbewohner zogen aus, wenn sie heirateten oder ihr beruflicher Aufstieg begann, andere wurden im Sarg hinausgetragen. Mancher Gast nahm, wenn er ging, ein paar Edelstahllöffel mit, andere ein Familiengemälde oder auch zwei; wiederum andere hinterließen als Bezahlung ein unschätzbar teures Fabergé-Schmuckstück. Einer wie der andere bekam ein Dach über dem Kopf geboten, während sie sich – manchmal erfolgreich, manchmal nicht – im „Land, in dem Milch und Honig fließen" zu etablieren suchten.

Ein ergänzender und interessanter Gesichtspunkt war, dass der Patient viele Jahren zuvor in Europa erfolgreich wegen einer partiellen Gesichtslähmung homöopathisch behandelt worden war (vermutlich eine Bell-Lähmung). Er konnte sich an den Namen des Mittels nicht mehr erinnern, sein derzeitiger Homöopath konnte sich jedoch denken, was es war.

Causticum ist jedoch keiner, den man herumschubst. Noch während er Sympathie bekundet oder seine Hand reicht, gelingt es ihm zu definieren, wie nah oder distanziert die Beziehung sein wird; gleichzeitig stellt er sicher, dass der Empfänger seiner Großzügigkeit nicht allzu große emotionale Forderungen an ihn stellt. Anders als *Phosphorus*, der sich auf die Wellenlänge anderer einstellt, und dann nicht in der Lage ist sich abzugrenzen, um sich seelisch zu schützen, ist es im Allgemeinen Causticum, der die emotionalen Bedingungen einer Beziehung bestimmt (romantische Leidenschaft stets ausgeschlossen, die ihren eigenen Gesetze folgt). Dies ist ein Grund, weshalb es ihm leicht fällt, Beziehungen mit anderen Menschen einzugehen und zu den Glücklichen zu zählen, die aus dem Kontakt mit ihren Mitmenschen Energie beziehen – die in der Tat Erfüllung, wenn nicht sogar einen Lebenssinn in sozialen Beziehungen erfahren.[*]

---

[*] Selbst dieser anziehende Charakterzug kann jedoch ins Extrem übertrieben werden. Wenn man die Wahnideen eines Mittels, wie seine Träume, als Wortführer ihres Unbewussten betrachtet, dann könnte die für Causticum charakteristische „Wahnidee, Personen sind vergrößert" (Kent) als die Neigung des Typus angesehen werden, sozialen Beziehungen gelegentlich auch eine übertriebene Wichtigkeit beizumessen.

Diese Fähigkeit, Energie aus der Begegnung mit Menschen zu schöpfen, tritt auch im Berufsleben deutlich in Erscheinung. Die Klagen von Causticum-Patienten über Erschöpfung bei der Arbeit stellen sich oft als relativ heraus – es kann sein, dass er lediglich nicht in der Lage ist, seine Fünzig-Stundenwoche als Berater, Lehrer, Therapeut oder Sozialarbeiter durchzuhalten (Berufe, die ständig den Kontakt mit hilfesuchenden Menschen erfordern, und die die Vitalität anderer Konstitutionstypen völlig erschöpfen können).

Eine Illustration war der homöopathische Arzt, der trotz seines fortgeschrittenen Alters offenbar unermüdlich und immer noch eifrig in seiner Praxis tätig war, als jüngere Ärzte ihre Praxistätigkeit längst eingestellt hatten. Er litt an gelegentlichen Rheumaanfällen, denen mit *Rhus toxicodendron* Einhalt geboten werden konnte. Allmählich fiel es ihm jedoch zunehmend schwer, Gläser zu öffnen, ein Steuer zu halten, und selbst leichteste Pakete zu tragen.

In größter Furcht (wie jeder Homöopath, der für Arthritis verschreibt), das heilende Mittel könne plötzlich seinen Dienst verweigern und keinen Hinweis hinterlassen, welcher der zahlreichen Anwärter auf das hohe Amt als nächstes an der Reihe wäre, entschied sich der ehrwürdige Doktor, seinen Fall in die Hände eines jüngeren, respektablen Kollegen zu legen.

Da die körperlichen Symptome nach wie vor am besten zu *Rhus toxicodendron* passten und der Versuch, den Zustand auf miasmatischer Ebene mit Thuja und Medorrhinum anzugehen, gescheitert war, schickte der behandelnde Arzt sich an, das geistige Bild des Achtzigjährigen auf eine solide Basis zu stellen. „Kann es sein, dass Sie vielleicht überarbeitet sind? Dass sie es müde sind zu verschreiben, nach all den Jahren? Brauchen Sie mehr Ruhe?" befragte er ihn.

„Absolut nicht. Ich liebe meine Arbeit und werde ihrer niemals müde – und ich gedenke keineswegs, mich ins Privatleben zurückzuziehen. Es gibt nichts in meinem Leben das ich lieber täte, als homöopathisch zu praktizieren."

„Wie füllen Sie denn Ihre Ressourcen wieder auf?"

„Was meinen Sie denn damit?"

„Gehören Sie irgendeiner religiösen Gemeinschaft oder Therapiegruppe an? Praktizieren Sie irgendeine Form der Meditation? Finden Sie seelischen Trost beim Golfen, Fischen, oder Reisen? Vielleicht, da Sie ja in einer Stadt leben, fahren Sie regelmäßig aufs Land, wo Sie spazieren gehen und die Natur genießen?"

Jede dieser Fragen beantwortete der alte Homöopath negativ, was auch erklärte, weshalb die anfängliche Frage nach dem „Auffüllen der Ressourcen" – eine Frage, die er in seiner langen Karriere wenigstens einigen seiner Patienten gestellt haben *musste* – auf ein solches Unverständnis bei ihm gestoßen war, wenn es um ihn selbst ging.

Diese Antwort war ungewöhnlich. Wenn sie sich in ihrer Freizeit nicht intensiv mit anderen Dingen beschäftigen, um sich zu erholen, haben Therapeuten, die sich auf dem Gebiet der Psychologie abmühen (einschließlich klassischer Homöopathen) Schwierigkeiten, ihre anspruchsvolle Arbeit über längere Zeit hinweg durchzustehen, und neigen dazu auszubrennen. Es sind nur die Homöopathen, die einen starken Causticum-Anteil in ihrer Konstitution besitzen, die so mit Energie vom bloßen Kontakt mit Patienten aufgeladen werden, dass sie keine andere Unterstützung brauchen.

Indem er dieses Charakteristikum berücksichtigte (und sich gleichzeitig an Fälle erinnerte, in denen das Mittel bei arthritischen Zuständen gewirkt hatte, wenn andere wohlindizierte Mittel keinen Stich machten), wählte der jüngere Arzt die *Tinctura acris sine Kali* mit gutem Resultat.

Eine der Stärken von Causticum auf sozialem Gebiet ist, nicht mit unfehlbarem Instinkt das Herz zu ergründen, sondern eher, Menschen in ihrem sozialen Umfeld klar zu erfassen (d. h. ihre Erscheinung, ihr Verhalten und die Art und Weise, wie sie mit anderen in Beziehung stehen) und sie dementsprechend zu beurteilen.

Ein Beispiel für diesen besonderen Charakterzug aus der Literatur findet sich in Jane Austens *Emma*. Die freundliche Mrs. Weston, der vernünftigste und ausgeglichenste Charakter in der Novelle, bespricht mit Mr. Knightley die wachsende Freundschaft ihres gemeinsamen Schützlings Emma Woodhouse mit der jüngeren, eher ungebildeten Harriet Smith. Die Unterschiede in den Ansichten dieser beiden gleichermaßen sensiblen, sympathischen und intelligenten Menschen rührt daher, dass sie Emma von verschiedenen Standpunkten aus betrachten.

Mr. Knightley (der als Beispiel für eine seltene Spezies steht – einen selbstsicheren und sich selbst achtenden *Natrium muriaticum*) beobachtet, wie erbarmungslos Emma Harriet herumkommandiert und übereifrig ihr Liebesleben zu ordnen versucht und macht hochmoralische Gründe geltend: „Ich weiß ja nicht, was Sie davon halten mögen, Mrs. Weston, wenn Emma und Harriet Smith einander so nahe stehen, aber ich meine, dass das keine gute Sache ist ... Die beiden tun einander nicht gut ... Harriet Smith weiß selbst nichts und schaut zu Emma auf, als würde sie alles wissen. Sie schmeichelt ihr auf jede Weise; und das ist umso schlimmer, weil sie es unabsichtlich tut ... Wie kann Emma denn da auf die Idee kommen, dass sie selbst noch etwas zu lernen hat, wenn Harriet ihr so reizvoll unterlegen ist?"

Mrs. Weston verteidigt die Freundschaft und vertritt einen toleranteren Causticum-Standpunkt. „Sie glauben, dass das keine gute Sache ist? ... Sie überraschen mich! Emma muss Harriet gut tun; und weil sie für sie ein neuer Gegenstand des Interesses darstellt, ist Harriet möglicherweise auch gut für Emma ... Entweder gehe ich eher vom Guten in Emma aus als Sie, oder ich bin besorgter um ihr gegenwärtiges Wohlergehen; jedenfalls kann ich über diese Bekanntschaft nicht klagen."

Sie vertritt weiter die Ansicht, dass Emmas feine Umgangsformen und angenehme Art für ihr gutes Herz spräche. „Mit all ihren kleinen Fehlern ist unsere Emma doch ein liebenswertes Geschöpf. Wo finden wir eine bessere Tochter, eine freundlichere Schwester, eine treuere Freundin? Nein, nein, sie hat Qualitäten, denen man vertrauen kann, sie wird niemals jemanden wirklich irreführen, ... wo Emma sich einmal irrt, hat sie hundert Male recht gehabt ... Wie hübsch sie gestern abend aussah!"

Oberflächlich betrachtet hat Mrs. Weston recht. Ihrer großzügigen Einschätzung der Situation fehlt jedoch die tiefere Einsicht in die Kräfte und Gefühle, die die komplizierte Heldin der Geschichte zu moralisch verwerflichem Verhalten bringen.

Mr. Knightley ist Emma ebenso zugeneigt wie Mrs. Weston. Aber er meint, dass wenn es um moralisches Fehlverhalten geht, Verhalten und Umgangsformen irrelevant sind, ungeachtet des äußeren Scheins. Daher antwortet er: „Sie sprechen eher von Emmas Persönlichkeit als von ihrer Geisteshaltung, nicht wahr? Sehr gut ... Ich sehe sie genauso ... [und]

wenn man bedenkt, wie ungemein hübsch sie ist, scheint sie damit recht wenig beschäftigt zu sein; ihre Eitelkeit liegt auf anderem Gebiet. Mrs. Weston, ich lasse mir meine Abneigung gegen ihre enge Freundschaft mit Harriet Smith beziehungsweise meine Befürchtungen nicht ausreden, dass sie beiden einmal schaden wird."

Indem er die moralischen Fragen anspricht, die hinter dieser ungleichen Freundschaft liegen, und fühlt, dass Dünkel und der Wunsch zu dominieren Emmas Handlungen diktieren (eher als echte Zuneigung zu Harriet oder Sorge um ihr Wohlergehen), macht Mr. Knightley die mögliche Gefahr deutlich: dass Emmas kreative Energien, die in der freundlichen, aber beschränkenden Welt von Highbury zu wenig Raum haben, am Ende in die falsche Richtung gehen könnten.

Mrs. Weston fällt es auf der anderen Seite schwer zu verstehen, dass wohlmeinende, freundliche, kreative Energien überhaupt schaden *können*. Für sie, wie auch für andere Causticum-Typen, können diese nur Ordnung und Harmonie schaffen.

Ein herausragendes Causticum-Symptom sind „Beschwerden durch lang anhaltenden Kummer" (Boericke) auf geistiger oder anderen Ebenen. Jedoch wird auch dieses bekannte Charakteristikum häufig durch das ausgeglichene Wesen und seine anziehende Ungezwungenheit verdeckt.

Eine Highschool-Lehrerin litt an Schlafstörungen und nachfolgendem Mangel an Energie, dazu kam eine Kehlkopfentzündung mit Heiserkeit, schlimmer beim Erwachen (*Phosphorus* ist gewöhnlich am Abend verschlimmert). Sie liebte ihre Arbeit und war bei den Studenten allgemein beliebt. Sie war bekannt für die stets offene Tür ihres Büros, die die Schüler ermutigte, einfach hereinzukommen und über alles zu reden, was ihnen auf dem Herzen lag. Das einzige, worum sie sich offensichtlich Sorgen machte, war, dass ihre Stimme im Unterricht versagen könnte.

Schon alleine die körperlichen Symptome rechtfertigten Causticum, und so wurde das Mittel, das sich als wirksam herausstellte, hernach in regelmäßigen Abständen gegeben, um ihre Stimme für den Unterricht „in Form" und ihren Schlaf gesund zu halten. Erst viel später erfuhr der Arzt von anderer Seite von ihren seit langem bestehenden persönlichen Sorgen.

Die Tatsache, dass ihre eigenen intelligenten und vielversprechenden Kinder in ihrer Adoleszenz begannen, groteske Haarmoden anzunehmen, exotische Kleidung zu tragen und eigenartigen Religionen anzuhängen, war eigentlich zunächst kein Grund zur Beängstigung; schließlich war eine ganze Anzahl ihrer begabtesten Schüler durch ähnliche Phasen gegangen, ohne an Körper und Seele Schaden zu nehmen. Ihre Sprösslinge jedoch hatten, statt aus diesen Phasen herauszuwachsen und Anzeichen der Reife zu zeigen, damit begonnen, Drogen zu nehmen – und in der Folge ernsthafte physiologische und psychologische Störungen zu entwickeln. Trotz dieser höchst herzzerreißenden Enttäuschung fuhr die Frau fort, ihrer Umwelt eine starke, positive, äußerst gesellige Fassade zu präsentieren, ohne jeden Hinweis auf ihren eigenen tiefen Kummer.

Ein ähnlich verletzter *Natrium muriaticum* könnte seiner Umwelt eine ähnliche stoische, fröhliche Fassade zeigen, aber bei letzterem verspürt man im Allgemeinen Schmerz und Trauer hinter dem Bemühen. Causticum ist geschickter darin, ein Bild von ausgeglichener Fröhlichkeit und Zufriedenheit darzubieten.

Bemerkenswert in diesem Zusammenhang ist Hahnemanns ungewöhnlich häufiger Gebrauch von Worten wie „Heiterkeit, leichte Stimmung, heitere Laune, Zufriedenheit" in seiner Aufzählung der Geistessymptome dieses Mittels – auch wenn er sie nur qualifizierend verwendet, wie zum Beispiel während bestimmter Tageszeiten, abwechselnd mit Niedergeschlagenheit, oder in der Heilwirkung. Und als weiteres Zeugnis der Fröhlichkeit, die Menschen dieser Konstitution eigen ist, ist Causticum das einzige Polychrest unter den vier Mitteln, die bei Kent unter „Träume vom Lachen" aufgeführt sind („Ich kann mich nicht erinnern, was nun genau so lustig war in meinem Traum, aber ich weiß noch, dass ich gelacht habe"). *Sulfur* dagegen lacht tatsächlich im Schlaf oder wacht lachend auf (P 1).

Verirrungen, Konkurrenzdenken und feindselige Beziehungen

Seine emotionale Stabilität und gesunde Umgänglichkeit hindert nicht, dass Causticum auch ein janusköpfiges Wesen haben kann; der Behandler hat dann Gelegenheit, auch die Schattenseite zu der Normalität und Ausgeglichenheit des Typus kennenzulernen.

Kent beschreibt den Causticum-Patienten in seinem Zusammenbruch eben als „Mangel an Gelassenheit", geht aber nicht weiter auf diese Feststellung ein, außer dass er hinzufügt, er verliere „schnell sein seelisches Gleichgewicht." Auf den folgenden Seiten wird zu sehen sein, wie sich dieser Mangel an Ausgeglichenheit in gelegentlich eigenartigen Verhaltensweisen, in Konkurrenzdenken und gönnerhaftem Tun zeigen kann, und überraschenderweise auch darin, dass er sich in lang anhaltenden Konfliktsituationen oder Feindseligkeiten befinden kann.

Auf eine Art ist diese „Schattenseite" verständlich. Man kann sich vorstellen, wie es sein muss, wenn man stets vernünftig und verlässlich, immer freundlich, unterstützend und sympathisch sein muss. Schauderhaft! Und viele andere Typen wären längst vor Causticum unter dieser Anforderung zusammengebrochen (besonders *Nux vomica* und *Ignatia* fallen einem sofort dazu ein).

Ungewöhnliches Verhalten bedeutet jedoch nicht, dass Causticum vollkommen außer sich geraten ist.[*] Aber man geht wohl nicht zu weit, wenn man feststellt, dass der einzige vorhersehbare Aspekt dieses janusköpfigen Geschöpfs eine sporadische *Un*vorhersehbarkeit ist. Wie als Demonstration, dass zwei offensichtlich unvereinbare – ja unversöhnliche – Wesensanteile Seite an Seite existieren können, können ein paar isolierte, scheinbar uncharakteristische Vorkommnisse sein bislang verborgenes Gesicht enthüllen.

Bevor man darüber zu urteilen versucht ist, sollte man sich in Erinnerung rufen, dass in vielen Fällen die zeitweiligen Abweichungen vom sonst bei Causticum üblichen Verhalten auf eine tief innen liegende

---

[*] Man beachte jedoch Kent: „Causticum hat auch Geisteskrankheiten geheilt, und zwar nicht den akuten Wahnsinn bei einem heftigen Delirium, sondern Geistesverwirrung der eher passiven Art, bei der das Gehirn allmählich erschöpft wurde."

emotionale Verletzung zurückzuführen sind, die bestimmte Empfindlichkeiten dieses sonst so verlässlichen, zugänglichen, mitfühlenden Menschen negativ berühren („Schlimme Folgen von plötzlichen Emotionen, Furcht … und Kränkung" – Hering).

Ein solches Abweichen von dem stark ausgeprägten Mitgefühl des Mittels konnte bei einer Patientin beobachtet werden, deren Mann sie verlassen hatte, und die danach offenbar etwas von ihrer Feinfühligkeit verloren hatte. Um ihren Kummer zu kompensieren, fing sie an zu spielen und Hunderennen zu besuchen – obwohl ihre erwachsenen Kinder sie dringend baten, keine Sportart zu unterstützen, bei der Tiere gequält würden. In jeder anderen Hinsicht war sie weiterhin so verlässlich und mitfühlend geblieben. Aber es war als ob sie, so tief verletzt wie sie durch den Treuebruch ihres Exmannes war, gegenüber den Schmerzen anderer Lebewesen unempfindlich geworden wäre.

Einige Gaben Causticum 200 linderten die körperlichen Symptome der Patientin (eine Bursitis am Schultergelenk und nachlassende Blasenkontrolle). Möglicherweise kann man ihnen auch die Entscheidung der Patientin zuschreiben, ihre Spielleidenschaft statt bei Hunderennen beim Bridgespielen mit hohen Einsätzen auszuleben.[*]

Eine andere Causticum-Abweichung fand sich bei einer vornehm erzogenen und scheinbar vollkommen ausgeglichen Frau, die jedoch überraschenderweise ihren Mann und ihre kleinen Kinder immer wieder in Verlegenheit brachte. Unpassenderweise pflegte sie an öffentlichen Stränden plötzlich ihre Kleidung von sich zu werfen und nackt ins Wasser zu rennen, von wo aus sie fröhlich ihrer Familie zurief, es ihr gleichzutun. Es gab keine Möglichkeit, diesem sporadischen Drang vorzubeugen, weil er völlig aus dem Blauen heraus auftrat. Ein solches Verhalten war kein *Phosphorus*-Exhibitionismus, noch ein für *Hyoscyamus* typisches Verhalten, der sich in einem plötzlichen Anfall von rasender Verrücktheit die Kleider vom Leib reißt (das Mittel ist weder unter

---

[*] Bridge ist interessanterweise ein beliebter Zeitvertreib bei erwachsenen oder älteren Causticum-Patienten, die in diesem Spiel häufig brillieren. Mit seiner fein austarierten Balance zwischen Glück (die Karten, die gegeben wurden, und der Partner, den man gezogen hat) und individuellem Können – die auf eine Art das Gleichgewicht von Vorherbestimmung und freiem Willen widerspiegeln – kann das Spiel als Mikrokosmos menschlichen Daseins betrachtet werden, zumindest wie Causticum es sieht.

"Nymphomanie" noch unter "Unanständigkeit" in Kent's Repertorium aufgeführt). Die Vorfälle hatten erst nach dem tragischen Tod des ältesten Kindes der Frau begonnen, und das anschließende ungewöhnliche Verhalten war die Art, wie sie in ihrer stoischen, sich niemals beklagenden Art zusammenbrach.

Auch hier hörten, nach erfolgreicher Behandlung mit Causticum wegen ihrer Stress-Inkontinenz, die Vorfälle auf, in denen sie sich in der Öffentlichkeit entkleidete.

Ein ganz anderes Bild bot der freundliche, sanfte, offenbar mitfühlende Herr, der an Morbus Menière litt. Es gibt mehrere gute Mittel für den Schwindel, Übelkeit, Tinnitius und gelegentlichen Hörverlust, die diese Erkrankung charakterisieren. Zunächst bekam er *Calcium carbonicum* verschrieben, danach *Silicea*. Ohne Erfolg. Niemals wäre der Arzt auf Causticum als nächstes Mittel gekommen (obwohl Clarke tatsächlich Morbus Menière unter dem Abschnitt "Klinik" des Mittels aufführt, und vor ihm Farrington von seinen Heilungen bei diesen Beschwerden berichtete), wenn der Patient nicht eine leichte Lähmung des linken Augenlides aufgewiesen hätte, zusammen mit immer wieder auftretendem Augenzwinkern.

Es waren jedoch die Gemütssymptome, die, als sie schließlich zu Tage traten, den Fall klarstellten. Der Patient war immer als stabiles, zuverlässiges Mitglied einer Familie von lebhaften, unbeständigen Überfliegern betrachtet worden. Die Weise, die er wählte, um seine nicht ganz so sternenhafte Persönlichkeit geltend zu machen, war, seine Memoiren zu schreiben. An sich nichts Schlimmes – nur dass sein Buch, während es freundlich und großzügig zu relativ Fremden und entfernten Beziehungen war, die Schwächen und Besonderheiten jedes engen Familienmitgliedes auf taktlose und spöttische Art und Weise darstellte. Von der bekannten Causticum-"Sympathie" war da wenig zu spüren. Wenn man nach dem Tonfall in seinen Memoiren gehen konnte, wäre dieses Causticum-Individuum, hätte er seinen Familiennamen in Todesanzeigen gefunden, weit davon entfernt gewesen zu weinen, sondern hätte sich im Gegenteil gefreut, ihn dort zu sehen. Und doch hatte niemand den leisesten Verdacht, dass eine solche "Tadelsüchtigkeit" (Hering) hinter der äußeren Ruhe schwelte, noch dass unter dem hängenden Augenlid ein kritisches, satirisches und "rachsüchtiges" (Kent) Auge verborgen war.

Diese Schattenseite war, nebenbei bemerkt, das scharfe Gegenteil von dem für diesen Typus üblichen stark ausgeprägten Sinn für familiäre und/oder berufliche Loyalitäten; eine Loyalität, die gelegentlich einer Stammesmentalität gleicht, die jede Schwäche, jeden Fehler innerhalb des Clans von der Außenwelt abschirmt.

Das Mittel erwies sich als hilfreich für den Morbus Menière des Biographen, hielt ihn jedoch nicht davon ab, einen zweiten Band seiner Memoiren zu veröffentlichen, der genauso unbarmherzig mit seinen Familienmitgliedern umging. Die Mühlen eines gekränkten Causticum mögen langsam mahlen, sie mahlen jedoch ungeheuer genau.

Abweichendes Verhalten ist natürlich keine unvermeidliche Entwicklung bei Causticum-Menschen, die Zeiten der Not oder seelische Verletzungen erleben. Die auf Seite 157 beschriebene Lehrerin war ein Beweis für das Gegenteil – für die unermüdliche Liebenswürdigkeit und Ruhe dieses Typs selbst unter schwierigen Umständen. Wir sprechen hier nicht von Wahrscheinlichkeiten, sondern von Möglichkeiten, wenn Schwierigkeiten ihren Tribut in Form von Verhaltensweisen fordern, die nicht so üblich sind für diesen sonst so ausgeglichenen Typ.

Schließlich sei noch ein bemerkenswerter Aspekt der geistigen Abweichungen von Causticum angesprochen – und es ist gleichzeitig der, der ihn von anderen Konstitutionstypen unterscheidet. Gemeint ist die Aura der Normalität, die selbst hier ausgestrahlt wird. Der Patient verhält sich nicht nur, als sei sein eigenartiges Betragen vollkommen vernünftig, korrekt und wünschenswert, er schafft es sogar, den Eindruck zu hinterlassen, dass andere engstirnig, borniert, voreingenommen oder allzu selbstgefällig sind, wenn sie ihre Meinung dazu äußern. Er, der ausgeglichene Causticum, setzt sich über gewöhnliche, schäbige Rücksichtnahmen hinweg, und eigenartigerweise folgen ihm andere häufig in seinen Ansichten.

Kompetitives Verhalten ist die am häufigsten anzutreffende Form der Abweichung von der für Causticum sonst so gewohnten Toleranz und egalitären Einstellung. Er ist zwar den meisten menschlichen Fehlern gegenüber tolerant, aber es kommt vor, dass er den Wert anderer verkennt und ihnen ihren fairen Anteil an Anerkennung verweigert.

Verirrungen, Konkurrenzdenken und feindselige Beziehungen

Aufgrund seines kultivierten Betragens und seiner Umgänglichkeit kann diese Eigentümlichkeit bei Causticum weniger offensichtlich sein als bei anderen Aufmerksamkeit an sich reißenden Konstitutionstypen: dem Verwirrung und Uneinigkeit stiftenden *Lachesis*; dem Zuneigung heischenden, das Rampenlicht auf sich ziehenden *Phosphorus; Arsenicum album* – der darauf besteht, in allem der Beste zu sein und wie ein Fass ohne Boden ist, wenn es um Lob geht; *Sulfur* – der entweder anführt oder stört; *Pulsatilla* – der stets besondere Behandlung und Unterstützung verlangt; selbst, auf seine spezielle Art, der introvertierte *Natrium muriaticum* – der sich moralisch stets im Recht fühlen muss und Anerkennung für diese noble Haltung braucht. In seinem Streben nach Anerkennung gleicht Causticum nicht der Tigerin, die zähnefletschend um ihr Junges kämpft. Das Phänomen ist eher ein subtileres.

Wenn man es sich recht überlegt, was ist die Wirkung eines stets umgänglichen, verträglichen, toleranten Menschen auf die ihm Nahestehenden, seine Umgebung? In jeder sozialen Situation gibt es ein Yin und ein Yang, und zwei ähnliche Kräfte können den gleichen Raum nicht gleichzeitig besetzen. Die bloße Ausgeglichenheit von Causticum bestärkt daher ganz unmerklich das Gegenteil in anderen. Obwohl da nur wenig ist, auf das man den Finger legen könnte, ruft der Typus häufig Missklang und Streit um sich herum hervor.

Beispielsweise können Menschen, die einem Causticum nahe stehen, plötzlich eigenartige oder neurotische Verhaltensweisen an den Tag legen. Im Laufe einer scheinbar neutralen Unterhaltung, an der Causticum teilnimmt, rennt einer plötzlich hinaus (obwohl es kalt ist oder regnet) und fängt an, harmlose Unkräuter im Garten zu zupfen. Ein anderer springt mitten in einer Mahlzeit auf und verschwindet in der Küche, um dort wie ein Wilder aufzuräumen. Wiederum ein anderer, der der „New Age"-Bewegung nahe steht, mag sich zu beklagen beginnen, dass der sich völlig harmlos betragende Causticum „seine Grenzen überschreitet", „negative Schwingungen ausstrahlt" oder eine „störende Energie". Manchmal regiert ein Mensch auf die Gegenwart des nichtsahnenden Causticum mit einer unerklärlichen Tränenflut; oder bricht mitten in einer heiteren Unterhaltung mit ihm unangemessen in eine Tirade über irgend ein obskures Thema aus, deren Ton überhaupt nicht zu dem der Unterhaltung passt. Die gleichen Personen können reizend, fröhlich und völlig normal sein, wenn sie nicht in der Nähe von Causticum sind. Und die ganze Zeit hat der brave Causticum, der nicht im mindesten beabsichtigt, Streit zu verursachen (in der Tat gehört zu den Träumen, die ihn am meisten stören, der vom „Streit" – Hering), keine Ahnung, woher es kommt, dass andere so unvernünftig und neurotisch auf sein eigenes ruhiges und scheinbar harmloses Verhalten reagieren. Er hat keine Ahnung von dem, was sie kränkt.

Zu den Dingen, die andere als kränkend empfinden können, gehört eine zugrunde liegende Gleichgültigkeit, eine gewisse Interesselosigkeit (auch wenn dies unter einer oberflächlichen Schicht von Mitgefühl verborgen ist) und seine subtile Weise, Begeisterung zu dämpfen. Inmitten einer intensiven oder auch fesselnden Diskussion – die vielleicht auch deshalb initiiert wurde, um sein Interesse zu wecken – kann er ruhig bemerken „Ich mache mir schnell eine Tasse Tee; bin gleich wieder da", und für zehn Minuten in der Küche verschwinden. Wenn er zurückkommt, hat sich die Stimmung verändert und die Diskussion hat ihren Schwung verloren. Ähnlich kann er sich davonstehlen, um Salz oder Butter zu holen oder auch eine Zigarette – um wieder einem Thema auszuweichen, das ihn vielleicht aus der Fassung bringen könnte. Ähnlich kann er, wenn er an einer leidenschaftlichen Diskussion teilnehmen soll, geistesabwesend, weise und unbeteiligt dreinblicken, auf eine Art und Weise, die unmittelbar die Erregung und das Interesse von anderen dämpft.

Eine so kühle Distanz zu konfrontieren ist nicht einfach, vor allem auch weil Causticum selbst sich seiner Wirkung auf andere völlig unbewusst ist und es wirklich gut meint. Er entzieht sich dem Enthusiasmus und den Emotionen anderer nicht bewusst oder böswillig, sie sind einfach nicht wichtig für ihn. Die Wahrheit ist, dass er seine Ausgeglichenheit nicht nur dadurch bewahrt, dass er hart daran arbeitet, anderen in einer Haltung wohlwollender Akzeptanz gegenüberzutreten, sondern auch stets vermeidet, sich allzu tief in Ursachen und Wirkungen von sozialen Dynamiken zu verstricken (man erinnere sich an Mrs. Weston in *Emma*), und es ganz allgemein versteht, sich emotional im Lot zu halten. Die leidenschaftliche Reaktion eines anderen auf Causticum, oder auch sein Tränenausbruch, ist ein Ausdruck seiner Frustration; er kann diese Barriere von Gleichmut nicht durchbrechen, die Causticum gesetzt hat, um allzu intensive Gefühle abzuwehren.

Das Resultat ist ein Bild, das demjenigen nicht unähnlich ist, das man bei *Lycopodium* beobachten kann, mit dem Unterschied, dass Causticum weniger arrogant, weniger mit seinem Image beschäftigt und in aller Regel sich seiner verwirrenden Wirkung auf andere völlig unbewusst ist – wie er auch meist blind gegenüber ihren unverhältnismäßigen Reaktionen ist.* Entweder braucht es ein Verständnis für das menschliche Wesen, das tiefer ist als dieser Typus es von Natur aus mitbringt, um sich dieses Standes der Dinge bewusst zu sein (und um sich bewusst zu korrigieren), oder er schützt „eingefrorene" Anteile seines Denkens oder Fühlens, die er nicht aufzutauen wagt. Es ist kein Zufall, dass so viele seiner Symptome im Bereich des Bewegungsapparates und der Organe durch Lähmung gekennzeichnet sind.

Gelegentlich stört auch eine sublime Herablassung den wohlwollenden Egalitarismus von Causticum – eine Herablassung, die nur geringe Unterschiede zwischen Menschen erlaubt, ohne Rücksicht auf deren eigentlichen Wert. „Jeder Mensch auf dieser Welt versucht sein Bestes", behauptet er. „Wir dürfen also nicht allzu hart urteilen, sondern müssen ebenso mitfühlend zu allen sein und jeden gleich behandeln." So richtig eine dermaßen nachsichtige Haltung zweifelsohne im Himmel sein mag, so irritierend kann sie auf jene lobenswerten Freunde und Familienmitglieder hier auf Erden wirken, die mit der gleichen gut gelaunten Toleranz und freundlichen Herablassung behandelt werden wie Menschen, die dies offenkundig weniger verdienen.

Natürlich können alle diese Charakteristika auch für andere Konstitutionstypen richtig sein. So bedauerlich es auch sein mag, kompetitives Verhalten, emotionale Zurückhaltung oder subtile Herablassung unter dem Deckmantel globalen Wohlwollens ist nichts allzu Ungewöhnliches (auch hier ist *Lycopodium* unerreicht). Was für Causticum besonders ist, ist die Art, wie es dieses Individuum im Allgemeinen bewerkstelligt, mit unbeschädigter Reputation daraus hervorzugehen. Ob er nun wohlwollend oder herablassend ist, ob er auf sich hält oder kompetitiv ist, ob er ganz besonders einsichtig ist oder ob es nur so aussieht; ob er mildernde Umstände aufweisen kann (zum Beispiel kann er mit der Last

---

* Beispiele für ein bewussteres Manipulieren mit dieser verwirrenden Wirkung auf andere finden sich im Kapitel *Lycopodium* (P 1).

eines abschreckend langen Leidens aufwarten) oder nicht – indem er nach außen das Gleichgewicht wahrt, gelingt es ihm, Missbilligung zuvorzukommen und Tadel abzuwenden. „Andere müssen sich unseren Fragen stellen. Du aber bist frei" (der Essayist Matthew Arnold über Shakespeare). In den Augen der Welt bleiben Vernunft und Tugend auf der Seite von Causticum.

Die wenigen (sie sind definitiv in der Minderheit), die dem kompetitiven Verhalten von Causticum kritisch gegenüberstehen und Skepsis bezüglich der Echtheit seiner Sympathie zeigen, können bemerken, dass es ja auch einfach ist, „übertrieben mitfühlend" mit den Toten und Fernen zu sein, wie auch mit dem Leiden von relativen Fremden – die im Gegensatz zu denen, die ihm näher stehen, nur um wenig bitten –, sie *verlangen* noch weniger und konkurrieren überhaupt nicht mit ihm. Wahre Wohltätigkeit, beobachten sie grimmig, beginnt zu Hause.

Es muss jedoch etwas fundamental „Richtiges" an der Haltung von Causticum sein, da eine kritische Haltung ihm gegenüber so viel häufiger fehlt und seine Übergriffe übersehen werden. Was ist dieses Richtige genau?

Man könnte vielleicht die Feststellung wagen, dass diese Tugend im Wesentlichen eine echte Liebe zum Menschen ist, nicht bloß zu ein paar wenigen, sondern zur Menschheit ganz allgemein – in ihrer ganzen Mannigfaltigkeit, ihren Launen, ihren Stärken und Schwächen. Die verschiedenen Aspekte dieses ansprechenden Charakterzuges wurden weiter oben in diesem Kapitel schon besprochen; um sie literarisch zu illustrieren, wenden wir uns Mark Twains *Huckleberry Finn* zu.

Es gibt verschiedene Wege, um Huck Finns vieldimensionalen Charakter homöopathisch zu interpretieren. Beispielsweise lässt sich nicht leugnen, dass er nach außen viel von der Großzügigkeit, Kreativität, scharfen Intelligenz und Vorliebe für Aufregung und Abenteuer zeigt, die für den *Sulfur* benötigenden Heranwachsenden (P 1) charakteristisch ist. Ebenfalls *Sulfur* ist, dass der Junge Kleidung als einengend und Waschen als lästig empfindet, und dass ihm die Disziplin, die Bildung verlangt, unerträglich ist. Auf der anderen Seite geht Huckleberrys moralische Empfindung, die das gesamte Buch über immer wieder auf die Probe gestellt wird und wahre Tiefe erreicht, als er sich zutiefst loyal

Verirrungen, Konkurrenzdenken und feindselige Beziehungen

zum entlaufenen Sklaven Jim verhält, weit über jedes Etikett eines bestimmten „Konstitutionstyps" hinaus. Dennoch könnten gewisse Züge von Huck, die Twain in seiner Novelle beschreibt, im Lichte unserer vorausgegangenen Analyse als Causticum betrachtet werden.

Zunächst fällt die außergewöhnliche Toleranz des Jungen gegenüber anderen auf – eine Toleranz, die zu der Sympathie passt, die er bereitwillig selbst den zwei Möchtegern-Mördern entgegenbringt, die in einem sinkenden Dampfschiff eingeschlossen sind („Nun begann ich zum ersten Mal mir Sorgen um die Männer zu machen ... Ich fing an zu denken, wie schrecklich es war, selbst für Mörder, sich in einer solchen Klemme zu befinden. Ich sag' zu mir, man kann ja nie wissen, aber ich könnte ja doch mal selber ein Mörder sein, und wie würde *ich*'s dann gern haben?"), wie auch den lästigen, ja sogar gefährlichen Herzog und Kronprinz. Als Huckleberry entdeckt, dass er die beiden zu spät vor der Gefahr gewarnt hat, in der sie schwebten, und beobachtet, wie sie aus der Stadt getrieben werden, überlegt er, „die beiden armseligen Schurken taten mir leid, scheinbar konnte ich ihnen überhaupt nix mehr nachtragen ... Menschen *können* aber auch schrecklich grausam zueinander sein."

Ebenso bemerkenswert im Verlauf dieser Erzählung ist das Talent von Huckleberry, schnell Kontakt mit anderen zu finden. Er ist sehr geschickt darin, sich immer wieder aus misslichen Lagen zu befreien, indem er ganz genau das Temperament von Menschen einschätzt und dann eine seiner unzähligen Geschichten erzählt, in denen er mit ihrer Gier, ihrer Feigheit, Sentimentalität oder echten Freundlichkeit spielt – er verdreht alles so lange, bis er die Reaktion hervorruft, die er braucht, um sein Ziel zu erreichen.

Um den anderen die Befangenheit zu nehmen ist Huck stets gewillt sich anzupassen. Zu Beginn (und dann wieder gegen Ende des Buches) passt er sich den überschäumenden Phantasien und Abenteuerspielen von Tom Sawyer[*] an. Als nächstes ist es sein Vater, der Trinker, den er

---

[*] Tom Sawyer ist rein sulfurisch in seiner unwiderstehlichen Vorstellungskraft, seinem ständigen Bedürfnis nach Anerkennung und seinem unstillbaren Verlangen nach Aufregung (P 1). Niemals ist er gewillt, einmal die zweite Geige zu spielen, wie es der sich eher anpassende Huck ständig tut.

mit Geduld erträgt. Als dann Herzog und Kronprinz sein Floß entern und verlangen, dass er sich so unterwürfig verhält, wie es ihrem vorgeblichen Adel entspricht, erinnert die Reaktion des Jungen an die resignierte Anpassung eines nüchtern denkenden Causticum an eine verrückte Umwelt:

> „Ich hab nicht lange gebraucht, um drauf zu kommen, dass diese Lügner auf kein' Fall und überhaupt keine Könige oder Herzöge war'n, sondern bloß fiese Schwindler und falsche Fuffziger. Aber ich hab nie nix gesagt, hab immer so getan als ob; hab's für mich behalten; das ist das Beste; dann hast du keinen Ärger und kriegst keine Probleme. Wenn sie halt wolln, dass wir sie Könige und Herzöge nennen, hab ich kein Problem damit, solang wie Frieden in der Familie is … Am besten kommst du mit der Sorte Leute aus, wenn du ihnen einfach ihren Willen lässt."

Eine für Causticum typische Folge von Huckleberrys Liebe zu Menschen ist eine anziehende Selbstakzeptanz, die sich schließlich auch als entscheidend für sein emotionales Überleben herausstellt. Als er sich zum Beispiel entschlossen hat, wegen seiner Freundschaft zu dem Schwarzen Jim die konventionelle Moral seiner Zeit bezüglich der Sklaverei über Bord zu werfen („O.k., dann fahre ich halt zur Hölle", sagt er sich und zerreißt den Brief, den er an Miss Watson geschrieben hat und in dem er sie über Jims Herkunft informiert), macht er sich keine Gedanken mehr wegen dieses moralischen Dilemmas. „S'warn schon hässliche Gedanken und hässliche Wörter, aber gesagt warn se. Und ich hab sie gesagt sein lassen; und ich hab nie nicht mehr dran gedacht, sie zurückzunehm'. Ich hab mir einfach die ganze Sache aus mei'm Kopf geschlagen."

In der vergleichenden Materia medica ist Causticum am engsten mit *Pulsatilla* (unter „Geist und Gemüt" bei Boenninghausen), *Lycopodium* (Hering), *Sulfur* (Nash), *Calcium carbonicum* (in allgemeiner Übereinstimmung, wegen der verwandten Herkunft der beiden Mittel), *Carbo vegetabilis* (Boericke), *Phosphor* (Borland), und – ebenso treffend wie unerwartet – *Lachesis* (Boger) in Beziehung gesetzt worden. Wir wollen einmal letztere Beziehung näher untersuchen, da sie am ehesten Bezug hat zu dem Janusköpfigen an Causticum.

Sicherlich finden sich auf der körperlichen Ebene Parallelen, vor allem bei den Lähmungen im Allgemeinen und denen des Halses im Besonderen ("die beiden [Mittel] sind eng verwandt bei paralytischen Zuständen des Halses" – Kent), und von beiden Mitteln kennen wir einen charakteristischen Durst mit "Abneigung gegenüber [oder] Verschlimmerung durch Trinken" (Hering); auf der geistigen Ebene finden wir bei beiden Mitteln Geschwätzigkeit ("sehr gesprächig" – Hahnemann) – mit dem Unterschied, dass Causticum weder die freien Assoziationen von *Lachesis* noch den unaufhaltsamen Wortschwall aufweist. Wenn *Lachesis* einmal anhebt zu sprechen, kann er nicht aufhören. Auf subtilere Weise werden beide Typen durch den Kontakt und die Unterhaltung mit anderen Menschen energetisch aufgeladen – und beide haben umgekehrt auch die Fähigkeit, anderen diese Energie wiederzugeben (vgl. *Lachesis* [P 1]). Außerdem sind beide Typen eifersüchtig; obwohl bei Causticum dieser Charakterzug so wenig offensichtlich sein kann, dass er von anderen nicht bemerkt wird, vom Betreffenden nicht erkannt und (sehr wichtig für den homöopathischen Verschreiber) bei Kent in der entsprechenden Rubrik nicht aufgeführt ist.

Nichtsdestoweniger findet sich Causticum, häufig als Resultat dieses Charakteristikums, immer wieder in gegnerische Beziehungen verwickelt, gerade mit denjenigen, die ihm vorher nahe standen, oder, zum Erstaunen aller Beteiligten, in Situationen offener Feindseligkeit.[*]

Ein einzigartiger Fall von Eifersucht war der von zwei Zwillingsschwestern Mitte Fünfzig, die sich während ihres ganzen Lebens sehr nahe gestanden hatten. Eines Tages hatten sie einen Streit – aus Gründen, die von ihrer Umgebung nie ganz verstanden wurden. Obwohl es nie zu einem offenen Krieg kam, spaltete die Fehde drei Generationen der Familie.

Wie es nicht selten der Fall bei Zwillingen ist, hatte jede von ihnen, unabhängig von der anderen, denselben Tag gewählt, um einen Termin für eine homöopathische Behandlung zu vereinbaren. Die erste Schwester, Susan, kam am Morgen wegen einer schmerzhaften Entzündung

---

[*] Vielleicht ist dies der geeignete Ort, um auf einen Aspekt des eher traditionellen Bildes der Geistes- und Gemütssymptome von Causticum zumindest hinzuweisen. Der Typus kann "Sehr empfindlich, hitzig und auffahrend ... [mit] unbändige[r] Uebelnehmigkeit" (Hahnemann) sein. Wie jedoch oben bereits besprochen, zeichnet sich Causticum durch eine eher subtile Art aus. Gerade weil er ruhig und gefasst bleibt, bringt er es fertig, dass *andere* voreingenommen und streitsüchtig erscheinen – und er selbst dabei nicht im Unrecht.

eines Nerves im linken Arm, die nach mehreren Jahren der Latenz wieder aufgeflammt war.

Sie war eine attraktive, charmante Frau, sie war ungemein zugänglich, und ihr Bild schien irgendwo zwischen *Pulsatilla* und *Phosphor* zu liegen, obwohl keines der Mittel vorherrschend war. Auf eine Art war sie nicht so offen und vertrauensvoll wie diese beiden Konstitutionstypen. Die nähere Befragung ergab, dass sie sich mit ihrem liebenswerten Wesen ihr ganzes Leben lang außergewöhnlicher Beliebtheit erfreut hatte – zuerst als Liebling der Familie, dann in der Schule und im Pfadfinderlager, später im College und bei der Arbeit, und nun in ihrer Ehe und bei ihren Kindern. Die einzige Beziehung, die nicht perfekt war, war – wie sie zugab – die zu ihrer Zwillingsschwester. Als der Arzt nachfragte, was denn der Grund für diese Ausnahme sei, ging sie über die Frage hinweg mit einem vagen „Kein echter Grund. Nichts Ernstes. Wir haben uns einfach in der letzten Zeit auseinander gelebt. Meine Schwester hatte schon immer etwas Eigenbrötlerisches. Vielleicht spielt auch ein gewisser Groll darüber eine Rolle, dass ich immer der Liebling meiner Eltern war."

Die Patientin fuhr fort zu erklären, dass ihre Schwester die Tendenz habe, Streitereien allzu großen Wert beizumessen, dass sie wie stets zu sehr dramatisiere und sich neurotisch verhalte, wobei sie, Susan, sich überhaupt nicht gekränkt fühle; dass sie nichts getan habe, was die unangenehme familiäre Situation verursacht oder weitergeführt habe; dass sie trotz allem ihre Zwillingsschwester liebe und sie stets weiter lieben werde. Das alles war natürlich bewundernswert, und dennoch war sie nicht bereit, sich gemeinsam zu bemühen, über den Krach zu reden und zu einer gemeinsamen Basis zu gelangen, eben weil es, wie sie beharrte, „keinen Bruch zu kitten" gab. Sicher war, dass sie nicht allzu besorgt über den Streit zu sein schien.

Während sie sich länger unterhielten, beobachtete der Arzt, dass die Frau, wenn sie still war oder sich konzentrierte, die Gewohnheit hatte, auf der Innenseite ihrer Wange zu kauen, und dass eine winzige Warze in der Nähe des äußeren rechten Augenwinkels gewachsen war. Causticum beißt, wie wir uns erinnern, unbeabsichtigt innen auf die Wange, wenn er kaut oder spricht, daher kam, wenn man das Symptom etwas weiter fasste, das Mittel in Frage. Außerdem finden sich „häufig kleine warzenartige Wucherungen in der Nähe der Augen" (Borland).[*] Zwei der „auffallendern, sonderlichen, ungewöhnlichen und eigenheitlichen" körperlichen Symptome in einem sonst eher unbestimmten Fall von Brachialneuritis war geradezu ein Überfluss des Guten; und da das Mittel sowohl bei hartnäckigen, rekurrenten Nervenschmerzen („alte Neuritis") indiziert ist, als auch bei einer hartnäckigen Mentalität („eigensinnig" – Kent), wurde, wie es sich gehörte, Causticum verschrieben.

Der zweite Zwilling kam wegen Acne rosacea. Sie war zumindest nicht im Stadium der Leugnung. Auf echte *Lachesis*-Art (wo Schmerz, Uneinigkeit und Feindseligkeit ganz leicht zur Oberfläche hochsteigen) erzählte sie ihre Version des Familienstreites – in einem Schwall von Beschuldigungen, Ärger und Groll.

„Ob ich eifersüchtig bin? Natürlich bin ich eifersüchtig! Immer hatte ich das Etikett des ‚neurotischen Zwillings', der ‚Eigenbrötlerin', derjenigen, die immer irgendwie schuld war. Und wissen Sie, wie schwierig es ist, diese Etiketten wieder loszuwerden? Meine Eltern hatten nie den leisesten Verdacht, dass es Susan war, die die Dissonanzen zu Hause verursachte. Um sich ihren Status als Lieblingskind zu erhalten, hat sie uns alle wirksam gegeneinander aufgehetzt. Erst jetzt – über 40 Jahre später – beginne selbst ich zu verstehen, wo die Quelle der Disharmonie in unserer Familie zu suchen ist."

Obwohl sie zutiefst verletzt durch diese Fehde war, weigerte sich auch diese Schwester, den ersten Schritt zu einer Versöhnung zu gehen. „Wozu soll ich mit Susan sprechen? Sie kapiert es einfach nicht – sie will es einfach nicht kapieren. Es ist ihr egal. Sie ist sehr gut darin, so zu tun, als wäre sie mitfühlend und besorgt um ihre Familie, aber in ihrem Herzen ist ihr die ganze Situation völlig gleichgültig. Wie auch immer, wahrscheinlich ist es ohnehin zu spät, etwas daran zu ändern."

Das war wohl wahr; die emotionalen und das Verhalten betreffenden Reaktionen auf den stabilen Causticum sind so fest in das gesamte

---

[*] Da jede bedeutendere Materia medica dies bereits getan hat, besteht keine Notwendigkeit, die Bedeutung von Warzen im Arzneimittelbild von Causticum hier noch einmal zu betonen – vor allem im Gesicht und an den Fingern. Manche Homöopathen sind der Überzeugung, dass dieses Mittel nur noch von *Thuja* übertroffen wird, wenn es diesem nicht sogar gleichrangig ist: „Es ist eines unserer wichtigsten Mittel für Warzen. Es steht neben *Thuja*, wenn es ihm nicht sogar ebenbürtig ist" (Nash).

soziale Geflecht eingewoben, dass dieses Muster aufzulösen bedeuten würde, das Ganze zu zerstören. Mehr noch. Unter dem Einfluss der toleranten Haltung dieses Menschen und wegen der angenehmen und einfachen Beziehung, die er anbietet, wollen andere oft keine Veränderungen herbeiführen; sie fühlen sich geradezu ungehobelt, wenn sie auch nur auf eine wünschenswerte Veränderung aufmerksam machen. Sie begünstigen daher eher eine unbillige Situation, statt mit Urteilsfähigkeit und Gerechtigkeit damit umzugehen. „Nun gut!", sagen sie sich. „Es ist schon so viel Wasser den Strom hinuntergeflossen – so tief verwurzelt sind unsere Gewohnheiten –, dass es weitaus einfacher ist, die Familiendynamik nicht zu durchbrechen und die Dinge so zu lassen, wie sie sind."

Wie auch immer, da die körperlichen Symptome der Patientin (zusammen mit einer deutlichen Verschlimmerung vor der Menstruation) gut auf *Lachesis* passten, wie auch die intensiven Gefühle, die (im Unterschied zu Causticum) durch nichts zu beruhigen waren, wurde das Schlangengift verschrieben.

Bei ihrem Folgetermin sechs Wochen später bestätigten beide Schwestern eine merkliche Besserung der körperlichen Symptome; das war jedoch alles. Kein Anzeichen dafür, dass Friedensgespräche initiiert worden wären oder Feindseligkeiten sich gelegt hätten.

Er hatte nicht gerade den Atem angehalten, dennoch hatte der Arzt auf etwas spektakulärere Resultate an der Fehdefront gehofft, und als Monat um Monat vorübergingen ohne ein Zeichen einer Waffenruhe, schloss er bedauernd, dass, so erfolgreich die Mittel zwar auf der körperlichen Ebene gewesen waren, sie offenbar auf der geistigen Ebene versagt hatten. Und damit hatte der Fall zunächst sein Bewenden.

Eines Tages, nachdem noch mehr Zeit vergangen war, trafen sich die Schwestern zufällig in einem Kaufhaus und fingen tatsächlich an, sich zu unterhalten. Der Arzt fand nie heraus, welche der Schwestern die Initiative ergriffen hatte, aber es kam zu einer gewissen Aussöhnung. Auch wenn die frühere Nähe nie wieder hergestellt wurde, konnten sich die Familien zumindest wieder an Feiertagen und Familienfesten treffen.

Ein Jahr später, als die Causticum-Zwillingsschwester zu ihrem jährlichen homöopathischen Check up kam, bedachte sie den Arzt mit einem plötzlichen: „Ich glaube, Sarah und ich haben Ihnen für Ihre Schlichtung neulich zu danken."

Verirrungen, Konkurrenzdenken und feindselige Beziehungen

Bescheiden gab der Arzt das Lob zurück. „Die Mittel können gelegentlich Änderungen auf der Gefühlsebene bewirken, aber ich bezweifle, dass sie eine Veränderung ein Jahr später bewirken können. Nein – Sie, Susan, sollten es als persönliche Leistung betrachten, dass Sie …"

Er hätte sich die Mühe sparen können.

„Oh, das Mittel hat nicht *mich* verändert", unterbrach sie ihn. „Aber etwas Grundlegendes hat sich in Sarah verändert. Obwohl ich in den paar Minuten unseres Gespräch mehr unangenehme sogenannte „Wahrheiten" über mich erfahren habe als in meinem gesamten vorherigen Leben, war sie *endlich* in der Lage, auf die Vernunft zu hören …", und die Patientin fuhr fort, die Veränderung zu beschreiben.

Als kurze Zeit später Sarah zu ihrem jährlichen Folgetermin kam, sprach auch sie mit dem Arzt über die Versöhnung mit ihrer Schwester. „Danke, ich vermute, dass es Ihre Mittel waren, aber Susan – obwohl sie tatsächlich niemals irgendeinen Fehler von ihrer Seite zugibt, noch *irgend*etwas aus diesem Krach gelernt zu haben scheint – hat ihre ruhige Gleichgültigkeit aufgegeben und wirkte fast menschlich. Statt ein herzloses, gefühlloses Wesen zu sein, hat sie ausnahmsweise mal meinen Klagen zugehört."

Dieses Mal nahm der Arzt dankbar mehr Lob an, als er vielleicht verdiente, und dachte bei sich, dass die übergroßen Kräfte, die ihm hier als bloßem Verschreiber der Mittel unterstellt wurden, eigentlich nur die ausgleichende Gerechtigkeit gegenüber all jenen Gelegenheiten war, wo ihm nicht sein Anteil an den positiven emotionalen Veränderungen gegeben worden war, welche regelmäßig vorkommen, wenn Patienten homöopathisch behandelt werden.

Obwohl ihr unterschwellig kompetitives Verhalten und ihre Eifersucht, wie auch ihre anziehende Energie im Umgang mit anderen gelegentlich ähnlich sein können, so unterscheidet sich die Causticum-„Gestalt"[*] doch radikal von der von *Lachesis*. Am meisten von Bedeutung ist, dass alle negativen Gefühle, die notwendigerweise bei einem Konflikt oder Streit an die Oberfläche gelangen und mit denen *Lachesis* so sichtbar kämpft, bei Causticum größtenteils unerkannt bleiben. Die daraus resul-

---

[*] Deutsch im Original. (Anm. d. Übers.)

tierende oberflächliche Ruhe ist nicht nur Fassade. Seine oben erwähnte Selbstakzeptanz, die es ihm erlaubt, seine Schattenseite zu ignorieren, hilft ihm, gelassen zu bleiben.

Ein Causticum-Patient, der erzählte, wie einfach es für ihn sei, sein Gewissen zu befragen, da er sicher sei, dass er dort stets ein mitfühlendes Ohr finde, wurde geneckt: „Da schau her, du hast ein Gewissen?"

„Ach!", antwortete er gelassen, „das ist ein Geheimnis zwischen mir und meinem Schöpfer."

Ein noch tiefer gehender Grund für die recht unterschiedliche Ausstrahlung der beiden Mittel ist, dass die Stabilität von Causticum so stark ist, dass er in der Lage ist, sich an jede vorübergehende Unausgeglichenheit um ihn herum anzupassen und dabei unversehrt zu bleiben. Er weiß, dass Disharmonie etwas ist, das immer wieder in Beziehungen und im Laufe des Lebens vorkommt, und baut darauf, dass er jeden gegenwärtigen oder zukünftigen Aufruhr (einschließlich seiner eigenen vorübergehenden Fehltritte) ganz bequem abwarten kann, bis die allgemeine Ruhe wiederhergestellt ist. Wie auch der Ozean unweigerlich sein Gleichgewicht nach einem Sturm wiedergewinnt, so kann er darauf bauen, dass die ihm eigene Ausgeglichenheit die Dinge nach vorübergehenden Umbrüchen wieder richten wird.

Bei *Lachesis* hingegen, dessen von Natur aus gespaltenes Wesen stets bestrebt ist, sein Gleichgewicht zu gewinnen (das selbst, wenn es gelingt, nur vorübergehender Natur ist), gefährdet jede Turbulenz die Stabilität und droht, die Psyche mit einem unablässigen Kampf mit sich selbst zu überfluten.

Der janusköpfige Causticum kämpft nicht. Er besitzt bloß zwei Gesichter, die, wie die griechischen Masken, welche entweder den einen oder den anderen Aspekt aufzeigen, auf parallelen Ebenen operieren und sich deshalb nicht in die Quere kommen, weil sie keine gemeinsamen Schnittpunkte haben.

Jugend und Alter

Das janusköpfige Causticum-Kind macht im Allgemeinen keine Probleme in der Schule oder im Ferienlager – in der Tat wird es von jedem seiner Lehrer geliebt – es kann jedoch zu Hause ein Unruhestifter sein: streitsüchtig, manipulativ; gelegentlich kann man ihm überhaupt nicht trauen, da es das Blaue vom Himmel herunter lügen kann. In der Mehrheit der Fälle jedoch (wo das Mittel bei Warzen, vergrößerten Halslymphknoten, unruhigen Beinen nachts im Bett, die am Schlaf hindern, oder nächtlichem Einnässen verschrieben wird), besitzt das Kind das gleiche gesellige, ausgeglichene Wesen wie der Erwachsene. Beispielsweise wurde Causticum als das Simillimum in einem Fall von starken Sehnenschmerzen am ganzen Körper bei einem netten, ausgeglichenen, zehnjährigen Mädchen erkannt, zum Teil deshalb, weil sie einen Tag ohne ihre Freunde als einen Tag betrachtete, an dem es sich nicht zu leben lohnte.

Selbst „schwache und zarte Kinder" (Hering) oder Kinder, die unter Lernbehinderung, Sprachdefekten (wie Stottern aufgrund oben erwähnter teilweise Paralyse der Sprachorgane), neurologischen Erkrankungen (einschließlich Epilepsie, die in der Pubertät beginnt oder dann wieder auftritt) oder muskulärer Beeinträchtigung zu leiden haben, die sowohl die Grob- als auch die Feinmotorik betreffen kann (das Kind lernt nur langsam laufen oder läuft unsicher, mit Neigung hinzufallen; es hat Probleme mit dem Schreiben), verschließen sich nicht, wie *Natrium muriaticum*, das Hilfe und Gesellschaft zurückweist. Offen wie sie sind, gleichen sie eher *Phosphor, Calcium carbonicum* (daher auch *Calcium phosphoricum*), *Pulsatilla*, und, wie Borland in seinen *Kindertypen* darlegt, *Lycopodium*.

Ein vierjähriger Junge wies ein perfektes Causticum-Bild auf. Er nässte im ersten Schlaf ein, litt unter Halsentzündungen mit vergrößerten Drüsen sowie unter Zucken und Zusammenfahren nachts im Bett (letzteres Symptom ängstigte seine Mutter am meisten). Das psychische Bild war jedoch nicht so einfach zu beurteilen. Der Junge war charmant und wies eine Mischung aus dem liebenswerten Wesen von *Phosphor* und dem für *Lycopodium* typischen Gefühl für seinen eigenen Wert auf. Er war jedoch nicht so leicht zu beeindrucken wie ersterer und nervöser und empfindlicher als letzterer.

Der Arzt suchte nach wahlentscheidenden Geistessymptomen und fragte, ob der Junge besondere Belastungen zu Hause erlebte, die die Zuckungen verursachen könnten, da er in seinem Halbtagskindergarten ganz offensichtlich nicht „überarbeitet" war („Choreatische Symptome, wenn überarbeitet oder unter nervlicher Belastung" – Borland). Die Mutter zerbrach sich den Kopf, um einen Stressfaktor im Leben dieses Jungen zu erkennen, der als Jüngster von vier Kindern von seinen Eltern genauso wie von seinen Geschwistern innig geliebt wurde und sich noch in einem Stadium befand, in dem er sich des Glücks und der niemals endenden Liebe um ihn herum ebenso sicher war wie der Luft und des Sonnenscheins um ihn herum.

„Ich kann mir nicht denken, was ihn belasten könnte", antwortete sie, als sie trotz Nachdenkens zu keinem Ergebnis kam. „Das Leben ist für Jamie ein einziges Fest voller Spaß und Aufregung, so weit ich sehen kann. Ich kann keinen einzigen Grund für Stress erkennen. Sehen Sie", fuhr sie fort, „mit drei älteren Geschwistern ist immer etwas Aufregendes los und…" Sie hielt kurz inne. „Nein, warten Sie! Das ist es! *Natürlich* gibt es etwas in seinem Leben, das ihn belastet! Jamie versucht stets, mit den älteren Kindern Schritt zu halten. Er will immer bei allem dabei sein und auch in allem so gut wie die anderen. Da haben wir's."

Der Arzt, der in diesem Bild Spuren der großen Geselligkeit von Causticum erkannte, und natürlich auch von seinem kompetitiven Verhalten, hakte nach. „Wie zeigt sich denn gewöhnlich, dass der Junge bei Aktivitäten nicht außen vor gelassen werden will?"

„Oh, da kennt er eine ganze Menge Tricks. Zuerst kommen die Versprechungen: ‚Ich *versprech*', dass ich nicht schummle' oder ‚Ich versprech', dass ich kein Feigling bin'; oder wenn es ein Brett- oder Kartenspiel ist, ‚Ich *versprech*', dass ich auch immer mit gekreuzten Beinen sitzen tu … guck, so!' – das ist die Art, wie sie ihm im Kindergarten beibringen stillzusitzen. Wenn ihm nichts mehr einfällt, was er noch versprechen könnte, greift er auf alles zurück, was ihm irgendwie zu höflichem Verhalten einfällt: ‚Ich *verspreche*, dass ich immer meine Hände waschen tu'. Wenn er dann seinen ganzen Charme und seine listige Durchtriebenheit erschöpft hat, zieht er seinen letzten Trumpf aus dem Ärmel: ‚Dann lad' ich Dich nicht zu meinem Geburtstag ein!'"

„Droht er jemals damit, zu petzen?"

„Nie. Ich bin mir sicher, dass er ganz genau weiß, dass solche Drohungen ihn bei seinen Geschwistern nicht beliebt machen und ihm beim nächsten Mal all seine Chancen verderben ... Und wenn sie ihm einmal erlauben mitzuspielen, verhält er sich mustergültig."

Das Causticum-Bild war komplett.

Die Eigenheit kleiner Causticum-Patienten, sämtliche verfügbare Tricks zu gebrauchen, um an aufregenden Dingen beteiligt zu werden, findet sich selbst bei Tieren. Eine eigentümliche Trotteligkeit bei einem Causticum benötigenden Eichhörnchen („unbeholfen" – Borland) entfremdete es von seiner eigenen Spezies und ließ es anderweitig Gesellschaft suchen. Als es noch recht klein war, fiel es von einem Baum und verletzte seine Hüfte, was es in die Obhut eines Wildtier-Pflegers brachte. Im gleichen Moment, als es wieder freigesetzt wurde, brach es sich einen Schneidezahn, als es auf einen Stein biss, den es für eine Nuss hielt. So kam es wieder zurück in die Pflegestation, wo es eine Weile mit Brei gefüttert werden musste. Als es wieder freigelassen wurde, bekam es prompt einen Katarrh mit einer solchen Schniefnase (!), dass es wieder hereingenommen wurde, um es warm zu halten. Als es schließlich in einen Freiluftkäfig gesetzt wurde, zur Vorbereitung auf seine Freilassung, begann ihm sein Fell in Flecken auszufallen und es musste wieder in das Haus hereingenommen werden – wo es seine Erdnüsse, Sonnenblumensamen und Trauben erst dann fressen wollte, wenn man sich mit ihm beschäftigte. Schließlich begann sich der Pfleger, dessen Aufgabe es war, verletzte Wildtiere so bald wie möglich wieder in Freiheit zu setzen, von diesem kleinen Schlingel, seinen Beschwerden und zunehmender Unfähigkeit, aus eigener Kraft zu überleben, manipuliert zu fühlen. Denn was diesem natürlich eigentlich gefiel, war die Aufregung und die Gesellschaft, die er im Hause fand.

Es ist jedoch bei der älteren Generation, wo Causticum am besten zur Geltung kommt. Zusammen mit *Carbo vegetabilis*, *Barium carbonicum* und *Aurum metallicum* spielt es die gleiche vorherrschende Rolle in den späten Jahren, wie sie *Belladonna*, *Chamomilla* und *Calcium carbonicum* bei Babys und in der frühen Kindheit einnehmen. Dies ist teilweise der heilenden Wirkung zuzuschreiben, die Causticum bei Rheumatismus, Katarakt (sowohl akutem als auch beginnendem), Verlust oder Beeinträchtigung des Gehörs besitzt; bei Schlaganfall, Inkontinenz und verschiedenen Formen von Lähmungen; bei „alten" Beschwerden, die sich hinziehen oder wieder auftreten; bei Gedächtnisverlust und anderen „Erkrankungen des Alters" (Hering; siehe auch Kent: „in Fällen, wo die Gesundheit schon längere Zeit zerrüttet ist und sich chronische Krankheiten etabliert haben (…); seine Beschwerden nehmen langsam aber stetig zu und begleiten einen allgemeinen Verfall der körperlich-seelischen Verfassung"). Gleichzeitig kann die Wirksamkeit des Mittels jedoch auch der Tatsache zugeschrieben werden, dass ältere Menschen, gerade weil sie lange gelebt haben, eher lang anhaltenden Kummer oder Enttäuschungen erfahren haben („Die Konstitution ist unter dem langen Leiden und den vielen Sorgen zusammengebrochen" – Kent). Was auch immer der Grund sein mag, wenn lang anhaltende Belastungen und Sorgen wieder aufleben und das innere Gleichgewicht bedrohen, wirkt Causticum wie der Kiel eines Schiffes und stellt die geistige Flexibilität, den Spielraum wieder her, der den Menschen vor dem Kentern bewahrt.

Dies war der Fall bei einer älteren Patientin, die in Florida im Ruhestand lebte, allem Anschein nach allein stehend. Sie hatte eine Reihe von Altersbeschwerden, einschließlich einer Blasen-Inkontinenz, rastlosen Beinen nachts, Hörproblemen (mit einem Causticum-Symptom: Widerhall der eigenen Stimme in den Ohren; bei jüngeren Menschen ist es häufig *Belladonna*, das eine solche Autophonie heilt) und Gelenksteifigkeit, die im Klima von Florida gebessert wurde.

Nun finden sich in Florida reichlich alte Menschen, deren Beschwerden gut auf Causticum reagieren, teils wegen der bekannten Temperatur-Modalität des Mittels (fühlt sich besser in heißem, feuchtem Klima, das andere oft unerträglich finden), obwohl man der Wahrheit die Ehre geben und sagen muss, dass Arthritis und andere Beschwerden von Causticum-Patienten genauso häufig bei Feuchtigkeit *nicht* besser werden. „Besser bei warmem, *feuchtem* Wetter" ist ein wunderbares Leitsymptom, wenn es vorhanden ist, aber kein Argument gegen das Mittel, wenn es fehlt.

Die Frau war fröhlich, ausgeglichen und gesellig – eine gesuchte Gesellschafterin wegen ihrer untadeligen Spieltischmanieren und ihrer Bereitschaft, anderer Probleme zuzuhören, ohne sie im Gegenzug mit ihren eigenen zu belasten. Obwohl sie sich offenbar vor engeren Beziehungen scheute, war sie glücklich, einen Kreis von Bekannten zu pflegen; insgesamt war sie ein so gutes Beispiel, wie man es sich nur wünschen konnte, für Hahnemanns „Den ganzen Tag heitre Laune, Zufriedenheit mit sich selbst und sehr gesprächig… Obgleich Zänkereien an ihn gebracht wurden, blieb er doch ziemlich ruhig… (Heilwirkung)".

Eines Tages kam ein Paar zu Besuch, das sie sich weigerte zu empfangen. Schließlich stellte sich heraus, dass sie weit davon entfernt war, allein stehend zu sein. Sie hatte eine ganze Reihe von Verwandten, mit keinem von ihnen hatte sie jedoch seit über fünfzig Jahren Kontakt gehabt und so den Anschein erweckt, dass aus ihrer Familie niemand mehr am Leben war.

Eine so lang anhaltende Verweigerung war außergewöhnlich für eine offenbar so vollkommen „normale" Person, und nur eine ungeheuer tiefe Wunde konnte dies verursacht haben. Außerdem begann sich die Dame nach diesem Überraschungsbesuch, der offenbar Geister aus der Vergangenheit geweckt hatte, eigenartig zu verhalten. All dies blieb jedoch bloße Spekulation und Mutmaßung, bis sie es sich eines Tages erlaubte (möglicherweise unter dem befreienden Einfluss wiederholter Gaben von Causticum C 9), ihrem Homöopathen von ihrer schmerzlichen Vergangenheit zu berichten. Sie hatte vorsätzlich ihre Familie gemieden (so vertraute sie ihm an), weil deren Mitglieder sie nie unterstützt hatten, als ihr Ehemann drei Jahre nach der Heirat mit ihrer jüngeren Schwester davongelaufen war; sie hatten sich geweigert, die Beziehung mit dem durchgebrannten Paar abzubrechen und es eher in Kauf genommen, sich von ihr zu entfremden.

Diese uralte Verletzung und der Groll hätten ebenfalls auf *Natrium muriaticum* gepasst, aber die Ruhe, die die Patientin nach außen zeigte, schien eher auf ein Einfrieren ihrer Gefühle hinzuweisen – eher eine für Causticum typische Haltung, die nicht konfrontiert, sondern die Gefühle ruhig erstarren ließ, anders als *Natrium muriaticum*, der schwerfällig versucht, sie zu unterdrücken. Dieser Geisteszustand, der seine Parallelen in verschiedenen Formen des „Einfrierens" auf der körperlichen Ebene fand, war ein Hinweis, dass mit Causticum weiterbehandelt werden musste, und in der Tat half das Mittel (nun in der C 30), ihre frühere Ausgeglichenheit wieder herzustellen.

Wir schließen dieses Portrait mit einem bemerkenswerten Fall eines „alten" Karpaltunnelsyndroms, das der heilenden Kraft von Causticum wich. Die Beschwerde fand sich bei einem sehr alten, sehr gebrechlichen Gentleman, der seinen Lebensabend in dem Backsteingebäude der Familie an einem der historischen Plätze inmitten in Manhattan verbrachte. Vor mehr als einem halben Jahrhundert hatte er seine Karriere als Konzertpianist aufgeben müssen, weil seine rechte Hand davon betroffen war. Er hatte sich jedoch eine zweite Karriere als Musikpublizist aufgebaut und erlebte nun einen friedlichen und recht zurückgezogenen Ruhestand, gut versorgt von seiner Tochter. Vom Lesen abgesehen war eine seiner Lieblingsbeschäftigungen, Briefe an seine zahlreichen Freunde in der ganzen Welt zu schreiben. Vor kurzem war jedoch sein subchronisches Karpaltunnelsyndrom wieder verstärkt aufgetreten und hatte ihn am Schreiben gehindert. Der Arzt, der zwischen Causticum und *Calcium carbonicum* hin und her überlegte, fragte nach irgendwelchen auffallenden, sonderlichen und eigenheitlichen Symptomen. Die Tochter, die ihren Vater in die Praxis begleitet hatte, hatte auch gleich ein Beispiel. „Papa hat eine ungewöhnliche Art, seine Briefe aufzugeben. Er wirft sie aus dem Fenster seines Arbeitszimmer auf den Gehweg." Sie fügte beruhigend hinzu: „Natürlich sind sie stets adressiert, zugeklebt und mit Briefmarken versehen."

Der Arzt war jedoch aufmerksam geworden. „Warum um alles in der Welt tun Sie das denn?"

„Das erspart meinen alten, schmerzenden Knochen einen Gang zum Briefkasten, und ich möchte meine Tochter nicht mit noch mehr Arbeit belasten, als sie ohnehin hat. Außerdem nehme ich an, dass irgendein Vorbeigehender den Brief aufhebt, ihn zum Briefkasten an der Ecke mitnimmt und ihn dort einwirft." Während der Homöopath versuchte, seine Gedanken zu entwirren, fügte der alte Mann hinzu: „Es ist wichtig, den Menschen eine Chance zu geben, sich gut mit sich selbst zu fühlen; und damit haben sie die Gelegenheit, eine gute Tat zu tun, die sie nicht mehr kostet als halb um unseren Platz herum zu laufen."

Dies war eine so eminent „vernünftige" Erklärung für ein wahrhaft exzentrisches Verhalten, dass der Arzt ohne weiteres Zögern Causticum verschrieb.

Causticum ist keiner der hellsten Sterne am homöopathischen Firmament; es besitzt keine lebhafte, strahlende, klar umrissene Persönlichkeit. Das Mittel wird besser mit einem der weiter entfernten Planeten verglichen, die zwar für das bloße Auge weniger sichtbar sind, aber dennoch einen merklichen Einfluss auf menschliches Leben besitzen.[*] So polyvalent ist seine heilende Kraft, dass wenn ein offensichtlich indiziertes Mittel seine Wirkung nicht angemessen entfaltet oder ein Fall „zum Stillstand gekommen" ist (H.C. Allen), wenn Nosoden nicht helfen oder der Patient nur ganz allgemeine Symptome wie Müdigkeit, geringe Libido, Niedergeschlagenheit zeigt oder sich nicht wie sonst fühlt, und dabei keine zu einem Mittel leitenden Idiosynkrasien aufweist, der ratlose Arzt wohl daran tut, Hahnemanns stets rätselhaftes, aber therapeutisch unschätzbares Gebräu in Betracht zu ziehen – seine *Tinctura acris sine Kali.*

---

[*] Daher auch Nash: „Wenn Hahnemann der homöopathischen Schule nichts weiter gegeben hätte als dies eine Mittel Causticum, so würde die Welt ihm dennoch zu bleibendem Dank verpflichtet sein."

Die Graphites-Herausforderung

Skylla und Charybdis

„Die Welt ist eine Komödie für den, der denkt – und eine Tragödie für den, der fühlt", schrieb der britische Literat Horace Walpole an einen Freund im Jahre 1742. Kein Konstitutionstyp, vielleicht mit Ausnahme von *Lachesis*, empfindet die Wahrheit dieses Ausspruches stärker als Graphites.

Zur Erläuterung dieser Feststellung müssen wir noch weiter in der Geschichte zurückgehen, bis in die Zeit des alten Griechenlands und Homers *Odyssee*. Auf seiner „psychischen Odyssee" sieht sich der *Graphites*-Patient gleichsam gezwungen, die heimtückische Meerenge zu durchfahren, die sich zwischen einer schneidend scharfen, unbesteigbaren Felsklippe, bewacht von einem männermordenden Monstrum, Skylla, und einem riesigen Meeresstrudel, Charybdis, der seine Opfer in die Tiefe zieht, befindet.

Beide Gefahren können als Symbol für alle starken Gegensätze stehen. In unserer Analyse steht Skylla für den Intellekt und Charybdis für die Emotionen; und die Herausforderung, der sich ein Individuum im Graphites-Stadium seiner menschlichen Entwicklung gegenüber sieht, ist es, zwischen dem alles vernichtenden Intellekt einerseits und dem gigantischen Strudel der Emotionen andererseits einen sicheren Kurs zu steuern. Solange der Arzt diese grundlegende Herausforderung nicht erkennt, fehlt es ihm an einem echten Verständnis dieses Persönlichkeitstyps.

Dass Graphites von beiden Extremen bedroht ist, davon zeugen die geistig-emotionalen Charakteristika in der homöopathischen Literatur, die buchstäblich alle unter eine von zwei Hauptüberschriften klassifiziert werden können: 1. Schwäche und Erschöpfung auf der geistigen, und 2. Angst und Leid auf der emotionalen Ebene. Der Patient, der zu sehr in die Nähe von Skylla steuert, wird Symptome wie „Beschwerden durch geistige Arbeit; Zerstreutheit; Verwirrung; geistige Trägheit; extreme Vergesslichkeit; Gedächtnisschwäche; Neigung zu Fehlern beim Sprechen und Schreiben; Benommenheit; Lebensüberdruss" aufweisen, während der Patient, der zu nahe bei Charybdis fährt, an „Kummer, außergewöhnlicher Besorgnis, leichter Erregbarkeit, Enttäuschung und Zurückweisung, Furcht, Unsicherheit oder großer Angst" (Hahnemann und andere) leidet.

Und das ist alles, was uns die klassische Literatur bietet! Seit Hahnemanns Aufzeichnungen der Arzneimittelprüfung von Graphites in den *Chronischen Krankheiten* ist wenig Substanzielles zum geistig-emotionalen Bild hinzugefügt worden. Selbst Hering gibt sich, abgesehen von einer bemerkenswerten Ergänzung, damit zufrieden, Hahnemanns etwas über zwanzig Symptome wiederzugeben (Hahnemann zählt tatsächlich genau fünfzig auf, aber mehr als die Hälfte sind Wiederholungen der anderen); während Kent in seinen *Vorlesungen zur homöopathischen Materia medica* lediglich Hahnemanns Aufzählung in einem knappen Absatz zusammenfasst. Wie man jedoch in der täglichen Praxis immer wieder beobachten kann, existiert eine kreative Seite in dem Individuum (selbst während er sich durch die Meeresenge hindurchmüht), die analysiert und verstanden werden will.

Ein guter Punkt, an dem man beginnen kann dies zu tun, ist, die Beziehung des Mittels zur berühmten Hahnemann/Kent'schen Triade *Sulfur*, *Calcium carbonicum* und *Lycopodium* zu untersuchen.

Da es ein „Antipsorikum von großer Kraft" (Boericke) ist, kann man sicher gehen, dass Graphites in engem Bezug zu *Sulfur* (dem Haupt-Antispsorikum der Homöopathie) steht. Auf der körperlichen Ebene ist wohlbekannt, wie gerne *Sulfur* sich in das Gebiet von Graphites drängt.[*] Die beiden Mittel sind ohne weiteres vergleichbar, was Beeinträchtigungen der Verdauungsorgane und der Ernährung, Kreislaufschwäche, Beschwerden von Frauen in der Menopause und besonders Hauterkrankungen betrifft – die typische rissige, nässende, Blasen bildende, brennende oder trockene, schuppende Haut, verschlimmert durch Kratzen und häufig begleitet von einer Laktose-Intoleranz (Ekzeme und Aknepickel werden nicht besser, bis der Patient alle Milchprodukte absetzt). Aber auch auf der geistigen Ebene sind die Ähnlichkeiten bemerkenswert – wenn auch nicht so klar definiert.

---

[*] Die „Räuber"-Rolle von *Sulfur* wird in P 1 beschrieben.

Graphites

Wie manch ein *Sulfur*, so kann auch Graphites mehr als eine Begabung besitzen und mit dem gleichen Eifer seine geistigen Fähigkeiten auf mehreren Gebieten entwickeln. Der Typus befasst sich bereitwillig mit jedem Thema, das interessant, erheiternd oder informativ ist – immer jedoch unter der Voraussetzung (und hier fangen die Unterschiede an), dass dies nicht zu viel Mühe und Eifer erfordert. Ihm fehlt nämlich nicht nur die Begeisterung, die typisch *Sulfur* ist, er ist auch trotz echter intellektueller Neigungen ohne dessen intellektuelles Durchhaltevermögen. Weil ihn „wissenschaftliche Arbeit ermüdet" (Hering), kann er sehr wohl unfähig sein, länger an einer anspruchsvollen intellektuellen Beschäftigung zu bleiben. Oder er arbeitet, aufgrund eines Musters, das er bereits in der Kindheit und Jugend entwickelte und dann in das Erwachsenenleben mitbrachte, plötzlich und anfallsweise – und unterbricht seine Studien, um ein halbes Dutzend Bleistifte zu spitzen, unwichtige Telefonanrufe zu beantworten und besonders, um wiederholte Abstecher zum Kühlschrank zu machen („zappelig, wenn er bei der Arbeit sitzt" – Hering). Schließlich ist er, obwohl er wie *Sulfur* auf seiner Passage durch das Leben stark der Skylla des Intellekts zuneigen kann, kein Mensch, der sich 'gerne „sein Gehirn über metaphysische Feinheiten zerbricht [und] über religiöse oder philosophische Spekulationen brütet" – Hering), noch neigt sein Verstand mehr zu abstrakten Ideen, als sich seinen Mitmenschen zuzuwenden. Alles in allem macht er den Eindruck eines *Sulfur*, der nicht ganz auf der Höhe ist – eines irgendwie unerfüllten *Sulfur*.

Ein weiterer Unterschied zwischen den beiden ist, dass *Sulfur* eine Art hat, sein Wissen in voller Länge zur Schau zu stellen, was, obwohl er eindrücklich und häufig eloquent ist, bei seinem Zuhörer ein dröhnendes Gefühl im Kopf und ein heimliches Bedürfnis zu entkommen bewirkt, und zwar weil er *alles* was er weiß mitteilen muss – womit er sowohl den Zuhörer als auch das zur Diskussion stehende Thema erschöpft (P 1). Im Gegensatz dazu fasst sich Graphites, der feinfühlig darauf achtet, nicht zu gewichtig zu sein, eher kurz.

Der zweite Graphites-Typ tendiert mehr zu Charybdis. Unter einem scheinbar gelassenen Äußeren ist der Patient (in der Regel eine Frau) ängstlich um andere, um sich selbst besorgt, übermäßig aufgeregt oder beunruhigt bei unbedeutenden Familienangelegenheiten, oder beherrscht durch eine Unmenge (meist grundloser) Befürchtungen („Gedanken ängstlich, quälend, verfolgt von unerfreulichen Dingen" – Kent). Anstatt zu lernen, die Nadelstiche des Lebens zu ignorieren und sich selbst davor zu schützen, die kleinen Alltagsverletzungen nicht zu persönlich zu nehmen, lässt sie zu, dass sie immer verletzlicher wird. Mit einem Wort, sie benötigt mehr Rückenstärke.

Eine lebhafte Illustration des Graphites-Intellektes, der sich im geistig-emotionalen Konflikt verliert, war eine Frau auf einer Zusammenkunft, im Verlauf derer die verschiedenen nationalen Charakterzüge (zugegebenermaßen nicht allzu nachsichtig) diskutiert wurden. Als ihr Herkunftsland als isoliert und engstirnig bezeichnet wurde, rief sie, statt einer schlagfertigen Antwort, dass doch die anderen *ihre* Engstirnigkeit dadurch verrieten, dass sie nationale Vorurteile hegten, plötzlich laut aus: „Nur zu – trampelt – *trampelt* doch auf dem armen kleinen Belgien herum – ihr riesigen Maulhelden, die ihr zu den großen Nationen gehört!" – und brach in Tränen aus.

Egoismus ist nicht unbedingt eine der Schwächen von Graphites, aber man findet doch bei diesem Individuum eine übergroße Beschäftigung mit sich selbst, die von seiner Unfähigkeit, sich von seinem inneren Aufruhr abzulenken, herrührt. Diese Gedanken können zu einer Gleichgültigkeit der eigenen Person gegenüber führen. Der Typus ist häufig übergewichtig, weil es ihm an ausreichender Bewegung fehlt, ist leicht müde oder erschöpft, schwitzt bei der geringsten Anstrengung und ähnelt insgesamt körperlich und emotional dem alter ego von *Sulfur*, nämlich *Calcium carbonicum*.[*]

Ein Beispiel für die enge Verwandtschaft beider Mittel: Ein harter Winter in Neuengland forderte seinen Tribut bei einer College-Studentin, die einen Teilzeitjob als Kellnerin inne hatte. Sie entwickelte schmerzhafte Risse an den Fingerspitzen, die aufsprangen und bluteten,

---

[*] Auch diese Beziehung ist wohl dokumentiert. Beispielsweise widmet Borland in seinem Buch *Homoeopathy in Practice* sein gesamtes Kapitel über Graphites dem Vergleich des Mittels mit *Calcium carbonicum*. „*Calcium carbonicum* wird müde ohne jede Anstrengung, besonders bei geistiger Arbeit; Graphites fängt an sich deshalb zu beunruhigen, regt sich auf, macht sich Sorgen. Der *Calcium-carbonicum*-Typ gibt auf, während der Graphites-Typ deswegen in Sorge ist ... Er schwankt und zögert bei jeder Entscheidung. *Calcium carbonicum* legt das Ganze einfach ab und kümmert sich nicht weiter darum ..." und so weiter (vgl. auch Nash und andere).

rissige Wangen, Lippen und Hände; und wenn sie sich nicht so vermummte, als breche sie zu einer Expedition in die Antarktis auf, waren Frostbeulen das Ergebnis. Körperlich war sie von rundlicher Gestalt, mit einer rauhen und ungesund aussehenden Haut. Auf der geistig-emotionalen Ebene hatte sie viel Angst vor dem Leben und war überempfindlich (Eigenschaften, die in jüngster Zeit deutlicher hervorgetreten waren). Und als sie gestand, dass sie als einzige von allen Kellnerinnen erschöpft über der Theke hing und sich wünschte, kein Kunde, egal welchen Alters, welcher Größe oder welcher Gestalt auch immer, möge sich an ihren Tischen niederlassen, besann sich der Arzt auf Graphites oder *Calcium carbonicum*. Schließlich wurde ersteres gewählt – mit gutem Resultat – weil die junge Frau, obwohl sie sehr frostig war, sich immer dann besser fühlte, wenn sie nach draußen ging, auch bei kaltem Wetter (ein Graphites-Leitsymptom).

Thalia und Melpomene[*]

Inmitten der traditionellen Sammlung der gedämpften, düsteren Graphites-Charakteristika, die davon sprechen, wie er von Ängsten, geistiger Erschöpfung oder finsteren Vorahnungen niedergedrückt wird (selbst die Träume dieses Typs sind meist in den gleichen, bleigrauen Tönen gemalt – die homöopathische Literatur spricht von „Schwierigkeiten, Verlegenheiten, Unglück, Ärger"), sticht ein bemerkenswertes Symptom hervor, bemerkenswert in seiner Isolation und mit vielfältigen Verästelungen, nämlich „unverschämt, aufreizend, lacht bei Ermahnungen" (Hering). Dieses Symptom, das sich auch als hoch entwickelter Sinn für Humor zeigen kann, führt den dritten Aspekt in das Bild der Graphites-Persönlichkeit ein – einen, der starken Bezug zu *Lycopodium* besitzt.

Die *Odyssee* erzählt, wie sich Odysseus in seinem Bestreben, die Passage durch die gefährliche Meeresstraße zu überleben, entschloss, sich wohl von Charybdis entfernt zu halten und seine Schiffe näher zu Skylla als dem weniger schlimmen von zwei Übeln zu steuern. Auch Graphites

---

[*] Thalia: Muse der Komödie; Melpomene: Muse der Tragödie. (Anm. d. Übers.)

macht im Allgemeinen auf schwierigen Passagen durch das Leben einen weiten Bogen um den Strudel der tragischen Emotionen.

Wie *Lycopodium* umarmt er die Klippe der Skylla, indem er sich der Komödie hingibt. Humor ist, mit seiner Distanziertheit, wohl eine der reinsten Formen des Intellekts. Indem er Walpoles „Denkenden" kultiviert, entwickelt Graphites eine Front, die so jäh und glatt ist wie Skylla – und unüberwindlich für Gefühle. Diese Errungenschaft ist jedoch nicht ein Leugnen oder Abtrennen der Gefühle wie bei *Lycopodium* (P 1), sondern eher eine Flucht vor ihnen. Es ist ihm wohl bewusst, wie ohnmächtig der Intellekt angesichts der Umwälzungen des Lebens ist, und so nimmt dieses empfindsame Individuum seine Zuflucht zu Humor und Witz, um sich über die gefühlsmäßigen Turbulenzen hinwegzuretten.

Humor kann eine Reihe von Formen annehmen. Der Stil von Graphites ist nicht „schwarz" – nicht von der ätzenden, vernichtenden Art, die Zerstörung in ihrem Kielwasser nach sich zieht; auch nicht höhnisch, wiehernd, böswillig; versucht sich nicht gemein auf Kosten anderer zu amüsieren. Das Mittel findet sich auch bezeichnenderweise nicht unter „boshaft", noch unter „Manie, alles ins Lächerliche zu ziehen" in Kents Repertorium; dagegen ist es unter „fröhlich, Heiterkeit und Spaßen" aufgeführt (und könnte da mit Recht in den dritten Grad erhoben werden). Die von Graphites bevorzugten Formen des Witzes sind Ironie, wo Schattierungen und Feinheiten durch Humor sichtbar gemacht werden, oder ein eklatanter Sinn für das Absurde. Auch letzteres kann natürlich an Respektlosigkeit grenzen – oder selbst an Gefühllosigkeit. Und schon bei Kindern kann man einen Witz beobachten, der gefährlich nahe an der Klippe steuert.

Ein pausbäckiges, sommersprossiges, stupsnasiges Mädchen von zwölf Jahren wurde wegen chronischer, krustenbildender Absonderungen aus den Augen in Behandlung gebracht. Die Lider klebten beim Erwachen zusammen, sie juckten und entzündeten sich leicht. An einem bestimmten Punkt wurde sie gebeten, den Raum zu verlassen, während ihre Mutter und der Arzt bestimmte Aspekte ihres Verhaltens diskutierten.

Es war dem Mädchen unangenehm, hinausgehen zu müssen, während (in ihren eigenen Worten) „mein Seelenleben auseinandergenommen wird", und so stand sie auf, mit einem kecken Hüftschwung, streckte die Zunge heraus und stolzierte hinaus, nicht ohne über ihre Schulter zu werfen: „Na ja! Entschuldigen Sie, dass ich lebe!"

Ihre Mutter hatte kaum begonnen, über die zunehmende Überheblichkeit ihrer Tochter zu klagen, als sich die Tür öffnete, das Mädchen hereinkam und sich ruhig wieder hinsetzte.

„Bist Du zurück?" fragte die Mutter (überflüssigerweise).

„Ja, wie Du sehen kannst, bin ich zurück."

„Und warum bist du zurück?"

„Ach, mir wurde langweilig da draußen, und da habe ich eben beschlossen, wieder hereinzukommen."

„Habe ich Dir nicht gesagt, Du sollst draußen warten?"

„Das hast du, aber ich bin lieber hier. Oder möchtest Du lieber, dass ich mich statt dessen schreiend und strampelnd auf den Boden im Wartezimmer lege?" Dann wandte sie sich dem Arzt zu: „Möchten Sie meine Vorstellung sehen?"

Die Mutter rollte vor Hilflosigkeit mit den Augen, aber der Arzt brauchte nichts weiter zu hören. Das Mädchen zeigte eine Frechheit, die an Unverschämtheit grenzte, behielt aber den leichten Stil von Graphites bei, der den Beobachter eher zum Lachen bringt als zum Rügen.

Dieser Fall war auch insofern archetypisch, als das Mittel häufig bei pummeligen Mädchen benötigt wird, die merken, dass sie wohl nicht mit tollem Aussehen und geschmeidiger Figur durchs Leben gehen werden, und ihre Persönlichkeit und ihren Sinn für Humor entwickeln, um geliebt zu werden. Daher wird sich das Graphites-Kind oftmals frank und frei weigern, seine Schularbeiten ernst zu nehmen. Statt sich ihnen emsig zu widmen oder auch nur den Anschein zu erwecken zu lernen und dann Ausreden zu präsentieren, warum es sie nicht macht (sich also „herauszuwinden"), zieht das Kind es offen vor, in der Klasse herumzuwitzeln und sich auf diese Weise durch die Schule hindurchzumogeln – (wahrscheinlich) auch später durch das Leben.

Wenn sich dieses Charakteristikum beim Homöopathen einmal fest eingeprägt hat, kann der Humor als leitendes Symptom in ansonsten undeutlichen Fällen dienen, oder wo das klassische psychische Bild von Graphites nicht zu den körperlichen Symptomen passt.

Thalia und Melpomene

Ein siebenjähriger Junge war wegen eines eingewachsenen Zehennagels in homöopathische Behandlung gebracht worden. Er zeigte keine Ängstlichkeit oder Begriffsstutzigkeit, das Mittel wurde jedoch ohne Zögern den beiden anderen starken Mitbewerbern bei eingewachsenen Zehennägeln, *Magnetis polus australis* und *Silicea* vorgezogen. Der entscheidende Faktor war das Verhalten des Jungen. Da er bleicher und blasser aussah als gewöhnlich, meinte der Arzt zur Mutter, er sei vielleicht anämisch, und schlug vor, ein Blutbild zu machen um dies zu verifizieren.

„Was heißt denn anämisch?" fragte der Junge.

„Das ist, wenn man nicht genügend rote Blutkörperchen hat; und wenn wir Dich in den Finger da pieksen, können wir schauen, ob Du genügend davon hast."

Der Junge erwiderte mit überraschender Vehemenz. „Ich *habe* genug. Ich habe *ganz viele* rote Blutkörperchen – viel mehr als ich brauche. Wenn ich mehr hätte, würde es einfach rauslaufen." Er hielt seinen Finger krampfhaft fest und begann sich zur Tür zu stehlen.

Seine Mutter bestand darauf, er solle mit dem Unsinn aufhören und sich hinsetzen, damit der Doktor Blut abnehmen könne. Doch der Junge fuhr weiter: „Nein! Ich lasse Sie keines von meinen Blutkörperchen nehmen. Dann habe ich nämlich wirklich nicht genug. Wenn Sie auch nur *einen Tropfen* klauen, dann rufe ich die Polizei!" Er verzog sich ins Wartezimmer, wandte sich an die überraschten dort wartenden Patienten und rief aus: „Holen Sie die Polizei! Holen Sie die Polizei!"

Seine Furcht vor Nadeln hätte *Silicea* sein können, aber sein unnachgiebiges Verhalten und der offensichtliche Humor dieser kleinen Szene (eine phantasiereiche Variation von Gibsons „Kinder sind in Gegenwart des Arztes völlig ohne Respekt; sie laufen umher … und ignorieren die Ermahnungen der Eltern") legten nahe, dass der Junge ein paar Gaben Graphites in der C 30 brauchen könnte.

In Übereinstimmung mit seiner unnachgiebigen Weigerung, das Leben oder auch nur seinen eigenen Ärger tragisch zu nehmen, bewahrt sich Graphites genügend inneren Abstand, um seine Gefühle nicht unbeherrscht ausbrechen zu lassen – beispielsweise in Form von Wutanfällen oder Hysterie. Natürlich kann er Bitterkeit oder Kränkung genauso verspüren wie jeder andere, und er besitzt auch unbestreitbar eine Tendenz, in Groll zu schmoren, aber er gerät nie wirklich außer Kontrolle. Im Gegensatz dazu müssen *Natrium muriaticum* und *Staphisagria*, die beide ebenfalls in ihrem Groll verharren können, viel Energie aufwenden, um alle ihre negativen Emotionen absolut in Schach zu halten, aus Furcht, heftig, hysterisch oder unbeherrscht in Wort oder Tat zu werden, wenn er sich auch nur das leiseste Lockern der Zügel erlaubt.

Der Humor von Graphites ist nicht nur ein Schild, sondern auch ein Schwert – und eine äußerst effektive Form der Macht. Wie Mark Twain schrieb: „Dem Angriff des Lachens kann nichts widerstehen." (Humor als Macht wurde im Kapitel *Lycopodium* diskutiert [P 1].) Auf der Seite 188 haben wir gesehen, wie eine Mutter machtlos der humorvollen Dreistigkeit ihrer Tochter gegenüberstand. Schon in sehr jungem Alter hatte das Mädchen die Kraft gespürt, die in der Unverschämtheit liegt, und liebte es, die Wut anderer zu entfachen. Ähnlich findet man auch Graphites-Erwachsene, die Humor benutzen, um andere aufzuregen, um sie zum Denken, Bewegen, Handeln zu bringen. Der Aufrührer mag sich keinen Deut für das Thema interessieren, für das er agitiert, oder es mag ihm umgekehrt der hochfliegende Anlass auch ungemein am Herzen liegen; auf jeden Fall findet er die nachfolgende Aufregung ungemein unterhaltsam.

Der Typus ist außerdem sehr geschickt darin, humorvolle Bemerkungen wirksam dazu zu benutzen, eine seriöse Unterhaltung abzubrechen, zu der er intellektuell nichts beitragen kann oder die ihn einfach langweilt. Einer geistreichen Frau wurde von einem Freund gesagt: „Du hast eine Art von Humor an Dir, den andere gelegentlich irritierend finden können." Der Freund bezog sich offensichtlich nicht auf die einnehmende Qualität des Humors der Frau, und auch nicht auf ihre anziehende, muntere Haltung, sondern auf die Art und Weise, wie sie gelegentlich ihren Witz kompetitiv einsetzte, um die allgemeine Unterhaltung zu kontrollieren.

Meist jedoch dient der Humor von Graphites einem eher persönlichen Bedürfnis – er verhilft ihm (wie oben schon diskutiert), zu einer ungefährdeten sozialen Basis, was Freunde und Familie angeht. Außerdem dient er ihm als Rückzugsmöglichkeit, wenn er sich aus einer unangenehmen Situation herauswinden muss.

Thalia und Melpomene

Ein Mädchen, das kranke oder sterbende Nagetiere oder Vögel ins Haus zu bringen pflegte um sie zu versorgen, hatte immer eine schlagfertige Antwort parat, mit der es die vergeblichen Proteste anderer („Du weißt doch gar nicht, wie du für sie sorgen musst. Du weißt noch nicht mal, was für eine Krankheit das Tier hat") parierte.

„Das ist richtig", antwortete das Mädchen dann ungerührt, „und ich werde es auch solange nicht wissen, bis es mir jemand sagen kann."

Selbst jüngere Kinder nehmen den Humor zu Hilfe, um sich im Klassenzimmer und zu Hause zu behaupten, oder um Beschuldigungen zuvorzukommen, wenn sie sich vor ihren Pflichten drücken oder sonstwie auf dünnem Eis herumschlittern. Ein solcher Bummelant war ein Drittklässler, von robuster, stämmiger Gestalt – ganz ähnlich wie ein Shetlandpony –, der Graphites wegen seines Ohrausflusses benötigte. Der Ausfluss war mild, übelriechend, wechselte zwischen honigfarben klebrig und wässrig. Er war ein recht intelligenter Bursche, aber bis auf die Knochen „faul" (Borland) und gewöhnlich Klassenletzter. Eines Tages brachte er sein wie üblich dürftiges Zeugnis nach Hause und verkündete mit einem unverschämten Grinsen: „Glück ist, wenn man Klassen-Vorletzter ist!" Natürlich konnten seine Eltern ihn nicht ausschimpfen.

Oder das schalkhafte vierjährige Mädchen, das die strafende „Haue" dafür, dass es ohne Begleitung hinaus auf die Straße gerannt war, zu vermeiden wusste, indem es rückwärts, mit dem Hinterteil zuerst, ins Haus hineinkam, als wolle sie zur Bestrafung einladen, die ihrer Mutter dann zu lächerlich vorkam.

Der Humor dieses Typs, eine Quelle unschätzbaren Trosts für ihn und ein Vergnügen für andere, hat jedoch auch seine Kehrseite. Es gibt einen Preis, den er dafür zahlen muss. Odysseus musste, nachdem er seine Schiffsroute festgelegt hatte, sechs Männer seiner treuen Mannschaft der gierigen Skylla opfern. Auf ähnliche Weise riskiert Graphites, indem er auf den Humor zurückgreift, bestimmte, lebenswichtige Teile seiner Natur zu opfern.

Die harte, distanzierte, glatt polierte Qualität des Witzes lässt keinen Raum für die Integration von Intellekt und Emotionen; die humorvolle Antwort schneidet nicht so tief wie die Fragen, die die nachdenkliche oder beunruhigte Graphites-Seele aufwirft, und ist eine allzu oberflächliche Reaktion auf die ernsthaften Themen, denen sie sich gegenüber sieht.* Daher kann er den Patienten selbst auch nicht völlig befriedigen.

Eine Frau wurde mit Graphites wegen juckender Kopfhaut und Haarverlustes während der Menstruation homöopathisch behandelt, und auch wegen ihres Bedürfnisses, zwischen den Mahlzeiten „enorm viel" zu essen, wie sie sich ausdrückte („Heiss-Hunger" – Hahnemann), was dazu führte, dass sie üppige und höchst unwillkommene Pfunde ansetzte. Während der Konsultation beschrieb sie dem Arzt ihr noch junges Eheleben: Die Untreue ihres Mannes („Die einzige Möglichkeit, ihn vom Herumstreunen abzuhalten, wäre, einen Pflock hinter dem Haus in den Boden zu treiben und ihn daran festzubinden; aber dann würde er wahrscheinlich den ganzen Tag heulen und mich vor allen Nachbarn blamieren"); ihre weinerlichen Schwiegereltern, die sich bei ihr über alles mögliche beklagten – als wäre sie diejenige, die dafür verantwortlich wäre – selbst über das Wetter („Warum muss die Temperatur *immer* rauf und runter gehen? Warum kann sich das Wetter nicht mal entscheiden und entweder heiß *oder* kalt sein – und dann so *bleiben*?"); ihre selbstsüchtigen Stiefkinder („Wann immer ich sie bitte, mir zu helfen, sollten Sie mal sehen, wie sie davonhuschen – wie die Küchenschaben"); den Goldfisch mit der Futtermittelallergie, der nur noch dank einer speziellen Diät aus Ameiseneiern überlebte, und den fleischfressenden Wellensittich, der darauf bestand, winzige Bröckchen Dosenfutter für Hunde mit der Pinzette gefüttert zu bekommen. „Das ist schon so eine Familie, in die ich da hineingeheiratet habe!", pflegte sie zu schließen, um beim nächsten Besuch ähnliche Absurditäten zu berichten.

Einige Jahre später ging die Ehe auseinander. Sie war völlig zerstört und verlor all ihre innere Distanz. Auch ihrem köstlichen Sinn für Absurditäten konnte sie nicht mehr freien Lauf lassen, und so war auch Graphit nicht länger von Nutzen. Nun benötigte sie *Lachesis*, *Staphisagria* und *Natrium muriaticum* für ihren tödlich ernsten Kampf um ihr emotionales Überleben.

---

* In Kents Repertorium lautet die Rubrik, die dem *unangemessenen* Lachen von Graphites am ehesten entspricht: „Lachen, unmäßig."

Graphites kann sich nach den „Schwingen der Taube" sehnen (und hart daran arbeiten, sie zu entwickeln), um damit über die gefährlichen Meerengen im Leben hinwegzufliegen und sie dadurch zu vermeiden,[*] aber er ist kein *Lycopodium*. Humor und Distanz als Filter für unangenehme, nicht wünschenswerte oder unbequeme Wahrheiten, die bei *Lycopodium* so gut funktionieren, um ihn gegen die Unberechenbarkeiten persönlicher Beziehungen relativ immun zu machen, sind nicht so wirksam für Graphites. Seine Verletzlichkeit ist jedoch nicht immer offensichtlich; andere mögen seine Gutmütigkeit und seinen Sinn für Humor verkennen und ihn ohne allzu große Rücksichtnahme auf seine Gefühle und Empfindungen behandeln, sozusagen ohne Handschuhe.

Wenn er Kummer hat, findet er auch nicht so leicht Trost bei den traditionellen Religionen oder innovativen philosophischen Systemen, wie *Sulfur* es tut. In der Tat nimmt Graphites nicht so einfach Zuflucht zu irgendwelchen „Glaubenssystemen", die seiner Suche einen Sinn geben könnten (auch hier unterscheidet er sich von *Calcium carbonicum*, der große Stärke aus einer strengen und strukturierten Disziplin ziehen kann, und *Lycopodium*, der am besten in wohletablierten Institutionen funktioniert (P1). Graphites ist im Wesentlichen ein Freidenker, und die Herausforderung seines Leben ist, die tückischen Meerengen unter den eigenen Segeln zu befahren und sich nicht von einem anderen Schiff durch sie hindurchschleppen zu lassen – oder über sie hinwegzufliegen. Er muss sowohl über seinen strukturierten, analytischen Geist *als auch* seine turbulente Emotionalität hinaus nach einem Punkt in seiner Psyche forschen, an dem er diese beiden scheinbar entgegengesetzten Kräfte wieder integrieren kann.

Die Rolle von Graphit

Warum, so mag man sich fragen, findet das trostsuchende Graphites-Individuum nicht einfach Zuflucht bei den philosophischen Disziplinen

---

[*] „Oh hätte ich Flügel wie Tauben,
dass ich wegflöge und Ruhe fände,
… Ich wollte eilen, dass ich entrinne
vor dem Sturmwind und Wetter." (Psalm 55:7–9)

und religiösen Systemen, die andere zufriedenstellen, sondern muss sich seinen eigenen, individuellen Zugang erarbeiten? Was zwingt ihn dazu, seinem Sinn für das Absurde zu frönen, wenn doch die humorige Sichtweise seinen tiefen Bedürfnissen gar nicht gerecht wird? Und schließlich, welche archetypische Dynamik manifestiert sich in seinen Sorgen und Ängsten?

In einer dieser so eleganten Korrespondenzen, die man häufig in der Homöopathie antrifft, findet sich der Schlüssel zur Psyche von Graphites in der Substanz, aus der das Mittel gemacht ist.

Graphites ist Reißblei (nicht zu verwechseln mit Blei) und auch bekannt als Graphit oder Bleiglanz. Obwohl die offensichtlichen Eigenschaften dieses Minerals – Farbe, Gewicht, Reaktionsträgheit (die sich im traditionellen Arzneimittelbild als graues Aussehen, schwere Gedanken und intellektuelle Stagnation spiegeln) – fest im Bewusstsein der Homöopathen verankert sind, ist seine am meisten einzigartige Eigenschaft, nämlich die Fähigkeit, seinen metallischen Glanz auf Papier zu übertragen, bisher vollkommen ignoriert worden.

Graphit in Form eines Bleistifts (man beachte Hahnemanns spezifische Anweisung, dass der Graphit für dieses Mittel von einem „Englischen Bleistift bester Qualität" zu nehmen sei), dient natürlich als erstes Werkzeug für den künstlerischen Selbstausdruck – sei es nun Zeichnen, Gedichte schreiben oder Musik komponieren. Daher steht es als Metonym für den Künstler selbst.

Der Graphites-Mensch besitzt in der Tat die Seele eines Künstlers. Das heißt, dass er die Sensitivität eines Künstlers, dessen anspruchsvolle Fähigkeiten und originelle Auffassung besitzt, auch wenn ihm vielleicht die offensichtlicheren Eigenschaften fehlen, die man gemeinhin mit dem künstlerischen Temperament in Verbindung bringt. Zum Beispiel ist er weder so romantisch wie *Phosphor* oder *Tuberculinum*, auch nicht so rastlos und getrieben perfektionistisch wie *Arsenicum*, noch besitzt er die visionäre Inspiration von *Lachesis* oder die überfließenden Kreativitätsausbrüche von *Sulfur*. Man könnte es sogar wagen zu behaupten, dass es Graphites an dem Narzissmus fehlt, der häufig das künstlerische Temperament begleitet, obwohl auch dieser Typus sehr mit sich selbst beschäftigt sein kann. Die wichtigste Unterscheidung ist jedoch, dass er zwar die Seele eines Poeten besitzt, aber dennoch ein *unerfüllter* Künstler ist.

Das kann auch aus Mangel an Gelegenheit so sein. Ein junger Homöopath, der gerade mit seiner Praxis begonnen hatte, konnte einem überarbeiteten Geschäftsmann, der an unspezifischen Hautausschlägen und Magengeschwüren litt, keine charakteristischen Symptome entlocken und musste schließlich auf die Hauptmittel für letzteres, schwerwiegenderes Leiden zurückgreifen: zuerst *Nux vomica*, dann *Phosphor*, zuletzt *Kalium bichromicum*. Da sich keines dieser Mittel als wirksam erwies, versuchte er die kleineren Mittel für diese Beschwerde und stolperte dabei auf seinem Weg schließlich über Graphites[*]. Dieses Mittel (zusammen mit zwei unschätzbaren Hilfsmitteln: dreimal täglich einem Teelöffel Olivenöl bester Qualität, sowie schleimhaltigem Ulmenrindentee) heilte die Magenbeschwerden (bezeichnenderweise jedoch nicht, aus Gründen, die wir noch sehen werden, die Hauterkrankung). Die ganze Zeit jedoch stellten sich dem homöopathischen Neuling die Fragen: „Warum Graphites? Warum nicht eines der anderen Mittel? Was ist an diesem Mann typisch für Graphites?"

Die Antwort auf dieses knifflige Problem fand sich einige Zeit später, als er diesen Fall mit einem erfahreneren Kollegen diskutierte. Dieser empfahl, sich die Zeit zu nehmen, um die Vorlieben, Abneigungen und Interessen des Patienten zu erfragen. Es stellte sich heraus, dass der Patient eine Passion für den Anbau seltener Pflanzen und Sträucher hegte und sich schon sein ganzes Leben lang wünschte, Eigentümer eines kleinen, aber exquisiten Gartenbauunternehmens auf seinem Landbesitz zu sein; aber leider müsse er mit der Verwirklichung seines Traumes warten, bis er pensioniert sei.

Graphites kann auch deshalb unerfüllt sein, weil er die Art und Weise, wie er sich künstlerisch ausdrücken möchte, noch nicht gefunden hat, man kann ihn daher auch als *Künstler auf der Suche nach seiner Ausdrucksform* beschreiben.

Ein Grund dafür, dass er sein wahres Medium noch nicht gefunden hat, ist die fehlende Integration von Intellekt und Gefühlen. Der Künst-

---

[*] Vgl. Tyler: „Von großem Wert ist [Graphites] vor allem bei Magen- und Duodenalulcera… dies [sind] auch die Indikationen, für die ich Graphites am meisten gebraucht habe … Die Indikationen für Graphites sind …: Magenschmerzen, gebessert durch Essen oder Trinken; gebessert durch heiße Speisen oder Getränke; gebessert im Liegen" usw.

ler ist stets auf der Suche nach einem sicheren Kurs zwischen Skylla und Charybdis; das heißt, Ideen zu vermitteln, ohne das Gefühl dabei zu mindern, oder umgekehrt roher Emotion eine verstandesmäßige Form zu geben. Bis er diese fundamental wichtige Integration erlangt hat, bleibt er unbefriedigt und unerfüllt.

Wenn einem der Schriftsteller Henry James als ein zumindest teilweiser Graphites-Konstitutionstyp einfällt (wobei die andere Seite von ihm *Lycopodium* ist [P 1]), dann erstens aufgrund seiner Korpulenz, zweitens war er ein Meister der Ironie (Humor ist ein wesentlicher Bestandteil seiner Prosa), und drittens strebte er unablässig nach einem Stil, der sowohl seinem subtilen Intellekt als auch seinen Emotionen angemessen Form gab.

Möglicherweise aufgrund seiner Herkunft aus einer Neuengland-Familie, mit ihrer Neigung zu puritanischer Unterdrückung von Emotionen, schreckte James' Schreiben vor Charybdis zurück und neigte zu stark zu Skylla, was den Autor stets unzufrieden sein ließ mit seinem Werk („Oh, wäre ich doch imstande, Leidenschaft zu vermitteln!", so seine wiederholte Klage). Ständig schrieb er seine Erzählungen und Novellen um, verfeinerte sie, erklärte sie in unzähligen Vorworten, während ihn gleichzeitig sein Intellekt erbarmungslos weiter und weiter von einer befriedigenden Verschmelzung von Gedanke und Gefühl wegtrieb. Seine Prosa schwang sich in immer vergeistigtere Höhen empor und die heftigen Leidenschaften (im Gegensatz zu den eher feinen emotionalen Schattierungen) entzogen sich mehr und mehr seiner begabten Feder – beziehungsweise seinem Stift.

Es gibt ein Sprichwort: „Mittelmaß kennt nichts höheres als sich selbst." Der kritische, „rastlose und unstete" (Hahnemann), oder auch unvollendete Künstler in Graphites spürt jedoch, dass das Leben mehr zu bieten hat als die Mittelmäßigkeit, die er erleidet, und verlangt nach höherer Schönheit, Bedeutung, Intelligenz – nicht allein für sich selbst, sondern ebenso für andere. Wenn er keine kongeniale künstlerische Ausdrucksweise finden kann, um der Menschheit zu helfen, der alltäglichen Langeweile zu entfliehen, ist sein erster Impuls, auf den Humor zurückzugreifen, der ihm (zumindest temporär) als eine Form künstlerischen Ausdrucks dient – und als Mittel im Kampf gegen gefühlsmäßige Platitüden und abgedroschene Phrasen.

Auch die Frustationen von *Arsenicum* sind häufig die eines unerfüllten Künstlers (P 1). Es ist jedoch wahrscheinlicher, dass er Ersatz für den Ausdruck seiner künstlerischen Neigungen findet. Wenn er in den „schönen Künsten" nicht erfolgreich ist, drückt er seine künstlerische Natur im Gärtnern, delikaten Handarbeiten oder Kunsthandwerk, in der Herausgabe von Werken anderer oder sogar in Maler- oder Hausarbeiten aus. Wenn auch diese Betätigungen nicht vollkommen befriedigend sind, so kann er doch, indem er auf sie die Sorgfalt, Akribie und Perfektion verwendet, die das spezielle Kennzeichen von *Arsenicum* ist, im Rückblick die Befriedigung daraus ziehen, eine Aufgabe gut erledigt zu haben.

Graphites besitzt nicht den Elan, den Einfallsreichtum und die Bestimmtheit von *Arsenicum*, seine kreativen Energien zu kanalisieren – und noch viel weniger die Fähigkeit des letzteren, eine befriedigende Ersatzaktivität oder -arbeit zu übernehmen. Eher weist er eine *Calciumcarbonicum*-ähnliche fatalistische Trägheit auf (P 1), gekoppelt mit einer *Sulfur*-ähnlichen „Abneigung gegen Tätigkeit, Geschäfte" (Kent). Und in der Tat scheint er sich trotz seines inneren Strebens nach künstlerischer Erfüllung – oberflächlich betrachtet – damit zufrieden zu geben zu dilettieren, und mag sich sogar gegen jeden äußeren Druck bezüglich seines beruflichen Engagements wehren. „Ich bitte nur darum, frei zu sein. Die Schmetterlinge sind frei. Die Menschheit kann mir doch nicht verweigern, was sie den Schmetterlingen zugesteht", so Harold Skimpoles Protest in Dickens' *Bleak House*.

Dies ist der Grund, weshalb dieses Mittel so häufig in mittlerem Alter ansteht, zu einem Zeitpunkt, wo der Mensch nicht so sehr bedauernd zurückblickt, sondern sein Unerfülltsein verspürt – oder, in den Worten unseres momentanen Themas ausgedrückt, sich seines unbefriedigten, unrealisierten künstlerischen Bestrebens bewusst wird.

Ein typisches Bild für Graphites ist die Frau um die Menopause herum, die mit dem Einsetzen der hormonellen Veränderungen Gewicht ansetzt, Zysten in der Brust oder Uterusfibrome entwickelt oder Hitzewallungen und andere Formen instabiler Blutzirkulation erleidet. Aus welchen Gründen auch immer hat sie auf der geistigen Ebene niemals ihre eigenen Stärken erfahren und ist daher rastlos, entmutigt, unzufrieden und voller Zukunftsängste („Es ist ihm ... als stünde ihm das größte Unglück bevor" – Hahnemann). Sie hat bis dahin Lebenssinn und Herausforderung in ihrem Familienleben gefunden – und gleichzeitig ein legitimes Ventil für ihre Gefühle, indem sie für die Bedürfnisse anderer gesorgt hat. Wenn dann die erwachsenen Kinder das Haus verlassen (und heutzutage folgt, eher wahrscheinlich als nicht, der Ehemann kurz danach), ist sie plötzlich auf sich selbst zurückgeworfen und gezwungen, sich mit einer totalen Leere zu konfrontieren. Sie würde am liebsten weiter für andere sorgen und dafür sogar Opfer bringen (vgl. „Großzügigkeit"), aber sie ist in Verlegenheit zu fragen: Für wen? Für was? Es ist keiner mehr da, den es zu umsorgen gibt, und keine klar definierte Berufung stellt ähnlich starke Anforderungen an ihre kreativen Energien. Obwohl ihre Emotionen all diese Jahre genährt wurden, ihre Talente wurden es nicht.

Ähnlich wie das heranwachsende *Pulsatilla*-Mädchen („Was *Pulsatilla* in der Pubertät, ist Graphites im Klimakterium" – Allen in seinen *Leitsymptomen*), muss die Graphites-Frau mittleren Alters emotionale Unabhängigkeit erlangen. Sie kann sich nicht länger auf andere verlassen, was ihre Erfüllung angeht.

Eine solche Patientin, deren erwachsene Kinder das Haus einige Jahre zuvor verlassen hatten, litt sowohl an diesem „Leeren-Nest-Syndrom" als auch an Taubheit der Arme und Prickeln in den Fingern, schlimmer nachts. Letzteres Symptom wechselte zwischen deutlichem Unbehagen und tatsächlichen Schmerzen. Ihre bisherigen Konstitutionsmittel, *Calcium carbonicum*, *Natrium muriaticum* und *Sepia*, erwiesen sich als unwirksam, und so war der Arzt gezwungen, mehr in die Tiefe zu forschen.

Wiewohl begabt, war sie doch unerfüllt und gegenwärtig unglücklich mit ihrem Leben. „Die einzige wirkliche Freude, die ich in den letzten drei Monaten erfahren habe, war in einem Traum", vertraute sie dem Arzt an. „Ich schaute mit Stolz auf ein ansehnliches Haus, das ich offenbar selbst entworfen hatte." Da Kent Graphites in der Rubrik „Träume, zeichnet sich aus in geistiger Arbeit" aufführt (ein Symptom, das nicht nur als Wunschdenken interpretiert werden kann, sondern ebenso auch als intuitives Erfassen des Träumers, zu was er fähig ist und was er tun *sollte*), wurde das Mittel in der 1 M-Potenz verschrieben. Es behob die körperliche Beschwerde, die Frau kam erst nach über einem Jahr wieder und hatte in dieser Zeit zu weben begonnen. Dies wurde ihre Passion und Freude.

Der Arzt sprach diese interessante Synchronizität bei ihrem nächsten Besuch an und schlug vor: „Könnte das Mittel für die Taubheit nicht auch ihre Kreativität angeregt haben?"

Die Patientin, die noch nicht die subtile Wirkung der homöopathischen Mittel auf die Psyche erfasst hatte, erwog diese interessante Theorie für einen Moment und antwortete dann: „Ein ungewöhnlicher Gedanke. Ich persönlich jedoch meine, dass die Jahre, die ich damit verbracht habe, um meine fortgegangene Familie zu trauern, ein notwendiges „kreatives Moratorium" waren, bevor ich mich zu einer Weberin entwickeln konnte. Vielleicht hat sich auch der negative Einfluss von ein paar ungünstigen Sternenkonstellationen verringert!" (Wie es sich für seine distanzierte Geisteshaltung geziemt, besitzt Graphites eine recht zweifelnde Einstellung. Der Himmel verhüte, dass er primitiven Enthusiasmus zeige – auch nicht für die Homöopathie.)

Der Arzt aber war nicht nur einmal, sondern Dutzende von Malen Zeuge gewesen, wie Graphites Patientinnen mittleren Alters dazu verholfen hatte, auf ihrem Weg zu körperlicher und geistiger Gesundheit zu beginnen zu schreiben, zu malen, zu schauspielern – oder wie in diesem Falle zu weben –, ohne ein „kreatives Moratorium" oder irgendwelche „Planetentransite" dafür verantwortlich zu machen.

Ein Faktor, der dazu beiträgt, dass eine Graphites-Frau ihre Kreativität brachliegen lässt, ist, dass sie die Tendenz hat, allzu hohe Forderungen an sich zu stellen. Hinzu kommt, dass sie ihre künstlerische Begabung vernachlässigt hat, was die Gefahr der Mittelmäßigkeit vergrößert. So wird sie mit der Zeit immer kritischer, was ihre Fähigkeiten betrifft, und fürchtet sich zunehmend, ihre Schwingen auszubreiten.

Eine unerklärliche Schwellung von Knöcheln und Handgelenken plagte eine Patientin mittleren Alters. Der komplette Checkup mit allen entsprechenden Tests hatte jedoch keine pathologischen Befunde ergeben. Sie und ihr Mann waren beide Musiker: er war professioneller Musiklehrer, sie Amateur. Der Mann beabsichtigte, ein Buch über seine Unterrichtsmethoden zu schreiben. Er erkannte in seiner Frau Fähigkeiten, die er selbst nicht besaß und bat sie daher um Zusammenarbeit. Sie widerstrebte – teils aus natürlicher Trägheit, teils aus Angst vor Kritik während der schriftstellerischen Zusammenarbeit, hauptsächlich jedoch aus Mangel an Selbstwertgefühl.

Aufgrund ihrer allgemeinen Einstellung („er hat keine Gedanken auf seine Arbeit" – Hahnemann) und auch wegen ihrer Ödeme erhielt sie drei Gaben Graphites C 200, alle paar Wochen einzunehmen, und wurde gebeten, in drei Monaten wieder zu berichten. Dies tat sie und bezeugte während ihres zweiten Besuches eine *Ab*nahme der Schwellungen und eine *Zu*nahme ihres Selbstbewusstseins. „Nachdem ich das Mittel genommen hatte, stellte ich fest, dass ich – ich weiß selbst nicht so recht, wie das passierte – mitten drin war, meinen Anteil am Buch zu schreiben, und auch noch Freude daran hatte. Ich, die ich nie in meinem Leben ernsthaft etwas mit meiner musikalischen Ausbildung angefangen habe!"

Diese Perioden der Stagnation, die nach einer Befreiung durch Graphites schreien, können natürlich in jedem Lebensalter vorkommen und spiegeln als solche das Bedürfnis nach einer Veränderung von Lebenszielen wider, bevor körperliche Beschwerden auf eine Behandlung ansprechen. Eine Frau Mitte Dreißig litt an einem schweren Ekzem an den Händen, vor allem zwischen den Fingern. Das Gesamtbild der geschwollenen, rissigen Haut, der feuchten oder klebrigen Absonderungen, des unerträglichen Juckens mit dem Bedürfnis zu kratzen bis die Haut offen aufbrach, was zeitweilige Erleichterung brachte, und der Besserung der Beschwerden an den Händen durch Einhüllen war sehr typisch für den homöopathischen Graphit. Die Patientin fühlte sich in ihren familiären Beziehungen erfüllt, beschäftigte sich mit ein paar oberflächlichen Hobbys und Studien („Ich fühle mich nie gelangweilt oder alleine"), war fröhlich und besaß einen beißenden Witz. Ihre Hände benötigten jedoch ständige homöopathische Aufmerksamkeit – und das wirksamste Mittel war Graphites.

Der springende Punkt in diesem Fall war, dass die Hände dieser Frau erst in Ordnung kamen, als sie sich in eine konzentrierte, künstlerisch herausfordernde Beschäftigung versenkte – sie half bei der Herausgabe der Romane eines Freundes. Vielleicht war dies die Art und Weise, wie ihr Körper anzeigte, dass sie ein Ventil für ihre eigene, höchst künstlerische Natur brauchte.

Die Rolle von Graphit

Eines Tages bemerkte der Arzt, nachdem er beobachtet hatte, dass die Patientin noch einen Kurs am Smithsonian Institute glänzend bestanden, aber wieder einmal nichts damit angefangen hatte, sie sei wohl eine Dilettantin.

Als sie das nächste Mal in der Praxis war, sagte sie zu ihm: „Da ich nicht genau wusste, was Dilettantin bedeutete – aber sehr wohl aus ihrer Art dies zu sagen schloss, dass ich wohl hätte *beleidigt* sein sollen – schlug ich im Wörterbuch nach und muss sagen, dass ich recht zufrieden bin. Es beschreibt mich ganz genau: ‚eine Kunstliebhaberin; insbesondere eine, die eine Kunstform oder eine Wissenssparte sprunghaft oder oberflächlich betreibt, oder als Zeitvertreib.'" Als sie einige Monate später von einer Auslandsreise wiederkam, informierte sie den Doktor triumphierend: „Als wir in England durch den Zoll gingen und unseren Beruf angeben mussten, schrieb ich ‚Dilettantin'. Niemand stellte Fragen, das heißt also, dass dies in Großbritannien ein akzeptabler Beruf sein muss."

Dann fügte sie ernsthafter und wirklich scharfsinnig hinzu: „Ich weiß, dass ich in meinem Leben etwas künstlerisch oder intellektuell Herausforderndes tun sollte. Ich finde nur einfach nicht heraus, wie ich mich dazu kriege, es einfach zu tun."

Graphites gibt natürlich keine Antwort auf solche Fragen. Das Mittel kann aber bei der Suche danach helfen oder Unternehmungsgeist wecken, und so kann ein Patient unter seinem Einfluss lange vernachlässigte künstlerische Bestrebungen wieder aufnehmen oder, wie in dem Fall der Weberin, neue erforschen. Zumindest wird das Individuum mehr gewahr, was in seinem oder ihrem Leben fehlt.

Es ist interessant zu bemerken, dass sich ein ungewöhnlich hoher Prozentsatz der Symptome und Beschwerden, die Graphites-Patienten ihrem Behandler beschreiben, auf die „Oberfläche" des menschlichen Körpers bezieht, zum Beispiel die Haut (Ekzeme, Akne, Pickel und kleine Geschwüre; Karbunkel, Grützbeutel, Narben, Fieberbläschen, kupferfarbene Flecken auf Gesicht und Händen, oder nicht heilen wollendes Narbengewebe) – als wollten sie die Notwendigkeit bestärken, einem verschütteten Talent des Patienten künstlerischen Ausdruck zu geben, bevor er oder sie geheilt werden kann. Weitere Oberflächensymptome sind Fissuren, wunde Stellen und Risse um Köperöffnungen herum (ein Beispiel hierfür sind auch die wunden Brustwarzen stillender Mütter); verschiedene Hautausschläge auf der Beugeseite von Gelenken oder in Falten und Winkeln der Haut, wie zum Beispiel hinter den Ohren; Beschwerden an der Grenze von Haut und Schleimhäuten, wie beispielsweise eingewachsene Wimpern oder Entzündungen der Lidränder (Blepharitis); krustige, schorfige, klebrige oder nässende, wässrige Absonderungen aus Ohren, Nase und Augen; aufgesprungene Lippen oder auch lediglich eine zitternde Oberlippe.

Ebenfalls Bezug zur Hautoberfläche haben verschiedene Erkrankungen der Fingernägel (brüchige, rissige, weiche, verdickte, eingewachsene, überwachsene oder sonst deformierte); Haar, das früh grau wird, sich leicht verheddert oder ausfällt; selbst Ödeme. Ebenfalls zur Oberfläche gehörend ist auch das bekannte „auffallende, sonderliche, ungewöhnliche und eigenheitliche" Symptom „Beständiges Gefühl, wie von Spinnweben im Gesichte" (Hahnemann), wobei der Patient sich über das Gesicht wischt, als wolle er Spinnweben wegwischen. Dieses breite Aufgebot von sichtbaren, externalisierten Beschwerden signalisiert, dass die nicht gelebte kreative/künstlerische Energie eines Graphites-Patienten sich in der Tat ein Ventil über Haut und Körperöffnungen schaffen *wird*, wenn sie nicht entsprechend ausgelebt wird.

Wenn Graphites keine Erfolgserlebnisse oder künstlerische Erfüllung erfährt, mag er sich schließlich als unnütz, unbeachtet und unglücklich empfinden, um schließlich „verdrießlich" zu werden – ein Wort, das Hahnemann nicht weniger als sechsmal in seinem kurzen Abschnitt über Geistessymptome erwähnt.

Die hauptsächliche Klage einer Frau, die ihren Mann davon zu überzeugen versuchte, sich in homöopathische Behandlung zu begeben, war sein betont weinerliches, ärgerliches und unreifes Verhalten seiner Familie gegenüber, zusammen mit einer reizbaren Unzufriedenheit und gleichzeitigem Versagen bei Anforderungen von außen. Er war frustriert und unglücklich in seiner Stellung bei einer Bank, was teilweise seine Verdrießlichkeit erklärte, sie aber nicht rechtfertigte.

Er war in vielerlei Hinsicht ein ungewöhnlicher Fall, angefangen vom ersten Moment, als er ins Sprechzimmer kam und dem Arzt verkündetete: „Mein Konstitutionsmittel ist *Lachesis* 50 M."

Der Arzt fragte etwas verblüfft: „Warum 50 M?"

„Weil ich über den Typus in den *Portraits homöopathischer Arzneimittel* gelesen haben und meine psychischen Probleme genau auf dieses Bild passen. Und ich brauche die stärkste Dosis die Sie haben."

Der Mann fuhr fort mit einem Bericht, wie er, trotz seiner Frau und seinen Kindern, die er liebte, in den vergangenen sechzehn Jahren von beunruhigenden sexuellen Phantasien heimgesucht wurde, die ihn in jedem wachen Moment verfolgten, in dem er nicht mit seiner Arbeit beschäftigt war, ihn deprimiert sein ließen und einen Schwindel verursachten. Er erkannte *Lachesis* gleichfalls in seinem starken Essensverlangen, einschließlich Kaffee, seinen linksseitigen Kopfschmerzen, seinen Allergien im Frühjahr und seinem schuppigen Hautekzem. Aber in seinem Denken verblassten all seine körperlichen Symptome angesichts seiner sexuellen Unausgeglichenheit. Und der Arzt, der die Intuition seiner Patienten bezüglich ihres Konstitutionsmittels respektierte und bei seinem Patienten eingestandenermaßen viel *Lachesis* im Bild sah, verschrieb das Mittel – allerdings nicht in der 50 M, sondern in seiner eigenen bevorzugten Potenz, Dr. Finckes 5 M.

Einen Monat später berichtete der Mann deutliche Besserung in Bezug auf seine Energie und Stimmung, er hatte weniger starke Kopfschmerzen, keinen Schwindel oder Allergien, und die sexuellen Gedanken waren etwas weniger obsessiv. Einige Monate lang wurde *Lachesis* mit guter Wirkung verschrieben; nichtsdestoweniger fingen die störenden Gedanken wieder an, trotz höherer und auch niedrigerer Potenzen des Mittels, und selbst die Behandlung mit *Staphisagria* (dem offensichtlicheren Komplementärmittel) erbrachte keine Resultate.

Die genauere Befragung der Vorgeschichte des Patienten erbrachte, dass beide Eltern professionelle Künstler (Maler) gewesen waren, und dass er selbst hatte malen wollen, das Leben und die Umstände ihm jedoch keine Zeit oder Gelegenheit gegeben hatten.

Nun, dies war eine Entdeckung! Dies war das perfekte Bild des unerfüllten Künstlers mit dem schwierigsten aller Vorbilder – *zweier* Künstler als Eltern. Und die Krönung des Ganzen war, dass Graphites im Kent'schen Repertorium zusammen mit nur noch drei anderen unter der Rubrik „Gedanken, drängen sich auf und schwirren durcheinander, sexuelle" steht, und mit nur zwei anderen Mitteln (*Conium* und *Staphisagria*) unter „Gedanken, quälend, sexuelle".

Innerhalb eines Jahres waren die Migränekopfschmerzen, Schwindel, Schlaflosigkeit, Allergien und Ekzeme Vergangenheit. Außerdem beschrieb er sich selbst als „praktisch ein anderer Mensch: ich fühle mich fast völlig frei und *ganz*. Ich habe weniger Angst vor Menschen, bin weniger misstrauisch, weniger paranoid aufgrund von Schuldgefühlen. Ich habe mehr Vertrauen in mich selbst und erfreue mich zum ersten Mal seit Jahren meines Lebens." Auch objektiv gesprochen war sein verdrießlicher Ausdruck weitgehend verschwunden, und er verbrachte nun seine Freizeit damit, Landschaften mit Kühen zu zeichnen.

„Woher kommt eigentlich diese Leidenschaft für Kühe?", fragte der Behandler. „Ist dies ein neues Symptom oder eines, das ich bisher übersehen habe?"

„Ich würde das nicht unbedingt ‚Leidenschaft' nennen", war die Antwort. „Aber Kühe sind die einzigen Lebewesen auf dieser Erde, die lange genug stillstehen, damit ich sie zeichnen kann."

Natürlich hatte auch *Lachesis* viel zu diesem glücklichen Stand der Dinge beigetragen. Aber es brauchte Graphites, um die frustrierten Energien des Leidenden zusammenzunehmen und sie auf diese seelentröstenden Landschaften mit Kühen zu lenken.

Für vergleichende Zwecke ist erwähnenswert, dass *Aurum* dem Künstler Mut verleiht, seine Selbstzweifel zu überwinden und in sich selbst die Kraft zu entdecken, sein Ziel zu verfolgen; die Rolle von *Phosphor* und *Arsenicum* ist es, die Ideen des Künstlers lebendig sein zu lassen und ihnen gleichzeitig Form zu geben (also dazu beizutragen, dass sie der ursprünglichen Inspiration entsprechen); die von *Tuberculinum* ist es, die zerstreute künstlerische Energie zu fokussieren; *Sulfur* hilft, weitschweifige Ideen zu einem künstlerischen Ganzen zusammenzufügen, und *Silicea* trägt dazu bei, das Werk zu vollenden (vergleiche die entsprechenden Kapitel). Die Rolle von *Thuja* ist es, wie wir uns erinnern, die aufgestaute Inspiration (in einem Sturzbach) zu lösen. Die von Graphites ist jedoch wohl die grundlegendste von allen – dem Individuum zu helfen, das Medium seines künstlerischen Ausdrucks zu finden.

Die Rolle von Graphit

In interessanter Parallele zum eben Gesagten kann Graphites, wenn der Patient sein Ausdrucksmedium bereits gefunden hat, gelegentlich auch nicht helfen.

Eine junge Collegelehrerin litt unter Verdauungsstörungen, Blähungen und geistiger Trägheit nach dem Essen, sowie einem überwältigenden Bedürfnis, nach dem Mittagessen zu schlafen; und wenn sie es sich erlaubte, war sie anschließend nicht in der Lage, ihre Arbeit fortzusetzen („Untüchtig zu Geistes-Arbeit, nach dem Mittags-Schlafe, vier Stunden lang" – Hahnemann). Von der Körpertemperatur her war sie frostig, obwohl sie recht gut gepolstert war; ihr Temperament war leicht auffahrend und erhitzt von Ideen, Unterhaltung, Gefühlen („Sehr leicht erregbar; schon vom Sprechen heisse Hände" – Hahnemann); und als sie hinzufügte, dass eine „chronische Denkblockade" sie zur Zeit davon abhielt, an ihrem Roman zu arbeiten, ließ das Bild keinen Raum für Zweifel. Alle Bestandteile von Graphites waren vorhanden, und der Arzt gab das Mittel triumphierend in der 1 M.

Sein Triumph war kurzlebig. Nichts geschah. Und obwohl er in den nächsten paar Monaten sowohl mit höheren als auch mit niedrigeren Potenzen experimentierte (so sicher war er sich seines *Simillimums*), ergab sich keine Verbesserung auf irgendwelcher Ebene.

Nun, da sich Graphites als das falsche Mittel erwiesen hatte, wurde es notwendig, den Fall noch einmal aufzunehmen. Genaueres Nachfragen bezüglich Lehren und Schreiben der Patientin erbrachte, dass sie im Wesentlichen mit „Blockade" ihres kreativen Schreibens ihre gewissenhafte Vorbereitung der Unterrichtsstunden und allerhand Verpflichtungen den Studenten gegenüber meinte, die ihr wenig Energie für ihren Roman übrig ließen. Dass sie, weit davon entfernt, zu der ihr passenden Form künstlerischen Ausdrucks noch finden zu müssen, bereits einen sechshundert Seiten starken autobiographischen Bericht (kaum getarnt als Roman) über eine Patientin produziert hatte, die sich in ihren Psychotherapeuten verliebt – und es immer noch war. In der Tat hatte sie ein nur allzu kongeniales Medium für ihre unverblümt nackten Gefühle gefunden. Als sie ihr Werk einem Herausgeber vorlegte, strich der Lektor mitleidlos zwei Drittel der verzückten Ergüsse. Ihre Gefühle und ihr Denken waren perfekt integriert in ihr Buch; nur waren sie einfach allzu maßlos. Es war *Phosphor*, später gefolgt von *Sulfur*, das die Patientin benötigte, nicht Graphites.

Hinzuzufügen wäre, dass die Frau selbst sehr sensibel, intelligent und einfallsreich war, mit einem einnehmenden Sinn für Spaß; ihr Humor war jedoch nicht schneidend, scharf oder mit dem kalten metallischen Glanz von Graphit versehen. Ihre freundliche Natur beabsichtigte, andere in eine wärmere, eher intime Beziehung mit einzubeziehen – ein Impuls, der wahrscheinlich ihrem Unterricht besser tat als ihrem Schreiben.

Wir beschließen diesen Abschnitt mit einem Fall, der der Autorin als erster eine mögliche Korrespondenz zwischen Graphit, der mineralischen Substanz, und der Graphites-Psyche nahelegte.

Eine Frau in mittlerem Alter, mit feinen Gesichtszügen und schlankem Körperbau, mit einer starken Ausstrahlung und einer unsteten (dabei jedoch fröhlichen) Wesensart, schien *Phosphor* oder *Tuberculinum* zu sein. Über die Jahre jedoch hatten ihre wechselnden Beschwerden, in etwas unverständlicher Weise, primär auf den potenzierten Graphit reagiert, in zweiter Linie auf *Sepia* und *Arsenicum*, und überhaupt nicht auf *Phosphor* und *Tuberculinum*.

Vor kurzem hatte sich die Frau eine selbstständige Existenz mit Miniaturstichen aufgebaut, die sie auf Karten druckte und dann an örtliche Buchhandlungen verkaufte. Eines Tages gestand sie, als sie über ihre Arbeit sprach:

„Ich werde nie vergessen, wie mein Kunstprofessor in der Anfangsklasse auf dem College als ersten Satz sagte: ‚Nur wer *unfähig* ist, irgendetwas anderes auf dieser Welt zu tun, wird ein Künstler werden' – und wie ich mich über diese ziemlich herabsetzende Definition des Künstlers als sozialen Außenseiter geärgert habe. Im Verlauf meines Lebens habe ich mich in vielen verschiedenen Berufen versucht und anscheinend viele Jahre meines Erwachsenenlebens darauf verwendet, ihm zu beweisen, dass er Unrecht hatte.

Nun fange ich allmählich an zu verstehen, was der Professor meinte. Es ist nicht, dass ich meine Kunst für großartig halte. Vielleicht war ich als Sozialarbeiterin und Grundschullehrerin besser; aber ein Künstler ist ‚unfähig, irgendetwas anderes auf dieser Welt zu tun', weil nichts anderes wirklich befriedigt. Nur *wenn ich diesen Stift in Händen halte*, verspüre ich ein gewisses Maß an Frieden und Zufriedenheit – und fühle, dass es das ist, wohin ich gehöre. Und hier, so Gott will, werde ich auch bleiben."

An dieser Stelle wurde die Verbindung zwischen der unterdrückten künstlerischen Neigung gewisser Patienten und dem mineralischen Graphit offenbar, der ihnen (sowohl als Heilmittel als auch als Werkzeug) die Chance bietet, ihr verschüttetes Talent an die Oberfläche zu bringen. Und so war auch der bisher unverständliche Bedarf der Frau nach wiederholten Gaben von Graphites erklärt.

Nun, da diese Patientin ganz klar bei ihrer wahren Berufung angelangt war und ihre Ausdrucksform gefunden hatte, war jedoch anzunehmen, dass sie voraussichtlich nicht mehr lange Symptome aufweisen würde, die den potenzierten Bleistift indizierten.

Und so war es. In der Karteikarte der Patientin begannen *Sepia* und *Arsenicum* (für ihre empfindlich genaue, zeitraubende, akribische Arbeit) den Fall zu dominieren, obgleich ein gelegentlicher Rückgriff auf Graphites bezeugte, wie tief (bis in die Zelle hinein) sich diese Jahre künstlerischer Frustration und Unerfülltheit eingegraben hatten.

Vielleicht sollte man hier noch erwähnen, dass wenn dieser Konstitutionstyp einmal seine künstlerische Ausdrucksform gefunden hat, er sich nicht mehr beirren lässt. Auf der anderen Seite können *Lachesis* oder *Sulfur*, ungeachtet wie erfolgreich sie mit ihrer Berufung sind, weiter zweifeln. Ihre Antennen in allen Richtungen auf Empfang gestellt fragen sie sich, ob sie sich tatsächlich auf diese eine künstlerische Berufung begrenzen und ihr so viel Zeit widmen sollten; ob sie nicht, während sie ihr nachgehen, andere wichtige Aspekte des Lebens versäumen und ihr zu viel von ihrem Privatleben opfern, und so weiter. Solche Zweifel kommen möglicherweise daher, dass sie ihr Talent zu früh oder zu einfach gefunden haben. Im Gegensatz dazu schätzt Graphites, der so lange gebraucht und so hart daran gearbeitet hat, zu seiner wahren Berufung zu kommen, dieses kostbare Geschenk weitaus mehr.

Mineralischer Graphit oder Reißblei

Die homöopathische Literatur beschreibt die „saturninen" Eigenschaften von Graphites (das Eigenschaftswort ist besonders angemessen, da es nicht nur Schwermut, Trägheit, emotionale Schwere und Düsterkeit bezeichnet, sondern auch Blei – „bezieht sich auf oder gleicht Blei; durch Bleivergiftung geschädigt" – Webster[*]). In diesem Kapitel sind einige bislang unerkannte Züge zum traditionellen Arzneimittelbild hinzugefügt worden, indem besonderer Wert darauf gelegt wurde, wie auf archetypischer Ebene das Verlangen eines Patienten nach diesem Mineral häufig sein Bedürfnis anzeigt, ein angemessenes „Oberflächen"-Ventil für seine Kreativität zu finden; was nichts anderes bedeutet, als sein künstlerisches Handwerkszeug zu entdecken.

Erweitert man dieses Bild, kann man sehen – wie auch Reißblei ein guter elektrischer Leiter und Graphit in Form des künstlerischen Stiftes ein guter Leiter für das Licht der Inspiration ist –, dass das Graphites-Individuum, das seine Trägheit, Selbstzweifel oder Resignation über sein graues Dasein im Hintergrund ablegt, ein Leiter des Lichtes werden kann: der Vermittler von Werken und Ideen, die so in hohem Maße zu einem „erleuchteten" Verständnis des Lebens an sich beitragen.

Graphit dient auch als Gleitmittel und lässt die verschiedenen Teile einer Maschine reibungsloser zusammenarbeiten. In ähnlicher Weise trägt Graphites dazu bei, Gedanken und Gefühle wie Zahnräder ohne Reibungsverlust ineinander greifen zu lassen. Das Individuum, das sich bis dahin eine Weltsicht zu eigen gemacht hat, die entweder überstark in Richtung eines tragischen Verständnisses krankte (und seinen Emotionen erlaubte, ihn zu überwältigen), oder dies unterdrückte und zu sehr hin zu einer oberflächlich-komischen Betrachtungsweise neigte (und damit ein echtes Verständnis verhinderte), ist nun zunehmend in der Lage, diese beiden Reaktionsformen zu integrieren.

Reißblei findet weiter Gebrauch beim Bau von Tiegeln und lässt sie dem Schmelzen strengflüssiger Metallerze bei hohen Temperaturen

---

[*] Letzteres ist auch im deutschen Fremdwörter-Duden zu finden: Saturn, (veraltet) Blei, saturnin: bleihaltig, durch Bleivergiftung hervorgerufen, Saturnismus: Bleivergiftung. (Anm. d. Übers.)

standhalten. Ebenso ermöglicht es das homöopathische Mittel Graphites, dass diese zwei widerspenstigen und sperrigen Aspekte der menschlichen Natur, der stürmische Intellekt und die überwältigenden Emotionen, vom Individuum im Zaum gehalten und koordiniert werden können, ohne dem Selbst Schaden zuzufügen. Denn nur wenn das Gefühl durch intellektuelles Verständnis erhellt wird, oder umgekehrt der Intellekt durch das Gefühl humane Züge erhält, können die Antworten auf Fragen, die schon immer die Menschheit gequält haben (wie zum Beispiel: „Wie *dürfen* solche Dinge passieren?"), statt einer morbiden Zurückweisung des Lebens und dem Wunsch, ihm zu entfliehen, eine heilsame Lebensbejahung mit sich bringen.

Eine junge Frau, die unlängst ihren Collegeabschluss gemacht hatte – sie war nachdenklich, redegewandt, aber noch unsicher, was die zukünftige Ausrichtung ihres Lebens betraf –, hatte seit ihrer frühen Adoleszenz starke Probleme mit Gesichtsakne. Nachdem sie, lange Jahre und ohne Erfolg, verschiedene Vitamine, pflanzliche Salben und andere natürliche Anwendungen versucht hatte (sich aber immer gegen Antibiotika gewehrt hatte), realisierte sie, dass sie zuerst eine tiefere, spirituelle Unausgeglichenheit auflösen musste, bevor sich ihre schlimm aussehende Beschwerde legen würde – und wandte sich mit diesem Anliegen der Homöopathie zu.

Ihr spezielles Dilemma lag in ihrer Abneigung, oder besser gesagt Unfähigkeit, eine Welt zu akzeptieren, in der der Mensch in seiner Unmenschlichkeit nicht nur seine Mitmenschen leiden ließ, sondern ebenso auch vollkommen wehrlose Geschöpfe. Zufällig war sie, als sie sich innerlich in einem höchst fragilen Zustand befand, auf einen Artikel gestoßen, in dem die Grausamkeit von Tierexperimenten in der medizinischen Forschung diskutiert wurde. Ihre ganze Welt brach zusammen und sie fing an zu verzweifeln. Wie konnte man sich mit einer Welt abfinden, die solche Grausamkeiten erlaubte – auch wenn sie im Namen des höchsten Gutes durchgeführt wurden? Und weiter gedacht, wie konnte man weiter in einem dualistischen Universum leben, wo eine Heilung der Krankheiten des Menschen offenbar das Leiden unschuldiger Opfer verlangte? Die Gesundheit der Menschen, die, als Rasse, den Horror von Tierversuchen sanktionierten und weiter fortbestehen ließen, war es nicht wert, ein einziges Lebewesen zu opfern.

Graphites

Der Weg zur Heilung war lange und steinig, und viel Graphites wurde benötigt, bevor sich die Gesichtshaut der Patientin stabilisierte und mit Hilfe einer strikten (laktose-, zucker- und weizenfreien) Diät auch so erhalten werden konnte, und bevor, schließlich und endlich, der Tag kam, an dem sie sich mit dieser Welt versöhnte.

Als sie ihre neue Haltung mit dem Arzt diskutierte, gestand sie ihm: „Ich danke Gott täglich für diese wohltätigen homöopathischen Arzneimittelprüfungen. Medikamente an Freiwilligen zu testen – so sollte es sein! Nun kann ich *endlich* Arzneimittel nehmen, ohne mich schuldig zu fühlen."[*] Sie fuhr fort: „Und nun habe ich auch die Aufgabe meines Lebens gefunden, und einen Weg, unserem leidenden Planeten zu helfen. Ich werde – und habe auch schon damit angefangen – Tiergeschichten für kleine Kinder schreiben. Amüsant und oberflächlich betrachtet täuschend unschuldig. Aber mit einem moralischen Unterton, der die nichts ahnenden Kinder – *wutsch!* – für den Rest ihres Daseins zu Kämpfern für *alle Lebewesen* machen wird!"

Dieser Fall war besonders lehrreich, da er zeigte, wie sich die Fusion von Intellekt und Gefühl im Graphites-Tiegel, aufgrund einer wie auch immer gearteten alchemistischen Transformation, häufig künstlerisch ausdrückt – was zusammen mit geistiger Regheit und Leichtigkeit des Denkens, die wahre Qualität des Konstitutionstyps darstellt.[**]

---

[*] Unglücklicherweise haben sich selbst einige homöopathische Arzneimittelhersteller dem Druck des modernen medizinischen Establishments gebeugt und führen Tierversuche durch. Man kann jedoch mit einiger Sorgfalt und Nachforschung vermeiden, sie zu unterstützen.

[**] Ein interessanter Kontrast zur Reaktion von Graphites auf Tierversuche war die heftige Konfrontation einer *Sulfur*-Patientin mit diesem schmerzlichen Thema – und die Stärke, mit der sie durchhielt.

Sie entwickelte eine gewaltige Philosophie Tolstoi'schen Ausmaßes aus der Sicht der Geschichte und des Heilens und verglich die moderne, „wissenschaftliche" Medizin mit Blutopfern und Magie primitiver Kulturen. Inspiriert durch ihre Theorien (und mit der totalen Begeisterung von *Sulfur* für ihr selbstgewähltes Thema) schrieb sie Dutzende von Briefen, in denen sie heftig gegen diese „niederträchtigen" und „verderbten" Prozeduren protestierte. Sie berichtete dem Arzt, dies habe unter ihren Bekannten Verdruss und unter ihren Freunden Verlegenheit hervorgerufen. Wie es jedoch typisch für *Sulfur* ist, war es unter ihrer Würde, sich mit dem Eindruck abzugeben, den sie auf andere machte – und sie fühlte sich in der Tat umso mehr gerechtfertigt, je mehr Opposition sie hervorrief.

Graphites kann mit ausgezeichneten Ergebnissen ausschließlich auf der Basis der altehrwürdigen körperlichen und geistigen Symptome verschrieben werden, die in der homöopathischen Literatur aufgeführt sind. Wenn aber, wie es manchmal vorkommt, die körperlichen Symptome alleine nicht ausreichen, um das Mittel genau zu bestimmen, und das klassische psychische Bild zu begrenzt ist, um den vorliegenden Fall zu erfassen, kann ein Gespür für das Bedürfnis des Patienten, Verstand und Gefühl besser zu integrieren, oder für seinen Wunsch, seine Form des künstlerischen Ausdrucks zu finden – oder auch ein Gespür für seinen Versuch, diesen Herausforderungen durch schnoddrigen Humor auszuweichen, den homöopathischen Arzt zu diesem ungenügend verstandenen und (bei der konstitutionellen Verschreibung) häufig übersehenen Mittel leiten.

Vergleichende Materia medica

Hellsehen

Hellsehen: „Die Fähigkeit, Dinge wahrzunehmen, die der sinnlichen Wahrnehmung nicht zugänglich sind, aber dennoch für tatsächlich existierend gehalten werden." (Webster)

Auf den nun folgenden Seiten wird unter dem Begriff „Hellsehen" jede Form *bewusster* parapsychologischer Erfahrung und des mehr oder weniger *kontrollierten* Kontaktes mit anderen Dimensionen der Realität verstanden: Hellhören, mediale Fähigkeiten, Hellsehen. Die *un*kontrolliert hellsichtigen Zustände, die durch halluzinatorische Drogen hervorgerufen werden oder in Zusammenhang mit hohem Fieber, Delirium, Bewusstlosigkeit oder temporärer oder dauerhafter Demenz auftreten, fallen nicht unter diese Analyse.*

Die gesamte Sphäre außersinnlicher Wahrnehmung ist geprägt von großer Unwissenheit, und niemand ist sich der Grenzen seines oder ihres Verständnisses mehr bewusst als die Autorin. Aus diesem Grund begrenzt die Autorin, wie ein Astronom, der nur die Planeten, die sich innerhalb seiner Wahrnehmungsmöglichkeiten befinden, beobachten kann, diese Analyse auf die hellsichtigen Konstitutionstypen, die ihr innerhalb ihrer eigenen klinischen Erfahrung begegnet sind.

Das erste Mittel, das einem bei dem Wort „Hellsehen" in den Sinn kommt, ist *Phosphorus*, und dies aus gutem Grund. In Herings *Leitsymptomen* sind „lebhafte Phantasie; zoomagnetischer Zustand; Ekstase; Zustand der Hellsichtigkeit" die ersten Einträge, die bei diesem Mittel aufgeführt sind – eine Auszeichnung, die kein anderes Mittel in seinem zehnbändigen Werk erfährt. Um es noch genauer auszudrücken: *Phosphorus* ist der geborene „Hellsichtige".

Parapsychologische Phänomene begegnen ihm in jeder Form. Seit Hering ist beobachtet worden, dass er leicht zu „magnetisieren" oder

---

* Dennoch ein Hinweis für Interessierte: Letztere werden ausführlich in der klassischen homöopathischen Literatur bei Mitteln wie *Belladonna, Cannabis indica, Hyoscyamus, Opium, Stramonium* und anderen beschrieben.

hypnotisieren oder auch empfänglich für Handauflegen ist[*]. Er kennt Déjà-vu-Erlebnisse und stellt sich leicht auf die Wellenlänge anderer ein, sei die Person nun anwesend oder nicht (P 1). Nur wenige reine Exemplare dieses Konstitutionstyps können sich in einem Haus mit Vergangenheit aufhalten, ohne vorgeblich von den Gespenstern der früheren Bewohner heimgesucht zu werden (das Mittel sollte daher in der Rubrik „Wahnideen, sieht Gespenster, Geister, Gestalten" in Kents Repertorium den höchsten Grad erhalten).

Ein *Phosphorus* besuchte eine alte Pfarrei, die der Legende nach einem jungen Pastor gehört hatte, der Frau und Kind bei einem Indianeraufstand verloren hatte. Nun, dies war natürlich eine allzu gute Gelegenheit für ihn, um sie zu verpassen! Am nächsten Morgen beschrieb er am Frühstückstisch die Geister von Mutter und Kind in lebhaften Details. Alle Anwesenden warfen sich wissende Blicke zu, in der Annahme, dass hier die starke Einbildungskraft des Mannes am Werke war. Dies wiederum spornte ihn an, der simplen Legende noch eins draufzusetzen, bis die Gastgeberin enthüllte, dass man Briefe auf dem Dachboden gefunden hatte, in denen der Pastor seine Frau und sein Kind mit fast genau den gleichen Worten beschrieb, die der nun vollkommen rehabilitierte Gast verwendet hatte.

Phosphorus kann auch kaum übertroffen werden, wenn es um telepathische Träume, das Vorausahnen von Ereignissen, die Freunde oder Familie betreffen, oder das „Hören von Stimmen" (Kent, unter „Wahnideen") von Lebenden, die ihn aus weit entfernten Ländern in Übersee erreichen, oder von Toten geht. Ein bewegendes Beispiel aus der Literatur findet sich in Frances Hodgson Burnetts stark von *Phosphorus* geprägtem Buch, *The Secret Garden*. Der Vater, der sich in einem fremden Land befindet, hört die Stimme seiner sterbenden Frau, die ihn nach Hause in ihren geliebten, von Mauern umgebenen Garten ruft, genau in dem Moment, als sein verkrüppelter kleiner Sohn, der geheilt worden ist und im Garten steht, ruft, er wünsche, sein

---

[*] Ein historisches Beispiel für *Phosphorus* war der charmante, an der Bluterkrankheit leidende Zarewitsch Alexei (der letzte in der Linie der Romanow-Dynastie), dessen Empfänglichkeit für den heilenden Magnetismus von Rasputin es letzterem erlaubte, Einfluss über seine Mutter, die Zarin, zu gewinnen – mit tragischen Konsequenzen für die Geschichte Russlands.

Vater würde kommen und ihn sehen, wie er lebe – „auf immer und ewig"!

Die Fähigkeit des Konstitutionstyps zu sehen, was andere denken, fühlen oder tun, findet sich schon in der Kindheit. Ein achtjähriges Mädchen (ganz offensichtlich *Phosphor*) wurde von seiner Mutter in homöopathische Behandlung gebracht, mit dem kleinen Bruder im Schlepptau. Während der Arzt die schlechten Ess- und Schlafgewohnheiten sowie die immer wieder auftretenden Halsentzündungen der Patientin besprach, beschäftigte sich der Junge hinten im Zimmer. Jedes Mal, wenn er nach einem Buch im Regal griff oder die Handtasche seiner Mutter öffnete, um ihren Inhalt zu inspizieren, gebot ihm seine Schwester, ohne ihren Kopf zu drehen, „Leg das Buch wieder hin, Eric! Ich sehe genau was du tust", oder „Rühr Mutters Geldbeutel nicht an! Ich weiß *ganz genau*, was du willst!" Einmal, als Eric dabei war, eine Porzellanvase zu berühren, rief das Mädchen: „Kommt überhaupt nicht in Frage, dass Du diese schöne Vase anfasst!" Es war offenbar die natürlichste Sache der Welt für sie, Augen am Hinterkopf zu haben.

Wenn das Mädchen einmal nicht auf ihn aufpasste, war es die Mutter, die die gleiche Fähigkeit besaß, die ihm barsch befahl aufzuhören, ohne sich umzudrehen. Der arme kleine Bub war vollkommen frustriert. Er konnte noch nicht einmal über irgendwelche Dummheiten nachsinnen, ohne dass ihm die beiden Frauen der Familie auf die Schliche kamen und ein wachsames Auge auf ihn hatten.

Gelegentlich braucht *Phosphorus* mit seinen telepathischen Fähigkeiten eine gewisse Disziplin. Wenn er von dem „Zuströmen von Gedanken, die sie schwer ordnen kann" (Hahnemann) ergriffen wird, kann er sich von diesem reißenden Strom davontragen lassen und seine außersinnlichen Erfahrungen um des Effektes willen ausschmücken (P 1). Wenn er jedoch systematisch vorgeht und seine angeborene Empfänglichkeit und Zugänglichkeit für alle parapsychologischen Phänomene im Zaum hält, können ihm diese Charakteristika auf leisesten Wink hin dienen. Daraus wird deutlich, dass viele Heiler, die als Medien arbeiten, einen starken *Phosphorus*-Anteil besitzen.

Ein Beispiel für den „reinrassigen" Typ war eine Frau, die von Kind an telepathische Fähigkeiten besessen hatte. So sah sie Bilder von Ereignissen – vergangenen, gegenwärtigen oder zukünftigen – um jede Person herum, die den Raum betrat, und zwar so klar und eindeutig, als sähe sie Fotos auf einem Bildschirm aufflackern. Da sie jedoch aus einer Familie stammte, die solche Talente nicht ermutigte, behielt sie diese in der ersten Hälfte ihres Lebens für sich. Mehrere chaotische Liebesbeziehungen und eine oder zwei gescheiterte Ehen beschäftigten sie in ihrem frühen Erwachsenenleben, und so fand sie erst in mittlerem Alter die Gelegenheit, ihre Begabung zu kultivieren. Innerhalb ganz kurzer Zeit erlaubte ihr dieser zutreffende Blick in die Zukunft, anderen Menschen auf professioneller Basis zu helfen. Ihre besten Deutungen bekam sie, wenn sie in eine Halbtrance überging; sie konnte dann direkt mit den Geistern kommunizieren, ohne dass ihre eigene starke Phantasie interferierte. Manchmal kam es auch vor, dass sie sich am Ende einer Sitzung „an nichts oder wenig beim Erwachen erinnerte" (Hering).

Phosphorus spielt eine so wichtige Rolle bei allen parapsychologischen Angelegenheiten, dass wir während des gesamten Kapitels immer wieder auf dieses Mittel zurückkommen werden, um andere damit zu vergleichen und zu differenzieren.

Das zweite Mittel, das ähnliche Resonanzen beim Wort „Hellsehen" hervorruft, ist *Lachesis* – aus ebenso stichhaltigen (wenn auch etwas anderen) Gründen.

Ganz genauso empfänglich für Ekstase, Verzückung und „wunderliche Einbildungen" (Allen) wie *Phosphorus*, besitzt *Lachesis* außerdem eine Fülle von Geistessymptomen, die als Hinweise auf hellseherische Fähigkeiten aufgefasst werden können. Er kennt nächtliche Besuche von vielerlei Geistern, mit denen er gezwungen ist zu kämpfen (vgl. „Gleichgültigkeit"); Geisteswesen nutzen ihn als „Kanal" für künstlerische Inspiration (P1); er stellt sich vor, „er würde in den Weltraum getragen" (Kent) oder „glaubt, sie sei jemand anderes; doppelt zu sein; Geisterwesen seien neben oder hinter ihm" (Hering) und ähnliches.

Heiterkeit, Inspiration, Begeisterung gehören alle zu den Elementen des *Lachesis*-Stils. Er kann, wie wir uns erinnern, unkontrolliert sprechen – in einem unbezähmbaren Strom freier Assoziationen (P1); und wenn er in hellseherischer Stimmung ist, kann er jenseitige Botschaften so überbringen, als würde er „in Zungen" sprechen. Er fällt tiefer in Trance als *Phosphorus* und drückt sich in exaltierterer Sprache aus, dabei verfügt er über einen Reichtum an Bildern und Symbolen, der der biblischen *Offenbarung* würdig wäre.*

Zudem kann diesen Typus das Gefühl befallen, unter übernatürlicher Kontrolle zu stehen („Glaubt er sei in den Händen einer stärkeren Macht; er sei verzaubert und könne den Bann nicht brechen" – Hering), was den Neuling fürchten lässt, seine eigenen moralischen Prinzipien könnten unter den unzulässigen Einfluss negativer Kräfte von außen geraten. Daher kann *Lachesis* zunächst bei der panischen Angst vor Geisteskrankheit oder Besessenheit verweilen, die überwunden werden muss, bevor er (oder häufiger sie) hellsichtig wird. Viele dieser Menschen werden sogar hinzufügen, dass sie in der Lage waren, das Elend – nein, die Agonie! – vorherzusehen, die mit diesem Prozess verbunden gewesen seien, und hätten sie eine Wahl gehabt, sie hätten diesen Weg niemals gewählt. Womit *Lachesis* natürlich nichts Schlechtes über sein Schicksal sagen möchte.

Ein Medium mit außergewöhnlichen Fähigkeiten (die das Schlangengift für gewöhnlich wegen ihrer Kopfschmerzen verschrieben bekam, die im Schlaf begannen) bekam, wenn sie ihre Eingebungen hatte, die übersinnlichen Informationen zusammen mit elektrischen Schocks oder heftigen Schlägen auf den Körper („Körper wie geschlagen; wie verbrüht" – Hering). Während ihrer Sitzungen pflegte sie dauernd zusammenzufahren, Grimassen zu schneiden oder „Autsch!" zu rufen, gefolgt von einem „Danke!", immer wenn sie eine mediale Botschaft erhalten hatte. Ihre Klienten fanden es beunruhigend, ja geradezu schmerzhaft, dieses Leiden während der Sitzungen zu beobachten. Sie selbst jedoch nahm die brennenden Schläge gleichmütig hin, als ihr Berufsrisiko und als geringen Preis, um anderen helfen zu können.

Lachesis-Menschen haben häufig ihr Schicksal als Hellsichtige nicht bewusst gewählt, offenbar jedoch verlangt ihre Natur nach der Erregung und der Stimulation durch den bloßen Kontakt mit dem Übernatürlichen, und wenn nötig, können sie ihre eigenen Dramen kreieren.

---

* Das ekstatische, halb mystische, inspirierte Phänomen des Sprechens in Zungen ist seit jeher in der religiösen Kunst mit Hilfe von kleinen Flammen dargestellt worden, die über dem Sprechenden schweben. Es ist mehr als ein bloßer Zufall, dass *Lachesis* das Symptom aufweist: „Zunge wie verbrüht" (Hering). Nebenbei bemerkt, sollte das Mittel unter der Rubrik „Schmerz; Zunge; wie verbrannt" in Kents Repertorium nachgetragen werden.

Hellsehen

Eine professionelle Hellseherin, eine lebhafte, extravagante *Lachesis*, konnte sich während der spiritistischen Sitzungen so sehr in ihre Klienten einfühlen, dass diese das Gefühl hatten, sie wohnten einer dramatischen Vorstellung bei. Wenn der Klient ein Ekzem an der Hand hatte, konnte das Medium ihre Hände in Höllenqualen schütteln und ausrufen: „Oh, sie brennen! Sie brennen" („Weiß ich doch, dass sie das tun", reagierte ein *Graphites*-Klient lakonisch). Wenn sie einem Patienten mit Migräne beistand, konnte sie ihren Kopf packen und zu stöhnen anfangen, so dass man den Eindruck hatte, dass ihr Schmerz weitaus größer war als der ihres leidenden Klienten. Unglückliche Liebesbeziehungen konnten bei ihr einen unstillbaren Tränenfluss hervorrufen – so sehr fühlte sie ihr Herz gebrochen. Es gab kein körperliches oder emotionales Leiden, das außerhalb ihrer dramatischen Anteilnahme gewesen wäre. So intensiv war ihr Mitgefühl, dass die Klienten ihren eigenen Schmerz, ihr eigenes Leiden im Vergleich zu ihr als gering empfanden.

Vielleicht war dies jedoch Teil der heilenden Katharsis. Es gab nämlich keinen Zweifel, dass die meisten ihrer Klienten nicht nur mit brauchbaren Ratschlägen, sondern auch tatsächlich frei von ihren Beschwerden aus ihren Sitzungen kamen, als ob sie, in nobler Selbstaufopferung, einen Teil ihrer Probleme auf sich genommen hätte.

Lachesis kann nicht nur hellhörend sein und verbale Botschaften aus anderen Sphären der Realität überbringen, sondern auch „schöne und wunderbare Visionen" (Hering) haben, und zwar mit einer Unmittelbarkeit und Intensität, die unvergleichlich ist – und dieses Symptom führt uns zu einem anderen wichtigen Aspekt seiner hellsichtigen Persönlichkeit. Der Patient kann nämlich eine Vorgeschichte mit epileptischen Anfällen besitzen.

Die Verbindung zwischen Epilepsie und dem Sehen von Visionen ist wohl bekannt. Seit der Antike ist Epilepsie die Heilige oder Göttliche Krankheit genannt worden (Morbus sacer, Morbus divinum) oder auch Großes Übel (Le grand mal), da Epileptiker als Träger göttlicher Weisheit und Prophezeiungen angesehen wurden. Sowohl Mohammeds Visionen, die ihn zum Propheten machten, als auch die blendende Jesus-Vision von Paulus auf der Straße nach Damaskus, die ihn zum Christentum bekehrte, sind (zu Recht oder Unrecht) mit epileptischen Anfällen in Verbindung gebracht worden.[*]

Dostojewski (selbst ein *Lachesis*-Epileptiker), dessen Einfühlungsvermögen in die Tiefe der menschlichen Psyche und dessen Einsicht in die politische Situation in Russland fast prophetisch war, bestätigte diese Verbindung in seiner Novelle *Der Idiot*. Der Titelheld, Prinz Myschkin, der über angeborene seherische Fähigkeiten verfügt und in der Lage ist, nicht nur das Wesen der Seele eines Menschen, sondern auch seine zukünftigen Handlungen zu erkennen (Myschkin ahnt den Mord voraus, der vor sich gehen wird), ist Epileptiker. An einer Stelle des Buches beschreibt er die eine Sekunde absoluter Klarheit, die unmittelbar der Auslöschung des Bewusstseins während des Anfalls vorangeht, als Vision, während der er „von innerem Licht überströmt" wird. Dieser eine visionäre Augenblick mystischer Erfahrung und Harmonie mit dem Universum – dieser Moment der „höchsten Synthese des Lebens", bevor er in Dunkelheit geworfen wird – wiegt (so behauptet Myschkin) alle schrecklichen Nachwirkungen auf, die die Epilepsie mit sich bringt. An einer anderen Stelle schreibt Dostojewski: „Für ein paar Sekunden dieser Seligkeit würde man freudig zehn Jahre seines Lebens, wenn nicht gar sein ganzes Leben hingeben."

Ähnlicher Auffassung war eine Seherin mittleren Alters, die während der Menopause anfing, an Grand-Mal-Anfällen zu leiden (wie ungemein passend für *Lachesis*, epileptische Anfälle in der Zeit zu entwickeln, wo die Menstruation aufhört – das heißt durch die Unterdrückung einer Ausscheidung [P 1]). Sie wies das klassische *Lachesis*-Symptomenbild auf, wo die Anfälle im Schlaf einsetzen, mit zurückgeworfenem Kopf, Schaum vor dem Mund, nach oben verdrehten Augen, herausgestreckter Zunge, während die Patientin mit Händen und Füßen um sich schlägt. Weil sich jedoch ihre hellseherischen Fähigkeiten nach diesen Episoden verbessert hatten, zögerte sie, diese Erkrankung behandeln zu lassen – selbst homöopathisch.

---

[*] Vgl. *A Manual of Hadith* von Maulan Muhammed Ali (Curzon Press, London, 1978). In dem Kapitel „Wie der Prophet die Offenbarung erfuhr" finden sich Symptome vor und nach seiner Vision, die genauso gut Symptome eines Grand-Mal-Anfalles sein könnten. Und Andeutungen über Epilepsie finden sich immer wieder (auch wenn sie bloß verneint werden) in der reichhaltigen Literatur über Paulus.

Als man ihr jedoch versicherte, dass homöopathische Mittel kein Talent unterdrücken, das mit guter Gesundheit harmoniert, ließ sie sich überzeugen, wenigstens eine Dosis *Lachesis* 5 M einzunehmen.

Das Mittel hatte die gewünschte Wirkung. Die Grand-Mal-Anfälle kamen unter Kontrolle, ohne dass die hellseherischen Fähigkeiten der Frau im mindesten beeinträchtigt wurden. Danach pflegte sie das Mittel einzunehmen, wann immer sie anfing, unter Gedächtnisverwirrung und Herzklopfen zu leiden, oder sich „kaputt" zu fühlen, wie sie sich ausdrückte – Symptome, die gewöhnlich einem Anfall um mehrere Stunden vorausgingen.

Lachesis ist jedoch nicht das einzige Mittel, bei dem der Homöopath die Verbindung zwischen Hellsehen und Epilepsie herstellen kann. Besonders zwei Mittel können ein ähnliches Bild aufweisen: *Calcium carbonicum* und *Silicea*.

Manche *Calcium-carbonicum*-Seher werden eine Vorgeschichte mit Anfällen oder Konvulsionen im Säuglingsalter und der frühen Kindheit berichten (eine Folge von Impfungen?), die sich etwa in der Pubertät wieder legen, später im Leben aber wieder auftauchen können. Manchmal können, wie bei *Lachesis*-Frauen, die Anfälle auch zum ersten Mal um die Menopause herum auftreten.

Ein Medium, das im Wesentlichen eine *Calcium-carbonicum*-Diathese aufwies, entwickelte plötzlich im Alter von 50 Jahren Grand-Mal-Anfälle. Zum Glück fand sie, bevor sie unter konventionelle antiepileptische Medikation gestellt wurde, zur Homöopathie. Ihr Symptomenbild passte sowohl zum Schlangengift als auch zu dem der Austernschale, wobei sie jedoch eine wichtige Modalität aufwies – die Anfälle kamen mit monatlicher Regelmäßigkeit um die Zeit des Vollmondes herum (eine bekannte Modalität von *Calcium carbonicum*). Indem sie gewissenhaft eine Gabe *Calcium carbonicum* einmal im Monat einnahm, eine Woche vor Vollmond, wenn sie anfing, sich ängstlich Sorgen zu machen und ein „wirres, zittriges Wesen im Kopf" (Hahnemann) zu fühlen, war sie in der Lage, ihre Grand-Mal-Anfälle völlig zu vermeiden.

Wie erwartet ist die Art und Weise, wie *Calcium carbonicum* mediale Fähigkeiten praktiziert, eher unauffällig. Vielleicht rührt dies zu Beginn von einer Vorsicht, als abnormal angesehen zu werden, wenn nicht-körperliche Wesenheiten ihn umgeben („Wahnideen, Personen [auch Tiere] sind neben ihm" – Kent). Was auch immer der Grund sein mag, die hellseherischen Fähigkeiten dieses Typus werden möglicherweise – da nur wenig oder kein Drama, kein In-Trance-fallen, keine mysteriösen fremden Stimmen und keinerlei exaltierte visionären Höhenflüge damit verbunden sind – zunächst nicht in ihrer vollen Tragweite gewürdigt. In der Tat sind, je reiner der Konstitutionstyp, die Deutungen oder Sitzungen umso ruhiger und nüchterner. *Calcium-carbonicum*-Hellsichtige können spirituelle Unterweisungen so praktisch und wenig Aufsehen erregend wiedergeben, als würden sie Ratschläge bezüglich Vitamingaben oder dem besten Stoff für ein Kleid erteilen.

Eine *Calcium-carbonicum*-Hellsichtige, die wegen Uterusfibromen in homöopathischer Behandlung war, die sie nicht operativ entfernen lassen wollte, gab ihre Botschaften dermaßen prosaisch, dass ihre Klienten behaupteten, die Sitzungen seien mit einer Führung zu einem Einkauf im Supermarkt zu vergleichen – nur dass sie nicht mit den wöchentlich benötigten Lebensmitteln versorgt wurden, sondern mit spirituellen Anweisungen.

Der Stil von *Calcium carbonicum* ist eine Mischung aus mütterlicher oder väterlicher Führung und mystischen Einsichten. Klienten werden angeleitet, wie sie Laute und Farben visualisieren können, oder wie man Kristalle und andere Hilfsmittel benutzt, damit sie sich selbst helfen können. Dieser Ansatz ist, ganz anders als der von *Phosphorus* oder *Lachesis*, die wie eine Primadonna das Monopol für das Überbringen von Botschaften des universellen, heilenden Geistes ausüben können.

Manche *Calcium-carbonicum*-Medien haben einen Zugang zu den ätherischen Strömungen der Erde und verspüren den Geist von Felsen, Pflanzen, Tieren und anderen Formen der Natur; wie *Thuja* können sie einen ausgeprägten Antropomorphismus aufweisen. Wenn sie den „geistigen Führer" eines Klienten identifizieren, kann das *Calcium*-Medium sie in der Form von Hirschen, Wölfen, Adlern, Hasen, Schlangen und Graugänsen auftreten sehen – selbst als das scheinbar so unnütze Waldmurmeltier.

Der Bergkristall ist traditionell mit Hellsehen assoziiert worden (man erinnere sich an die fast schon obligatorische Kristallkugel der Zigeuner-

Wahrsager), und *Silicea*, das aus Quarzkristall hergestellt wird, gehört voll und ganz zu den Mitteln, die hier besprochen werden.

Obwohl es eine eigene Gestalt besitzt, ist dieses Mittel gelegentlich nur schwer von anderen hellsichtigen Typen zu unterscheiden.* Beispielsweise kann ein *Silicea*-Patient ähnlich wie *Phosphorus* „für Magnetismus empfänglich" (Hering) sein und stark telepathisch empfinden, sowohl in wachem Zustand als auch in seinen Träumen (könnten die „historischen Träume" [Kent] dieser beiden Typen von der Erinnerung an frühere Leben herrühren?). Eine *Silicea*-Frau kann ebenfalls Krampfanfälle erleiden, mit dem Unterschied, dass die Anfälle nicht vor oder um die Menses herum auftreten (wie bei *Lachesis*), und auch nicht bei Vollmond (wie bei *Calcium carbonicum*), sondern allgemein um die Zeit des Neumonds oder bei zunehmendem Mond.

Wie *Lachesis* und *Calcium carbonicum* kann *Silicea* „visionäre Träume" (Kent) haben. Eine extrem beeindruckbare junge Frau, deren Krampfanfälle als Kind mit dem potenzierten Feuerstein geheilt worden waren, war tief deprimiert und dachte daran, sich das Leben zu nehmen („Innerer Lebensüberdruss; sie möchte sich durch Ertränken das Leben nehmen" – Hering). Eines Nachts erschien ihr ein Freund aus dem College, mit dem sie einige Jahre keinen Kontakt mehr gehabt hatte, im Traum und sagte, „Ich weiß, dass du daran denkst, dir das Leben zu nehmen, und ich bin gekommen, um dich zu bitten, diesen Gedanken aufzugeben. Selbstmord ist keine Lösung. Ich *weiß* es. Du wirst einfach zurückkommen und von vorne anfangen müssen. Ich *weiß* es." Einige Wochen später las das junge Mädchen in ihrem Ehemaligen-Rundbrief, dass ihr Kommilitone vor kurzem gestorben war. Auf ihre Nachforschungen hin erfuhr sie, dass er Selbstmord begangen hatte.

Wie *Lachesis* kann ein *Silicea*-Medium die Leiden anderer so stark annehmen, dass es sich nach einer Séance wie grün und blau geschlagen fühlt („wie zerschlagen" – Hering). Oder es findet sich, wie *Thuja*, völlig „losgelöst" von dieser Welt. Ähnlich wie *Lachesis* und *Thuja* besitzt *Silicea* eine Reihe von veränderten Geistes- oder Körperempfindungen: „Wahnidee, er sei geteilt in zwei Hälften, die linke Seite gehöre nicht zu

---

* Die Überschneidungen von *Silicea*-Charakteristika mit einer Reihe von Polychresten wurde bereits in P2 diskutiert.

ihm; als wimmele der Kopf von lebendigen Wesen; ist im Geist an zwei Orten zugleich" (Hering). Am Charakteristischsten ist jedoch die zaghafte – man könnte fast sagen widerstrebende – Art, wie der Typus hellsieht.

Ein älterer homöopathischer Arzt, der bei widerspenstigen Fällen Geister um Hilfe zu bitten pflegte, um das Simillimum zu finden, strahlte unbestreitbar eine Aura von *Silicea* aus. Die Art und Weise wie er lebte, glich der einer schüchternen Maus (P 2), die aus dem Mauseloch ihrer Miniaturwelt herausspähte. Er verteilte seine Mittel in einer winzigen, dunklen Einzimmer-Praxis, in der für den Patienten kaum Raum war sich umzudrehen, während er selbst hinter einem altmodischen Rollpult saß, das fast völlig seine Person, seine Bücher und seine Arzneigläschen verbarg. Er war so bescheiden und fragte so entschuldigend nach mehr Konsultationszeit, wenn er mit schwierigen Fällen befasst war, um sich mit einem erfahreneren Kollegen zu beraten, dass die meisten seiner Patienten nie den Verdacht hatten, dass er mit einem nicht geringeren Geist als dem von James Tyler Kent Kontakt hatte.

Entweder unterschätzte er seine eigenen – beträchtlichen – therapeutischen Fähigkeiten oder seine Kommunikation mit Kent war mehr als effizient. Diejenigen unter seinen Patienten, die letzteres glaubten, trugen nicht nur eine Verbesserung ihrer Gesundheit, sondern auch das schmeichelhafte Bewusstsein davon, ihr Mittel vom großen Kent selbst verschrieben bekommen zu haben.

Die enge Verwandtschaft von *Medorrhinum* mit *Thuja* macht den Typus zu einem logischen Kandidaten für Kents Rubrik „Hellsehen". Die homöopathische Literatur führt eine Reihe von Symptomen auf, die als „hellsichtig" aufgefasst werden könnten: „Weiss Neuigkeiten, bevor sie sie hört; erahnt Ereignisse, bevor sie eintreten, in der Regel zutreffend; weiß, dass sie bald sterben wird und gibt Anweisungen; fühlt die Gegenwart von Personen hinter oder neben ihr, die ihr zuflüstern" (Hering, Boericke und andere).

Bezeichnenderweise sind Menschen mit *Medorrhinum* in ihrer Konstitution häufig das, was man als „sensitiv" bezeichnet; sie besitzen ein natürliches Gespür für andere Realitäten, ohne dieses Talent zu kultivieren oder es als solches zu erkennen (wie *Thuja*).* Hinzu kommt, dass das Mittel – als Nosode – bei anderen Konstitutionstypen eine unterliegende Schicht bilden kann. Der folgende Fall ist jedoch ein Beispiel für einen Hellsichtigen, der durch und durch *Medorrhinum* war.

Ein professioneller Hellseher kam in homöopathische Behandlung wegen einer vergrößerten Prostata und häufigem, dabei spärlichem und brennendem Urinieren. In der Vorgeschichte gab es Gonorrhoe, aus der Zeit, als er als junger Mann bei der Marine gedient hatte; sein Symptomenbild traf jedoch nicht auf *Thuja* zu (kein geteilter Urinstrahl, keine passenden Modalitäten). Seine Symptome waren alle besser nach Sonnenuntergang, und seine hellsichtigen Fähigkeiten waren besser, wenn er sich am Meer aufhielt. „Ich brauche den Anblick und den Geruch des Meeres. Hier finde ich zu meiner Stärke und Inspiration. Vielleicht war ich einmal ein Wal oder Delfin in einem früheren Leben – oder vielleicht einfach nur eine Strandkrabbe" (er war sehr klein gewachsen). Auf jeden Fall wies er die Ungeduld von *Medorrhinum* auf; alles musste bereits schon gestern erledigt worden sein. Zudem wusste er – ganz typisch für das Mittel – genau, was er vom Leben wollte und wie er es schnurstracks bekommen konnte; auch erfreute er sich der Fähigkeit, in Doppelschichten arbeiten zu können, wenn er inspiriert war (P2). Das Tüpfelchen auf dem „i" war, als er erklärte, dass er während der Sitzungen zwar Handlesen, Tarotkarten, Astrologie und Ähnliches benutze, dass jedoch diese Requisiten lediglich dazu dienten, die Vielfalt von außersinnlichen Wahrnehmungen zu erden, die ihn unmittelbar beim Eintreten eines Klienten zu überfluten pflegten – so sehr, dass er oft nicht wusste, wo er beginnen oder enden sollte (vgl. die Diskussion des „sykotischen", unkontrollierten Andranges von Ideen und/oder Inspirationen in P2 und im Kapitel *Thuja*, S. 96f.).

„Eine Lektion, die man als Hellsichtiger – der eher in einem *Multiversum* als einem *Universum* lebt – lernen muss", bemerkte er, „ist, was man einem Klienten besser *nicht* sagt."

---

* Bei *Thuja* wurde der Zusammenhang zwischen dem „sykotischen" Miasma und einer Empfänglichkeit für übernatürliche Phänomene bereits diskutiert. Zudem ist *Nitricum acidum*, das dritte der bekanntesten Anti-Sykotika, als Mittel bekannt, das „in Zungen" spricht.

Zweifelsohne besitzt auch *Aconitum* Vorahnungen und telepathische Fähigkeiten („Hellsichtigkeit: weiß, dass seine Geliebte Meilen entfernt ein bestimmtes Lied singt" – Hering); die klinische Erfahrung hat jedoch gezeigt, dass die Bandbreite seiner prophetischen Visionen meist begrenzt ist auf das Vorhersehen des eigenen, genauen Todeszeitpunktes („völlig von ihrer Vorahnung des Todes überzeugt; sie sagt Tag oder Zeit voraus" – Boenninghausen).

Dieses Symptom fand sich exemplarisch bei einem neunundachtzigjährigen *Sulfur* (einem Gentleman, der der materiellen Seite seiner Welt sehr zugetan und den man sich absolut nicht als hellsichtig vorstellen konnte), der Anfang Juli seiner Familie verkündete, dass er drei Nächte lang von Schlaflosigkeit geplagt worden war, und zwar aufgrund der Vorahnung, ja der Sicherheit, dass er das Ende dieses Sommers nicht mehr erleben, sondern hier in seinem Sommerhaus sterben würde.

Diese unerwartete Feststellung löste einen Chor von Protesten aus. „Warum sagst Du so etwas? Du bist doch ein völlig gesunder Mensch! Dein Haus und Garten machen Dir doch so viel Spaß – und Deine Familie umgibt und liebt dich. Und vergiss nicht die *New York Times*, auf die Du Dich jeden Tag so freust. Du hast doch noch so vieles, für das es sich zu leben lohnt."

„Ich sage nicht, dass ich sterben *möchte*", war die leicht gereizte Antwort. „Ich sage nur, dass ich weiß, dass ich sterben werde. Und wie Ihr alle genau wisst, habe ich niemals unrecht."

Es war immer noch so viel überheblicher (und scheinbar unzerstörbarer) *Sulfur* in ihm, dass er eine Gabe dieses Mittels in der 30. Potenz verschrieben bekam. Sie besserte seinen Schlaf, und damit ließ man den Fall auf sich beruhen.

Der Sommer ging ohne besondere Ereignisse vorüber. Am Wochenende des Labour Day, bevor es für den Winter in die Stadt zurückgehen sollte, besuchte die Familie eine Oldtimer-Verkaufsausstellung auf einer benachbarten Farm. Das Prunkstück war ein stattlicher Rolls Royce, der mit drei Millionen Dollar ausgezeichnet und soeben für diesen Preis verkauft worden war.

„Drei Millionen Dollar!" rief der ältere Herr in einem Tonfall, der sowohl Bewunderung für die nach wie vor klassischen Linien dieses schönen Automobils ausdrückte, als auch ungläubige Empörung über diesen astronomischen Preis. Er griff sich fest an die Brust und verstarb auf der Stelle an einem Herzinfarkt.

Im Nachhinein fragt man sich, ob es dem Patient nicht besser gegangen wäre, wenn man ihm den potenzierten Sturmhut verschrieben hätte. (Auf der anderen Seite konnte man sich für *Sulfur* keinen leichteren oder passenderen Tod wünschen.)

Gelegentlich wird es bei der erfolgreichen Verordnung von *Aconit* schwierig sein, zwischen dem, was man als echte Vorahnung ansehen könnte, und bloßer Furcht zu unterscheiden. Ein diesbezüglicher Fall war eine Frau Ende siebzig, welche die durch nichts zu erschütternde Vorahnung hegte, sie werde in ihrem achtzigsten Lebensjahr sterben. Sie litt an Kreislaufproblemen aufgrund einer chronischen Herzerkrankung, so dass diese Überzeugung ihren Homöopathen etwas beunruhigte (obwohl er glaubte, dass er bezüglich ihrer Herzerkrankung gute Arbeit leistete) – auch wenn sie ihn vor dem Ereignis von jeder Verantwortung freisprach, indem sie ihn davon informierte, dass ihre Mutter, zwei Tanten und eine Schwester alle mit achtzig gestorben waren; daher war es nur natürlich, dass es ihr bestimmt war, ihnen entsprechend zu folgen.

Als sie ihren achtzigsten Geburtstag erreichte, begann ihr Arzt, der Frau *Aconitum* C 200 einmal pro Monat zu verschreiben – ein Mittel, das glücklicherweise auch einige ihrer Herzsymptome abdeckte. Als sie schließlich ihren einundachtzigsten Geburtstag feierte und immer noch bei rosiger Gesundheit war, schien die Patientin sogar etwas beunruhigt über diese Unterbrechung der einzigartigen Familientradition. Der Arzt konnte ihre Bestürzung jedoch nicht teilen.

Die Autorin hat nur eine Patientin mit unverkennbaren hellsichtigen Fähigkeiten gesehen, die gut auf *Tarantula hispanica* reagierte. Da der Fall jedoch einen archetypischen Zug dieses Mittels exemplifizierte, kann selbst dieser einzelne Fall als aufschlussreich betrachtet werden.

Dysmenorrhoe und starkes Jucken im Genitalbereich waren die einzigen Beschwerden einer Frau Mitte dreißig. Nichts besonderes wies auf *Tarantula* hin, außer dass gelegentlich ein Flatus ihrer Vagina entwich (ein Symptom, für das ebenso ein halbes Dutzend Polychreste aufgeführt sind). Die Patientin erwähnte, dass sie versuche, ihre hellsichtigen

Fähigkeiten zu entwickeln, dass sie jedoch, um diese zu aktivieren, einen trance-ähnlichen Zustand benötige. Letzteren erreiche sie am besten durch die Teilnahme an einer indianischen Trommelsession.

Da der rhythmische Effekt des Trommelns analog zu der von Musik ist und das Symptom „Musik bessert" eine alt-ehrwürdige *Tarantula*-Modalität ist („Musik ermuntert, macht Freude und beruhigt" – Allen), wurde das Mittel seinen Konkurrenten vorgezogen, hauptsächlich aus experimentellen Gründen. Zur angenehmen Überraschung von Patientin und Arzt schien das Mittel sowohl die hellsichtigen Fähigkeiten ersterer zu steigern, als auch ihre körperlichen Beschwerden zu lindern.

Wir kommen nun zu drei wichtigen Mitteln, die völlig zu Unrecht in der Rubrik „Hellsichtigkeit" in Kents Repertorium fehlen. Das erste ist *Sulfur*.

Angesichts der Tatsache, dass es schon von seinem Wesen her unmöglich ist, dieses große Polychrest bei irgendeiner interessanten homöopathischen Rubrik auszulassen und es sich früher oder später selbst hineinschmeichelt, hätte Kent das Mittel genauso gut in seine Hellsichtigkeitsrubrik hineinstellen können, im vollen Vertrauen darauf, dass nachfolgende klinische Erfahrung diese Freiheit schon rechtfertigen würde. Außerdem berechtigt auch fast schon die enge Verwandtschaft des Mittels sowohl mit *Aconitum* (das traditionell als sein akutes Gegenstück angesehen wird) als auch mit *Calcium carbonicum* (seinem engsten Verwandten), es in allen Rubriken aufzuführen, in denen auch die beiden anderen Mittel zu finden sind.

Sulfur hat außergewöhnlich intensive und unterschiedliche Träume (P 1). Sie sind glücklich, aufregend, lächerlich, voller Abenteuer (wie auch furchtsam und ängstlich); man kann ihn im Schlaf sprechen, schreien, weinen, stöhnen oder lachen hören; er sieht Gespenster und Geister (vgl. Hahnemann, Hering etc.), und er hat „prophetische" oder „hellsichtige" (Kent) Träume.

Ein *Sulfur* träumt zum Beispiel von einem Unfall, einem Todesfall oder einem Erdbeben Stunden vor dem Ereignis; ein anderer davon, Geld zu erben oder erfolgreich ein schwieriges Geschäft abzuschließen, eine Woche, einen Tag, bevor es tatsächlich passiert; ein dritter ahnt das Geschlecht eines Babys richtig voraus, das erst noch geboren wird, und so weiter. Geburten, Todesfälle, Hochzeiten, Erbschaften, Unfälle – alles, was das Leben ausmacht, ob glücklich oder traurig, ist Wasser auf seine Mühle.

Er bewegt sich nicht ausschließlich im Bereich der Träume und Visionen, daher sieht ein Mensch mit einem starken konstitutionellen *Sulfur*-Einschlag häufig konkrete Erscheinungen klar und deutlich (zum Beispiel, wo ein anderer seine Geldbörse verlegt, seine Schlüssel oder einen Ring verloren hat) oder kann den Namen eines Buches oder einer Akte erspüren, die ein anderer hinter seinem Rücken verbirgt.

Sulfur ist natürlich nur allzu glücklich darüber, wenn er sich eloquent über seine seherischen Fähigkeiten ausbreiten kann. Indem er mit gewohnt breitem Pinsel malt, versucht er, das Unerklärliche in wissenschaftlicher und pseudowissenschaftlicher Terminologie zu erklären. Er beruft sich dabei auf Einsteins Theorien zur vierten Dimension und bildet dabei Analogien zu seiner eigenen Hellsichtigkeit (und der Vorahnung von kommenden Ereignissen) und intellektuellen Beherrschung von Situationen, wie ein Mensch, der auf einem entfernten Hügel steht und von diesem vorteilhaften Standpunkt aus in der Lage ist, Ereignisse vorauszusehen, die andere von ihrem niedrigeren Standpunkt aus nicht wahrnehmen können.[*] Auf diese oder auf andere, ebenso professorale Art und Weise nimmt er dem Thema sein gesamtes Geheimnis – und viel von seinem Reiz.

Das zweite Mittel, das fälschlicherweise nicht in Kents Rubrik steht, ist *Nux vomica*. Man trifft wiederholt Patienten dieser Diathese, die von Déjà-vu-Ereignissen, visionären Träumen oder anderen hellsichtigen Erfahrungen wie den folgenden berichten.

Auf einer Reise durch ein fremdes Land, das er nie zuvor besucht hatte, kam ein *Nux* mittleren Alters zu einer Straßenkurve, die ihm vertraut vorkam. Er hielt das Auto an und beschrieb seiner Frau exakt, was hinter der Kurve lag – bis hin zu solchen Kleinigkeiten wie die Art der Blumen, die in den Kästen vor den Fenstern der Häuser wuchsen und der Steinbrücke über den Fluss. Er musste, darauf bestand er, diesen Platz schon einmal gesehen haben, in einem früheren Leben.

---

[*] Das klassische Beispiel hierfür ist das Vorhersehen einer Kollision von zwei Zügen, die sich aus zwei verschiedenen Richtungen auf ein und demselben Gleis entgegenfahren, wegen einer Kurve einander jedoch nicht sehen können.

Ein anderer *Nux*, der eine Straße in einer ausländischen Stadt hinunterging, sah ein kleines Mädchen beim Seilspringen. Er wandte sich seinem Begleiter zu und sagte: „Warum bloß habe ich das Gefühl, dass ich dieses Kind kenne? Dass ihr Name Elvira ist, und dass sie gleich zu mir herkommen wird, meine Hand nehmen und anfangen wird, mit mir zu sprechen?" Seine Vorhersagen erwiesen sich als richtig. Das kleine Mädchen kam her, nahm seine Hand und fing an, in einer fremden Sprache zu plappern und ihm zu sagen, ihr Name sei Elvira. Die peinlich berührte Mutter kam hergelaufen, um sich für das frühreife Betragen ihrer Tochter zu entschuldigen, und versicherte den beiden Männern, dass sie überhaupt nicht verstehen könne, was in das kleine Mädchen gefahren sei, sich so zu zwei völlig Fremden zu verhalten.

Ein *Nux-vomica*-Hellsichtiger kann auf Tarot oder Astrologie zurückgreifen und sie zusammen mit seinen hellsichtigen Fähigkeiten nutzen, aber aus anderen Gründen als *Medorrhinum*. Die Karten zu legen oder ein Horoskop zu erstellen, verleiht seiner esoterischen Tätigkeit eine Art Legitimation, wie sie sein geordnetes Denken verlangt. Sie bieten ihm sicherlich die Struktur, den Rahmen und das übersichtliche Regelgebäude, innerhalb dessen dieser übergenaue Typ („peinlich in Kleinigkeiten" – Hering) es vorzieht zu arbeiten – auch wenn er es mit übernatürlichen Erscheinungen zu tun hat.

Leider geschieht es immer wieder bei Männern dieser vorherrschenden Diathese, dass Macht und Erfolg zu Kopfe steigen. Der *Nux*-Hellsichtige kann nach weltlichem Ruhm oder materiellem Gewinn streben und seine eigenen Gaben dadurch mindern, dass er ihren spirituellen Ursprung leugnet. Statt sich als Kanal für universelle Weisheit zu begreifen, die sich mitteilen will, fängt er an zu glauben, diese Energie sei seine eigene.

Bei weiblichen Hellsichtigen sind es eher *Lachesis* oder *Phosphorus*, die dazu neigen, Opfer ihrer Megalomanie zu werden.

Das dritte, keinesfalls weniger wichtige Mittel, das in Kents Hellsichtigkeits-Rubrik aufgeführt gehörte, ist *Sepia*. Eine *Sepia*-Hellsichtige wird die Art, wie sie ihre medialen Fähigkeiten ausübt, als „intuitive Beratung" oder „Beratung in spirituellen Krisen" beschreiben, wobei dies eine häufig zu bescheidene Art und Weise ist, ihre echten hellsichtigen Fähigkeiten zu beschreiben.

Eine solche Heilerin arbeitete mit ihren Klienten, die sich in schweren spirituellen Krisen befanden, die zwei oder drei traumatischen früheren Leben durch, die, wie sie hellsichtig wahrnahm, erst gelöst werden mussten, bevor der Leidende geheilt werden konnte. In interessanter Parallele zu homöopathischen Prinzipien spürte sie, dass ihre Klienten die unmittelbare Erfahrung eines erträglichen Leidens aus einem früheren Leben durchmachen mussten, das dann ihr gegenwärtiges, unerträgliches, ersetzte. Wenn sie einmal einen „ähnlichen" Schmerz durchlebt hatten, konnte sie ihnen helfen, die Welt nicht ausschließlich als einen Ort voller Nöte und Sorgen zu begreifen, sondern auch als Möglichkeit, sich selbst weiterzuentwickeln.

Dass die Tinte des Gemeinen Tintenfischs für die Menstruations- oder menopausalen Probleme weiblicher Hellsichtiger benötigt wird, ist für erfahrene Homöopathen nichts Neues; dass sie jedoch auch häufig ihre hellsichtigen Fähigkeiten steigert, wird wohl kaum ein weithin bekanntes Phänomen sein. Nichtsdestotrotz kann das Mittel die vorhandenen Fähigkeiten einer *Sepia*-Frau vertiefen. Es kann selbst die hellsichtigen Fähigkeiten anderer Konstitutionstypen verstärken. Zum Beispiel können *Lachesis* oder *Phosphorus* in der Lebensmitte gelegentlich anfangen zu spüren, dass ihre medialen Fähigkeiten sprunghaft und unberechenbar werden. An einem solchen Punkt kann *Sepia* Fokus und Stabilität verleihen. Wenn *Calcium* oder *Silicea* ängstlich und ihrer selbst unsicher in ihren Vorhersagen werden, kann *Sepia* Zuversicht und Sicherheit bringen.

Ein bemerkenswertes Beispiel für das Vertiefen der hellsichtigen Fähigkeiten durch das Mittel war ein professionelles Medium Mitte vierzig, das homöopathische Hilfe wegen Zwischenblutungen suchte. In dieser Zeit arbeitete sie mit einem achtjährigen Jungen, der bei einem Autounfall schwere Kopfverletzungen erlitten hatte und dessen komatöser Zustand nun schon, ohne ein Zeichen der Besserung, mehr als sechs Wochen anhielt. Obwohl sie versucht hatte, mit dem Geist des Jungen Kontakt aufzunehmen um zu erfahren, ob er Hilfe von ihr brauchte, um das Leben völlig loszulassen, oder um in diese Welt zurückzukommen, war sie bislang nicht in der Lage gewesen, irgendeine Antwort zu erhalten.

Zwei Tage nachdem sie *Sepia* erhalten hatte, verspürte sie eine Woge medialer Kraft wie nie zuvor, und in einem hellsichtigen Traum hörte sie den Jungen nach ihr rufen. Plötzlich war sie in der Lage, mit ihm zu kommunizieren. Er bat sie um Hilfe, um zu seiner trauernden Mutter zurückzukehren, auch wenn dies bedeuten sollte, dass er körperlich oder geistig behindert sein würde; auch die Mutter, die Tag und Nacht am Bett des Jungen saß, betete für seine bedingungslose (was seine körperliche oder geistige Unversehrtheit betraf) Rückkehr ins Leben.

Das Medium bat an diesem Punkt ihren Homöopathen, ihr zu helfen, den Jungen aus seinem Koma herauszubringen. Drei Gaben Opium 10 M, in Abständen von zwölf Stunden gegeben, halfen dem Jungen, sein Bewusstsein wiederzuerlangen (wobei jedoch auch die mächtigen Gebete der Mutter und des Mediums nicht unberücksichtigt bleiben dürfen). Noch wunderbarer war jedoch, dass der Junge trotz aller Prognosen der Ärzte, die mit dem Fall befasst waren, mental unbeeinträchtigt zurückgekommen war, so dass er im Herbst wieder in seine dritte Klasse in der Schule gehen konnte, nur mit einem leichten Hinken.

Obwohl zu Beginn dieses Kapitels gesagt wurde, dass Mittel, die ein Symptomenbild von unbewussten oder unkontrollierten hellsichtigen Erfahrungen aufweisen, von dieser Analyse ausgeschlossen seien, möchte die Autorin ihre eigene Regel dennoch kurz brechen, um den nicht von Drogen induzierten komatösen *Opium*-Zustand zu beschreiben.

Vor nicht allzu langer Zeit ergab sich die Gelegenheit, ein wenig Licht auf einige Aspekte des geistigen Zustandes des Leidenden im Koma zu werfen, weil zwei Patienten in der Lage waren, ihre Erfahrungen mitzuteilen. Der erste Fall war der oben beschriebene Junge, der noch im Koma während seiner Kontaktaufnahmen mit dem Medium seinen Zustand als von einer solchen Einsamkeit, Furcht und Verlangen geprägt beschrieb, dass, wenn der Tod keine Möglichkeit war, jede Art von Leben – ganz gleich wie behindert an Geist oder Körper – dem Verbleiben darin vorzuziehen war.

Der zweite Fall, der diese Darstellung bestätigte, war der einer jungen Frau, die nach einem schweren Schlag auf den Kopf, als sie beim Radfahren von einem Auto angefahren worden war, viele Tage im Koma gelegen hatte. Schließlich wurde ein Homöopath zu Rate gezogen, und die üblichen drei Gaben Opium 10 M wurden verschrieben.* Nachdem sie das Bewusstsein wiedererlangt hatte, beschrieb sie als erstes ihren Zustand im Koma. Die Erfahrung hatte weder etwas mit glückseliger Unbewusstheit noch mit heiterem Schweben in nebulösen Regionen zu tun (wie es die Wirkungen von *Opium* sind, wenn es geraucht wird), sondern war ein Zustand, der sehr ähnlich den mittelalterlichen Vorstellungen vom Fegefeuer war. Es gibt keinen Frieden für die Bewohner dieses einsamen Gebietes, sie hängen zwischen Leben und Tod, werden von Rastlosigkeit und Einsamkeit wie von einem Wind hin und her getrieben und verlangen verzweifelt, auf die eine oder die andere Weise daraus erlöst zu werden.

Es ist bemerkenswert, dass diese Erinnerung nur für etwa eine Stunde im Gedächtnis blieb. Die Patientin war danach völlig unfähig, sich an ihre Erfahrung zu erinnern.

Auch andere Mittel, die nicht in Kents Rubrik „Hellsichtigkeit" aufgeführt sind, können dennoch hellseherische oder nahezu hellseherische Intuitionen und Einsichten erfahren, Stimmen hören und visionäre Träume haben. Beispielsweise erzählte ein *Lycopodium*-Patient seinem Homöopathen, er habe geträumt, das Baby seiner Schwester werde mit nur einer Niere geboren werden. Dies erwies sich als richtig. Auch *Natrium muriaticum* kann solche untrüglichen Einsichten haben (besonders von anderen Menschen und ihrem zukünftigen Verhalten), so dass diese, wenn zukünftige Umstände ihre Intuition rechtfertigen, im Nachhinein als prophetisch erscheinen. Zudem ist dies der Konstitutionstyp, der tatsächlich komplexe Probleme bewältigt, indem er sie „überschläft" („Ich brauche keinen Hellseher oder Wahrsager, wenn ein guter Nachtschlaf das Problem genauso gut löst").

Übrigens pflegte eine *Natrium-muriaticum*-Patientin, wie *Sulfur*, das Geschlecht von ungeborenen Babys zu träumen. Dabei bewies sie jedoch eine seltsame Angewohnheit – etwas, das charakteristisch für das Mittel ist. Das Baby hatte unweigerlich das entgegengesetzte

---

* Diese Methode, *Opium* zu verschreiben, später gefolgt von *Cicuta virosa*, wenn es zu Konvulsionen kommt und dann, wenn nötig, von *Helleborus* (mündliche Mitteilung von Dr. Marjorie Blackie an die Autorin), hat sich später als unschätzbar wertvoll in Fällen von schweren Kopfverletzungen erwiesen. Und natürlich ist die einzigartige Fähigkeit von *Opium*, Patienten aus dem Koma herauszuholen, bei Komata jedweder Provenienz nützlich, auch der postoperativen.

Geschlecht als in ihrem Traum. Nachdem sie diese Abweichung jedoch festgestellt hatte, war die Frau in der Lage, sich mental darauf einzustellen und das Geschlecht ungeborener Kinder korrekt vorherzusagen.

Arsenicum album kann eine derartige geistige Prägnanz besitzen, sein Denken kann wie ein Laserstrahl in das Zentrum des Problems vordringen und somit praktisch hellsichtig sein. Eine passende Beobachtung ist, dass bei spirituellen Heilern, bei denen deutliche *Arsenicum-album*- oder *Natrium-muriaticum*-Anteile in der Konstitution auszumachen sind, eine gewisse Gereiztheit mit Menschen von langsamerer Auffassung zu finden ist – eine Ungeduld mit „Nachzüglern", die (aus Gründen, die beide Typen überhaupt nicht verstehen können) unfähig sind, auch nur die simpelsten spirituellen Vorstellungen zu begreifen.

Da uneingeschränkte Hingabe, Toleranz und Liebe die Grundlage jeder spirituellen Führung darstellen, erwächst daraus eine faszinierende Spannung. Man spürt, wie diese Individuen damit kämpfen, ihre kritische Haltung zu sublimieren und ihre Gereiztheit zu transzendieren, wenn sie *schon wieder* die einfachsten und offenkundigsten Wahrheiten erklären sollen. Diese Intoleranz zu überwinden ist, wie sie selbst bemerken, eine der Lektionen ihres Lebens; die „Nachzügler" sind ihnen gesandt, um sie auf die Probe zu stellen und sie zu prüfen, während sie sich spirituell weiterentwickeln. In der Tat sind sowohl *Arsenicum album* als auch *Natrium muriaticum* von Natur aus erfüllt von puritanischem Eifer, der besagt, dass ein Mensch, der vor der Wahl zwischen einem oder zwei weiteren Lebenswegen steht und unsicher ist, welcher Kurs zu verfolgen ist, stets für den schwierigsten stimmen sollte.

Nicht zuletzt gehört es sich auch für *Tuberculinum* als engem Verwandten von *Phosphorus* (P 2), hoch entwickelte außersinnliche Wahrnehmungsfähigkeiten zu besitzen und blitzartige hellsichtige Einsichten zu haben.* Die Romane der Schwestern Brontë, die beide stark tuberkulinisch geprägt waren (P 2), bieten einige Beispiele für die Hellsichtigkeit dieses Typs. Die junge Heldin in *Jane Eyre*, die hört, wie Mr. Rochester einhundert Meilen entfernt nach ihr ruft, oder Catherine Linton und Heathcliff in *Sturmhöhe*, die miteinander medial kommunizie-

---

* Denkbar daher, dass auch *Tuberculinum* daher zu den Mitteln gehört, denen Unrecht geschieht (nicht in der Rubrik Hellsichtigkeit aufgeführt zu werden – Anm. d. Übers.). Zeit und Erfahrung werden es zeigen.

ren, sowohl zu Lebzeiten als auch nach ihrem Tod, sind hochrangige Beispiele für Telepathie.

Alle Beispiele im letzten Abschnitt unterscheiden sich jedoch von echter Hellsichtigkeit dadurch, dass plötzliche Einsichten und visionäre Träume nicht dem bewussten Einfluss des Betreffenden unterliegen und willentlich hervorgerufen werden können, sondern sich als intuitive Aufwallungen zeigen.

Zuletzt schließt sich der Kreis und wir kehren zurück zu *Thuja*. Obwohl es nicht völlig zu Unrecht in Kents Rubrik fehlt, verlangt der einzigartige Status des Mittels bezüglich Hellsichtigkeit nach einer spezifischen Erklärung.

Thuja steht unerreicht in einer Klasse für sich alleine als das einzige Mittel (nach Erfahrung der Autorin), das für das *Übergangsstadium* steht, das einige Menschen auf ihrem spirituellen Weg in diese Welt passieren müssen. Während dieses Übergangsstadiums kann die Entwicklung der medialen Fähigkeiten beobachtet werden, und zwar genau in dem Moment, wo sich die Waagschale von Unverständnis für den Bereich des Spirituellen (und die daraus folgende Furcht davor) hin zu einem heilsamen Begreifen neigt.

Ein illustratives Beispiel hierfür war die Frau Ende zwanzig, die seit ihrer Kindheit große Schwierigkeiten hatte, in dieser Welt zu leben. Sie litt auf körperlicher Ebene unter unablässigen wandernden Schmerzen, war bedrängt von verschiedenen Beschwerden auf der geistigen Ebene (einschließlich einer Furcht um ihre geistige Gesundheit aufgrund einiger erschreckender hellsichtiger Erfahrungen). Als Ergebnis davon fühlte sie sich dem menschlichen Dasein völlig entfremdet („Warum fühle ich mich stets wie ein Bürger zweiter Klasse, egal wo ich bin und was mir passiert?").

Nach einer längeren homöopathischen Behandlung, fast ausschließlich mit *Thuja*, konnte sie sich aus ihrem leidenden und geistig instabilen Zustand befreien und entwickelte ein vertrauensvolleres Verständnis der spirituellen Ebene („Ich reinige mich von all der Negativität, die verhindert, dass der Universelle Geist durch mich fließt") sowie schließlich echte hellsichtige Fähigkeiten. Von da an war sie fähig, ihr zweites Gesicht einzusetzen, um anderen zu helfen. Ebenso von da an begannen ihre Beschwerden andere Mittel zu verlangen, vor allem *Phosphorus* und *Lachesis* – zwei Mittel, die gut auf *Thuja* folgen, wenn der Durchbruch zur medialen Ebene geschafft ist.

Ein *Thuja*-Patient kann ursprünglich jedem Konstitutionstyp angehört haben, aber er hat eine Schwelle überschritten, ohne in der Lage zu sein, die weit reichende Veränderung zu verstehen, und schreckt daher zurück. Nichtsdestoweniger ist er, nachdem er die Tiefe seiner Psyche ausgelotet und die Botschafter anderer Realitäten gespürt hat (wenn auch auf unvollkommene und schmerzhafte Weise), nun bereit, das Übernatürliche ohne Bestürzung und Furcht zu erkunden und diese neue Ebene zu erforschen.

Wenn sich Hellsichtigkeit schließlich fest etabliert hat, wie es bei den verschiedenen Typen beschrieben wurde, liegt der Weg dahin im Dunkeln, und das Endprodukt oder die Begabung an sich widersetzt sich der Analyse, wenn sie auch studiert und beobachtet werden kann. Der Moment, der *Thuja* verlangt, ist der, wenn die Waagschalen noch frei schweben. Hier sind die Ängste, Qualen und die spirituelle Unausgeglichenheit am besten zu sehen, die so häufig der Hellsichtigkeit *und* dem bevorstehenden spirituellen Durchbruch vorausgehen.

Unser Verständnis von Hellsichtigkeit steckt in unserer Zeit zu Beginn des 21. Jahrhunderts immer noch in den Kinderschuhen. Eines ist jedoch völlig klar geworden: ihre verschiedenen Aspekte halten der tieferen Erforschung vom Gesichtspunkt der homöopathischen Materia medica aus stand.

Hellsehen

Hellsichtigkeit

Intuitives Stadium:
Tuberculinum
Natrium muriaticum
Arsenicum album
Lycopodium
und andere

Übergangsstadium:
Thuja*

Echte Hellsichtigkeit:

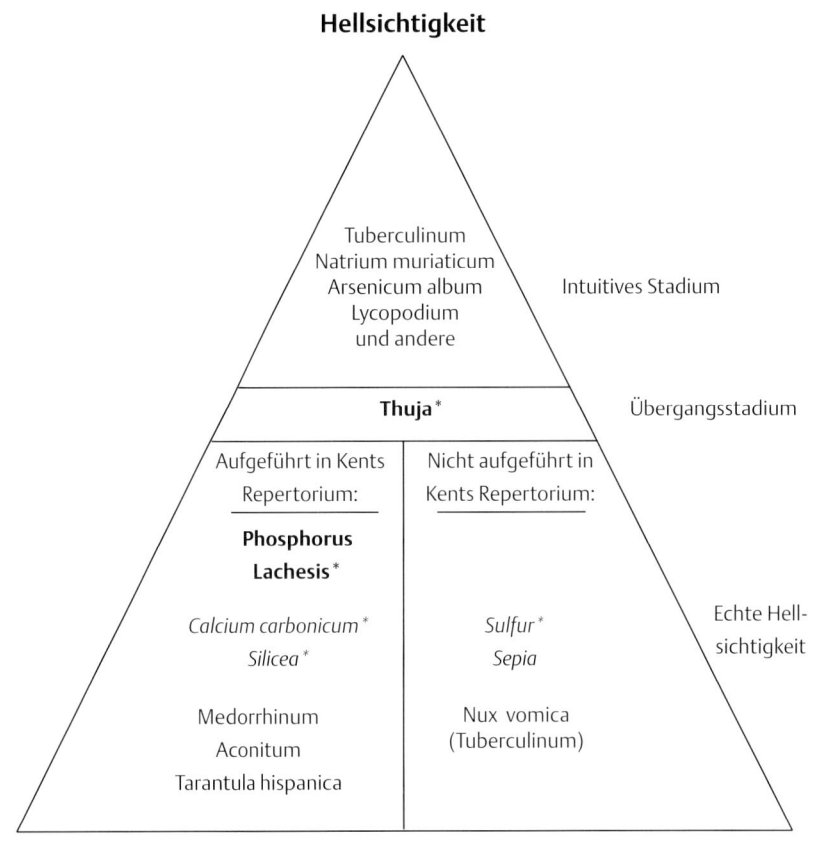

Aufgeführt in Kents Repertorium:

Phosphorus
Lachesis*

Calcium carbonicum *
Silicea *

Medorrhinum
Aconitum
Tarantula hispanica

Nicht aufgeführt in Kents Repertorium:

Sulfur *
Sepia

Nux vomica
(Tuberculinum)

*Kann Krämpfe in der Vorgeschichte aufweisen.

Misstrauen

Misstrauen: „Die Vorstellung, etwas sei falsch, ohne Beweis oder mit nur geringer Wahrscheinlichkeit; das geistige Unbehagen dessen, der misstraut." (Webster)

Misstrauen ist ein geistig-emotionaler Zustand, der sich aus beliebig vielen Quellen nährt und eine große Bandbreite an Ausprägungen bei den verschiedenen Konstitutionstypen aufweist. Wie wir sehen werden, kann sich Misstrauen als umfassender Argwohn, zurückhaltende Skepsis, Eifersucht, Furchtsamkeit oder auch extreme Vorsicht zeigen.

Einmal wieder scheint es notwendig, zu Beginn darauf hinzuweisen, dass schwer gestörte Fälle von Misstrauen – wie die Paranoia von Schizophrenen oder Drogensüchtigen, oder der böswillige Argwohn manipulativer Personen – hier nicht untersucht werden. Es werden auch nur die Mittel näher betrachtet, die (nach Erfahrung der Autorin) konstitutionell verschrieben worden sind, bei mehr als einer Gelegenheit, und zwar auf Basis eines deutlich misstrauischen Verhaltens, das ein Patient berichtet oder zeigt.

Umfassender Argwohn

Manchmal ist es am besten, mit dem Offensichtlichen zu beginnen – in diesem Falle mit dem *Arsenicum album* eigenen umfassenden Argwohn der Welt gegenüber, in die das Schicksal ihn gestellt hat.

Wenn man, wie *Arsenicum*, ständig unter einem Damoklesschwert lebt, sieht man alles was geschieht unter dem Aspekt, dass es einen „erwischen" könnte. Autos könnten ihn überfahren; Äste, die von einem Baum fallen, könnten ihn erschlagen; eine reichhaltige Mahlzeit, die ihm vorgesetzt wird, könnte ihn vergiften; Gewitter und Stürme führen persönliche Rachefeldzüge gegen ihn; und jeder Keim, jeder Virus, der seinen Weg kreuzt, wird ihn ins Bett zwingen (P 1). Um all diese Kalamitäten vorherzusehen und ihnen vorzubeugen, muss er ständig auf der Hut sein.

Der Argwohn von *Arsenicum* bezieht sich jedoch nicht nur auf unsere diesseitige Welt alleine; sie reicht bis in die nächste hinein. Sein Misstrauen bezüglich allem, was er nicht völlig unter Kontrolle hat oder das den Beigeschmack des Unbewussten hat, macht diesen Typ besonders anfällig für Angst vor dem Tod, vor dem Übergang ins Jenseits.*

Vor allem, und trotz des ausgeprägten Bedürfnisses des Typs nach menschlicher Gesellschaft („Furcht, alleine zu sein; Verlangen nach Gesellschaft" – Kent), sind ihm die meisten Menschen suspekt. Er bildet sich ein, dass Menschen ihn „beobachten; sich gegen ihn verschwören; ihn verletzen wollen; ihn ausrauben wollen; ihm [ganz allgemein] nichts Gutes wollen" (vgl. die klassische Literatur). Die eigentümliche Wahnidee, ein „Mann im gleichen Raum tut genau die gleichen Dinge, die er tut" (Kent) steht für den unablässigen Argwohn von *Arsenicum*, jemand kopiere oder stehle seine Ideen.

Fairerweise muss man zugeben, dass er mit seiner letzteren Annahme teilweise recht hat. Weil er einfallsreich, intellektuell kreativ und künstlerisch innovativ ist, wird er in der Tat häufig „nachgemacht". Was er jedoch meist übersieht, ist, dass jede Idee, wenn sie einmal in der Welt ist, zum öffentlichen Eigentum wird; und – noch wichtiger – dass seine Ideen nicht (wie etwa die Göttin Aphrodite, die in ihrer vollen Schönheit aus dem Meeresschaum emporstieg) ohne Vorläufer und voll ausgeformt seinem Gehirn entsprungen sind, sondern ihrerseits das Produkt anderer Denkenden vor ihm waren.

Der innovative *Sulfur* macht sich, im Gegensatz zu ihm, nicht das Geringste daraus, wenn seine Ideen nachgeahmt werden. Er sieht dies als das höchste Kompliment an – und als Beweis für seine führende Stellung. Und ohnehin (so denkt er bei sich) werden ihm die Ideen nicht ausgehen, so kreativ wie er denkt.

---

* In P 1 wurde der kämpferische Geist von *Arsenicum* bereits diskutiert: Er kämpft gegen Krankheit, gegen Hindernisse und Begrenzungen, für das Absolute und Perfekte, gegen das Unvermeidliche – und gegen das Unbekannte. Es ist begreiflich, dass es ein Hauptmittel für den Todeskampf des Sterbenden ist, der sich mit jeder Faser seines Wesens gegen den Tod wehrt. Indem es das Vertrauen in das Jenseits stärkt, erleichtert das Mittel dem Sterbenden, sein Leben loszulassen („Bringt in den letzten Augenblicken des Lebens Ruhe und Erleichterung, wenn es in Hochpotenz gegeben wird" – Boericke).
Lachesis ist ein anderes wichtiges Mittel bei Sterbenden („Euthanasie" – Boericke), vor allem dann, wenn – abgesehen von den Leitsymptomen – der Patient erschreckende spirituelle Kämpfe durchlebt („Wer wird meine unsterbliche Seele besitzen? Die hellen oder die dunklen Kräfte?"). Auch *Carbo vegetabilis* („der Freund des alten Menschen") ist eine Wohltat für den betagten Patienten, der zwar spirituell gut vorbereitet ist auf den Tod, auf der körperlichen Ebene jedoch nach Luft schnappt.

Der Arzt erkennt *Arsenicum* zuverlässig in dem übernervösen Patienten, der um sofortige Aufmerksamkeit und Unterstützung fleht („Helfen Sie mir! Retten Sie mich! Ich sterbe!"), der sich dann jedoch, weil er die Kontrolle über *keinen einzigen* Aspekt seines Lebens loslassen kann, veranlasst sieht, bei der ersten Gelegenheit das Management seines eigenen Falles zu übernehmen (P 1). Obwohl er sich unwiderstehlich zu Ärzten und ihren Heilmitteln hingezogen fühlt, ist dennoch sein instinktives Misstrauen bezüglich der Überlegenheit ihres Wissens und ihrer Fähigkeiten stärker. Er *weiß*, dass er es besser weiß als sie, und zeigt ihnen gern, wie sehr er recht hat und sie nicht. Ein *Arsenicum*-Patient, von dem schon früher (P 1) die Rede war, steht immer noch als klassisches Beispiel hierfür: „Der Arzt sagt mir, ich habe keinen Diabetes, und die Testergebnisse sehen auch nicht nach Diabetes aus. Aber wir wissen doch alle, wie inkompetent Ärzte sind, von denen weiß doch keiner wovon er redet. Ich habe dennoch den starken Verdacht, dass sie irgendeinen wichtigen Faktor übersehen haben, weil *ich* nämlich weiß, dass meine Symptome auf Diabetes hinweisen…"

Nebenbei bemerkt hat die Autorin nur bei *Arsenicum-album*- und *Lachesis*-Patienten erlebt, dass diese, wenn sie ein Mittel erhalten sollen, das sie nicht selbst gewählt haben, plötzlich in Panik ausbrechen, weil sie fürchten, dass es ihnen schaden könnte (Wahnidee, die „Medizin sei vergiftet" – Kent) – und sodann versuchen (vergeblich, wie man wohl kaum betonen muss) es auszuspucken.[*]

Weil *Arsenicum* stets darum besorgt ist, von allem das Beste zu erhalten, argwöhnt er ständig, er habe *nicht* den besten Service, den besten

---

[*] Obwohl dieses tief verwurzelte Misstrauen in die überlegenen Fähigkeiten anderer (auf welchem Gebiet auch immer) in vielen Fällen ein positiver Zug ist, da es Unabhängigkeit, Selbstvertrauen und die Bereitschaft fördert, mehr als nur seinen Anteil an Verantwortlichkeit im Leben zu übernehmen, kann es gelegentlich auch völlig fehl am Platze sein. Eine *Arsenicum*-Mutter eines Jungen mit schweren Verhaltensstörungen brachte ihren Sohn gewissenhaft zu ungezählten, aber ineffektiven Verhaltenstherapeuten, Förderlehrern und Kinderpsychologen. Als jedoch ein schamanistischer Heiler, von dem bekannt war, dass er bedeutende Erfolge bei gestörten Kindern hatte, in die Gegend kam, brachte sie das Kind nicht zu ihm. Sie, die gewohnt war, alles besser zu wissen als jeder andere, was ihren Sohn betraf, wusste, dass es nicht gut für ihn wäre, wenn ein „Fremder" ihm die Hand auflegte. Stattdessen kaufte sie sich ein Buch über Schamanismus und fing an, selbst mit dem Jungen zu arbeiten (ohne besonderen Erfolg). Ihr Verhalten rationalisierte sie, indem sie sagte, dass wahre Heilung nur aus der Familie selbst kommen könne.

Preis oder das qualitativ beste Produkt bekommen. Beispielsweise folgen seine Augen in einem Restaurant den Speisen, die an Nachbartischen serviert werden. „Hätte ich nicht vielleicht doch dieses Gericht statt dem meinem nehmen sollen?", geht ihm durch den Kopf. Außerdem ist er zwar völlig zuverlässig, wenn er eine Verpflichtung zu erfüllen hat, aber er kann sich weigern, auch nur ein Quäntchen mehr zu geben, als er vertraglich verpflichtet ist. Stets hat er den beunruhigenden Gedanken übervorteilt zu werden im Hinterkopf, oder auch, ein anderer könne mehr erhalten als seinen Anteil.

Die Unfähigkeit, sich mit seiner steten Aufmerksamkeit zu entspannen, sich zurückzusetzen und sich an dem zu freuen, was er hat, ist auch die Ursache für die charakteristische Rastlosigkeit des Typs. Die Rastlosigkeit von *Tuberculinum*, die ihn ständig wünschen lässt, er möge woanders sein als dort wo er ist, spiegelt seine Wurzellosigkeit, die Tatsache, seinen Platz auf dieser Welt nicht gefunden zu haben (P 2). Das rastlose Verlangen von *Arsenicum*, an einem anderen Ort zu sein oder einen anderen Arbeitsplatz zu haben, spiegelt sein Misstrauen, er habe nicht das beste, was das Leben zu bieten hat, und andere könnten vielleicht besser dran sein als er (P 1).

Und da die Welt ja in der Tat voller Produkte und Leistungen ist, die den strengen Maßstäben des kritischen *Arsenicum* nicht gerecht werden können, ist dies Grund genug, weshalb er stets und ständig die Kontrolle über alle Lebenssituationen haben muss, und warum der einzige Mensch auf dieser Welt, dem er trauen kann, er selbst ist.

Eine ähnlich kritische Einstellung zu den Leistungen oder der Intelligenz anderer, gekoppelt mit der Überzeugung, dass er selbst alles am besten weiß und kann, liegt dem Misstrauen von *Nux vomica* gegen andere Menschen zugrunde. Auf das Risiko hin, eine zu feine Unterscheidung zwischen den beiden Mitteln zu treffen, könnte man die Vermutung wagen, dass *Arsenicum* aufgrund seines starken Misstrauens alles selbst tun muss, wohingegen *Nux* misstrauisch gegenüber anderen ist, weil er am liebsten alles selbst tun möchte. Auf diese Weise ist seine Umgebung gezwungen, stets ihre Kompetenz, Verlässlichkeit und ihren Wert zu demonstrieren.

Er misstraut den Motiven anderer aus Prinzip, sozusagen, und verdächtigt sie egoistischer Motive, bis sie das Gegenteil beweisen. „Was versuchen Sie mir da unterzujubeln?" oder „Was wollen Sie *wirklich* von mir?", ist die erste Reaktion von *Nux* auf ein wohlgemeintes Angebot. Ein exzellentes Beispiel hierfür war der junge Arzt, der beträchtliches Talent für Homöopathie gezeigt hatte und daher von einem erfahreneren Praktiker eingeladen worden war, in seiner Praxis zu famulieren und durch Beobachtung weiter zu lernen. Seine erste Reaktion war nicht sehr freundlich: „Und wo ist der Haken dabei?" (Wenn *Nux* misstrauisch ist, kann er gelegentlich eine Unhöflichkeit an den Tag legen, die *Arsenicum* besser zu verbergen weiß.)

„Hüte dich vor Griechen, die trojanische Pferde als Geschenk bringen", ist ein Leitspruch der Karriere von *Nux vomica*. Mit zunehmendem Alter, Stress und vor allem mit exzessivem Alkoholkonsum kann sich diese Tendenz mehr ausprägen und zu einem Misstrauen selbst gegenüber denjenigen entwickeln, die ihm nahe stehen und die in der Vergangenheit bereits gezeigt haben, dass sie loyal sind: Ehegatten, Kinder, Eltern, Freunde, Kollegen oder Partner. Er ist schnell eingeschnappt und nur allzu geneigt, sich einzubilden, „er wird beleidigt" (Kent), und so fängt er an, jedes Wort von ihnen falsch aufzufassen und sieht sich schließlich als Opfer ihrer gerissenen Machenschaften oder leugnet ihre treue Unterstützung.[*] Seine allgemeine Einstellung ähnelt der des Schriftstellers Tobias Smollet, der im 18. Jahrhundert lebte (und ein so eingefleischter *Nux vomica* war, wie man ihn sich nur vorstellen kann), der schrieb: „Ich habe gelernt, dass Gemeinsinn und Ehrenhaftigkeit nur eine Winzigkeit von Torheit und Verirrung entfernt sind und dass das Leben im besten Falle eine armselige und schäbige Angelegenheit ist."

Ein hartes Verdikt, in der Tat; und doch macht eine so misstrauische Haltung der Welt gegenüber *Nux vomica* nicht zu einem Miesmacher. Sie mag zwar seine Weltsicht umwölken, hindert ihn aber nicht daran, effektiv zu funktionieren. Vielleicht sind eben das Selbstvertrauen und der Erfolg, den *Nux* in dieser Welt hat, Resultat seines Misstrauens, andere könnten versuchen, seinen Aufstieg zur Macht zu behindern,

---

[*] Übrigens wird die Fixierung von *Nux* auf die Unzuverlässigkeit anderer karikiert in dem einzigartigen Geistessymptom: Wahnidee, „jemand habe sein Bett gestohlen" (Kent), eine Rubrik, in der Nux vomica als einziges Mittel steht. Wenn eine solche Ungeheuerlichkeit genau vor seiner Nase begangen werden kann, wie kann man da von ihm erwarten, dass er seinen Mitmenschen traut?

was ihn anspornt, zu dem harten und effizienten Arbeiter, dem überlegenen Darsteller, dem fähigen Verwalter, Politiker, Anwalt, Geschäftsmann zu werden, der er so häufig ist. Sicherlich wird er, wenn er sich in einer schäbigen Situation wiederfindet, sich nicht vornehm mit einem Tuch über den Augen ins Bett legen, sondern er begibt sich entschlossen hinein, um mit dem Armseligsten dort zu wetteifern.

Im Gegensatz dazu verhält sich *Aurum metallicum* mit ruhiger Würde, selbst bei Machtkämpfen oder in Wettbewerbssituationen. Wenn zwei *Aurum*-Persönlichkeiten miteinander zu tun haben (in einer Familie, einer sozialen Gruppe, einer Klasse oder im Berufsleben), dann verhalten sie sich wie zwei souveräne Mächte. Obwohl jeder argwöhnisch die konkurrierende Sonne des anderen beobachtet, deren Anziehungskräfte umgebende Planeten an sich bindet, die eigentlich um ihn alleine kreisen sollten, ist ein gegenseitiger Respekt für die Einflusssphäre des anderen vorhanden.

Und doch schafft es selbst der clevere *Nux-vomica*-Opportunist oder schlaue Fuchs, der übrigens völlige Geringschätzung für diejenigen in seiner Umgebung zeigt, die sich genauso verhalten wie er, aber nicht so erfolgreich sind, häufig den Eindruck zu erwecken, dass er im Grunde einen guten Charakter besitzt; nur hat zu einem frühen Zeitpunkt im Leben sein mangelndes Vertrauen in die Menschheit seine beträchtlichen Talente fehlgeleitet.

Auch *Sulfur* kann die Welt als immense, hinterhältige, sinnlose Konspiration gegen sich erleben, aber er reagiert anders als *Arsenicum* und *Nux vomica*. Er nimmt all seine Kraft zusammen und versucht, der Welt, die *er* nicht geschaffen hat, einen Sinn zu geben, indem er große, allumfassende logische Strukturen und philosophische Systeme konstruiert (P 1). Weil er jedoch so hart an seiner eigenen Lehre arbeitet – an seiner Version von Wissen und Realität – ist er natürlich misstrauisch, was die Entdeckungen anderer anbelangt und misstraut (wie *Nux vomica*, auch „aus Prinzip") allen Wahrheiten, die von seiner eigenen abweichen. Zum Teil ist dies der Grund, dass der Typus dazu neigt, jede Konversation mit seiner dogmatischen und theatralischen Art zu dominieren – damit er keine Theorien oder Ansichten hören muss, die im Gegensatz zu seinen eigenen stehen (oder sie bedrohen). Der einzigartige *Sulfur*-Traum, „er werde zermalmt" (Kent), kann leicht als unbewusster Ausdruck seiner Vermutung verstanden werden, dass, wenn er den anderen nicht (verbal) zuerst überfährt, er selbst es ist, der unter die Räder gerät.

Dieses Charakteristikum kann selbst in der Praxis des Arztes beobachtet werden, wo er darauf besteht, seine medizinischen Theorien in voller Länge zu diskutieren (wobei er jedoch, um ihm nicht Unrecht zu tun, selten einfach nur drauf losredet), ohne besonders daran interessiert zu sein, seinerseits die Meinung des Homöopathen zu hören. Darin unterscheidet er sich von *Arsenicum*, der darauf besteht, jede einzelne Überlegung und Meinung des Arztes zu hören – und sei es nur, um sie zu widerlegen.

Ein Mann mittleren Alters mit einem wunderbaren „sonderlichen, ungewöhnlichen und eigenheitlichen" Symptom suchte homöopathische Unterstützung. „Da ist ein Loch an der Stelle, wo mein Herz sein sollte [so beschrieb er sein Symptom], und das umgebende Gewebe fühlt sich an wie Treibsand, zudem verspüre ich ein Zittern, das gelegentlich mit bloßem Auge zu sehen ist. Und nun die Erklärung von Dr. Fletcher – kennen Sie Dr. Fletcher? Dr. *Maurice* Fletcher? Er ist einer der bedeutendsten Herzspezialisten in diesem Land. Ursprünglich kommt er aus Texas … Und Sie haben wirklich noch nie von ihm gehört? Er hat einen enorm guten Ruf und – na ja, ich bin nach New York gefahren, nur um mich mit ihm zu beraten, und *seiner* Meinung nach …" – Und er fuhr fort, eine dieser geradezu epischen Schilderungen irgendeiner persönlichen Erfahrung vom Stapel zu lassen, an denen *Sulfur* so ungemein hängt.

Er hatte auch einen Hautausschlag unter den Armen sowie einige unspezifische gastrointestinale Symptome – und jedes einzelne von ihnen wurde genauso ehrerbietig behandelt wie das Herzsymptom (inklusive der entsprechenden Spezialistenmeinung). Der Erzähler machte immer wieder eine kleine Pause, um dem Arzt einen misstrauischen Blick zuzuwerfen, damit er nur ja sichergehen konnte, dass dieser dem großen Epos auch Schritt für Schritt folgte.

Abschließend ließ der Patient dem Arzt folgenden Leckerbissen höheren Wissens zukommen. „Ich habe alle entsprechenden Bücher gelesen und entnehme ihnen, dass eine der größten Schwachstellen der Homöopathie die Diagnose und das spärliche Wissen um die Ursachen von

Krankheiten ist. Erlauben Sie mir daher, Ihnen die neuesten medizinischen Theorien bezüglich Herzerkrankungen darzustellen." – Er hielt kurz an, als wartete er darauf, dass der Homöopath ihm für diese Aufmerksamkeit dankte, bevor er mit seiner Abhandlung über die neuesten „wissenschaftlichen" Meinungen fortfuhr.

Die Geistessymptome alleine rechtfertigen schon die Verschreibung von *Sulfur*, aber glücklicherweise bekräftigte das Mittel, das sich unter den Herzrubriken „Empfindung wie leer oder hohl", und auch unter „sichtbares Zittern" (Boger), die Wahl des Arztes. Eine Gabe in der C 30 wurde dem Patienten verabreicht, die falls nötig wiederholt werden sollte.

Bei seinem Folgebesuch zwei Wochen später beschrieb der Mann, wie nach der ersten Gabe vorübergehend ein Schmerz aufgetreten sei, „als ob sich etwas herausschieben würde", gefolgt von einer Verbesserung, die ein paar Tage anhielt. Dann erschien das „Loch" wieder, verschwand aber nach der zweiten Mittelgabe. „Ich kann das Loch nicht mehr finden! Ich wette", prahlte er (mit dem Bedürfnis von *Sulfur* nach Anerkennung), „dass Sie noch nie eine so ungewöhnliche Herzerkrankung in all den Jahren Ihrer Praxis angetroffen haben."

Der Arzt erwiderte: „Nun, gerade vor drei Monaten heilte eine Gabe *Kalium carbonicum* eine Frau, die an der Empfindung litt, ihr Herz hänge an einem Faden".

„An *was* litt sie?" Man konnte sehen, dass der Patient völlig verblüfft war. In diesem kritischen Moment war der ernüchterte Patient um eine Erklärung verlegen – vielleicht zum ersten Mal in seinem Leben.

Skepsis

Bei bestimmten Konstitutionstypen nimmt das Misstrauen eine etwas gemäßigtere Form an – die einer vorsichtigen Skepsis.

Lycopodium, vor allem der männliche, wird immer wieder zugeben, dass er daran zweifelt, ob andere so sind wie sie zu sein scheinen, ob sie erfüllen können, was sie versprechen, und vor allem, ob man ihnen vertrauen kann, dass sie ihre sprunghaften, unvorhersehbaren, irrationalen Gefühle beherrschen. Er selbst meint, dies selbst vorzüglich zu können und dass er daher Gutes verdient hat – und Gutes im Leben bekommen hat. Dies ist eine Ebene. Auf einer tieferen Ebene stellt er jedoch seine Unbesiegbarkeit durchaus in Frage, vor allem, ob das Bild, das er nach außen abgibt, auch sein wahres Wesen zeigt. Gleichzeitig ist er natürlich misstrauisch gegenüber allen, die hinter seine polierte Fassade blicken könnten (P 1). Diese Zweifel sind jedoch nur flüchtig; einstweilen beginnt er, um seine Stärke nach außen aufrechtzuerhalten, einen gesteigerten Respekt für den Intellekt zu kultivieren, und alles scheel anzusehen, was er der schwächeren Seite des menschlichen Wesens zuschreibt – die Gefühle.

Dass er sich auf letztere nicht einlässt und sich vor der Anstrengung drückt, mit ihnen umzugehen, ist ein wesentlicher Teil des Symptomenbildes von *Lycopodium*. Er richtet seine geistigen Kräfte darauf aus, eine aktive (und wenn immer möglich, eine führende) Rolle in den größeren sozialen Institutionen dieser Welt zu spielen. „Nur ein Mann von starkem Glauben kann sich den Luxus der Skepsis leisten" (Nietzsche), und so hat er es mit seinem starken Glauben in sein eigenes, überlegenes Verständnis und in die sozialen und politischen Institutionen, für die er so überzeugt und erfolgreich arbeitet, nicht nötig, anderen Menschen zu vertrauen.

Betrachtet man *Lycopodium*-Patienten noch genauer, dann rührt ihre Skepsis, sich in homöopathische Behandlung zu begeben, von zwei Ursachen her: der Überzeugung, dass seine starke Konstitution ihn vor all den kleineren Beschwerden schützt, denen schwächere Sterbliche unterworfen sind („Arroganz" – Kent) und der logisch daraus folgenden Überzeugung, dass diese medizinische Disziplin, da sie nicht breit anerkannt ist, für schwere Erkrankungen nicht die richtige ist – die einzigen, die er sich herablässt zu haben (P 1). Beispielsweise „vergaß" ein Patient, der ohnehin nicht glauben konnte, dass homöopathische Arzneimittel in seinem Fall etwas ausrichten konnten, bei der Erstanamnese eine entscheidende Information zu offenbaren.

Er sprach bereitwillig über sein Verlangen nach Süßem, seine Rhinitis während der Blüte des Gemeinen Kreuzkrautes, selbst über seine Flatulenz nach dem Essen; was jedoch die Hauptbeschwerde anbetraf, rief er erst nach ein paar Tagen an um zu sagen: „Meine Frau hat mich daran erinnert, dass ich vergaß, meinen Prostatakrebs zu erwähnen."

Ebenso bezeichnend ist die Skepsis eines *Lycopodium*-Homöopathen bezüglich seiner eigenen guten Arbeit. Eine ausgezeichnete Ärztin verunglimpfte sich selbst folgendermaßen: „Ich nehme einfach eines von dem halben Dutzend Mitteln, die mir grade einfallen – und hoffe das Beste. Wenn es wirkt, ist niemand überraschter als ich!"

Ähnlich hegt *Causticum* eine vorsichtige Skepsis vor starken Gefühlen; auch übt er sich darin, gut in Institutionen zu funktionieren. Innerhalb dieses Rahmens kann er seine natürliche soziale Begabung ausleben und allzu starke Gefühle einschränken.* Der Typus unterscheidet sich jedoch von *Lycopodium* darin, dass er seine Skepsis nicht dazu benutzt, sich selbst zu erhöhen oder sein Image zu verbessern. Er braucht sie primär, um seine emotionale Ausgeglichenheit zu wahren (siehe *Causticum*), und misstraut daher häufig allen starken Gefühlen, jeder Begeisterung oder geistigen Höhenflügen.

Ein literarisches Beispiel für Letzteres findet sich in der (gehörig) „kaustischen" Marilla Cuthbert in L.M. Montgomerys *Anne of Green Gables* – das ältere Fräulein, das wider besseren Wissens die junge Waise Anne Shirley adoptiert. Anne benötigt all ihre *Phosphor*-Wärme, ihren Charme und ihre liebevolle Zuneigung, um erstere dazu zu bringen, den Panzer abzulegen, den sie um ihr verwundetes Herz herumgelegt hat. Der folgende Dialog zeigt, wie typisch die beiden ihr Mittel vertreten:

„Ich würde Sie gerne Tante Marilla nennen [sagt das Waisenmädchen nachdenklich]. Ich hatte nie eine Tante oder überhaupt irgendeinen Verwandten – noch nicht einmal eine Großmutter. Es würde mir das Gefühl geben, wirklich zu Ihnen zu gehören. Dürfte ich Sie Tante Marilla nennen?"
  „Nein. Ich bin nicht Deine Tante und ich halte nichts davon, dass man Leute bei Namen nennt, die ihnen nicht gebühren."
  „Aber wir könnten uns doch vorstellen, Sie wären meine Tante."
  „Das könnte ich nicht", sagte Marilla grimmig.
  „Stellen Sie sich denn niemals vor, dass Dinge anders sind als in Wirklichkeit?", fragte Anne mit großen Augen.
  „Nein."
  „Oh!", Anne seufzte tief. „Oh, Fräulein – Marilla, wie viel Sie doch versäumen!"

---

* Wie Institutionen dazu beitragen, dass starke Gefühle gebändigt und weniger intensiv ausgelebt werden, wurde im Kapitel *Lycopodium* (P 1) diskutiert.

Gelegentlich braucht es jedoch keine Verletzungen in der Vergangenheit, um die skeptische Haltung des Typus zu erklären. Sie ist einfach eine Geisteshaltung. Das Denken von *Causticum*, wie das von anderen Skeptikern, funktioniert wie ein Appellationsgericht, das permanent tagt und den Charakter, die Motive und das Handeln jedes neuen Zeugen, den das Leben in die Verhandlung schickt, zu überprüfen – und dann die Aussage kühl abwägt.

Ein solcher Gentleman erwiderte, nachdem man ihn beschuldigt hatte, zu wenig Vertrauen in die Menschheit zu haben, beißend: „Dies ist keine Frage des Vertrauens, sondern des Beweismaterials. Wenn ich dieses überprüfe, habe ich noch nie auch nur einen Grund gefunden, nicht auf der Hut zu sein. Kann mir jemand das Gegenteil beweisen?"

Sein Kritiker musste zugeben, dass dies ein unwiderlegbares Argument war.

Der kritische, spitzfindige Zyniker ist bitter und neigt dazu, das Leben als Schlachtfeld anzusehen. Der Skeptiker mag ebenfalls kritisch sein, betrachtet das Leben jedoch eher als eine Art Spiel, während der Objektive zweifelsohne dafür ist, dass jeder Mitspieler die Qualitäten, die er für das Spiel braucht, in höchstem Maße entwickelt. Hier findet sich *Lycopodium* an vorderster Front. Er versucht, das Spiel besser als sein Nachbar zu spielen, wobei *Causticum* nicht weit hinter ihm rangiert. Die angeborenen diplomatischen Fähigkeiten beider Typen erlauben es ihnen, ohne sichtbaren (ja selbst ganz ohne) Groll zu konkurrieren; wenn irgendwie möglich, auch mit Stil und Würde. Eine solche Haltung ist indes etwas irritierend, da man doch einen designierten Gegner unweigerlich mit Misstrauen betrachtet. All dies bringt uns nun zu *Mercurius vivus*.

Mercurius hat einen ähnlich skeptischen Zuschnitt wie *Lycopodium* und *Causticum*, ist jedoch aus völlig anderem Material. Wie das kompliziert zu handhabende, instabile Quecksilber, aus dem das Mittel hergestellt wird, lässt sich die kraftvolle, nervös-lebhafte, recht ambivalente, merkurialische Persönlichkeit, die da so behände über die Oberfläche des Lebens dahingleitet, nicht so einfach erfassen.

Zunächst besitzt dieser Typus nicht die Aura von Solidität und Anstand wie seine Mit-Skeptiker. Und in der Tat hat das Mittel, seit der

Zeit, als Hahnemann *Mercurius vivus* als großes antisyphilitisches Mittel einführte (seine Arzneimittelprüfung weist Geistessymptome auf, die denen der Manie im fortgeschrittenen Stadium der Syphilis entsprechen, wie auch die geistigen Unausgeglichenheiten, die von Quecksilbervergiftungen herrühren), für so manchen Homöopathen keine andere Persönlichkeit besessen als dieses maßlose, unkontrollierte Symptomenbild. Wie die schwer verleumdeten Mittel *Medorrhinum*, *Syphilinum* und *Thuja* (vgl. die entsprechenden Kapitel) hatte auch *Mercurius* das Pech, so recht ohne Bezug zur zeitgenössischen klinischen Erfahrung dargestellt zu werden.[*] Der Homöopath, der darauf wartet, dieses Bild von Gewalt, Geisteskrankheit und mörderischen Neigungen anzutreffen, bevor er das Mittel konstitutionell verschreibt, könnte sein Leben lang warten. Es ist viel produktiver, den Typ als eingefleischten Skeptiker zu betrachten.

Dass *Mercurius* in diese Welt hineingeboren ist als einer, der den Menschen in seiner Umgebung misstrauisch gegenübersteht, bekräftigen auf unbewusster Ebene seine Träume, „von Räubern, vom Schießen, ermordet zu werden; von Hunden gebissen zu werden oder im Wasser zu ertrinken." Misstrauen ist auch das Thema einer Reihe seiner Wahnideen. Er stellt sich vor, er sei „umgeben oder verfolgt von Feinden, oder er würde gleich verletzt; dass Tiere ihn anspringen oder Insekten ihm in den Mund kriechen; dass Diebe nachts im Haus oder in seinem Bett sind" und so weiter (vgl. die homöopathische Literatur).

Auf der bewussten Ebene und in seinem Verhalten nach außen zeigt sich dieses zutiefst gesellige Individuum („Abneigung gegen Gesellschaft", eine sehr umfangreiche Rubrik in Kents Repertorium, führt *Mercurius* nicht auf) eher als heiter. Er sieht unsere Welt eher als in weiten Teilen vom Zufall regiert – und demnach den Menschen als einen, der sein Schicksal nicht völlig in der Hand hat. Aber zumindest kann er – in Verteidigung seiner selbst – eine gewisse *Geschmeidigkeit* angesichts

---

[*] So widmet Kent in seinen Vorlesungen zur homöopathischen Materia medica, in einem der raren Momente, wo er die Dinge nicht im Verhältnis sieht, einen Großteil des einzigen Abschnittes über das Geistessymptomenbild von *Mercurius* der Beschreibung den Impulsen des Typs, „Personen umzubringen (...) Selbstmordgedanken (...) handgreiflich" zu werden; doch damit nicht genug, fügt er dieser diffamierenden Beschreibung noch hinzu: „Diese Impulse sind Leitsymptome." Die allzu Gläubigen unter seinen Nachfolgern haben diese Charakterisierung blind gebilligt.

der Launen des Schicksals, eine *Wendigkeit* im Umgang mit der Herausforderung durch sich ändernde Umstände, eine *Elastizität* entwickeln, die ihm hilft, sich von Schicksalsschlägen wieder zu erholen. Wenn diese Attribute es erfordern, allzu hochfliegende Ideale oder empfindliche Skrupel über Bord zu werfen – nun, dann ist es eben so. Die Fracht, die es um jeden Preis zu erhalten gilt, ist sein rasches Denken, seine Beweglichkeit (wie Quecksilber) und die Fähigkeit, sich niemals überrumpeln zu lassen. In einer Welt, in der jeder – sei es mit fairen oder unfairen Mitteln – für sich sorgen und immer auf der Hut sein muss, wenn er nicht von seinen Mitmenschen hinters Licht geführt werden will („Den ganzen Tag über mürrisch und misstrauisch; er behandelte die Menschen, mit denen er umging, fast beleidigend, und sah sie alle als seine ärgsten Feinde an" – Hahnemann), sind dies die wichtigsten Fähigkeiten (wenn nicht gar *Tugenden*), die man besitzen muss.

Es ist jedoch keinesfalls so, dass sich dieser Typ darüber beklagt, wie das Spiel des Lebens eingerichtet ist. Er ist offen darauf aus, möglichst viele Vorteile zu erlangen – *und* gleichzeitig das Maximum an Freude dabei zu empfinden. „Es gibt keine Heilung für Geburt oder Tod – es sei denn, die Zeit dazwischen zu genießen", schrieb George Santayana, ein stark von *Mercurius* geprägter Philosoph; und eine ganze Reihe von Personen seiner Konstitution sind entschlossen, dieser Regel von früher Jugend an ihr gesamtes Erwachsenenleben hindurch zu folgen.

Diese zugrunde liegende Philosophie war das entscheidende Symptom für die Wahl von *Mercurius* in dem ansonsten nichtssagenden Fall eines Prozessanwaltes mit Arthritis. Auf die Frage, wie er seine Haltung anderen Menschen gegenüber beschreibe, antwortete er: „Mit einem Wort, skeptisch. Wie kann ich anderen *nicht* misstrauen? Andere reinzulegen kam mir immer schon ganz natürlich vor. So weit ich mich zurückerinnere, konnte ich meinen Eltern und Lehrern immer einen Kringel ans Ohr schwätzen. Um schlechtes Betragen zu bemänteln, fielen mir immer mindestens drei Ausreden ein, um mir aus der Patsche zu helfen – eine überzeugender als die andere. So bin ich perfekt gerüstet, um Prozessanwalt zu sein – Ausreden und Ausflüchte von anderen zu erkennen und überzeugende Argumente heraufzubeschwören, um meinen Fall zu gewinnen. Kurz und gut", schloss dieser bekennende Skeptiker, „ich lege andere weiter rein. Nur dass ich es jetzt im Namen von Recht und Ordnung tue."

Andere übers Ohr zu hauen war in der Tat ein so starker Instinkt bei diesem Mann, dass er der Versuchung nicht widerstehen konnte, den Homöopathen zu düpieren, der versuchte, ihm wegen seiner Arthritis zu helfen. Etwa ein Jahr später, als sich der Zustand des Patienten schließlich stabilisiert hatte und nur noch mit gelegentlichen Gaben von *Mercurius* C 200 unterstützt werden musste, forderte er den Doktor heraus, indem er sagte: „Na, ich höre dauernd, dass Kaffee die Wirkung von homöopathischen Mitteln stören soll? Ist das eine unstrittige Tatsache?"

„Nur wenige Dinge in der Homöopathie sind – leider! – unstrittige Tatsachen", seufzte der Homöopath. „Rein empirisch weiß man jedoch in der Tat, dass Kaffee die Wirkung der empfindlichen Mittel beeinträchtigen kann. Daher versuchen wir es so gut wie es geht sie zu unterstützen. Wie auch immer, Sie sehen ja, wie es sich in Ihrem Falle ausgezahlt hat." –

„Ha! Jetzt habe ich Sie! Lassen Sie es sich gesagt sein, dass ich die ganze Zeit stets Kaffee getrunken habe. Ich brauche einfach diese eine Tasse am Morgen, um die alte Maschine zu starten. So viel also zu Ihrem ‚empirischen Beweis'!" (Man beachte das interessante Zitat bei Hahnemann: „Beim Spazierengehen hatte er große Neigung, die ihm begegnenden, fremden Leute, mit zwei Fingern bei der Nase zu fassen"; der Ausdruck „jemanden an der Nase herumzuführen" ist natürlich synonym damit, jemanden zu düpieren.)

Die Skepsis von *Mercurius* ist teils auf seinen Widerstand zurückzuführen, das Leben allzu ernst zu nehmen – ihn selbst eingeschlossen. Das Misstrauen, mit dem er die Menschheit betrachtet, ist daher mit einer amüsierten und akzeptierenden Toleranz durchsetzt: eine Toleranz, die weniger herablassend ist als die von *Lycopodium*, weniger eifrig kultiviert als die von *Causticum*, weil er weder sein Image (*Lycopodium*), noch seine emotionale Ausgeglichenheit (*Causticum*) damit schützen muss. Diese Haltung kann man gelegentlich am Augenausdruck beobachten, den der Arzt mit der Zeit als *Mercurius* zu erkennen lernt: flink und wachsam – diesen Augen entgeht nichts, beim geringsten Anlass rollen sie ungläubig beziehungsweise in offener Skepsis. „Ich weiß es besser", vermitteln sie. „Ich durchschaue Ihren Humbug, aber ich werde Sie nicht verraten. Ich sehe die Welt so wie sie ist und habe keine Illusionen darüber – oder auch über mich selbst."

So war auch der Ausdruck einer Frau, die unter schmerzhaften Krämpfen, viel klumpigem Blut und starkem Haarausfall während der Menses litt. Obwohl ihr Arzt niemals *Mercurius* für diese Beschwerden verschrieben hatte, kam er aus zwei Gründen auf das Mittel, zunächst über die Feststellung der Patientin, „Ich habe das Gefühl, als ob meine Zähne jedes Jahr länger werden" („Verlängerungsgefühl" – Kent), und zweitens über ihren immer wieder auftretenden Traum von Räubern.

Verschiedene Polychreste (vor allem *Natrium muriaticum*) wie auch einige kleinere Mittel träumen von Räubern: Sie kämpfen mit ihnen, werden von ihnen verfolgt oder suchen nach ihnen. Neu war hier, dass die Patientin träumte, sie *sei* ein Räuber und verstecke sich entweder in einem Haus oder mache sich aus dem Staub – eine Version, die besonders gut zu der durchtriebenen Mentalität des Mittels zu passen schien (man bemerke auch das Symptom „Wahnidee, er sei ein Verbrecher" – Kent). Schon auf der Spur von *Mercurius*, fragte der Arzt die Frau ganz offen, ob sie sich eher als Mensch, der viel Vertrauen habe, oder eher als misstrauisch empfinde. Wie der Anwalt bekannte sie sich dazu, eine Skeptikerin zu sein. „In der Tat" (rollte sie ihre Augen in Richtung des Arztes), „ich glaube noch nicht einmal an Ihre homöopathischen Mittel! Aber so viele von meinen Freunden haben so gut von Ihnen gesprochen, dass ich mir sagte, warum versuche ich es nicht einfach mal? Das hat natürlich nichts mit Ihnen persönlich zu tun. Teufel auch, ich bin sogar skeptisch meiner eigenen Berufung gegenüber. Menschen kommen von überall her zu mir zu Tarotsitzungen, und alles woran ich denken kann, ist, wie lange ich sie wohl noch auf diese Weise hinters Licht führen kann und damit durchkomme. Wann wird man dahinterkommen, dass ich eine Schwindlerin bin?"

„Im Ernst?", fragte der Arzt. „Denken Sie *wirklich* so von sich?"

„Nun, lassen Sie es mich so ausdrücken, mir sind meine eigenen seherischen Fähigkeiten suspekt. Ich lege die Karten nie für mich selbst und misstraue der ganzen Idee, dass ein paar zufällig aufgedeckte Karten das eigene Schicksal aufzeigen oder beeinflussen. Aber dennoch", sie zuckte mit den Schultern, „es ist eine Art, wie man seinen Lebensunterhalt verdienen kann; und ich vermute mal, dass ich keinem damit schade. Ich versuche einfach, das Leben zu genießen, wissen Sie, und probiere, wie ich es auch für andere angenehm machen kann."*

Während sich ihre Symptome besserten, zerstreute sich die Skepsis der Patientin der Homöopathie gegenüber hinreichend, so dass sie ihren vierjährigen Sohn brachte, der an chronischen Ohren- und Halsinfektionen litt. Aufgrund des Umstandes, dass diese Symptome durch Impfungen verschlimmert (wenn nicht gar verursacht) worden waren, bekam der Junge zunächst *Thuja*, um den Weg für sein wahres Konstitutionsmittel freizumachen. Über Letzteres gab es kaum Zweifel; der Bub war eine Miniaturausgabe seiner Mutter – die gleichen hellen, runden Augen, die er ausdrucksvoll über die „komischen" Fragen während des Erstgesprächs zu rollen pflegte, die gleichen schnellen Antworten, die gleiche Wachsamkeit. Als der Arzt zum Beispiel nach seiner Energie fragte, fing der Junge an (der als Kind einer allein erziehenden Mutter überall mitgeschleppt worden war, wo auch immer sie hinging, selbst in ihren Tanzunterricht), ein reichliches Maß davon zu demonstrieren, indem er aufsprang und einen Steptanz durch das gesamte Zimmer lieferte.

Der Junge wies auch schon die fragwürdige ethische Einstellung von *Mercurius* auf (man erinnere sich an die schlüpfrigen Qualitäten des metallischen Elements). Er war ziemlich gut darin, Zuckerstangen von Ladentheken zu stibitzen, ohne dabei entdeckt zu werden, und bei Karten- und Brettspielen war er in der Lage, mit Hilfe kleiner Taschenspielertricks selbst gegen die Älteren zu gewinnen. Bei den seltenen Gelegenheiten, wo er auf frischer Tat ertappt wurde, während er unerlaubt eine Karte zog, hatte er seine Entschuldigungen schnell bei der Hand. „Nein, nein, das war ich nicht! Meine *Hand* wars – ganz von allein... Oh, ohoh! Ganz genau! Ganz aus Versehn – s'ist von allein gegangen!" Dann pflegte er streng auf die schuldige Extremität zu schauen und sie zu rügen, „Böse, böse Hand!" („Er ist albern, macht Faxen und dummes, widersinniges Zeug" – Hahnemann).

---

* Die andere Seite dieser Patientin war *Phosphorus*, und abgesehen von den eher offensichtlichen Knochenschmerzen und anderen körperlichen Symptomen (vgl. die Kapitel „Beziehungen" bei Hering und Boericke), existiert eine unleugbare Seelenverwandtschaft zwischen den beiden Mitteln. Daher war der Arzt nicht überrascht, als er erfuhr, dass die Frau, obwohl sie ihr eigenes Gewerbe so verunglimpfte, eine außergewöhnlich begabte Kartenlegerin war (vgl. Kapitel „Hellsehen").

Natürlich behauptet keiner, dass *Mercurius*, konstitutionell verschrieben, in der Lage gewesen wäre, den jungen Mann erfolgreich in einen George Washington zu verwandeln („Ich *habe* den Kirschbaum gefällt. Ich *kann* nicht lügen!"). Er blieb auch weiterhin gerissen bis hin zu kleinen Betrügereien. Auch weiterhin versuchte er, sich aus heiklen Situationen zu winden, indem er nicht die *ganze* Wahrheit sagte. Bei wichtigen Dingen jedoch, wie zum Beispiel in punkto Großzügigkeit und Loyalität in Freundschaften (selbst in diesem zarten Alter pflegte er andere niemals zu verpetzen; wenn man ihn fragte, „Was ist denn passiert?", antwortete er stets, „Hab ich vergessen"), und mit seiner fröhlichen Sicht des Lebens klang er völlig aufrichtig.

Zwar ist *Mercurius* ein Spitzbub, aber er ist ein „ehrlicher" Spitzbub – er hegt keine Illusionen, was die Überlegenheit seiner Tugend angeht. Er ist auch ein liebenswerter Spitzbub. Trotz seiner flexiblen ethischen Einstellung und gelegentlicher Gaunereien besitzt er eine anziehend lebendige Art und Sorglosigkeit angesichts widriger Umstände – wie auch echtes Mitgefühl gegenüber all denjenigen, die, wie er, vor allem versuchen, das Beste aus den Umständen in einer nicht allzu gastlichen Welt zu machen. Nur wenige werden Anstoß nehmen an einem, der an sich selbst den gleichen Maßstab wie an alle anderen Menschen legt und freimütig bekennt, dass in dieser risikoreichen, wettbewerbsorientierten Zeit, wo der Mensch lediglich ein Spielball des Glücks ist, Tugend nur noch darin besteht, gerissener als andere zu sein.

In einer dieser eindrucksvollen Symmetrien, die man entdeckt, wenn man die Materia medica in ihrer Tiefe studiert, gibt es nicht nur eine Korrespondenz zwischen *Mercurius* als Substanz und den körperlichen und geistigen Symptomen von *Mercurius*-Patienten (der Typus ist bekannt als „menschliches Thermometer" [Boericke], so ungemein empfindlich reagiert er auf Hitze und Kälte, und sein emotionaler Zustand kann mit quecksilberhafter Schnelligkeit abwechseln [„veränderliche/wechselnde Stimmung" – Kent]), sondern auch zwischen dem Götterboten Merkur und der *Mercurius*-Persönlichkeit.

Merkur war, wie wohl bekannt ist, schon als Kind so skeptisch allen heiligen Dingen gegenüber eingestellt und neigte gleichzeitig so sehr zu Kniffen und Respektlosigkeit, dass er es sogar wagte, seine erhabenen Ranghöheren auf dem Olymp hinters Licht zu führen – ohne Grund brachte er Apollo, Hera und andere gegen sich auf. Seine Schlauheit, Gerissenheit (kein Gott fand Merkur je schlafend) und Schlagfertigkeit waren so sprichwörtlich, dass er traditionell als Schutzgott der Diebe, Abenteurer, Kaufleute, Politiker und all jener angesehen wurde, die sich mehr oder weniger ehrlich durchs Leben schlagen – und dabei stets kurz davor sind, gegen das Gesetz zu verstoßen.

Einige dieser merkurialischen Eigenschaften konnten klar bei einem Patienten erkannt werden, der an Kolitis litt. Er war ein Mann von bemerkenswert schnellen Reflexen und präzisen Bewegungen (als der Arzt ein Blatt Papier von seinem Schreibtisch fallen ließ, beugte sich der Patient vor und fing es auf, bevor es den Boden berührte) und einer schnellen, präzisen Sprache („hastige Sprache" und generelle „Hast" zieht sich, wie wir uns erinnern, durch das gesamte *Mercurius*-Bild).

Für eine Erkrankung, die bekannt dafür ist, dass sie durch Stress verschlimmert wird, konnte der Mann keine unvorteilhaftere berufliche Position haben. Er war Fluglotse an einem großen Flughafen, wo seine ausgezeichnete Wachsamkeit ein unschätzbarer Vorteil war; es fällt jedoch schwer sich einen Beruf vorzustellen, der das Nervensystem mehr belastet (er durfte zum Beispiel nie mehr als zwei Stunden am Stück oder mehr als vier Stunden am Tag Dienst tun).

Verschiedene Mittel (einschließlich *Mercurius dulcis* und *Mercurius corrosivus*) wurden erfolglos gegeben, bevor der Homöopath auf *Mercurius vivus* stieß (in der 200. Potenz, einmal wöchentlich zu nehmen), wobei sich dieses Mittel ihm nur durch einen Zufall empfahl, als der Leidende etwas aus seinem früheren Leben zum Besten gab.

„Als Kind hatte ich eine spezielle Begabung für das Knacken von Schlössern. Ich hatte eine große Sammlung an Schlüsseln, Dietrichen und anderen Instrumenten, die ich konstruiert hatte, so dass einen Safe zu knacken für mich als Teenager ein Leichtes war. Ganz offensichtlich war das nichts, das ich beruflich weiterverfolgen konnte, und so lenkte ich meine Talente auf andere Dinge."

Er hatte sich (fuhr er fort zu beschreiben) seine bemerkenswerte Geschicklichkeit zunutze gemacht, indem er sich Jonglieren und Zaubern beibrachte. So stand er an Straßenecken und führte seine Zaubertricks vor, zu denen er irgendwelche erfundenen Geschichten herunterleierte, die es ihm erlaubten, die Aufmerksamkeit seines Publikums von den Tricks abzulenken. Auf diese Weise hatte er sich einen Teil seines Lebensunterhaltes während des Colleges verdient.

Der Arzt war fasziniert, als er bemerkte, wie der Patient eine Reihe von bekannten *Mercurius*-Symptomen sublimiert hatte: seine „Hast" in die schnellen Reflexe des Jongleurs und Zauberers; seine „Hastigkeit und Geschwindigkeit im Reden ... Er sprach ungereimt" (Hahnemann) in das Geschwätz des Zauberers; und die Gaunereien („Betrug" – Allen) in Kunstfertigkeit.

Die Frage, worauf genau die Skepsis dieses Patienten beruht, bringt uns zum letzten Aspekt des Misstrauens des Typs und zu einem Schlüsselsymptom der Persönlichkeit. Obwohl man es deutlich spürt, ist das Misstrauen von *Mercurius* schwer zu erfassen. Wie *Phosphor* lädt dieser Mensch zu Vertrauen ein. „Lass uns offen sprechen", vermittelt sein Verhalten, und er verfügt nicht nur über eine überzeugende Sprache (man erinnere sich an die Beredsamkeit, die sprichwörtliche „silberne Zunge" von Merkur), sondern besitzt auch die seltene Gabe, zuhören zu können. Aber anders als *Phosphor*, der selbst auch vertraut, täuscht die offene, ehrliche Erscheinung von *Mercurius*, die rückhaltlos, unverstellt und ohne Heimlichkeiten zu sein scheint, über sein wahres Wesen – er ist schlau, berechnend, manipulativ (wo nötig) und erwidert nur selten das Vertrauen, das er bei anderen erweckt.

Könnte es nicht das Misstrauen des Schauspielers sein, für den das Schauspielern so natürlich ist (*Mercurius* besitzt übrigens auch häufig eine Begabung für das Imitieren von anderen), dass er, zumindest so weit er sich dessen bewusst ist, eigentlich niemals *nicht* schauspielert, nie *kein* Netz von Illusionen spinnt und es als Realität erscheinen lässt – und so jedem seiner eigenen Gesichter und Handlungen misstraut.

Wie auch immer, die Tatsache bleibt, dass, obwohl *Mercurius* so häufig von Fortuna mit so wichtigen Gaben gesegnet wurde – wie wohlentwickelten Überlebenstechniken, geistiger Beweglichkeit, einem liebenswerten Wesen und Mitleid –, er sich aufgrund seiner grundlegenden Skepsis nicht mit ähnlichem Vertrauen in Fortuna – oder in seine Mitmenschen – revanchieren kann.

Eifersucht

Lachesis ist unbestreitbar eine der misstrauischsten homöopathischen Persönlichkeitstypen. Wie könnte es auch anders sein, projiziert er doch seine eigenen dualistischen Konflikte auf die Welt insgesamt (P 1) und nimmt daher Hass und Intrigen überall um ihn herum wahr. Es ist kein Zufall, dass dieser Typus von „Intrigen, Verschwörungen" (Kent) träumt, oder dass ihn der Gedanke quält, „er werde verfolgt von Feinden, die versuchten ihm zu schaden" (Hering).

Eine Form des „geistigen Unbehagens dessen, der misstraut" ist Eifersucht. Das eifersüchtige Misstrauen von *Ignatia, Nux vomica, Lycopodium, Pulsatilla, Staphisagria* und anderen, das sich in unvorteilhaftem aber vorhersagbarem Ärger äußert, ist allgemein bekannt. Das eifersüchtige Misstrauen von *Lachesis* ist jedoch qualitativ etwas anderes und eine Klasse für sich („wahnsinnige Eifersucht" – Hering).

Zuerst trifft man auf die wohl bekannte Eifersucht in Liebesdingen („ebenso töricht wie unwiderstehlich" – Allen), wenn sich *Lachesis*, wider alle Beweise und seine Seelenruhe gefährdend wie einst Othello, von seiner Leidenschaft davontragen lässt. (Patientinnen können berichten, dass sie dieses unkontrollierbare, eingestandenermaßen grundlos eifersüchtige Misstrauen vor allem prämenstruell erfahren; auch um die Menopause herum.)

Weiter gibt es die spezielle Beziehung von *Lachesis* zu Macht und Autorität. Im Widerspruch zu dem Respekt von *Lycopodium* vor diesen weltlichen Attributen, bewirkt die lose Einstellung zur Legalität, die *Lachesis* eigen ist, dass er die Korrumpierbarkeit jeder institutionalisierten Macht und Autorität spürt (P 1) – und ihr infolgedessen misstraut. Seine dualistische Natur lässt ihn einerseits fasziniert sein von dieser Macht und gleichzeitig eifersüchtig auf die, die sie ausüben. Ein Patient, der in seiner Loyalität zwischen weltlichem Aufstieg und einem Verlangen nach spiritueller Harmonie hin und her gerissen war, drückte sich so aus: „Ich misstraue und spotte jedem weltlichen Erfolg und verachte mich selbst für meinen Ehrgeiz. Dennoch kann ich mich ihrem Reiz nicht entziehen. Wann werde ich aufhören, in der Brandung meiner sich widersprechenden Gefühle hin und her geworfen zu werden?"

Auf diese Frage gab es keine leichte Antwort. Aber seine körperlichen Symptome deuteten auf *Lachesis*, das der Mann in der 5000. Potenz erhielt. Bei seinem Folgetermin ein paar Wochen später schien er sich ein bisschen weniger zu verachten; und bei seinem dritten Termin hatte er sein Selbstbewusstsein so vollkommen wiedererlangt, dass er sich (in einer für *Lachesis* typischen Kehrtwendung) nun in einem geradezu überschwänglichen Zustand befand und glücklich und zufrieden berichtete, wie er nun in der weltlichen Arena mit den Besten wetteiferte, und mit gleicher Überzeugung predigte, dass der Mensch lernen müsse, die beiden Seiten seiner Natur auszubalancieren – seine Pflichten sowohl dem Kaiser als auch Gott gegenüber zu erfüllen. (Zugegebenermaßen ist es jedoch bei *Lachesis* nur eine Frage der Zeit, bis die schlafenden Zweifel und die Sehnsucht nach tiefer spiritueller Harmonie wieder an die Oberfläche kommen.)

Was weiter zur Einzigartigkeit von *Lachesis* beiträgt, ist die Art und Weise, in der sein eifersüchtiges Misstrauen stets in etwas wurzelt, das größer und tiefer als die unmittelbare Situation ist. Wie schon in P 1 diskutiert, ist dieser Typ eifersüchtig auf etwas, was Jung das „ungelebte Leben" nennt.

In seiner gefräßigen – gelegentlich unersättlichen – Gier auf Erfahrungen im Leben *und* höhere Einsichten ist er krankhaft eifersüchtig auf alles, das im Leben anderer reizvoll ist, weil er stets meint, er käme zu kurz.

Die unausstehliche, gleichzeitig jedoch Mitleid erregende Drusilla Clack in Wilkie Collins' *The Moonstone* ist eine Karikatur dieses Typs. Als Frau mit geringen Mitteln, sparsamen Lebensumständen und begrenzter Attraktivität (vom Erzähler prägnant beschrieben als „religiöse Person, von guter Herkunft und Benehmen, sowie einer Vorliebe für Champagner"), hat sie sich so intensiv guten Werken verschrieben, als wolle sie ihre verhungerte Seele damit nähren. Ihr spezielles Kreuz ist eine unwiderstehliche Faszination, gepaart mit strenger moralischer Missbilligung gegenüber ihrer schönen, wohlhabenden, mit vornehmer Verwandtschaft gesegneten und umworbenen Cousine Rachel Verinder. In Rachel erkennt Miss Clark nämlich all die Erfahrungen im Leben, die ihr selbst versagt blieben. Diese widersprüchlichen Gefühle zwingen sie, höchst ungewöhnliche moralische und intellektuelle Verrenkungen zu unternehmen, um zu rechtfertigen, dass sie den Motiven und guten Absichten von Rachel misstraut.

> „Zu Lebzeiten meiner armen Mutter", fuhr [Rachel] fort, „waren ihre Freundinnen nicht immer auch die meinen. Nun, da ich sie verloren habe, wendet sich mein Herz auf der Suche nach Trost denen zu, die sie mochte. Sie mochte Sie. Versuchen Sie meine Freundin zu sein, Drusilla, wenn Sie können."
>
> Für jeden rechtgläubigen Geist war das so eingeräumte Motiv einfach schockierend. Hier im christlichen England gab es eine junge Frau im Trauerzustand, die so gar nicht wusste, wohin sie sich wenden sollte, um wahren Trost zu finden, dass sie tatsächlich erwartete, ihn bei den Freundinnen ihrer Mutter zu finden! Hier war eine Verwandte von mir, die sich bewusst wurde, wie sehr sie andere vernachlässigt hatte, und zwar nicht unter dem Einfluss von Überzeugung und Pflicht, sondern von sentimentalen Impulsen! Höchst beklagenswert.

Obwohl jedes andere Bild der Eifersucht neben *Lachesis* verblasst, darf dennoch nicht versäumt werden, in diesem Zusammenhang *Phosphorus* zumindest zu erwähnen. Unter dem Deckmantel von vertrauensvoller Freundlichkeit und Charme, betrachtet der Typus mit einem misstrauischen Auge jede mögliche Konkurrenz, die in sein Scheinwerferlicht eindringen oder es besetzen könnte – eine Möglichkeit, die ihn zu unablässiger Wachsamkeit zwingt.

Furchtsamkeit

Ein weiterer Aspekt des Misstrauens ist die Furchtsamkeit der schüchternen, scheuen, allzu empfindlichen Seele.

Trotz der Tatsache, dass viele Homöopathen *Pulsatilla* im Allgemeinen als vertrauensvoll ansehen (die Gründe hierfür werden in P1 diskutiert), werden diese Patienten oft zu den ersten gehören, die vor Neuem zurückschrecken oder dem Unbekannten misstrauen und sich gedemütigt fühlen, wenn jemand sie deshalb falsch ansieht („Wahnidee, er sei beschimpft worden" – Kent). Weniger häufig geben sie jedoch zu, dass sie misstrauisch gegenüber Menschen sind, die es wagen, ihnen zu energisch zu helfen – und sie möglicherweise zu verändern. „Was versuchst du da mit mir zu machen? Wohin führt das?", ist eine charakteristische, wenn auch oft unausgesprochene Reaktion. „Vielleicht will ich da gar nicht hin? Vielleicht kann ich das gar nicht?" (ein wehleidiger, wimmernder Tonfall beim „Ich kann das nicht!", ist ein vertrauter *Pulsatilla*-

Refrain – recht anders als ein „Das mache ich nicht" oder „Das kannst Du doch mit mir nicht machen", eines selbstsichereren Menschen).

Es ist bekannt, dass diese Menschen ein ausgedehntes Helfernetz für sich auf die Beine stellen. Wenn es einmal eingerichtet ist, können sie sich jedoch durchaus zu verschiedenen Beratern und Helfern hingezogen fühlen, ohne dass einer von ihnen einen allzu großen Einfluss ausübt. Daher kommt es auch, dass dieser Typus (in P 1) mit einer Amöbe verglichen wurde, die unendlich viel herumgestoßen und -geschoben werden kann und dabei immer neue Formen annimmt, stets aber unweigerlich in ihre ursprüngliche, amöbenhafte Form zurückfällt. *Pulsatilla* hat Angst, eine klar umgrenzte Form anzunehmen – das heißt, eine Meinung zu deutlich auszusprechen, eine Haltung zu stark einzunehmen oder die Richtung einer Handlung zu stark zu definieren – weil sie fürchtet, sonst die Unterstützung derjenigen zu verlieren, deren Rat sie nicht gefolgt ist.

Das Misstrauen von *Arsenicum* gegenüber dem Einfluss anderer ist leicht zu erkennen. *Pulsatilla* (gewöhnlich eine Frau) kann jedoch hinter einer scheinbar vertrauensvollen und nachgiebigen Fassade ein fast ebenso großes Misstrauen hegen, das daher kommt, weil sie fürchtet, die wohltuende Routine ihres oben beschriebenen Netzwerkes zu stören. Und weil andere sie instinktiv mit einer schützenden Hecke umgeben, wird sich die behütete Frau immer weniger trauen, über ihre Grenze hinauszugehen.

Ein diesbezüglicher Fall war die *Pulsatilla*-Patientin, die eine Freundin der Familie war. Der Arzt hatte daher die Gelegenheit, sie bei sozialen Zusammenkünften zu beobachten, wo sie dazu neigte, über ihr empfindliches Wesen zu lamentieren. „Mir geht gefühlsmäßig alles zu nahe. Ich leide mit jedem Familienmitglied, mit jedem obdachlosen Menschen, den ich auf der Straße sehe, mit den Tieren, die auf dem Bauernhof neben uns malträtiert werden. Haben Sie gewusst, dass die armen Kühe den ganzen langen Winter hier in Vermont über auf Zementboden schlafen?"

Eines Tages hatte sie das Pech, auf einen *Natrium muriaticum* zu treffen, der überaus stark auf ihre Besorgnis reagierte. „Haben sie denn mit dem Bauern darüber gesprochen?", fragte ihr Gesprächspartner eifrig.

"*Nein*! Das könnte ich nicht! Sehen Sie, er ist ein netter Mensch, wirklich! Es ist einfach so, dass er sein Vieh nicht als empfindende Geschöpfe betrachtet … Es ist so traurig!"

"Aber wenn es nur eine Frage der Gedankenlosigkeit von seiner Seite her ist?"

"Aber habe ich denn überhaupt das Recht einzugreifen? Und im Ernst, er hat gar nicht genug Geld, um einen besseren Stall zu bauen."

"Ich habe ein paar Freunde da draußen", war die (sie entsetzende) Antwort des Mannes. "Vielleicht könnten Sie alle dazu beisteuern, dass die Kühe im Winter eine Ladung Sand und Stroh auf den Zementboden bekommen."

Die Frau entbot ihrem Freund ein herzliches Dankeschön für seinen guten Rat und meinte, dass sie sich schon viel besser fühle, und kam flugs auf ein anderes Thema zu sprechen. Es ist charakteristisch für diesen Typus, sich freundlichst für einen Rat zu bedanken, den sie jedoch aufgrund ihres angeborenen Misstrauens und ihrer Unentschlossenheit meistens nicht annimmt.

Etwa einen Monat später, als das Thema wieder aufkam, schien sie nicht so erfreut darüber zu sein und bestand wehleidig darauf: "Der Bauer ist so ein guter Nachbar. Er räumt unsere Einfahrt, wenn es schneit, und letzte Woche hat er uns eine Ladung Äpfel und Winterkürbisse gebracht. Es würde *mich* aus der Fassung bringen, seine Gefühle dadurch zu verletzen, indem ich ihn auf Sand und Stroh für seine Kühe anspreche. Mein Problem ist, dass ich zu empfindsam bin. Ich kann mich so schlecht abgrenzen und empfinde für andere stärker, als sie für sich empfinden."

"Manchmal *bringt* einen das eben aus der Fassung, wenn man tut, wovon man überzeugt ist", beharrte *Natrium muriaticum*.

Ihr Tonfall und Gesichtsaudruck wurde misstrauisch, während sie fortfuhr, sich seiner Beeinflussung zu entziehen. "Oh, aber das Schlimme ist, dass ich nicht mehr weiß, was richtig ist. Ist Eingreifen wirklich richtig? Soll ich böses Blut zwischen guten Nachbarn erzeugen? Ach, wenn ich nur nicht so empfindsam wäre und Dinge nicht so stark spüren würde!" – womit sie fortfuhr, ihre Familien-Litanei weiterzusingen.[*]

---

[*] Diese Episode hatte noch ein kurioses Nachspiel, das im Kapitel „Großzügigkeit", s. S. 288 beschrieben ist.

Barium carbonicum, ein Mittel, das traditionell sehr jungen und sehr alten Menschen verschrieben wird („Besonders angezeigt im Kleinkindalter und im Alter" – Boericke), passt in der Tat gut auf das Misstrauen, das man in diesen beiden Altersgruppen antrifft. Der Konstitutionstyp erinnert hier an eine Schnecke, die nur ein klein wenig ihren Kopf aus dem Häuschen herauszustrecken wagt und ihn beim kleinsten Anschein einer Bedrohung wieder zurückzieht („Grosse Bedenklichkeit und ängstliche Besorgtheit" – Hahnemann; „Misstrauen, große Furcht" – Hering).

Eine Bedrohung für *Barium carbonicum* kann alles sein, was in seine gewohnte Routine und Umgebung eingreift. Er misstraut auch Menschen, die schneller sind als er, oder die ihn, wie er meint, kritisieren, lächerlich machen oder hinter seinem Rücken über ihn reden („Argwohn, beim Gehen auf der Strasse, die Leute möchten sich über sie aufhalten und sie schief beurteilen" – Hahnemann; „Wahnidee, man würde über ihn lachen und spotten" – Kent). Es ist denkbar, dass ein tief sitzendes Misstrauen diesen Menschen daran hindert, seine Gefühle (seien sie traurig oder glücklich) mit anderen zu teilen, während er verbissen seinen eigenen Weg geht. In Gruppen kann er ruhig beobachtend dasitzen und alles in sich aufnehmen, was geschieht, sich jedoch fürchten, sich zu blamieren, wenn er auch nur etwas von sich gibt.

Ein klassisches Beispiel war das fünfjährige Mädchen, das unter Appetitmangel (obwohl es über Hunger klagte), einer chronischen Bronchitis und häufigem Nasenbluten litt. Die „Abneigung gegen Fremde" (Hering) der Kleinen und ihr Misstrauen neuen Situationen gegenüber wurde in der Praxis des Arztes deutlich. Während des gesamten Gespräches starrte sie auf den Boden („getraut sich nicht aufzublicken" – Hahnemann), und ihre Mutter berichtete, wie das Kind sich zu fürchten schien, das Haus zu verlassen, selbst um zum Kindergarten, auf Geburtstagsfeiern oder andere angenehme Aktivitäten zu gehen („scheu" – Borland). Hinzu kam, dass sie der Disziplin des Lernens Widerstand entgegensetzte („Unaufmerksamkeit des Kindes beim Lernen" – Hahnemann; „will nicht gestört werden" –Borland). Dennoch war sie aufmerksam und machte nicht den Eindruck, geistig zurückgeblieben zu sein.[*] Es

---

[*] Die Dummheit, geistige Langsamkeit und Trägheit von *Barium-carbonicum*-Kindern ist in der klassischen Literatur beschrieben (vgl. besonders Borlands *Kinder-*

ist bemerkenswert, dass ebenso wie der alte *Barium-carbonicum*-Patient kindische Züge aufweisen kann („Senile Demenz. Kindisch" – Boericke), die Gefühle und Gedanken des *Barium-carbonicum*-Kindes manchmal „altklug" sein können – es macht sich Gedanken, die seinem Alter weit voraus sind. So konnte auch dieses Mädchen nachdenkliche, originelle Bemerkungen machen. Beispielsweise erklärte der Lehrer auf einem Spaziergang: „Schaut her, der Horizont, wo die Bäume den Himmel berühren. Sind sie nicht schön?"

„Berühren die Bäume den Himmel wirklich?", fragte das *Barium*-Mädchen nach.

„Warum, ja, siehst du das nicht?"

Eine lange Pause folgte. Dann: „Ich guck' und guck', aber verstehen tu ich's trotzdem nicht", war die überraschende Antwort des Kindes.

Oder sie fragte, als sie über den Tod nachdachte, ihre Mutter: „Lächeln die Leute, wenn sie gestorben sind?"

„Oh ja", wurde ihr versichert. „Der Tod ist bloß der Beginn eines neuen und anderen Lebens."

„Aber tun denn die Leute, die zurückbleiben, auch lächeln?", beharrte sie.

Ein anderes kleines Mädchen erwies sich auf die Frage, weshalb es ihr denn in der Schule nicht gefalle, ob sie den netten Lehrer und ihre Freunde nicht möge, und weshalb sie nicht beim Spielen mitmache („Unlust zu Spielen bei Kindern" – Hahnemann), als echtes Kind des 20. Jahrhunderts, als sie antwortete: „Ich mag sie schon. Aber ich hab immer Angst dass sie mich auslachen („empfindlich" – Borland) – und dann fühlt sich's an, als wären sie auf mich draufgetreten und hätten mich zusammengedrückt – wie so 'ne Blechdose."

Zwei weitere Beispiele illustrieren die originelle Art zu denken des *Calcium-carbonicum*-Kindes und seine drollige Mixtur aus alt und jung,

---

typen), aber natürlich sind solche Defizite nicht obligatorisch, um das Mittel verschreiben zu können. Ein *Calcium carbonicum* ähnelnder Widerstand, sich mit den Verantwortlichkeiten des Erwachsenwerdens zu belasten oder zu mehr Leistung angetrieben zu werden (P1), sind in der Tat viel häufiger als echte Defizite; im Übrigen gleichen sich beide Mittel ziemlich. Interessanterweise spiegelt sich die Weigerung von *Barium carbonicum*, zu wachsen in dem Symptom „Empfindung, als laufe er auf den Knien" (Hering), oder (schauerlicher) in der „Wahnidee, die Beine seien abgeschnitten" (Kent).

altmodisch und „New Age". Das erste war ein Junge, der aufgrund seiner extremen Schüchternheit etwas von einem Einzelgänger an sich hatte. Als er gefragt wurde, was er sich als Geschenk zu seinem siebten Geburtstag wünsche, antwortete er, er hätte gerne ein paar Ganzkörpermassagen von einer Masseurin, die mit der Familie befreundet war. Das zweite Kind, etwa im gleichen Alter und ebenfalls scheu, rief eine (zugegebenermaßen bezaubernde) Primaballerina von etwa zwanzig Jahren an, die gegenüber wohnte, und sagte: „Du gehst jetzt hoch in dein Badezimmer im zweiten Stock und schaust aus dem Fenster raus, und ich gehe in unser Badezimmer im zweiten Stock und schaue aus dem Fenster raus, und dann winken wir uns beide zu."

Der amerikanische Essayist und Dichter James Russell Lowell schrieb: „Einsamkeit ist so nützlich für die Vorstellungskraft, wie die Gemeinschaft bekömmlich für den Charakter ist." Das *Barium-carbonicum*-Kind hat ein gesundes Vorstellungsvermögen, aber man hat oft das Gefühl, dass es von der die Persönlichkeit formenden Gesellschaft seiner Gleichaltrigen profitieren würde.

Am anderen Ende des Spektrums wurde *Barium carbonicum* für den Witwer recht fortgeschrittenen Alters herangezogen, der von seiner Tochter zum Homöopathen gebracht wurde, da er unter hohem Blutdruck und einer Schwäche der Sehkraft, des Gehörsinns und des Gedächtnisses litt. All diese Fehlfunktionen wurden gebessert (bis zu einem gewissen Grad, versteht sich) durch einige Gaben des Mittels in der 30. Potenz (zum Beispiel konnte er wieder genügend sehen, um Straßennamen und Zahlen auf Wegweisern und Schildern lesen zu können). Bedeutsamer für unsere Zwecke war jedoch sein veränderter Geisteszustand. Sein zunehmendes Misstrauen, dass Sohn und Tochter sich nur aus gewinnsüchtigen Motiven um ihn kümmerten (d. h. weil sie um ihr Erbe wetteiferten), wurde gezügelt, und er fasste wieder Vertrauen in die echte Loyalität und Zuneigung seiner Kinder. Diese wiederum bestätigten, dass er nun eher ein Vater für sie war, statt ein vorsichtiger, verschlossener Fremder, für den man sorgen musste.

Nachdem wir den vertrauteren Zügen des *Barium-carbonicum*-Bildes Referenz erwiesen haben, können wir uns jetzt dem Misstrauen zuwenden, das bei weniger typischen Patienten zu finden ist. Es ist ähnlich wie bei *Mercurius*. Wenn der Arzt zögerte, sein Verständnis der

Natur von *Barium* zu erweitern und darauf wartete, dass sich traditionelle Geistessymptome bestätigen, bevor er das Mittel verschreibt, würde er ein paar bemerkenswerte Heilungen versäumen.

Eine Montessori-Lehrerin stellte sich dem Homöopathen mit einem Symptom vor, das sie bei ihrem Unterricht von jungen Schülern behinderte. Wenn sie ihr rechtes Knie beugte, vor allem wenn sie auf dem Boden kniete, empfand sie einen scharfen (sie nannte ihn „qualvollen") Schmerz, wie von einem elektrischen Schlag. Da *Barium carbonicum* das einzige Mittel ist, das unter dieser Rubrik im Kent'schen Repertorium aufgeführt ist, wurde die 30. Potenz (drei Gaben) erfolgreich verschrieben.

Sehr beeindruckt kam die Patientin wieder, um ihre chronischen Symptome behandeln zu lassen – eine Schwäche der Atmungsorgane während der Wintermonate, Verdauungsprobleme, einschließlich Blähungen, periodische Taubheit der Hände, Jucken und Trockenheit der Haut und noch ein paar andere kleinere Beschwerden. Die Gesamtheit der körperlichen Symptome passten genauso gut – wenn nicht besser – zu einem oder zwei anderen Arzneimitteln außer *Barium carbonicum*; und als der Arzt sie nach ihren Geistessymptomen befragte, antwortete sie: „Gedächtnis, Energie und Kreativität sind alle auf dem Höchststand. Ich komme gut mit meiner Familie und meinen Kollegen zurecht, und ohne falsche Bescheidenheit kann ich ihnen versichern, dass ich zu den Besten in meinem Beruf gehöre. Alle Montessori-Eltern der Stadt hätten gerne ihr Kind in meiner Klasse."

Dies war kaum der Stil eines *Barium carbonicum*, der selten als das schärfste Messer in der Küchenschublade gesehen wird, sondern eher der eines *Arsenicum album* oder *Sulfur*. Aber der Arzt, der mit einer hohen Potenz von *Barium carbonicum* als Konstitutionsmittel experimentieren wollte, begann damit, wenigstens nach *einem* passenden Geistessymptom herumzufischen. Er fragte, ob sie *irgendwelche* Ängste oder Sorgen hatte.

„Ja, dass es mir *zu* gut gehen könnte – und dass das Schicksal mir das ganz plötzlich nehmen könnte!", war die unerwartete Antwort. „Ich vertraue nicht auf die Zukunft, sondern erwarte immer, dass da draußen irgendetwas entschlossen ist, mir zu schaden, wenn ich nicht aufpasse."

Dies war Grund genug, um *Barium carbonicum* zu verschreiben.

Wie Pulsatilla kann auch dieser Konstitutionstyp misstrauisch gegenüber jedem sein, der versucht, ihn auf irgendeine Weise zu beeinflussen – eine Bedrohung, der er mit Ausflüchten oder passivem Widerstand begegnet, wobei er beide Taktiken sehr kunstvoll beherrscht. *Barium carbonicum* bewies seine Kräfte bei einem äußerst zurückhaltenden Mann, der viele Jahre seines Lebens von Durchfall geplagt worden war. Als er seine Mentalität beschrieb, sagte er: „Ich bin ein fast pathologisch selbstgenügsamer Mensch und reagiere mit totalem Misstrauen auf jeden, der mir Anweisungen oder Rat gibt. Meine unmittelbare Reaktion darauf ist Flucht."

Die kuriose Korrespondenz zwischen dem Bedürfnis des Patienten davonzulaufen, und seiner fortlaufenden Diarrhoe, brachte den Arzt darauf, nach dem Ursprung dieses Geistessymptoms zu suchen. Wie vorherzusagen, fand sich der Schlüssel dazu in seiner frühen Kindheit. Er hatte seinen Vater in frühem Alter verloren und wurde von einer nachgiebigen Mutter und einer Tante erzogen.

„Ich erinnere mich, dass ich als Kind unglaublich rebellisch war („Höchst widrige, gereizte Stimmung, über Kleinigkeiten auffahrend" – Hahnemann). Ich weigerte mich, bei irgendetwas zu kooperieren: Mahlzeiten, Bäder, Zubettgehen, Hausarbeiten, welche Kleider ich trug, auf Partys zu gehen – *nicht* auf Partys zu gehen. Nehmen Sie was Sie wollen. Jede disziplinarische Maßnahme war suspekt. Sie werden denken, dass ich diesem Zustand inzwischen entwachsen bin, aber ich verspüre immer noch das gleiche Misstrauen gegenüber jedem, der versucht Druck auf mich auszuüben. Wie Sie sich vorstellen können, ist so etwas nicht einfach in einer Partnerschaft. Ich hoffe, dass die Homöopathie Mittel hat, um das Vertrauen in diejenigen zu stärken, die mir am nächsten stehen und am liebsten sind – zusammen mit meinen Stuhlgangproblemen."

„Das könnte schon sein!"

Man kann es drehen und wenden wie man will, aber kein Bild dieses Arzneimittels ist komplett ohne die Erwähnung des Inbegriffs eines *Barium-carbonicum*-Charakters, Lord Emsworth von Blandings Castle (aus einer der Novellen von P.G. Wodehouse). Unbestimmt, schüchtern, von begrenztem Horizont (sein Ehrgeiz erstreckt sich nicht weiter als bis dahin, eine Medaille für sein preisgekröntes Schwein oder seinen

Kürbis zu gewinnen), ist sein innigster Wunsch, in Frieden gelassen zu werden, um eine schneckengleiche Existenz auf dem Hof seiner Vorfahren zu führen.

Das Schicksal hat jedoch anders entschieden. Die Welt, so scheint es, wird ihn ebenfalls nicht so einfach vom Haken lassen. Er wird verfolgt (zumindest nimmt er es so wahr) von Nachbarn und Gästen auf dem Schloss, die er verdächtigt, irgendwelche Absichten in Bezug auf sein Schwein Empress of Blandings zu hegen, und von seinen Angestellten, die ihn unablässig mit Angelegenheiten bezüglich der Verwaltung von Blandings Castle verfolgen, allen voran der tüchtige Baxter. („Schrecklich, dieser Baxter. Immer will er, dass ich irgendwelche Sachen tue. Dauernd kommt er um die Ecke, schaut mich mit seiner grässlichen Brille an und will, dass ich Papiere unterzeichne.") Schließlich ist er auch misstrauisch gegen seine dominanten Schwestern, die ihn dazu zwingen, einen gut sitzenden Anzug anzuziehen und nach London zu fahren, um der Eröffnung des Parlaments beizuwohnen („Weshalb jedoch das Parlament sich nicht ohne seine Hilfe eröffnen konnte, überstieg Lord Emsworths' Verständnis"), und die ihn auch auf andere Weise aus dem Schneckenhaus seiner begrenzten Interessen heraus zu zwingen versuchen und ihn veranlassen, die weitergehenden Pflichten eines Mitglieds des Oberhauses wahrzunehmen.

Alles in allem verkörpert der liebenswerte Lord Emsworth mit seiner steten Absorption durch sich selbst, seiner gutartigen emotionalen Selbstgenügsamkeit, dem Misstrauen gegen jeden, der ihn an seine Verantwortlichkeiten als Erwachsener erinnert, seinem völligen Fehlen von Heuchelei und der Unfähigkeit, jemals in seinem Leben etwas anderes als er selbst zu sein (alles Charakteristika, die typisch für die sehr Jungen und die sehr Alten sind), wichtige Aspekte der *Barium-carbonicum*-Persönlichkeit bis hin zur Perfektion.

Das ängstliche Misstrauen von *Thuja* lässt sich schon in jungen Jahren feststellen. Diesem schüchternen, sensiblen, elfengleichen Kind ist jede Veränderung oder jeder Übergang, jede neue Situation, Erfahrung oder jedes unvorhergesehene Ereignis suspekt.

Beispielsweise kann es erschreckt davonlaufen und andere nötigen, sich in Sicherheit zu bringen, wenn es zum ersten Mal sieht, wie ein Grill angezündet wird. Das ungewohnt laute Geräusch, das die Neugier eines anderen Kindes entzünden würde, lässt es Gefahr verspüren. Selbst lebhafte Spiele, die andere Kinder so lieben, können ihn ängstlich reagieren lassen und er lässt sich nur argwöhnisch darauf ein. Ein Achtjähriger, den man genötigt hatte, mit seiner Klasse während der Sportwoche Fußball zu spielen, wurde gefragt, ob er denn gerne Fußball spiele.

„Es gefällt mir wunderbar", antwortete er – obwohl er die meiste Zeit am sicheren Rand gestanden und es vorgezogen hatte zuzusehen.

„Was magst du denn am liebsten am Fußball?"

„Die Pausen. Wenn wir Orangenschnitze lutschen."[*]

Wenn ihr nicht entgegengewirkt wird, kann sich diese Schüchternheit der *Thuja*-Kinder noch beim Erwachsenen zeigen, wenn er sich gegen Erfahrungen verschließt. An diesem Punkt nimmt die Ausprägung des Misstrauens eine noch etwas andere Färbung an.

Im Kapitel *Thuja* haben wir untersucht, wie sich das furchtsame Misstrauen des Individuums dem Bereich des Übernatürlichen gegenüber (dem er in seiner Verwirrung zwar nicht traut, sich jedoch gleichzeitig zu ohnmächtig fühlt, um dagegen anzukämpfen) als Argwohn auf die materielle Welt erstreckt – die er genauso wahrnimmt, dass sie ihn behindert und andauernd verwirrt.

Ein Beispiel war die Frau, die mit dem Lebensbaum vor allem wegen ihrer allzu großen Empfänglichkeit gegenüber den dunklen Seiten der Existenz behandelt wurde, was zum Teil Furcht und Misstrauen gegenüber den übersinnlichen Botschaften zuzuschreiben war, die sie ungebeten empfangen hatte. Sie drückte das Dilemma von *Thuja* sehr gut aus.

„Es ist eine ungewöhnlich schwierige Lektion zu lernen, den Dingen zu vertrauen, die wir unser gesamtes Leben als Geisteskrankheit zu betrachten gelehrt wurden – und ihnen daher zu misstrauen. Das ist so verwirrend, dass man anfängt, an den einfachsten Dingen des Lebens zu

---

[*] Ein achtjähriger *Graphites*, der, obwohl er alles andere als schüchtern war, eine ausgesprochene Abneigung gegen alle spielerischen und sportlichen Aktivitäten im Freien entwickelt hatte, wurde gefragt: „Warum schaust du denn dann so gerne zu bei all den Badminton-, Volleyball-, Boccia- und Krocket-Spielen, an denen deine Freunde und der Rest deiner Familie teilnehmen?"

„Ich gucke gern den Spielern zu, wie die sich aufregen und wütend werden", war die Antwort des jungen Humoristen.

zweifeln. Ich bin vom College abgegangen, weil ich *allem* misstraute, das mir andere beizubringen versuchten. Erst jetzt beginne ich wahrzunehmen, wie jeder Aspekt der materiellen Welt, auch die Schule, geschaffen wurde als Möglichkeit, um daran zu wachsen." Sie hatte sich in der Tat entschlossen, auf das College zurückzugehen und ihre Ausbildung zu beenden.

Sie wies auch auf einen möglichen Grund hin, weshalb der *Thuja*-Pilger einen solchen Widerstand gegen das Unbekannte hegt – weshalb er so misstrauisch ist, sich in den Bereich des Übernatürlichen zu wagen (während, wie in den Kapiteln *Thuja* und „Hellsehen" diskutiert, andere Konstitutionstypen instinktiv aus einem Vertrauen heraus handeln und „dem Ruf" ohne Furcht folgen). „Ich spürte, ohne dass ich genau wusste warum, dass wenn ich einmal meinen Fuß auf diesen anderen Weg gesetzt hätte, es kein Umkehren geben würde. Ich würde vorwärts gehen *müssen* – und kein ‚Zurück' würde mehr existieren, an das ich mich wenden könnte. Und das war ein *erschreckender* Gedanke."

Vorsicht

Vorsicht vor einer Verletzung ihrer Gefühle ist eine Form des Misstrauens, die man häufig bei *Natrium muriaticum, Staphisagria* und *Phosphoricum acidum* findet, und diese drei Mittel haben ein wichtiges gemeinsames Kennzeichen – die übermäßige Entwicklung (wenn auch ihre Vorsicht wohl begründet sein mag) ihrer individuellen Schutzmechanismen gegen emotionale Verletzung.

Eine große Zahl der Schwierigkeiten und Gesundheitsprobleme von *Natrium muriaticum* scheinen, wie wir uns erinnern, von schwierigen oder zerbrochenen Beziehungen her zu stammen – familiären, freundschaftlichen, kollegialen, Lehrer-Schüler – und natürlich von denen, die am meisten von allen verletzen, Liebesbeziehungen (P 1). Dennoch sind, trotz des klar erkennbaren Musters von Ursache und Wirkung, Menschen dieses Konstitutionstyps im Konflikt. Auf der einen Seite belehren Vorsicht und Erinnerung sie, der Liebe aus dem Weg zu gehen, auf der anderen protestiert das Herz: „Was, wenn nicht die Liebe ist denn wichtig im Leben? Worauf kommt es denn an?" Im Gegensatz zu *Lycopo-*

dium, der wunderbar ohne Vertrauen in die Menschheit sein Leben führen kann, ist *Natrium muriaticum* überhaupt nicht in der Lage, ohne grundlegendes Vertrauen zu leben.

Es ist daher vor allem dieses *Bedürfnis* zu vertrauen (noch mehr als ihre Begriffsstutzigkeit), das Menschen der Kochsalz-Diathese dazu bringt, an dem Glauben festzuhalten, dass der Mensch im Grunde vertrauenswürdig und gut ist, und sich wiederholt in emotionale Hochrisiko-Situationen zu bringen. Sie trotzen der früheren Erfahrung und bestehen darauf, dass es lediglich eine Frage eines weiteren Versuchs ist, einer Person erneut eine Chance zu geben sich zu bewähren, damit ihr Glaube an die Menschheit vielleicht doch noch einmal gerechtfertigt werde. Dies ist der Grund, weshalb sie jedes Mal von Neuem von der Gedankenlosigkeit, Selbstsucht oder dem verletzenden Verhalten anderer überrascht werden.

Es entspricht in der Tat völlig der Entschlossenheit des Typs, sich den Glauben an die Menschheit zu bewahren (trotz der emotionalen Verletzungen, die er erlitten hat), dass ihm gelegentlich seine Vorsicht weitgehend unbewusst ist. Während er jedoch nach außen sein Vertrauen in die Menschheit erklärt, handeln seine Träume davon, dass er verfolgt, ausgeraubt oder vergiftet wird; oder er stellt sich vor, dass Diebe im Haus sind, Menschen darauf aus sind, ihn zu verletzen, ihn beobachten und ähnliches (vgl. die klassische Literatur).

Diese Dichotomie bei *Natrium muriaticum* kann nicht genug betont werden. Er fühlt sich niemals völlig wohl, weder mit Menschen noch ohne sie – er traut ihnen nie ganz, weil sie ihn potenziell verletzen könnten, und lässt andererseits auch nicht zu, dass sein Misstrauen zu einer Entfremdung führt. Tatsächlich ist er stolz auf seine ewige Hoffnung, dass die Menschen um ihn herum es irgendeinmal wettmachen.

Phosphoricum acidum und *Staphisagria* folgen dem vorsichtigen *Natrium muriaticum* gleich auf dem Fuß, aber sie reagieren anders auf eine Verletzung ihrer Gefühle.

Ein *Phosphoricum acidum*, misstrauisch nach einem (emotionalen) Schicksalsschlag, neigt dazu, eine Maske der Gleichgültigkeit aufzusetzen – oder entwickelt gar echte Gleichgültigkeit (vgl. „Gleichgültigkeit"). Anders als die *Natrium-muriaticum*-Motte, die einfach nicht von der brennenden Kerze lassen kann (P 1), macht er sich die Lebensregel zu eigen: „Ein gebranntes Kind scheut das Feuer." Seine Enttäuschung erlaubt keine Erinnerung mehr an das ursprüngliche Vertrauen und auch kein Aufs-Spiel-Setzen seiner Gefühle.

Eine recht junge Frau suchte Hilfe bei der Homöopathie wegen ihrer (auf den ersten Blick) unerklärlichen körperlichen Schwäche („Wenn ich aufstehe, fühle ich mich so wacklig auf den Beinen wie jemand, der am Rande des Grabes steht") und einem damit zusammenhängenden Mangel an Energie auf anderen Gebieten – kein Interesse an Nahrung, Arbeit, Reisen, Erholung, Menschen.

„Was können Sie mir sonst noch von sich erzählen?", fragte der Arzt, in der Hoffnung, ihrer Beschwerde auf den Grund gehen zu können.

„Was *noch*? Was wollen Sie denn sonst noch hören?" Nachdem sie jedoch einen Moment nachgedacht hatte, fuhr sie in einem sachlicheren Ton fort. „Nun, ich habe aus meinem Leben gelernt – auf die harte Tour – vorsichtig dort vorzugehen, wo meine Gefühle betroffen sind. Vielleicht bin ich *über*vorsichtig geworden. Aber das ändert nichts an der Tatsache, dass ich von niemandem mehr etwas will und spüre, dass ich niemandem etwas zu geben habe. Nur in meinen Träumen sehe ich mich manchmal, wie ich vergeblich versuche, einer unempfänglichen Person zu helfen, sie zu verstehen oder mich ihr zu erklären.[*] Einige haben mich regelrecht wie einen Gegenstand oder ein Stück Holz betrachtet, ich weiß. Aber im Ernst, es ist mir vollkommen gleichgültig geworden, was jemand von mir denkt."

Mit diesen Worten hatte die Patientin sich selbst ihr Mittel verordnet.

Das vorsichtige Misstrauen von *Staphisagria* liegt irgendwo zwischen diesen beiden Extremen. Er bekämpft sein Misstrauen nicht, wie *Natrium muriaticum*, indem er unermüdlich an seinen unrealistischen Hoffnungen und Erwartungen hängt, noch entwickelt er die schützende Gleichgültigkeit von *Phosphoricum acidum*. Die Erfahrung hat ihn gelehrt, dass der Mensch unzuverlässig ist – dass Selbstsucht, Eitelkeit, Verstellung, Heuchelei und Betrug eher die Regel als die Ausnahme sind.

---

[*] Die *Phosphoricum-acidum*-Träume von „erfolglosen Anstrengungen" (Kent) nehmen gewöhnlich die Form frustrierender Versuche an, gute Beziehungen zu unkooperativen Personen zu pflegen oder aufrechtzuerhalten.

Diese Wahrnehmung der Menschheit, die alle Bereiche seines Lebens durchdringen kann, ist manchmal ähnlich wie das Misstrauen von *Nux vomica* – mit dem Unterschied, dass es ihn bei weitem nicht zu höheren Leistungen anspornt, sondern ihn dysfunktional, unfähig sein lässt, in der Welt erfolgreich zu bestehen. Da er exzessiv, um nicht zu sagen obsessiv, an seinem Misstrauen festhält („er befürchtet von kleinen Ereignissen die schlimmsten Folgen und kann sich gar nicht beruhigen" – Hahnemann), mag dieses schwer verletzte Individuum, dessen Misstrauen so häufig von „Kränkung" (Kent) herrührt, sich noch nicht einmal erlauben, der Loyalität und Freundlichkeit derer zu trauen, die ihm offensichtlich nur versuchen zu helfen („Glaubt, seine Frau laufe ihm davon" – Hering).

Ein Beispiel aus der Literatur für diesen Typus ist die selbstquälerische Miss Wade aus Dickens' *Klein Dorrit*. Dickens hat ihre spezielle Neurose gut verstanden (eine wütende Überzeugung, dass sie niemals geliebt oder akzeptiert werden kann, zusammen mit Wahnideen wie „andere sind niedrig und gering, während er selbst gross ist" – Kent), weil er selbst ein starkes *Staphisagria*-Misstrauen sogar gegenüber denen hegt, die ihn wirklich schätzen. Obwohl er einer der am meisten bewunderten und gesuchten Personen seiner Zeit war, blieb Dickens' Weltsicht, von der er sich nie befreien konnte, seltsam beschränkt. Er misstraute seinem eigenen Erfolg, fühlte sich nie wohl mit denen, die ihn feierten, und war besonders misstrauisch den Bewunderern gegenüber, die reich und einflussreich waren.[*]

Wie *Natrium muriaticum* wünscht sich *Staphisagria* jedoch, Vertrauen in die Menschheit hegen zu können („Vorsicht vor anderen ist eine Eigenschaft, auf die ich gerne verzichten würde") und setzt sich zum Ziel, sein Vertrauen zu kultivieren („Um in dieser Welt überleben zu können, muss man der Menschheit zumindest ein Minimum an Anstand zugestehen"). Anders als *Natrium muriaticum* lässt *Staphisagria* nicht zu, dass sein frisch knospendes Vertrauen überbordet. Er versucht, eine eher ausgeglichene Perspektive mit seiner neuen Philosophie zu bewahren.

---

[*] Mehr zu Dickens und Miss Wade in den Kapiteln *Natrium muriaticum* (P 1) und *Staphisagria* (P 2).

Die „Verdächtigen"

Es bleibt noch ein letzter Aspekt des Misstrauens zu erwähnen – den Argwohn, den gewisse Konstitutionstypen *gegen* sich herausfordern, ganz gleich wie rein ihre Motive, wie vornehm ihre Grundsätze oder selbstlos ihr Handeln auch sein mag. Den erfahrenen Homöopathen wird es nicht überraschen, wenn als Haupt-„Verdächtige" *Sulfur, Lachesis* und *Natrium muriaticum* genannt werden.

Diese drei stehen den ungemein vertrauenerweckenden Typen gegenüber – *Lycopodium, Causticum, Aurum metallicum* (vgl. die entsprechenden Kapitel) –, die, obwohl auch sie fortschrittlich und herausfordernd in ihren Ideen sein können, nie als bedrohlich für die existierende soziale Ordnung wahrgenommen werden.[*] In der Tat müssen letztere schon sehr deutliches Fehlverhalten zeigen, um in anderen Misstrauen betreffs ihrer Motive und Handlungen zu erwecken (zunächst werden ihre Delikte als bloße Überlebensmaßnahmen in dieser kompetitiven Welt betrachtet, in der jeder nur für sich selbst kämpft). Die ersten drei Mittel haben jedoch etwas an sich, das in anderen das Gefühl weckt, sie stellten eine Gefahr für das Allgemeinwohl dar. Es ist die Art und Weise, *wie* sie auf Möglichkeiten hinweisen, die jenseits unserer gegenwärtigen Beschränkungen liegen, mit der sie stillschweigend, wenn nicht offen, traditionelle Werte und Glaubenssätze verdammen.

Oberflächlich betrachtet ist hier *Sulfur* vorherrschend. Wie wir Gelegenheit hatten zu beobachten, liebt es dieser Typ, von sich reden zu machen. Von Natur aus eruptiv, gefällt es ihm geradezu, die am meisten gehegten und am tiefsten verwurzelten gesellschaftlichen Wertvorstellungen in Frage zu stellen.

Auch wenn dieser Ätna zeitweise inaktiv ist, reagieren andere doch hoch empfindlich auf das Potenzial von *Sulfur*, in Eruption auszubrechen. Immer an vorderster ideologischer Front, treibt er die existierende soziale oder intellektuelle Ordnung an ihre Grenzen („Schau nicht

---

[*] Natürlich beziehen wir uns hier nicht auf kriminelle Tendenzen oder Aktivitäten, die der Gesellschaft schaden, sondern eher auf ideologischen Sprengstoff.

zurück; etwas könnte dich überholen"*), rührt an fest etablierte Gewohnheiten und Loyalitäten und konfrontiert die Gesellschaft mit neuen Alternativen – entweder mit rücksichtsloser Missachtung (um nicht zu sagen Verachtung) für die Güter und Annehmlichkeiten dieser Welt oder mit stürmischer Abschaffung ihrer tröstlichen Philosophien (vgl. die Diskussion von Hahnemann und Marx [P1] sowie von Thoreau in „Großzügigkeit") – da wundert man sich nicht, wenn jede Handlung dieses Typs Misstrauen hervorruft. „Welche Katastrophe kommt als nächstes?", ist die stete Sorge der Gesellschaft.

Doch obwohl *Sulfur* droht, den sozialen und ideologischen Status quo zu sprengen, weil er seine Zerstörungskraft so offen zeigt, dass sie auch dem Dümmsten augenscheinlich ist, kann die Gesellschaft Maßnahmen ergreifen, dieser Herausforderung zu begegnen, entweder durch Integration oder durch offene Opposition. Er ist der Gegner, der offen vor einem steht und schon von weitem erkennbar ist.

Im Gegensatz dazu ist *Lachesis* der Feind, der von der Flanke her angreift – man spürt, dass er da ist, er ist jedoch schwieriger zu lokalisieren. Das dem Typus eigene, tief verwurzelte Misstrauen der sozialen Ordnung und seinen Institutionen gegenüber (P1) erzeugt umgekehrt auch auf Seiten der ihn umgebenden Gesellschaft Argwohn. Er wird als unzuverlässiges Mitglied der Gemeinschaft wahrgenommen, fähig zu Gesetzwidrigkeiten und Fahnenflucht – nicht notwendigerweise (wie man berücksichtigen muss) aufgrund von Täuschung und Bösartigkeit, sondern wegen der stärkeren Loyalität seiner eigenen Natur gegenüber (ein Verhaltensgrundsatz, der anderen unverständlich ist). In seinem persönlichen Streben nach emotionaler und charakterlicher Stabilität ist es nicht unwahrscheinlich, dass er jeden Moment seinen eigenen, unberechenbaren Kurs einschlagen kann und die Gemeinschaft ihrem Schicksal überlässt.

Eine Patientin, eine glühende Anhängerin des römisch-katholischen Glaubens, musste den Dominikanerorden verlassen, in dem sie fünfzehn Jahre lang Mitglied gewesen war, weil sie es nicht länger ertragen

---

* Die berühmten Worte von Leroy „Satchel" Paige, der viel von *Sulfur* an sich hatte. Er war nicht nur der erste schwarze Baseballpitcher in der amerikanischen Bundesliga, sondern setzte auch einen Rekord, was seine Langlebigkeit betraf – er spielte bis weit in seine fünfziger Jahre hinein.

konnte, mit Misstrauen betrachtet zu werden. „Ich war so rein wie frisch gefallener Schnee, was mein soziales Verhalten und die Loyalität dem Orden gegenüber betraf", klagte sie. „Ich folgte den Regeln unbedingt und war eine Stütze meiner Mitschwestern. Und dennoch traute mir keine oder mochte mich."

So weit man von ihrem Verhalten her beurteilen konnte, war in der Tat keine Spur von Täuschung in ihr. Im Gegenteil, sie strahlte die *Lachesis* eigene schonungslose Ehrlichkeit zu sich selbst aus (P 1). Der Arzt drängte sie dennoch, ihre Gefühle in den Jahren im Kloster genauer darzulegen.

„Am Orden selbst hatte ich nichts auszusetzen", antwortete sie. „Die Dominikaner boten mir eine wunderbare Gelegenheit, meinen wissenschaftlichen Interessen nachzugehen. Aber auf eine Art hat mich das Leben im Kloster spirituell nie sehr erfüllt. Das religiöse Verständnis meiner Schwestern und selbst der Mutter Oberin schien mir eher prosaisch; ihre Interessen kleinlich und nüchtern, verglichen mit meinen eigenen spirituellen Kämpfen und Zweifeln, wie zum Beispiel an der Bedeutung der Kirche in der Welt unserer Tage. Natürlich sagte ich kein Sterbenswörtchen von diesen Dingen zu irgend jemand. Daher kommt es mir ja auch so unfair vor, dass man mir so misstraute."

Ob fair oder unfair, dass sie als subversiver Einfluss und unzuverlässiges Mitglied der Gemeinschaft verspürt wurde, war völlig im Einklang mit dem Eindruck, den *Lachesis* auf andere macht.

Gelegentlich ist es auch seine Verschwiegenheit (das Mittel sollte im Fettdruck zu dieser Rubrik im Kent'schen Repertorium hinzugefügt werden), die bewirkt, dass man ihm so misstraut. Menschen, die es schaffen, keine konkreten Informationen über sich selbst preiszugeben, aber gleichzeitig übermäßiges Interesse – gelegentlich ist es regelrechtes Ausforschen – an Angelegenheiten von anderen an den Tag legen („Neugierig" – Kent), zeigen damit, dass das Schlangengift einen Teil ihrer konstitutionellen Beschaffenheit ausmacht. Einmal mehr wirft jedoch dieser Anschein von Verheimlichung ein ungerechtes Licht auf den Typus. *Lachesis* verheimlicht nicht vorsätzlich etwas. Aufgrund seiner dualistischen Natur scheint er verschlossener zu sein als er ist. Welche Seite seines Wesens auch gerade vorherrschen mag, die subdominante Seite (die stets nahe an der Oberfläche ist) wird von anderen ebenso wahrgenommen. Es ist sein innerer Widerstreit, der ihn trügerisch und potenziell gesetzlos erscheinen lässt.

Natrium muriaticum stellt die persönlichste Bedrohung der drei Verdächtigen dar. Er ist der heimtückische Feind, der von hinten kommt. Andere haben nicht nur das Gefühl, dass ihr Vertrauen, ihre Selbstzufriedenheit oder Sicherheit zerrüttet wird, sondern dass tatsächlich ihr innerster moralischer Kern bedroht ist. Es ist nicht so sehr das, was er tut oder sagt, das diese Bedrohung ausmacht, sondern das, wofür er steht und was er bedeutet. Er erfasst die wahre Natur anderer intuitiv (vgl. P 1 und „Hellsehen") und hat so eine stillschweigende Art, andere mit ihren eigenen Schwächen zu konfrontieren, Heuchelei zu demaskieren und Selbsttäuschungen aufzudecken. Menschen, die bis dahin zufrieden waren mit sich selbst, beginnen, wenn sie dem korrodierenden Salz zu nahe kommen, sich unerklärlicherweise gereizt, unangenehm falsch oder oberflächlich zu spüren – sie werden dem hohen Standard an Pflichterfüllung, Verständnis oder Rechtschaffenheit nicht gerecht.

Das Leben ist doch wahrlich schon schwer genug, wie es ist, und nur wenige haben das Bedürfnis, dass andere daherkommen und es ihnen, indem sie auf irgendwelche Ideale pochen, noch schwerer machen. Bei *Causticum* oder *Phosphor* finden sie ein tröstliches Gewissen, an das sie um Sympathie und Anerkennung appellieren können. Bei *Natrium muriaticum*, der oberflächlich betrachtet ebenso unterstützend ist, treffen sie ein tadelndes Gewissen. Diejenigen, deren Herzen für seine Don-Quichotte-ähnlichen Ideale (P 1) empfänglich sind, mögen von dieser Herausforderung profitieren; diejenigen aber, die sich nicht von seinem missionarischen Eifer beeinflussen lassen möchten, fühlen sich durch ihn eingeschüchtert, verurteilt, ja gezüchtigt – und manchmal sogar als Mensch fallengelassen.

Was übrigens Menschen die Motive von *Natrium muriaticum* doppelt suspekt macht, ist sowohl sein Verhalten (zum Beispiel ist seine extreme Befangenheit ein Grund dafür, dass er nicht den richtigen oder den gewünschten Eindruck auf andere macht, wie auch seine Schwierigkeit, Augenkontakt zu halten) als auch, dass man spürt, dass er zwar andere verurteilt und versucht, sie zu ändern, sie aber gleichzeitig so offensichtlich braucht. Er ist nicht so „edel" wie er sich verhält (folgern sie), weil er nicht völlig ohne eigene Interessen ist. „Du musst dich ändern, sonst gehe *ich* zugrunde", liegt seinem reformerischen Eifer zugrunde.

Genau dies ist es, was es *Natrium muriaticum* so schwer macht, so zu handeln, dass andere ihm vertrauen (P 1). Die meisten Menschen sind nicht in der Lage, seine noblen Ideen von seiner persönlichen Verletzbarkeit zu trennen. Weil sein Reformgeist sowohl auf persönlicher als auch auf sozialer Ebene mit Bedürftigkeit gepaart ist, wird er als schwach empfunden; daher müssen auch seine Ideen schwach sein – seinen eigenen Interessen dienend, verdächtig, und schnell fallenzulassen. *Lycopodium*, der keine Menschen braucht, wird im Gegensatz dazu als stark empfunden – unvoreingenommen, vornehm und ungemein gerecht.

Schließlich ist der Kreuzzug dieses Typs noch aus einem anderen Grund so unwillkommen. Anders als *Sulfur*, der an Stelle des gegenwärtigen Systems, das er angreift, zumindest eine konkrete und stichhaltige Alternative anbietet, hat *Natrium muriaticum* keinen festen Plan oder eine zusammenhängende Doktrin, die er statt der Konventionen bieten könnte, die er wegnimmt. Seine Rolle ist es, auf die Wichtigkeit eines fundamentalen (und ausnahmslos schwierigen) moralischen Wandels hinzuweisen, der in einem Menschen selbst stattfinden muss, bevor sich dies auf die Gesellschaft auswirkt und diese Welt verbessert werden kann.

Die Menschheit wünscht im Allgemeinen nicht, dazu gezwungen zu werden, ihre Werte zu überdenken oder ihr Handeln zu verändern („Möge das Gute, das sie anstreben, nach meiner Zeit kommen, vielen Dank"). Ist sie mit *Sulfur*-, *Lachesis*- oder *Natrium-muriaticum*-Individuen konfrontiert, die ihre allgemein akzeptierten Wertvorstellungen und Ansichten verachten, betrachtet sie, sowohl auf persönlicher als auch auf globaler Ebene, die Dinge die da kommen zu Recht mit Misstrauen.

Vergleichende Materia medica

Misstrauen

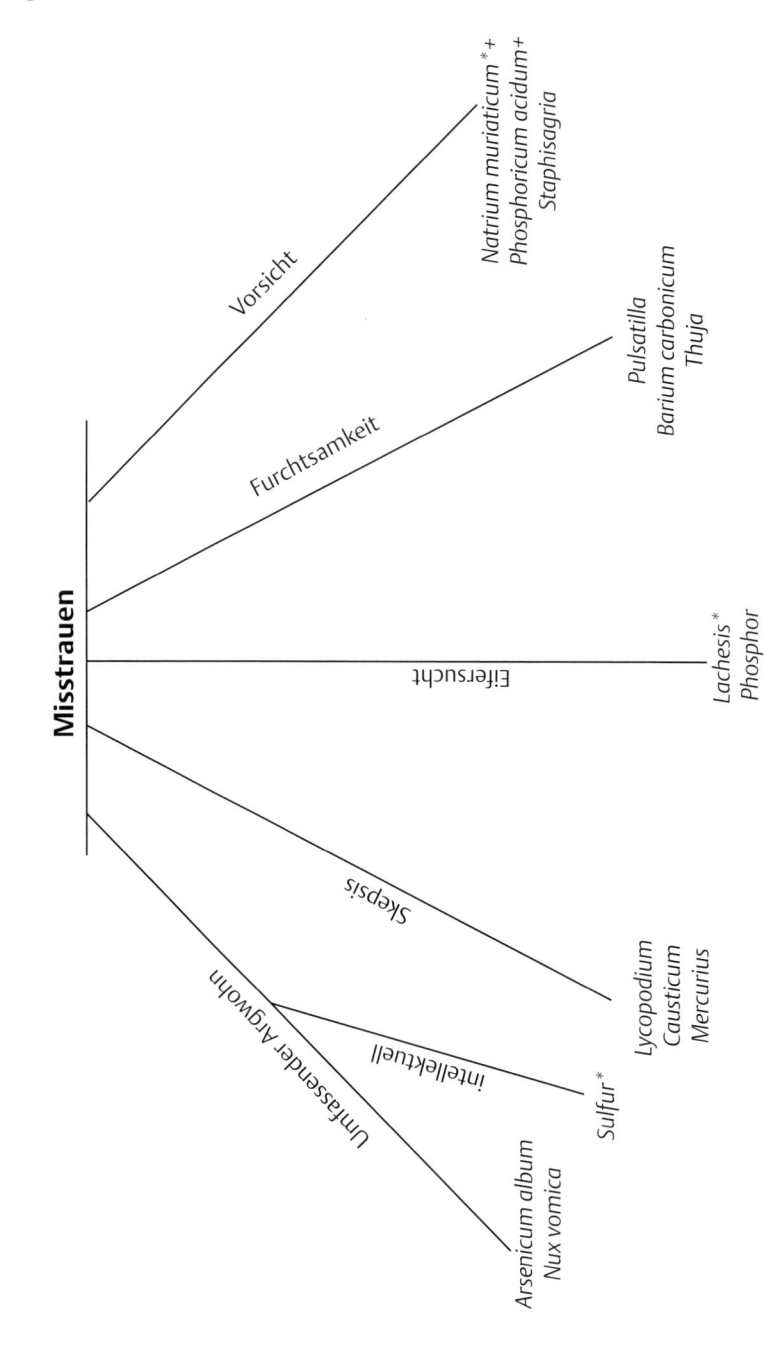

- **Vorsicht**: Natrium muriaticum *+, Phosphoricum acidum+, Staphisagria
- **Furchtsamkeit**: Pulsatilla, Barium carbonicum, Thuja
- **Eifersucht**: Lachesis*, Phosphor
- **Skepsis**: Lycopodium, Causticum, Mercurius
- **intellektuell**: Sulfur*
- **Umfassender Argwohn**: Arsenicum album, Nux vomica

* Die „Verdächtigen"
+ Nicht im Kent'schen Repertorium aufgeführt

Großzügigkeit

Großzügigkeit: „Freigebigkeit im Denken oder Handeln." (Webster)

Angesichts der Tatsache, dass es Aufgabe des Arztes ist, bei körperlichen oder geistigen Erkrankungen zu helfen, konzentriert sich die homöopathische Materia medica auf die krankhaften geistigen Zustände, die durch homöopathische Arzneimittelprüfungen hervorgebracht oder im Verlauf der klinischen Behandlung beobachtet wurden. In diesen Portraits ist jedoch immer wieder darauf hingewiesen worden, dass auch gesunde geistige Charakteristika eines Patienten den Arzt gelegentlich zum Simillimum führen können, vor allem, wenn er auf der konstitutionellen Ebene verschreibt.

Es erscheint daher angemessen, diesen Band mit einer raschen vergleichenden Analyse eines positiven menschlichen Charakterzuges enden zu lassen. Großzügigkeit wurde gewählt, weil dies die Tugend ist, auf die fast jeder Mensch seine Ansprüche anmeldet. In der homöopathischen Praxis wird ein Patient alle möglichen Fehler und Defekte eingestehen, aber nur selten wird er darauf verzichten, großzügig zu sein. Es ist, als könne er sich selbst nicht als Mensch betrachten, ohne diesen Funken des Göttlichen – wenn dieser auch noch so schwach leuchtet, ist er sich dessen bewusst und möchte, dass andere ihn auch erkennen.[*]

Passenderweise beginnen wir diese Analyse mit *Phosphorus*. Sein starker Wunsch zu gefallen und seine Bereitschaft, sich für andere zu verausgaben; die Fähigkeit, Bedürfnisse anderer intuitiv zu erkennen und die Gabe, andere sich wohl mit sich selbst fühlen zu lassen, ebenso eine bereitwillige Begeisterung für Menschen, Ideen, Schönheit und neue Erfahrungen, die ihm begegnen – all dies sind wohl bekannte Formen der Großzügigkeit des Typs (P 1).

Wann immer es seine Studien oder auch seine zahlreichen „engen" Freunde erlaubten, verbrachte ein *Phosphorus*-Schüler einen Tag damit,

---

[*] Zum Beispiel brüstete sich ein Patient – die geizigste Person, die man sich vorstellen konnte –, er sei ein Ausbund an Großzügigkeit, nur weil er einmal, vor zwanzig Jahren, Geld dafür verprasst hatte, seiner Mutter ein teures Paar Socken zum Geburtstag zu kaufen.

Jugendstrafanstalten und Besserungsanstalten für jugendliche Delinquenten zu besuchen. Dort brachte er ihnen bei, was immer sie begeisterte – Holzarbeiten, Saxophon- oder Gitarrespielen, Zeichnen, Yoga, Fußball oder Basketball. Sie brauchten nur ihr Interesse zu erwähnen, und dieser Meister unzähliger Fähigkeiten erbot sich fröhlich, sie darin zu unterrichten. „Nicht dass ich erwarte, auch nur einen Menschen zu bessern", bemerkte er. „Aber sie scheinen sich auf meine Besuche zu freuen – und ein paar von ihnen sind wirklich großartige Jungs! Ich habe das Gefühl, ich sollte ihnen ein paar von den Chancen geben, die ich in meinem Leben hatte." Was er ihnen natürlich nicht geben konnte, war sein *Phosphorus*-Charme, sein Mitgefühl und seine Freigebigkeit.

Natürlich können so anziehende Charakteristika auch gewisse Nachteile an sich haben. Die Großzügigkeit des Typs mit Geld kann an Extravaganz oder Unzuverlässigkeit grenzen; sein Wunsch zu gefallen oder zu unterhalten kann ihn dazu verleiten, die harte Realität zu missachten und seine Wünsche oder Vorstellungen als Fakten nehmen; gelegentlich kann er auch, als Gegenleistung dafür, dass er sich für andere ins Zeug legt, übertriebene Ansprüche bezüglich Anerkennung, Bestätigung und Aufmerksamkeit stellen (P 1). Das ändert jedoch nichts an der Echtheit und Spontaneität seiner ursprünglichen großzügigen Impulse.

Im Gegensatz zu dem strahlenden Leuchtfeuer von *Phosphor* ist die Großzügigkeit von *Calcium carbonicum* eher gedämpft und diffundiert in die umgebende Atmosphäre wie Äther.[*] Vielleicht ist hier die besondere Qualität, dass er anderen eher erlaubt, bei sich selbst zu bleiben. Dies bewirkt, dass er Eigenschaften an einem Menschen schätzen kann, die andere möglicherweise nicht sehen.

Es war beispielsweise ein *Calcium carbonicum*, der einem besorgten Vater, der Hilfe für seinen Sohn suchte (welcher unverbesserlich mit sich selbst beschäftigt war, sich von jeder Gesellschaft fern hielt, nur Bücher las und Tonbandkassetten zum Thema Selbstheilung hörte, ohne

---

[*] In diesem Kapitel werden die Mittel in etwa in der Reihenfolge angesprochen, wie sie in P 1 und P 2 zu finden sind. Wenn einige der Polychreste dabei nur kurz gestreift werden (vor allem die Nosoden), dann bedeutet dies nicht, dass diese weniger Großzügigkeit für sich in Anspruch nehmen, sondern lediglich, dass sich der Autorin bislang noch keine für sie typische Form dieser Tugend offenbart hat.

dass seine einsiedlerische, um nicht zu sagen misanthrope Einstellung davon zu profitieren schien), folgendes riet:

„Es gibt, mein Freund, drei Wege, um das menschliche Bewusstsein zu heben. Einer besteht darin, anderen zu helfen – das ist der Weg, den Sie gewählt haben. Der zweite bedeutet, an sich selbst zu arbeiten – der Weg, den Ihr Sohn gewählt hat. Und der dritte ist der spirituelle Weg. Es ist wichtig, sich daran zu erinnern, dass alle drei Wege gleich schwierig sind und auch von gleichem Wert; und dass sie vor allem auch mit einander *verknüpft* sind. Wer auch immer einen von ihnen beharrlich verfolgt, schreitet gleichzeitig auf den beiden anderen voran – auf ihr gemeinsames Ziel hin."

Zunächst war der Klient enttäuscht, dass sein Berater ihm nicht konkreteren, praktischeren Rat geben konnte, wie er seinem eigenbrötlerischen Sohn helfen konnte, mit der Zeit jedoch fingen diese einfachen Worte der Weisheit an zu wirken und halfen ihm, seine kritische Haltung in eine eher mitfühlende Akzeptanz dem selbstgewählten Weg seines Sohnes gegenüber zu verwandeln.

Die emotionale Großzügigkeit von *Calcium carbonicum* geht Hand in Hand mit seinem Wunsch, die guten Eigenschaften anderer zu hegen und zu pflegen. Dieser Typ ist von Natur aus fürsorglich. Auf der materiellen Ebene verpflegt und beherbergt er Freunde und Familie äußerst gastfreundlich. Es ist bemerkenswert, dass er in einem seiner immer wiederkehrenden Albträume plötzlich bemerkt, dass er vergessen hat, ein Baby oder ein von ihm abhängiges Tier zu füttern (und es ist die sterbende *Calcium*-carbonicum-Hausfrau, der man die legendären letzten Worte zuschrieb, „es ist noch Hackbraten im Gefrierschrank"). Auf geistiger Ebene kann der Patient auf die Frage, auf welche Art genau er sich als großzügig empfinde, einfach antworten: „Die Leute scheinen mich einfach anzurufen oder vorbeizukommen, um sich einen Rat zu holen oder einfach über für sie wichtige Dinge zu reden. Das macht mir nichts. Mich macht es glücklich, anderen wie auch immer einen Gefallen zu tun."

Calcium erwartet auch keine Großzügigkeit als Gegenleistung für seine liebevolle und unterstützende Haltung. Andere dürfen gerne von dem profitieren, was er zu bieten hat, er selbst ist jedoch eher unabhängig und legt Wert auf seine Privatsphäre; er erwartet wenig von anderen

Vergleichende Materia medica

und zieht es vor, seine Meinung für sich zu behalten. Es ist denkbar, dass er seinen Altruismus als Mittel kultiviert, um sich der Einmischung anderer zu erwehren.

Wie es so häufig der Fall ist, wenn man *Graphites* mit *Calcium carbonicum* vergleicht, ist das gleiche Bühnenbild aufgebaut, aber die Schauspieler etwas anders besetzt. Der zurückhaltende *Graphites* nimmt Großzügigkeit nicht extra für sich in Anspruch, aber er kann nicht verhindern, dass sie sanft von seiner Person ausstrahlt. Sobald Hilfe oder Unterstützung gebraucht wird, gehört er zu den ersten, die herbeieilen – seine Fröhlichkeit und sein Humor lassen seine Großzügigkeit so leicht und angenehm erscheinen, dass manche sich der Illusion hingeben, er tue dies zu seinem eigenen Vergnügen. Das *Graphites*-Kind kann sich zum Beispiel, wenn es erwachsen ist, an seine Eltern wenden und ganz ohne jede Spur des Märtyrertums von *Natrium muriaticum* und *Staphisagria* sagen: „Ihr habt so viele Jahre für mich gesorgt; nun bin ich an der Reihe, für Euch zu sorgen." Und es dauert nicht lange, bis die Eltern diese ruhige Großzügigkeit als völlig selbstverständlich betrachten.

Die Großzügigkeit von *Lycopodium* ist von ganz anderer Prägung. Zunächst gibt dieser Typus auf der persönlichen Ebene so wenig von sich her, dass die Menschen, die ihm am nächsten stehen, sich unweigerlich emotional zu kurz gekommen fühlen (P1). Er selbst gibt häufig zu, dass er Menschen nur wenig braucht, um glücklich zu sein („Mir ist's gleich, ob andere da sind oder nicht"); auch kann er seine Zeit und Aufmerksamkeit anderen Menschen im einen Moment großzügig widmen, wenn sie jedoch einmal außer Sicht sind, denkt er nicht mehr an sie.

Um diese Losgelöstheit vom individuellen Menschen zu kompensieren, kann *Lycopodium* seine Zeit, seinen Intellekt und seine Gaben der Aufgabe widmen, Menschen zusammenzubringen – in der Welt der Professionen und Institutionen. Hier ist er die Großzügigkeit in Person. Keine Anstrengung ist zu groß für ihn, wenn er versucht, diese Welt zu einem vernünftigeren, rationaleren und funktionaleren Ort für alle zu machen. Wenn es um solche Dinge geht, bringt er freiwillig jede Menge Energie auf, um Arbeitsgruppen zu bilden und abzuhalten (wobei er nicht vergisst, sich so zu positionieren, dass er Einfluss ausüben und sich selbst unentbehrlich machen kann). Außerdem behält er den Blick für das Ganze und ist daher bemerkenswert frei von Kleingeisterei, während er gleichzeitig über persönliche Verletzungen großzügig erhaben ist. Pfeile, die auf ihn gerichtet werden, verletzen ihn einfach nicht. Und obwohl er von Natur aus sehr kritisch ist, legt er paradoxerweise häufig eine großzügige Toleranz an den Tag, wenn es um menschliche Schwächen, Unfähigkeit und Fehler geht. Natürlich hat er seine eigenen Gründe, weshalb er nicht urteilt (P 1), dennoch bleibt die Tatsache bestehen.

Es gibt noch einen charakteristischen Zug an seiner Großzügigkeit. Er ist zwar ein Pfennigfuchser, mit größeren Beträgen ist er jedoch freigebig. Er ist bekannt für seine falsche Sparsamkeit zu Hause („geizig" – Kent), wenn es jedoch um große Summen Geld geht, leiht (gewöhnlich an skrupellose Leute, die ihm sein Geld nie zurückgeben werden) oder spendet (häufig für Dinge, die es nicht wert sind) er großzügig.

All dies bestärkt *Lycopodium* darin, seine Großzügigkeit als Sonne zu betrachten, die die Menschheit erwärmt. Aber hier irrt er sich. Wie schon in P 1 erwähnt, gleicht sein Licht mehr dem des Mondes – der zwar leuchtet, aber keine Wärme ausstrahlt. Die sonnenähnliche Großzügigkeit ist reserviert für *Sulfur*.

Unvoreingenommenheit und aufrichtige Toleranz für die Schwächen oder Fehler anderer charakterisieren die Großzügigkeit von *Causticum*. In der Tat würde man sich nicht schämen, wenn man von einem *Causticum* bei einer kleinlichen Handlung ertappt würde – man spürt, dass er ein Mensch ist, der instinktiv verstehen und Nachsicht üben würde („Ich bin ein Mensch; nichts Menschliches ist mir fremd" – Terenz[*]).

Der Konstitutionstyp kann außerdem großzügig mit Geld sein und auch großzügig in seiner Bereitschaft, den Problemen anderer mitfühlend zuzuhören oder sich mit ihnen über ihren Erfolg zu freuen, und ebenso großzügig mit seinen Hilfsangeboten. In seiner Kurzgeschichte „The Third Ingredient" schreibt O. Henry darüber, wie die Natur einige Menschen dazu bestimmt hat, „bildlich gesprochen, nährende Busen

---

[*] Publius Terentius Afer, römischer Kommödiendichter, 185–159 v. Chr. (Anm. d. Übers.)

[zu sein], manche sind Hände, manche Kopf, manche Muskeln, andere Füße und wieder andere Rücken, um Lasten zu tragen." Hetty, die einsame, tapfere Heldin seiner Erzählung, war eine *Natrium-muriaticum*-„Schulter", an die andere sich lehnten, um dort ihre Sorgen zu lassen; *Causticum* ist dagegen ein Paar helfender Hände, die anderen bereitwillig und aktiv beistehen.

Obwohl er zutiefst mitfühlend ist, achtet *Causticum* darauf, wie *Lycopodium*, nicht zu viel von sich zu zeigen, sowohl auf persönlicher als auch auf emotionaler Ebene. Auch wenn er es gut verbirgt, sieht man an seinem Handeln, dass er aufmerksam verhindert, dass andere sein eifrig gepflegtes emotionales Gleichgewicht ins Wanken bringen (vgl. *Causticum*).

Auch *Sepia* findet es gelegentlich schwierig, emotional großzügig zu sein; sie (*Sepia* ist meist eine Frau) täuscht jedoch weder sich noch andere über diesen Punkt hinweg. Sie ist in der Tat eines jener seltenen Individuen, die ihren Anteil an Großzügigkeit noch nicht einmal in Anspruch nehmen. Eine solche Patientin überraschte, als sie gefragt wurde, ob sie sich selbst als großzügig bezeichnen würde, ihren Homöopathen mit einem glatten „Nein".

„Sie meinen, überhaupt nicht großzügig? Und Sie können Ihre Antwort auch nicht näher erläutern?"

Sie konnte nicht.

Eine eher übliche Antwort auf diese Frage ist ein unentschlossenes „Ja – ich meine, nein. Nein – ja. Ich meine, auf eine Art, vielleicht. Aber nicht genau. Was ich wirklich sagen möchte ist, dass es mir nichts ausmacht, meine Bücher, Kleider oder Geld zu verleihen, aber ich bin nicht großzügig mit meiner Zeit. Ich mag es auch nicht, wenn andere emotionale Forderungen an mich stellen."

Sepia ist dennoch großzügig, weil sie sich aus Pflichtgefühl oder aus dem, was sie der Situation zu schulden meint, häufig emotional mehr verausgabt als es ihrer Natur eigentlich entspricht.

Weil ihre Lebensenergie begrenzt war, sie professionell isoliert und gleichzeitig ihre Fähigkeiten extrem gefragt waren, praktizierte eine *Sepia*-Homöopathin ohne den Enthusiasmus, die Freude und die Befriedigung, die so wesentlich für ihre anspruchsvolle Arbeit waren. Sie war finanziell unabhängig und hätte es sich gut leisten können, weniger zu arbeiten, aber pflichtschuldig arbeitete sie viele Stunden, um für die große Zahl von Patienten verfügbar zu sein, die ihre Hilfe suchten. Dennoch betrachtete sie sich immer noch viel zu häufig in unvorteilhaftem Licht.

Statt ihre Gewissenhaftigkeit als eine Form der Großzügigkeit anzusehen, erachtet sich die *Sepia*-Frau als *nicht* großzügig, weil es ihr an der spontanen Großzügigkeit eines *Phosphorus* fehlt. Dem Außenstehenden kann sie in der Tat den Eindruck vermitteln, dass sie nur eben von ihren persönlichen Sorgen und der Beschäftigung mit sich selbst aufsieht, um dem Bedürfnis der Patienten gerecht zu werden; in dem Moment, wo sie ihre Pflicht an der Menschheit getan hat, wird sie zu ihrem früheren, mit sich selbst beschäftigten Zustand zurückkehren.

Thuja ist der andere Konstitutionstyp, der diese besondere Aura einer zeitweise geliehenen Großzügigkeit ausstrahlt.

Nicht so *Sulfur*. Er ist vom Charakter her so wohltätig und freigebig (oft genau so wie er selbstsüchtig und geldgierig sein kann), dass Charles Dickens, der in seinen Romanen mehr deutlich umrissene Archetypen beschrieben hat als jeder andere englischsprachige Autor, auf der Suche nach einem außergewöhnlich großzügigen und freundlich gesonnenen männlichen Charakter unweigerlich auf den rauhen, aber herzlichen *Sulfur*-Typ zurückgriff (vgl. Mr. Pickwick, die Cheeryble-Brüder, Mr. Jarndyce, Mr. Meagles und andere).

Er war noch nie derjenige, der sein Licht unter den Scheffel stellte, und so ist die Großzügigkeit von *Sulfur* gekennzeichnet durch Freigebigkeit, Fülle und geistige Größe. Er wird verschwenderisch Geld ausgeben, ungemein großzügig für mildtätige Zwecke spenden und keinem einen persönlichen Wunsch nach finanzieller Unterstützung abschlagen; und weil er so viel zu geben hat, verbreitet er unterschiedslos (um nicht zu sagen wahllos) Informationen, Adressen, Telefonnummern, die hilfreich sein könnten, sowie Namen von künstlerischen Neuentdeckungen, Ferienorten oder Kochrezepten, die anderen gefallen könnten. Seine Großzügigkeit hat viele Facetten. Diese kann die Form einer *Calcium*-ähnlichen Gastfreundlichkeit annehmen – jedoch mit Ausschmückungen; er öffnet Tür und Tor für alle und jeden (je mehr, umso schöner) und unterhält sie großzügig. Er besitzt auch die Fähigkeit, wie *Lycopodium*, sich über kleinliche Gefühle zu erheben und gegen die Kränkungen und Verleumdungen anderer immun zu sein. Wie *Phosphorus* zeigt er einen großzügigen Enthusiasmus für alle Personen oder Dinge, die seine Aufmerksamkeit erregen. Der Mensch, den er zuletzt getroffen hat, ist „*die* außergewöhnlichste Person" die er je getroffen hat; der jüngste Film ist „*der* brillanteste seiner Art"; das Buch, das er gerade liest, ist „*der* wichtigste Kommentar zum Thema", das Restaurant, in dem er letzte Nacht gegessen hat, „ohne Zweifel *das* beste in der ganzen Stadt"; der Arzt, den er konsultiert hat, ist „ein wunderbarer Mann! *Der* bedeutendste Arzt auf seinem Gebiet", und so weiter. Anders als bei *Phosphor* gereicht ihm jede dieser tollen Entdeckungen irgendwie zu seiner eigenen Ehre; *Sulfur* sucht nämlich persönliche Anerkennung selbst in seiner Freigebigkeit. *Sein* Gemüsegarten ist „der Neid der Nachbarschaft", und das Geschenk eines Korbes voller frischer Peperoni und Tomaten wird mit der Bemerkung überbracht, dass „alle Nachbarn darin übereinstimmen, dass die diesjährige Ernte die *beste* ist, die mein Garten je produziert hat!" Allgemein gesprochen hat er das Bedürfnis, alles, was unter seiner Schirmherrschaft steht oder seines Interesses würdig ist, so groß wie sich selbst zu machen.

Die intellektuelle Großzügigkeit von *Sulfur* ist gleichermaßen charakterisiert von Überfluss – ein Überfluss an Wissen, Informationen, Ideen, Theorien, die alle aus seinem Füllhorn quellen. Dass bereits mehr als genug vorhanden sein kann (oft mehr, als andere bereit sind über sich ergehen zu lassen), spielt keine Rolle. So großzügig ist er in seinem Wunsch, seine Visionen und neuesten Entdeckungen anderen kundzutun, dass er noch nicht einmal wünscht, dass ihm dieser Gefallen erwidert wird (vgl. „Misstrauen"). Sein größtes Anliegen ist es, der Menschheit ein großzügiges Geschenk zu machen.

Eine andere Form der Großzügigkeit von *Sulfur* ist, alle möglichen Leute dazu einzuladen, an einem epochemachenden Unternehmen mitzuwirken, das er ins Leben gerufen hat. Ein besonders geglücktes Beispiel dafür, wie *Sulfur* seine philosophische Vision der Welt zum Geschenk macht, war Henry Thoreaus Walden-Experiment. Auf dem Höhepunkt seiner *Sulfur*-Phase entschied sich Thoreau, allem weltlichen Gut und Eigentum sowie dem Gebrauch von Geld (abgesehen von dem, das ihm gespendet wurde) abzuschwören und sich am Waldenteich bei Concord anzusiedeln, um der Welt zu beweisen, dass der Mensch selbstgenügsam in der Natur existieren kann – indem er ausschließlich von seiner inneren Inspiration und dem Ertrag seines Bodens lebte (ein paar Reihen Bohnen und Mais, die er anbaute). Der fromme Emerson durfte das Land stellen, Bronson Alcott war es vergönnt, ihm zu helfen eine Hütte zu bauen; und die ganze Zeit waren diese beiden und andere Freunde aus Concord großzügig in seiner Hütte eingeladen, um sich geistig zu nähren (Unterhaltung). Als Gegenleistung besuchte er sie mehrmals in der Woche zu Hause, um dort festere Nahrung zu sich zu nehmen (Abendessen). Auf diese Weise waren, auch wenn er seine These im Experiment nicht wirklich belegte, seine Freunde in der Tat Teil einer historischen Unternehmung.[*] Die Naturbeobachtungen, Philosophie und das einfache Leben, das er zu dieser Zeit in sein Tagebuch notierte und dann in seinem Buch *Walden* beschrieb, sollten ein kurioses *Sulfur*-Schicksal erfahren. Zu seinen Lebzeiten wurden nur eine Handvoll Bücher verkauft, aber seither ist das Werk, wie man ausgerechnet hat, häufiger auf dem europäischen Kontinent verkauft worden als irgendein anderer amerikanischer Klassiker, abgesehen von *Huckleberry Finn* und *Little Women*.

So hoch schätzt *Sulfur* die Qualität des Gebens (genau wie auch die Segnungen des Nehmens), dass in seinen Augen Großzügigkeit die Garantie seiner Rechtschaffenheit ist. Und sicher erfreut sich kein anderer Typ mehr daran, über seine eigene Großzügigkeit nachzusinnen, als *Sulfur*. Und da er gewohnheitsmäßig im Großformat malt, hat er ein fast unerschöpfliches Thema für seine Reflexionen.[**]

---

[*] Thoreau selbst war sich dieses *Sulfur*-Aspekts seiner Großzügigkeit nicht unbewusst. Im ersten Kapitel von Walden, „Economy", schreibt er:
„Gegen Ende März 1845 lieh ich mir eine Axt und ging hinunter in die Wälder am Waldenteich, in der Nähe des Ortes, wo ich mein Haus bauen wollte, und begann damit, ein paar große, noch junge Weißtannen als Bauholz zu fällen. Es ist nicht einfach, damit zu beginnen, dass man etwas ausleiht, aber vielleicht ist es doch ein höchst großzügiger Weg, auf diese Weise seinen Mitmenschen zu erlauben, sich an einem solchen Unternehmen zu beteiligen. Der Eigentümer sagte, als er mir die Axt übergab, sie sei sein Augapfel, aber [man beachte diese weitere *Sulfur*-Note] ich brachte sie schärfer zurück als ich sie erhielt."
[**] *Medorrhinum* ist das andere Mittel, das eine ähnlich große Polarität zwischen Großzügigkeit und „Selbstsucht" (Kent) aufweist (P2).

Die für *Pulsatilla* charakteristische Form der Großzügigkeit zeigt sich als Nachgiebigkeit, als Wunsch sich anzupassen und als Verständnis für die Gefühle und Wünsche anderer; auch als eher nachsichtige denn kritische Haltung der Menschheit gegenüber und als Bereitschaft, den Menschen im Zweifel etwas zugute zu halten. All diese Aspekte dieser wahrhaft großzügigen Einstellung des Typs sind in P 1 ausführlich besprochen worden und werden daher hier nicht weiter behandelt. Der Leser wird an dieser Stelle lediglich an Melanie Wilkes in *Vom Winde verweht* von Margaret Mitchell erinnert, die ein Beispiel dafür ist, wie großzügig *Pulsatilla* sich weigert, charakterliche Mängel oder Unehrenhaftigkeit bei denjenigen einzuräumen, denen sie vertraut und die sie liebt, ja sogar nicht in der Lage ist, sie wahrzunehmen.

Weniger gut bekannt ist die Art, wie selbst das ständige Bedürfnis dieses Typs, gehätschelt, geschützt und allgemein ihr ganzes Leben unterstützt zu werden, einen Teil des Bildes der Großzügigkeit von *Pulsatilla* darstellt. In einer Welt, in der Langeweile begreiflicherweise für mehr als die Hälfte des Unheils verantwortlich ist, das geschieht, sorgt *Pulsatilla* großzügig für Beschäftigung und Anteilnahme eines ganzen Netzwerks von Gutwilligen, die nur allzu glücklich sind, die Langeweile und Leere ihres Lebens gegen die Gelegenheit einzutauschen, sich nützlich für andere und damit gut mit sich selbst zu fühlen.

Ein Beispiel dafür war die Frau, die im Kapitel „Misstrauen" beschrieben wurde, die sich überhaupt nicht denken konnte, wie sie den Bauern auf das Thema Kuhstall ansprechen konnte, ohne ihn zu verletzen oder sich selbst zu belasten; daher unternahm sie keine Schritte, um die Situation zu verbessern. („Nun, ich bin inzwischen der Ansicht, dass die Kühe doch gar nicht so schlecht dran sind. Sie sehen gesund und zufrieden aus, und inzwischen müssen sie den Zementboden ja gewöhnt sein.") Obwohl sich ihre Empfindlichkeit und ihr Zartgefühl vor allem auf sich selbst bezog („Ein paar Kühen zu helfen, wäre keine Lösung für mich. Ich würde dann anfangen, für alle anderen malträtierten Farmtiere mitzuleiden!"), war doch ihre ursprüngliche Besorgnis aus einem aufrichtig guten Impuls heraus entstanden; um *ihr* damit zu helfen, fühlten sich andere genötigt, die Lebensumstände der Kühe zu verbessern – womit sie schließlich doch zu insgesamt mehr Großzügigkeit beitrug.

Grenzen und Ausmaß der Großzügigkeit von *Arsenicum* sind gewöhnlich klar definiert. Der Patient wird seine Schwächen (zum Beispiel, dass es ihm leichtfällt, gelegentlichen Impulsen zu widerstehen, Bücher, Besitztümer und vor allem Geld auszuleihen) und Stärken (dass er keine Zeit und Mühe scheut, um für seine Familie dazusein oder einem Freund zu helfen) selbst einräumen. Ein Patient antwortete auf die Frage, ob er sich selbst als großzügig oder kleinlich einschätze: „Was ist das für eine Frage? Was erwarten Sie als Antwort von mir? Ich bin in manchem großzügig, in anderem nicht." Und er fuhr damit fort, genau auszuführen, in welcher Hinsicht er großzügig oder nicht großzügig war.

Wenn Engagement weit über die Pflicht hinaus und Hingabe an seine große und einzige Berufung eine Form der Großzügigkeit ist, dann besitzt *Arsenicum* diese Tugend in äußerstem Maße. Es ist nämlich mehr als persönlicher Ehrgeiz, der ihn sich in diesem Maße verausgaben lässt wie er es tut – sei es als Künstler, Heilkundiger, Lehrer, Athlet oder als Anwalt. Er ist getrieben von seiner Auffassung, den Erwartungen der Menschen gerecht zu werden, die auf sein fachmännisches Können zählen und einen hohen Leistungsstandard von ihm erwarten. Er *schuldet* es anderen, ihren Erwartungen gerecht zu werden – wie auch der Kunst oder Wissenschaft oder seinem Beruf. Bietet sich ihm eine neue Herausforderung in seinem Gebiet, springt er danach wie ein dressierter Seehund nach seinem Fisch – und wenn er ihn auf einen „Happs" hinuntergeschluckt hat, schaut er sich erwartungsvoll um und sucht nach neuen Herausforderungen. Es ist in der Tat diese selbstlose und großzügige Hingabe, die der Arbeit von *Arsenicum* ihre Signalkraft verleiht (P 1).

Das Gleiche gilt für *Nux vomica*, dessen Art der Großzügigkeit der von *Arsenicum* insoweit gleicht, als er das gleiche ausgeprägte Berufsethos besitzt. Obwohl man es kaum wagen wird, Großzügigkeit als auffallendes Merkmal der Persönlichkeit von *Nux* zu bezeichnen (zum Beispiel kann ein *Nux-vomica*-Mann selbst seine Gattin dafür tadeln, wenn sie großzügig ist), so setzt sich auch hier dieser Typus ohne sich zu schonen ein, wenn er sich vorgenommen hat, etwas zu erreichen. Und weil er aufmerksam, empfindsam und intelligent ist, kann man, wenn er zu der Erkenntnis gelangt ist, dass Großzügigkeit wie auch Barmherzigkeit zweifach segnet – den Empfänger und den Gebenden –, darauf zählen, dass *Nux* ein faires Rennen geht.

Ein Beispiel war der *Nux-vomica*-Geschäftsmann, der an einem bestimmten Punkt in seinem Leben zu der Erkenntnis gelangte, dass der Mensch, dem diese Welt anvertraut ist, auch Verantwortung dafür trägt, dass *alle* verletzlichen Formen des Lebens geschützt werden. Er scheute weder Kosten noch Mühe und begann, seine Branche so zu organisieren und restrukturieren, dass Rücksicht auf die Umwelt genommen sowie der Missbrauch von Tieren für Test- und Herstellungszwecke beendet wurde, und schließlich, wenn immer möglich, Behinderte als Mitarbeiter angestellt wurden. Um diese Ziele zu erreichen, richtete er unermüdlich seine Anstrengungen darauf, den ursprünglichen Funken eines Gefühls von Großzügigkeit zu einer steten Flamme zu machen, an der andere, seinem Beispiel folgend, eine ähnliche Großzügigkeit entzünden konnten.

Die Großzügigkeit von *Lachesis* zeigt sich typischerweise als Vornehmheit der Gebärde oder des Verhaltens, was anderen völlig sinnlos, irrational, verrückt und völlig unverständlich erscheinen mag. Tatsächlich ist es völlig in Übereinstimmung mit den starken Impulsen und Leidenschaften des Typs – ob er sich Klatsch aussetzt, um andere zu schützen, unvorsichtig Partei ergreift in einem bitteren Streit, der nicht direkt ihn selbst betrifft, oder auf andere Weise äußerste Hingabe an eine Person oder Sache zeigt. Wenn ein vornehmer *Lachesis* sich dabei austobt, irgendeinen Aspekt dieser unvollkommenen Welt zu schützen, zu reformieren, zu bilden oder zu befreien, treten andere am besten beiseite und lassen ihn loslegen.

Diese Sichtweise wurde unwissentlich bestätigt durch den Leiter einer universitären Beratungsstelle, der eine außergewöhnlich motivierte, großzügige *Lachesis*-Studentin dabei unterstützte, sich in zwei Jahren durch ein auf vier Jahre angelegtes Promotionsprogramm zu katapultieren. Die Frau war erpicht darauf, die Position der Schulleiterin einer übel beleumundeten (mit Kriminalitätsproblemen belasteten) High School zu übernehmen, und hatte die Absicht, diese dadurch zu reformieren, dass Schauspiel und bildende Kunst gefördert wurden – daher auch die erhöhte Geschwindigkeit. „Wenn ich für mich und meine Kollegen sprechen darf", sagte der Berater, „so denke ich, dass unsere Aufgabe einfach die ist, Ihnen nicht im Wege zu stehen."

Die intensive Natur der Großzügigkeit von *Lachesis* ist einmal mehr in Wilkie Collins' *The Moonstone* eingefangen worden. Um den Gegensatz zwischen Mangel (Miss Clark in Kapitel „Misstrauen") und Überfluss im Leben zu betonen, beschreibt der Autor die Heldin des Buches, Rachel Verinder, ebenfalls als *Lachesis*.

Beides sind Frauen mit starken Gefühlen; beide kämpfen auf unterschiedliche Art und Weise mit ihren Gefühlen. Rachel ist jedoch eine *Lachesis*, die von Geburt an jeden sozialen, materiellen und persönlichen Vorteil hatte, einschließlich einer vornehmen Seele, während ihre weniger glückliche Cousine mittellos, sexuell unterdrückt und eine Märtyrerin ihres anspruchsvollen moralischen Strebens ist.

Bei den Komplikationen und Schwierigkeiten bei der Suche nach dem gestohlenen Mondstein hängt alles ab von den großzügigen Stimmungen von Rachel, die keiner der Charaktere der Novelle so recht zu schätzen weiß. In der darauf folgenden Konfusion verfolgt selbst der großartige Sergeant Cuff, der Detektiv, der das Verschwinden des Juwels untersucht, eine falsche Fährte. Dennoch liegt die Lösung des Rätsels genau hier in Rachels Charakter, wie Gabriel Betteredge, das langjährige Faktotum im Haushalt der Verinders beschreibt:

> Sie erzählte nie vorher, was sie tun würde; niemals ging sie mit Geheimnissen oder Vertraulichkeiten zu irgendjemand, auch nicht zu ihrer Mutter. Im Kleinen und im Großen, mit Menschen, die sie liebte und anderen, die sie hasste (und sie tat beides mit gleicher Innigkeit), hat Miss Rachel stets ihren eigenen Weg verfolgt … Immer und immer wieder habe ich [ihre Mutter] sagen hören, „die beste Freundin von Rachel und ihre schlimmste Feindin ist eine und dieselbe – nämlich Rachel selbst …"
>
> Trotz ihrer ganzen Verschwiegenheit und Willkürlichkeit war kein Schatten von etwas Falschem in ihr. Ich erinnere mich nicht, dass sie je ihr Wort gebrochen hat; ich erinnere mich auch nicht, dass sie je nein gesagt hätte, wenn sie ja meinte. Im Gegenteil, ich weiß noch mehr als eine Begebenheit aus ihrer Kindheit, als die gute Seele Schuld und Strafe für irgendwelche Fehler eines ihrer Spielkameraden übernahm, den sie gerne hatte. Sie hat es nie gestanden … Umgekehrt hat sie jedoch auch niemand je lügen gehört. Sie konnte einem gerade ins Gesicht schauen … und … schlicht sagen, „das erzähle ich Dir nicht" … Eigensinnig, verteufelt eigensinnig manchmal – dazu stehe ich; aber dennoch das vornehmste Wesen, das je hier auf dieser gemeinen Erde gewandelt ist.

Vielleicht könnte man es am besten so ausdrücken: Die Großzügigkeit von *Lachesis* ist im Grunde ein *Übermaß* an Hingabe und Vornehmheit und hat daher die Eigenschaft, in einer Welt, die für so viel Intensität nicht gemacht ist, Chaos auszulösen.

Das gleiche Muster, das so häufig den Umgang von *Natrium muriaticum* mit Menschen prägt, findet sich auch in seiner Großzügigkeit. Einmal mehr findet er kein Maß. Zu Beginn gibt er zu viel von seiner Zeit, Loyalität, Unterstützung, Zuneigung oder materiellen Hilfe – weitaus mehr als die Situation verlangt. Wenn das Gegenüber nicht in der Lage oder nicht gewillt ist, angemessen zu reagieren, macht *Natrium muriaticum* mit seiner unerwiderten Großzügigkeit eine völlige Kehrtwendung und fängt an, kleinlich zu missbilligen, wobei er nicht in der Lage ist, zu vergeben und zu vergessen (P 1).

Dieses Muster, sich durch seine unangemessene Großzügigkeit selbst Enttäuschungen auszusetzen, muss (wie man wohl annehmen kann) einem unterschwelligen Bedürfnis von seiner Seite her entsprechen. In der Tat ergibt die nähere Betrachtung, dass *Natrium muriaticum* durch sein großzügiges Handeln zunächst moralische Anerkennung sucht (eine Bestätigung, von der er nie genug bekommen kann); zweitens versucht er, die fast nicht auszurottende Einsamkeit und Isolation zu durchbrechen, die so typisch für den Typus ist (er ist trotz aller Bemühungen sich anzupassen niemals in der Lage, seinen Platz auf dieser Welt zu finden); und drittens versucht er, die fast unvermeidliche Kritik abzuwehren, der sein Handeln und Unternehmen stets begegnet (P 1 und Kapitel „Misstrauen"). Wenn man alles zusammennimmt, dann hofft er, diesen (für ihn) äußerst schwer zu fassenden Zustand zu erreichen – glücklich zu sein.

Dies ist der Grund, weshalb so viele Menschen der Salz-Diathese, wenn sie ihrer persönliche Erfüllung nicht finden, damit beginnen, Großzügigkeit in größerem Maßstab zu praktizieren – indem sie sich der Sache der Unterdrückten und Gequälten annehmen (P 1). Daher hat die Großzügigkeit von *Natrium muriaticum* auch so häufig einen Anflug von Traurigkeit – die Traurigkeit dessen, der dem eigenen Glück im Leben entsagt hat und der nicht mehr länger danach sucht, sondern nur noch hofft, anderen zu Glück zu verhelfen.

Die Großzügigkeit von *Staphisagria* ist insofern mit der von *Natrium muriaticum* verwandt, als dass sie nur allzu häufig die Merkmale langen Leidens oder Märtyrertums in sich trägt. Obwohl die traditionelle Morallehre uns den Glauben lehrt, das Leben belohne den großzügigen

Gedanken, die großzügige Tat, demonstriert es *Staphisagria*, der hart und großzügig daran gearbeitet hat, persönliche Beziehungen zu erhalten (gelegentlich bis dahin, dass er Missbrauch erduldet), das genaue Gegenteil (vgl. „Misstrauen").

Es gibt jedoch eine wichtige Unterscheidung zwischen den beiden Persönlichkeitstypen. *Staphisagria* fühlt sich nicht so isoliert vom Rest der Menschheit wie *Natrium muriaticum*. Er ist nicht der ewige „Fremde im eigenen Land", der ständig versucht herauszufinden, weshalb er auf Erden lebt. Er ist großzügig dazu bereit, seinen Anteil – und mehr – dazu beizutragen, den Frieden zu bewahren und die Niedergeschlagenen zu trösten, aber er hat noch nicht das *Natrium-muriaticum*-Stadium des Verzichts erreicht und besteht darauf, dass er auch etwas für sich selbst dabei zurückbekommt. Die Qualität der resignierten Traurigkeit bei der guten und großzügigen Sonja Serbriakowa (in Tschechows Schauspiel *Onkel Wanja*), deren persönliches Glück überschattet ist und deren Zukunft nur noch in der Aussicht besteht, für andere von Nutzen zu sein, ist eher *Natrium muriaticum* als *Staphisagria*.

Wenn er seine besondere Art der Großzügigkeit beschreibt, kann ein *Silicea*-Patient sagen: „Es ist nicht so, dass ich nicht großzügig bin. Ich bin lediglich nicht übermäßig großzügig." Oder: „Bin ich großzügig? Lassen Sie mich nachdenken. Ich versuche es zu sein. Ich hoffe, dass ich es bin. Aber ob es mir gelingt, das müssen andere entscheiden."

In Wahrheit ist aufgrund seines Bedürfnisses, sein zerbrechliches Ich zu schützen (P 1), Großzügigkeit für ihn nichts Spontanes – wie es Fairness und Gerechtigkeitsgefühl sind. *Silicea* ist der Wächter, der, in seinen eigenen Gedanken gefangen, die Welt mit fragenden, zweifelnden Augen betrachtet. Weil er jedoch spürt, dass Kritik nur mit den Schattenseiten umgeht, und weil er ebenfalls großzügig sein will, nimmt er seine Kraft zusammen und versucht, großzügig in Gedanken wie auch in Taten zu sein. Die Art seiner Großzügigkeit ist jedoch so unaufdringlich, dass andere erst im Nachhinein erkennen, wie sehr der stille *Silicea* ihre Lebensqualität gebessert (nicht: auf sie eingewirkt) hat.

Der Ton verändert sich nun mit *Ignatia*. Kein anderer Persönlichkeitstyp, mit gelegentlicher Ausnahme von *Phosphor*, besitzt einen so großzügigen Impuls, emotional *alles* zu geben. Aus diesen Grund ist *Ignatia* auch so besonders verletzlich in romantischen Beziehungen. Wenn er oder sie, in den Worten von Shakespeare, „nicht weise, sondern zu viel liebt", tut er dies eben, weil er zu viel von dieser eigentlich attraktiven Qualität besitzt. In dem Versuch, sich vollständig mit dem Objekt seiner Liebe zu identifizieren – die Welt durch die Augen, das Denken, die Gefühle des Geliebten zu sehen, zu fühlen und zu erfahren – begibt sich der Liebende in die Gefahr, seine eigene Persönlichkeit praktisch auszulöschen (P 2). Die unausgewogene Großzügigkeit beginnt dann, Eigenschaften ihres Gegenteils anzunehmen – übertriebene Bedürftigkeit und Forderungen. Letzteres könnte auch der Grund sein, weshalb dieses Mittel (erstaunlicherweise) eines von nur vier Polychresten ist, die im Kent'schen Repertorium unter „Selbstsucht" aufgeführt ist (die anderen drei sind *Sulfur, Medorrhinum* und *Pulsatilla*). All dies schmälert jedoch nicht die Echtheit der ursprünglichen Großzügigkeit von *Ignatia*.

In *Sinn und Sinnlichkeit* zeigt Jane Austen die Polarität des Naturells von *Silicea* und *Ignatia* in der Reaktion zweier Schwestern auf eine unerwiderte Liebe. Elinor, die vernünftige, geduldige, differenzierte *Silicea*-Schwester, die in ihrer Besorgtheit um die Gefühle anderer, und um ihrer unglücklichen jüngeren Schwester ein Beispiel zu sein, großzügig ihren eigenen Kummer überwindet, wird kontrastiert durch die faszinierendere, ungeheuer idealistische und theatralisch großzügige *Ignatia* Marianne, die das Streben nach emotionaler Ausgeglichenheit ihrer Schwester mit Verachtung quittiert und sich einer stürmischen, anarchischen Leidenschaft allzu romantischer Natur hingibt, zur großen Bestürzung und Sorge ihrer Umgebung.

Seit Robin Hood ist es als moralisch akzeptabel betrachtet worden, die Reichen zu bestehlen, so lange einer mitfühlend und großzügig mit den Armen ist. Diese Philosophie würde *Mercurius* als einer der ersten unterzeichnen. Wie zweifelhaft seine ethische Einstellung, wie respektlos seine Haltung zu gewissen allgemein akzeptierten moralischen Grundsätzen auch immer sein mag, besitzt der Typus doch häufig eine großzügige Einstellung, die konventionellere Tugenden in den Schatten stellt.

Eine passende Illustration aus der Literatur findet sich bei den von *Mercurius* geprägten Tecumseh Pickens und Caligula Polk in O. Henrys

Kurzgeschichte *Hostages to Momus*, die planen, einen ehrenwerten älteren Südstaaten-Gentleman, den Präsidenten der Sunrise and Edenville Tap Railroad, für 10.000 Dollar Lösegeld zu entführen. Die beiden Abenteurer beschließen, ihre Geisel höflich und großzügig zu behandeln und legen üppige Vorräte an Lebensmitteln und Wein an, um ihm seine Gefangenschaft so bequem wie möglich zu machen. Als ein paar Angestellte des schon längst pleite gegangenen Unternehmens – mit seinen bloß zehn Meilen an Gleisen – unter dem Vorwand, Lösegeld zu bringen, nur um mit dem Präsidenten in seinem Versteck in den Bergen essen zu dürfen, „von den Bäumen fallen", realisieren die Kidnapper, dass die gesamte Südstadt pleite und fast am Verhungern war („Ich … hab' einen Mann hochgebracht, der war vielleicht einsachzig, mit 'nem rotblonden Bart und sonst nix an sich, wenigstens was man sehen konnte. Dachte bei mir, wenn der zehntausend Dollar bei sich hat, dann nur in einer Note und längs gefaltet"). Nun beschließen sie großzügig, ihren Plan zu ändern:

„Um sechs Uhr hatten wir eine solche Menge an Futter organisiert, wie nur selten aus Büchsen und Eingemachtem angerichtet worden ist … [und] hatten auf dem Berggipfel ein so feines Abendessen gedeckt, wie es noch kein Angestellter irgendeiner Eisenbahn je verschlungen hat … Die Eisenbahner sammelten sich drumrum, und es gab ein Riesengelage und Geschrei."*

Es gibt noch einen weiteren großzügigen Aspekt bei *Mercurius*, das der Typus mit *Phosphorus* (und auch *Tuberculinum*) teilt – er beraubt nämlich, auch wenn er opportunistisch oder durchtrieben ist, den anderen nicht seines Selbstwertgefühls; auch wenn er ehrgeizig und eine Prima-

---

* Übrigens wies O. Henry selbst eine Reihe von *Mercurius*-Merkmalen auf, einschließlich der „Kniffe" in seinem Schreiben (das berühmte Muster, nach dem die Kurzgeschichten O. Henrys angelegt sind, mit ihren Verwicklungen und überraschenden Wendungen; der flinke Prosa-Stil – seine Bonmots, Wortspiele, Epigramme und andere kreative Arten, mit Sprache umzugehen); seine wechselnden Stimmungen, die schnell zwischen Lebhaftigkeit und Melancholie hin und her gingen, und seine großzügigen (wenn auch moralisch fragwürdigen) Impulse. Um einem Freund in Not zu helfen, unterschlug er Geld bei der Bank, bei der er als Kassierer angestellt war. Er wurde entdeckt, bevor er das Geld zurückbringen konnte und kam für drei Jahre ins Gefängnis. Dort kam er in engen Kontakt mit Entführern, Kuhdieben, Panzerknackern und Schwindlern, die er später in seinen Geschichten portraitierte. Und es war dieses Gefängnis, das [Oh]io State P[en]itentia[ry], von welchem er humorig seinen berühmten Schriftstellernamen ableitete.

donna ist, bringt er es fertig, sich zu behaupten, ohne andere zu erniedrigen. In dieser Welt ist Platz genug für alle, die sich abmühen, und großzügig heißt *Mercurius* andere willkommen, mit ihm zusammen diesen Kampf zu führen.

Großzügigkeit charakterisiert häufig die Art von *Aurum*, der Welt jedes Talent oder materielle Gut zu geben, das er besitzt. Vom Stil her gedämpfter als die auffallende Großzügigkeit von *Phosphorus*, nicht so ostentativ wie die von *Sulfur*, selbst weniger als die für *Lachesis* typische Geste des Heiligen Martin, der seinen einzigen Mantel mit einem Bettler teilt, beruht seine Großzügigkeit auf der vollen Überzeugung, dass jedes materielle oder intellektuelle Geschenk, das der Welt gemacht wird, oder das man das Glück hat zu erwerben, wieder ersetzt werden kann; und dass es daher die Pflicht eines jeden Menschen ist, diese Geschenke für das Gemeinwohl zu gebrauchen.

Ein Patient, der immer wieder *Aurum* als Konstitutionsmittel bekam, pflegte diese anziehende Philosophie ausnehmend intensiv zu leben. Die meiste Zeit lebte er von der Hand in den Mund. Immer wiederkehrende Glücksfälle (entweder in Form von gut bezahlten freiberuflichen Aufträgen, oder vom Verkauf eines unerwartet wertvollen Stück Familiensilbers oder Möbels, oder eines kleinen Erbes, das ihm einmal zufiel, um ihn für ein paar magere Jahre über Wasser zu halten) sorgten dafür, dass er nie in ernsthaften Nöten steckte. Er hatte so ein großes Vertrauen in das Similia-similibus-curentur-Prinzip, dass er, sobald ihm das Geld knapp wurde, anfing, das wenige, das er hatte, großzügig auszugeben.

„Es kommt darauf an, so zu leben, als wäre Geld kein Ziel", pflegte er zu predigen, „und das Universum für einen sorgen zu lassen wie es ja auch für die sprichwörtlichen Lilien auf dem Felde sorgt. Je mehr Geld man für andere ausgibt, umso mehr zieht es an. Das funktioniert immer."

Obwohl diese eigenwillige Interpretation und Ausführung des Ähnlichkeitssatzes kaum als spezifisches Heilmittel für alle Menschen in prekärer finanzieller Situation betrachtet werden kann, haben doch ein oder zwei *Aurum* benötigende Patienten auf ähnliche Weise die Wirksamkeit dieser Methode, sein letztes Brot von der Mauer zu werfen, bezeugt.

Abhängig vom Konstitutionstyp wird Großzügigkeit bald hell sichtbar an der Oberfläche des Lebens schillern, bald fällt sie als unerwarteter Strahl durch ein undurchdringliches Dickicht; sie mag deutlicher Natur sein oder im Gegenteil eher zaghaft – manchmal erscheint sie in voller Stärke und ein andermal teilweise verdeckt. Wie auch immer diese Eigenschaft auftritt, ihre erhellende Kraft beim Einzelnen trägt dazu bei, dass sich Homöopathen, die vor allem mit den dunkleren Seiten im Menschen zu tun haben, wieder an die hellere, leichtere Seite der menschlichen Natur erinnern.

Erweiterte Sicht

Die therapeutische Bandbreite der homöopathischen Mittel erweitert sich stets in dem Maße, wie Praktiker sie in immer neuen „Welten" und „Himmeln", in neuen „Unendlichkeiten" und „Ewigkeiten" begreifen. Die Beobachtungen und Analysen, die in diesen Portraits zur Verfügung gestellt werden, erheben keinen Anspruch auf Endgültigkeit. Sie sind vor allem als Hilfe für den Verschreiber gedacht, um ihn (auf der Suche nach Symptomen) in den verworrenen und widerspenstigen Fällen zu leiten, die der Repertorisation trotzen und sich gewohnten Analysestrategien entziehen. Auch die beste aller Strategien kann überstrapaziert werden. Nur indem er über die bestehenden Grenzen eines Mittelbildes hinaus forscht und dabei gleichzeitig dessen altehrwürdige Züge jederzeit würdigt, kann der Arzt kreativ auf die Herausforderungen reagieren, denen diese Heilmethode, die Heilung auf dem „kürzesten, zuverlässigsten, unnachtheiligsten Wege" (Hahnemann) verspricht, zunehmend gegenübersteht.

Gleichgültigkeit*

Gleichgültigkeit: „Mangel an Gefühlen für oder gegen etwas: Apathie; nicht wichtig genug, um einen Unterschied zu machen; nicht leicht zu interessieren oder zu bewegen; weder gut noch schlecht, wünschenswert oder nicht wünschenswert." (Webster)

Dieser geistige Zustand, von Webster vor allem mit Hilfe negativer Begriffe definiert, um eine emotionale Leere zu beschreiben, ist in Wahrheit eine hoch komplexe Emotion, voller Bedeutung und innerer Spannung. Seine Symptome unterscheiden sich sowohl bei den verschiedenen Konstitutionstypen als auch nach den auslösenden Ursachen.

Bei *Phosphor* zeigt sich Gleichgültigkeit häufig als Verantwortungslosigkeit, bei *Lycopodium* als emotionale Distanz, bei *Sulfur* als egozentrisches Verhalten, bei *Natrium muriaticum* als Selbstverleugnung, bei *Sepia* als Interesselosigkeit, bei *Lachesis* als Abschalten usw. Manchmal scheint die Gleichgültigkeit angeboren *(Lycopodium)*, manchmal erworben *(Phosphor, Acidum phosphoricum)*, manchmal sorgfältig kultiviert *(Natrium muriaticum, Staphisagria)*, manchmal als eine Mischung davon *(Sepia)*.

In ihrer reinsten Form ist Gleichgültigkeit eine Erkrankung als Folge eines totalen körperlichen Zusammenbruchs oder seelischen Schocks, ohne die Kraft, sich um etwas zu kümmern, und spricht auf Mittel an wie *Acidum phosphoricum* und *Carbo vegetabilis*. Manchmal ist sie jedoch auch Teil eines *Heilungsprozesses* und stellt für das Individuum eine Möglichkeit dar, zu seinem emotionalen Gleichgewicht zu finden oder eine zugrunde liegende Verletzlichkeit zu überwinden.

---

* Dieses Kapitel „Gleichgültigkeit" war ursprünglich in der 1.–2. Auflage der deutschen Ausgabe der „Portraits homöopathischer Arzneimittel" in Band 2 abgedruckt, da es in der amerikanischen Ausgabe als Supplement zu Band 2 erschienen war.
  Nachdem sich Autorin und amerikanischer Verlag entschieden haben, die überarbeitete Version dieses Kapitels bei einer Neuherausgabe in den dritten Band der „Portraits" zu integrieren, folgen wir in der deutschen Ausgabe dieser Anordnung, um Übereinstimmung zwischen amerikanischer Original- und deutscher Ausgabe zu gewährleisten

Diese Art der Gleichgültigkeit ist dann eine Zurückweisung von allzu heftigen und unkontrollierten Emotionen, die die eigene Gelassenheit in Gefahr bringen. Sie ist die Ruhe nach dem Sturm der Gefühle und tritt auf, sobald Schmerz und Bitterkeit sich erschöpft haben. Der Patient hat den Schritt über zerstörerischen Ärger, der sich sonst gegen ihn wendet, über extremen Lebensüberdruss hinaus gemacht, und ist statt dessen zu einer Gleichgültigkeit gelangt, die ihm hilft, quälenden emotionalen Unklarheiten zu begegnen oder sich von Zwangsvorstellungen oder einer unerträglichen Realität zu lösen. Die Aufgabe homöopathischer Arzneimittel kann oft sein, dem Patienten zu helfen, diesen höchst wünschenswerten Zustand von ruhiger Gelassenheit zu erreichen oder ihn zu erhalten. Ihre Wirkung ist nämlich paradox – das gleiche Mittel, das eine ungesunde Gleichgültigkeit heilen kann, hilft gleichzeitig, eine heilende herzustellen und zu erhalten.

Anhaltende Gleichgültigkeit ist jedoch, auch wenn sie heilsam ist, häufig unnatürlich. Zu fühlen, zu sorgen, sich zu freuen, sich auf andere zu beziehen, interessiert oder neugierig zu sein, all dies sind integrale Bestandteile des Menschseins. Echte Gleichgültigkeit, im Sinne eines emotionalen Stillstands, leugnet daher einen vitalen Aspekt menschlicher Erfahrung. Ein Mensch, der zu lange in einer emotionalen Leere ohne positive Gefühle verharrt, riskiert, dass sich das Vakuum mit negativen füllt. In diesen Fällen wird es zum primären Ziel des Arztes, den Patienten aus dem Morast der Gleichgültigkeit herauszuziehen und ihn in die Lage zu versetzen, die Fülle des Lebens wieder zu leben.

Der Ausdruck „Gleichgültigkeit" beinhaltet also eine ganze Reihe von Funktionen, sowohl heilender als auch verdeckender Art, von Emotionen, die sowohl gesund als auch ungesund sein können, und Symptomen, die wünschenswert und nicht wünschenswert sein können – was bedeutet, dass wir in der Homöopathie eine große Anzahl von möglichen Mitteln zur Verfügung haben. Abgesehen von *Acidum phosphoricum,* dem jüngsten Arzneimittelbild unserer Portraitreihe, konzentrieren sich die folgenden Seiten vor allem auf die feineren Schattierungen der Arzneimittel, die in diesen *Portraits* bereits diskutiert worden sind. Diese Auswahl spiegelt vor allem die eigenen Beobachtungen der Autorin und ihre begrenzte Erfahrung mit Fällen wider, die diesen emotionalen Zustand, den man auch „Teilnahmslosigkeit" nennt, aufwiesen, und soll nicht bedeuten, Mittel wie *China, Platina, Lilium tigrinum* und Dutzende weiterer Mittel auszuschließen, die man ebenfalls als hilfreich für Patienten gefunden hat, bei denen Gleichgültigkeit ein auffallendes Symptom ist.

Echte Gleichgültigkeit als Folge von körperlichen Erkrankungen oder seelischer Erschütterung

Echte Gleichgültigkeit im Sinne einer emotionalen Leere kann durch akute Erkrankungen wie Influenza, Pneumonie, Mononukleose, Malaria, Typhus und andere hervorgerufen werden. Der Patient ist zu schwach, um die Kraft für eine geistige oder emotionale Reaktion aufzubringen.

Als erstes Mittel kommt hier *Carbo vegetabilis* in Betracht, und zwar für die völlige Gleichgültigkeit, die den Kollapszustand begleitet, der auf eine schwere Erkrankung folgt. Der Patient nimmt seine Umgebung wahr, hört aber „alle Dinge ohne Wohlgefallen oder Unbehagen, und ohne darüber nachzudenken" (Hering). Er kann sich „zu nichts aufraffen oder ein Bedürfnis in sich wachrufen, etwas zu tun … (er ist) unfähig, die Eindrücke zu empfinden, die bestimmte Dinge sonst hervorriefen" (Kent). Diese Geistessymptome spiegeln einen Aspekt der gut belegten „Trägheit" (Kent) von *Carbo vegetabilis* wider.

Ein weiteres Mittel, das oft bei Gleichgültigkeit nach einer erschöpfenden Krankheit (vor allem Influenza) angegeben wird, ist *Gelsemium*. Hier passen die Geistessymptome „Dumpfheit, Mattigkeit und Apathie" (Boericke) zu dem körperlichen Bild des Patienten: hängende Augenlider, schwere Glieder und vollkommene Kraftlosigkeit. Und obwohl dies auf einem vielleicht allzu weit gefassten Begriff des Simile-Prinzips beruht, gleichen sowohl der körperliche als auch der geistige Zustand von *Gelsemium* der trägen, schwülen Schläfrigkeit, die der trunken machende Duft von gelbem Jasmin hervorruft, aus dem das Mittel hergestellt wird.

Auch *Psorinum* sollte bei Gleichgültigkeit durch geschwächte Lebenskraft und lange anhaltender Schwäche bei Patienten in Betracht gezogen werden, die nach einer Krankheit nie wieder richtig genesen sind – Symptome, die darauf schließen lassen, dass sie sich nie recht um sich gekümmert haben, was wiederum eine Parallele zum „never well since"-Syndrom von *Psorinum* darstellt (P2).

Acidum phosphoricum ist ein weiterer Kandidat für totale Gleichgültigkeit gegenüber der Umgebung. Obwohl Boericke schreibt, „Geistige Schwäche zuerst, später körperliche", haben viele Ärzte das Mittel schon in Fällen von Gleichgültigkeit hilfreich gefunden, die auf eine schwächende körperliche Erkrankung folgte, wo der Patient einfach *zu wenig Kraft* besitzt, um sich um irgendetwas zu kümmern.

Ähnliches kann von *China* (Cinchona officinalis) gesagt werden, dessen gleichgültiger Zustand („Gleichgültigkeit gegen alle Eindrücke von außen und Unlust zu sprechen… Was ihm sonst in hellem, freundlichem Lichte erschien, zeigt sich ihm jetzt glanzlos, unwürdig und schaal" – Hahnemann) durch die extreme Kraftlosigkeit – große Mattigkeit und Schwäche – hervorgerufen wird, die gewöhnlich mit dem Verlust an Körperflüssigkeiten einhergeht (starke Blutungen, Schweiße oder Durchfälle).

Gleichgültigkeit kann auch eine Folge von schwerer seelischer *Erschütterung* sein – nach einem Schreck oder überwältigendem Kummer.

Die unmittelbaren Folgen können nach *Aconitum* oder auch *Ignatia* verlangen. Wenn jedoch der ursprüngliche Schock überwunden ist, kommen dagegen häufig *Opium* mit seinen „Beschwerden durch Schreck" (Hering) oder *Acidum phosphoricum* mit seinen „verheerenden Wirkungen von… Kummer oder Verlust" (Boericke) zur Anwendung.

Die „Betäubung (und) Gleichgültigkeit" (Hahnemann) von *Opium* sind für alle leicht zu erkennen, die mit den Wirkungen von Opiaten vertraut sind („Klagt nicht, verlangt nach nichts; ruhige Gleichgültigkeit gegen irdische Dinge" – Hahnemann) und muss nicht weiter anhand von Beispielen erläutert werden.[*] Die Gleichgültigkeit von *Acidum phosphoricum*, die über Patienten hereinbricht, welche die Erschütterung durch „Gram, Kummer oder Enttäuschung in der Liebe" (Hering) durchgemacht haben, benötigt dagegen weitere Erläuterung.

---

[*] Der Leser sei dennoch an die einzigartige Rolle dieses Mittels bei so extremen Fällen von Gleichgültigkeit erinnert, wie Bewusstlosigkeit nach einer schweren Kopfverletzung oder ähnlichen Dingen (in zweiter Linie *Belladonna* und *Helleborus*).

Gleichgültigkeit

Wie nach einem Stein, der in ruhiges Wasser geworfen wurde, erschöpfen sich nach der ursprünglichen Erschütterung die Gefühle in einer Reihe von Wellenkreisen abnehmender Stärke, und *Acidum phosphoricum* ist ein Hauptmittel für diesen Nachhall an der Peripherie. Daher passt es besser im zweiten Stadium emotionaler Verletzungen, wenn der akute Schock zur „hartnäckigen Verzweiflung" (Boericke) geworden ist, die die Form von Gleichgültigkeit annehmen kann.

Gewöhnlich ist der Patient ruhig und scheinbar gelassen. Keine starken Gefühle oder Empfindungen schwelen unter der Oberfläche („Die Leere in mir schreit nicht", wie ein Patient sich ausdrückte). Er ist Gesprächen abgeneigt und unfähig, angemessen zu reagieren („Er spricht wenig und beantwortet Fragen ungern" – Hahnemann) – nicht weil er mürrisch oder schlecht gelaunt ist (obwohl er vielleicht „sehr übellaunig und mürrisch aussieht" – Hahnemann), sondern weil er es für sinnlos hält. Kein Wort ist dem Trauma, das er durchlebt, angemessen, und niemand, der nicht einen ähnlichen Kummer erfahren hat, kann dies verstehen. Er erlaubt sich keine Gefühle, damit nicht die alten Wunden aufbrechen und der frühere Schmerz wieder belebt wird (vgl. *Causticum*). Pflichtgemäß wird er die erforderlichen Dinge des Lebens mechanisch erledigen, aber er wirkt abwesend – fast wie in einem Traum. Er kann sich sagen, er solle das Haus saubermachen, im Garten arbeiten oder Freunde besuchen, fügt dann aber hinzu: „Ach weshalb denn? Warum soll ich vorgeben, mich darum zu kümmern? Nichts bedeutet mehr etwas…" In extremen Fällen liegt er bewegungslos im Bett, „wie ein Klotz, vollkommen ungeachtet seiner Umgebung" (H. C. Allen); oder er sitzt da, starr und betäubt, und schaut leer in den Raum.

Acidum phosphoricum kann aber auch manchmal im entgegengesetzten Falle angezeigt sein – wenn der Patient nicht gleichgültig ist, sondern offenkundig leidet, wenn er sichtbar zerrissen, unkontrolliert und außer sich ist („Hysterie" – Hering; „Innere Unruhe … Weinerlichkeit … Hastigkeit beim Sprechen" – Hahnemann).

Eine fünfzigjährige Frau, bei der vor einigen Jahren Multiple Sklerose diagnostiziert worden war, realisierte plötzlich, dass ihr Leiden unheilbar war. Sie hatte es tapfer ignoriert und versucht, normal zu leben, aber ihre fortschreitende körperliche Behinderung bewirkte nun, dass sie ständig stolperte und hinfiel. In den letzten Monaten hatte sie erst einen

Stock, dann ein Laufgestell benötigt, und nun war sie auf den Rollstuhl angewiesen. Ihr Rücken schmerzte ständig, und nachts hatte sie starke, ziehende Schmerzen in den Beinen; sie konnte weder Darm noch Blase kontrollieren; mit ihren ungeschickten Fingern konnte sie keine Einmachgläser oder Flaschen öffnen oder etwas halten, ohne es fallen zu lassen. Ihre Zunge war zudem so dick und unbeweglich, dass sie wie betrunken klang, wenn sie sprach. So hatte sie vollkommen ihre Fassung verloren und kam, schluchzend vor Entsetzen und Verzweiflung, zum Arzt.

Zunächst wurde für ihren hysterischen Zusammenbruch *Ignatia* gegeben, dann verschiedene andere Arzneimittel versucht, aber der Fall nahm erst durch *Acidum phosphoricum* C 200 (in wöchentlichen Gaben einen Monat lang) eine Wendung. Heute, zehn Jahre später, ist die Patientin von ihrer degenerativen Krankheit zwar nicht geheilt, ihr Befinden hat sich jedoch ganz eindeutig verbessert. Mit Hilfe eines Stockes kann sie laufen, besitzt fast vollständige Kontrolle über Stuhl und Urin, spricht praktisch normal und hat mehr als achtzig Prozent ihrer manuellen Geschicklichkeit wiedererlangt. Sie bekommt mindestens einmal im Monat ihr Konstitutionsmittel, um die Besserung ihres Zustandes aufrechtzuerhalten, und wenn sie in Furcht und Hoffnungslosigkeit verfällt, hilft ihr *Acidum phosphoricum* jedesmal wieder heraus.[*]

Verdeckende Gleichgültigkeit

Häufig ist die Gleichgültigkeit nicht echt, sondern aufgesetzt – eine Hülle, die eine darunter liegende Tendenz, Furcht oder Verletzlichkeit verbirgt. Ziel ist dabei nicht die Täuschung. Die Maske der Gleichgültig-

---

[*] In diesem Zusammenhang interessant ist die Tatsache, dass *Acidum phosphoricum* („Schwäche und ausgeprägte Kraftlosigkeit der Extremitäten; ziehende Schmerzen in Gelenken, Knochen und Periost; stolpert leicht und macht Fehler"), wie auch der Sprengstoff *Acidum picricum* („große Schwäche der Extremitäten, müdes, schweres Gefühl über den ganzen Körper hin, besonders in den Gliedern, akute aufsteigende Paralyse" – Boericke) zu der Handvoll Mitteln gehören, die sich als besonders wertvoll bei der Behandlung von Multipler Sklerose erwiesen haben. Andere sind *Natrium muriaticum, Plumbum metallicum, Causticum, Staphisagria, Nux vomica, Phosphor, Gelsemium* und *Ignatia*.

keit hilft, Selbstkontrolle und emotionale Stabilität zu erhalten. Sie ist auch ein Appell an andere, diese Zurückhaltung nicht zu durchbrechen, sondern zu respektieren.

Ein für *Acidum phosphoricum* beispielhafter Fall war der Mann mittleren Alters, der an arthritischen Schmerzen litt, die erst kürzlich eingesetzt hatten, und der trotz aller Bemühungen kaum die chronische Untreue seiner attraktiven jungen Frau ertragen konnte. Seine Liebe zu ihr und zu ihren beiden kleinen Kindern ließ ihn, zusammen mit seinem angeborenen Gleichmut, seinen Schmerz hinter einer Maske der Gleichgültigkeit verbergen, und seine ruhige Art, die ihn offenbar unfähig zu Erbitterung sein ließ, half ihm, gelassen zu erscheinen. Nur seine traurigen, flehenden Augen – wie die eines Hundes, der inständig seinen Herrn anblickt und unfähig ist, seinen Schmerz auszudrücken – verrieten seine wahren Gefühle. Obwohl er in seinem Herzen seiner Frau vergab und unberührt von ihrem Verhalten zu sein schien, besaß sein Körper einen eigenen Willen und weigerte sich, die wiederholten seelischen Verletzungen zu ignorieren.

Acidum phosphoricum, das chemisch eng verwandt ist mit *Phosphor,* besitzt die gleiche Affinität zu Knochen und Gelenken – mit „ziehenden", „brennenden", „bohrenden" oder „krampfigen" Schmerzen – und so wurde dieses Mittel (in mittleren Potenzen, um den emotionalen Abwehrmechanismus bei seiner Arbeit nicht zu stören) mit erfreulichen Ergebnissen verschrieben. Der körperliche Schmerz verschwand, und selbst der emotionale wurde eher erträglich.

Es gibt natürlich auch andere homöopathische Arzneimittel, die Patienten helfen können, die ihre Verletzungen unter dem Deckmantel der Gleichgültigkeit verbergen, deren Organismus aber nicht bereit ist, zu vergeben und zu vergessen, sondern statt dessen eine Krankheit entwickelt. *Natrium muriaticum* ist hierfür ein hervorragendes Beispiel – er verbirgt seine Sorge unter einem strahlenden Lächeln, um andere nicht mit seinen endlosen Schwierigkeiten zu belasten („Nein, es ist nichts… ja, mir geht es gut!"), oder hält eine gleichmütige Fassade mit steifer Oberlippe aufrecht, um seine Gefühle nicht allzu wirklich werden zu lassen (P 1).

Auch *Staphisagria* ist hier ein Hauptmittel – dessen schützende Maske der Gleichgültigkeit die emotionalen Ursprünge seiner Bursitis, seines

Rheumas, Ischias, seiner Tendinitis usw. sogar vor ihm selbst verbergen kann.

Ein Beispiel hierfür war die Frau mit hartnäckigen Ischiasschmerzen, die allen Schmerzmitteln widerstanden. Nachdem sie sämtliche verfügbaren medizinischen Diagnoseverfahren, inklusive einer Computertomographie (CT), versucht hatte, wandte sie sich schließlich mit der Bitte um Hilfe der Homöopathie zu. Zunächst wurde sie mit den üblichen Ischiasmitteln wie *Rhus toxicodendron, Hypericum* und *Colocynthis* behandelt; als diese sich als nutzlos erwiesen, befragte der Arzt sie näher zu ihrer Familie. Es stellte sich heraus, dass ihrer Krankheit der Ärger über die Lehrerin ihres Sohnes zugrunde lag, die sein Verhalten kritisierte und unempfänglich für seine Bedürfnisse war. Sie verbarg dies unter einer lässig wirkenden Gleichgültigkeit („Nun, sie ist eben unfähig. Vermutlich kann sie einfach nicht anders, jedenfalls wird sie nach diesem Schuljahr aus seinem Leben verschwunden sein!"), aber ihr Körper ließ nicht zu, dass sie diesen Ärger unterdrückte und setzte sich auf unmissverständliche Art und Weise durch, bis *Staphisagria* die Situation bereinigte.

So tief wirkt das homöopathische Arzneimittel, selbst ohne die bewusste Mitwirkung des Patienten. Ohne ihn zu zwingen, mühsam die bedrückende Gegenwart zu analysieren, oder die traumatische Vergangenheit auszugraben und wiederzubeleben (in diesem Fall war es die übermäßig kritische Haltung ihrer Eltern, der die Patientin in der Kindheit ausgesetzt war), schickt sich das Simillimum an, deren schlimmen Folgen zu beseitigen.

Gleichgültigkeit gegen alles

„Gleichgültigkeit" besitzt im Kent'schen Repertorium eine Anzahl von Unterrubriken. Wir beginnen mit derjenigen, die den größten Umfang aufweist – „Gleichgültigkeit gegen alles".

Diese Art der Gleichgültigkeit ist verwandt mit *Langeweile,* jenem Zustand geistigen Überdrusses und allgemeiner Unzufriedenheit, den man früher als eine Krankheit der begüterten Klasse betrachtete, die sich jedoch unter den heutigen demokratischen Bedingungen in allen Schichten gleichermaßen findet.

Der Patient zeigt weder eine *Hamlet* ähnliche Abscheu vor dem Leben aus Angst[*] oder Unklarheit heraus, noch einen an *Werther* erinnernden Lebensüberdruss aus Kummer oder Verzweiflung, mit Sehnsucht nach dem Tod; seine Haltung ist eher *defätistisch,* seine Stimmung ruhig, seine Einstellung jedoch düster.

Acidum phosphoricum ist für diesen Zustand eine der Hauptstützen der Homöopathie („bemerkenswerte Gleichgültigkeit gegen alles im Leben" – Hering). Das Mittel passt auf den Patienten, dem es an Interesse für seine Umgebung vollkommen mangelt. Auch wenn er noch jung ist, ist er geistig so erschöpft, so fest davon überzeugt, dass Vergnügen, Erfolg, Zuneigung und Freude nicht für ihn da sind, dass er aufgehört hat, nach Glück oder Sinn im Leben zu streben.

Es ist nicht ein Gefühl der Unzufriedenheit, das ihn davon abhält zu reagieren, sondern eher Entmutigung und Demoralisierung – eine mutlose Reaktion auf seine Umgebung. Er zeigt keinen Antrieb, keinen Wunsch nach Erfüllung, keine Ungeduld, seine geistige Stagnation zu überwinden oder sich aus seinem emotionalen Gefängnis herauszubewegen. „Ich brauche Zeit, um krank zu sein … Ich habe nicht die Energie, um es mir wieder besser gehen zu lassen … Bitte drängt mich nicht aus meiner Apathie!", lauten in der Regel seine flehentlichen Bitten; „Ich will *keine* von Ihren Arzneien. *Verschonen* Sie mich mit Ihren Potenzen!", ist hingegen eine eher unübliche Reaktion.

Ein Geistlicher, der schwach und deprimiert von einer Reise in offizieller Mission in die Dritte Welt zurückgekehrt war, nahm nur sehr widerwillig die Pflichten für seine Gemeinde wieder auf. Während die Diarrhoe, die er sich in Afrika zugezogen hatte, ihn schon genügend schwächte, hatte sich noch etwas Subtileres und Tieferes als jedes körperliche Leiden während seiner Reise ereignet. So viel Armut, Krankheit, Hunger und Leiden in seinem geschwächten Zustand zu erleben, hatte seinen Glauben untergraben, und so stand er nun ziemlich gleichgültig dem spirituellen Wohlergehen seiner amerikanischen Gemeinde gegenüber. Er sah keinen Sinn mehr darin, seine Mission auf dieser Erde fortzusetzen. Kurz gesagt, er hatte aufgegeben: „Ich spüre, dass ich den Höhepunkt meines Lebens überschritten habe; von nun an geht es nur mehr bergab."

---

[*] Deutsch im Original. (Anm. d. Übers.)

Die uncharakteristische, aber tief sitzende Gleichgültigkeit des Priesters war so bestürzend, dass ein Freund ihm empfahl, eine homöopathische Behandlung zu versuchen. Auf der Grundlage seines anhaltenden Durchfalls (ein auffallendes Symptom bei *Acidum phosphoricum*) und der idiosynkratischen Modalität „beim Gehen im Freien... zunehmend,... zu Hause verging es allmählich..." (Hahnemann), wurde das Mittel in der 1 M-Potenz verschrieben.

Weder Patient noch Verschreiber wurden enttäuscht. *Acidum phosphoricum* stellte nicht nur den früheren Optimismus und das fröhliche Wesen des Geistlichen wieder her, sondern vollbrachte die noch eindrucksvollere Tat, seinen Glauben an einen letztlich barmherzigen Gott (wenn auch Seine Wege nicht immer zu verstehen sind) zu erneuern.

Die „Gleichgültigkeit gegen alles" von *Phosphor* stellt einen fast noch bemerkenswerteren Gegensatz zu der sonst so ausgeprägten Lebhaftigkeit und *Lebensfreude* dieses Typs dar. Manchmal spiegelt seine ausbleibende Reaktion einen allgemeinen *Überdruss* an den Freuden des Lebens wider – nachdem die Kerze von beiden Enden her abgebrannt ist. Ein andermal rührt sie von einem plötzlichen Verlust seiner früheren, anziehenden Begeisterung her.

Ein homöopathischer Arzt Mitte dreißig, der vor relativ kurzer Zeit seine Praxis eröffnet hatte, verlor plötzlich das Interesse an allem in seinem Leben – einschließlich Familie, Freunde, Hobby, selbst (was schwer zu verstehen ist) an seinem Beruf. Seine frühere Überschwänglichkeit und sein Eifer, der homöopathischen Lehre zu folgen, hatte sich zunächst in tiefe Verzweiflung („Die Welt war ihm erschrecklich, nur Weinen konnte ihn erleichtern" – Hahnemann), danach in einen weniger Besorgnis erregenden Zustand der Lustlosigkeit verwandelt („bald darauf gänzliche Abgestumpftheit und Gleichgültigkeit" – Hahnemann). Als er sich schließlich hilfesuchend an einen Kollegen wandte, hatte dieser keine Schwierigkeiten, an die Wurzel des Problems zu gelangen.

Einige Jahre zuvor war er als frisch gebackener Doktor von einer jener energetischen, charismatischen Führerfiguren zur Homöopathie bekehrt worden, die diese Bewegung gelegentlich hervorbringt, die sich als mehr als bloße Lehrer etablieren – eher als „Meister" oder „Gurus" –

und demzufolge eine starke und hingebungsvolle Gefolgschaft an sich ziehen.

Einige wenige Jahre lang war dieser Patient der Lieblingssohn gewesen, eine privilegierte Position, die seinen Studien und seiner Arbeit sehr förderlich war. Als er jedoch, wie das eben so ist, von einem jüngeren Schüler überflügelt wurde, wurde sein Enthusiasmus gedämpft und erlosch schließlich ganz. Er hatte nicht mehr den Mut, die Gemeinschaft seiner früheren Kollegen zu suchen oder auch nur Homöopathie zu praktizieren, und wurde gegen alles in seinem Leben recht gleichgültig.

Phosphor ist ein Enthusiast, und wie viele Enthusiasten benötigt er eine äußere Quelle, um sein Interesse zu nähren und aufrechtzuerhalten (der *Phosphor*-Persönlichkeit kann es, wie wir uns erinnern, an einem klar definierten Kern oder an eigener Identität fehlen [P 1]), und in diesen Fällen ist Enthusiasmus eher eine Schwäche als eine Stärke. Wenn diese nährende Kraft sich entzieht, ist er verloren und leer und nicht in der Lage, aus sich selbst heraus zu funktionieren. Dann lamentiert er über die haltlosen Versprechungen, die er nicht weniger ernst genommen hat, weil sie weitgehend stillschweigende waren, und fühlt sich zurückgewiesen und beraubt. Schließlich sieht er sich, da es sich um eine Kraft von „außen" handelte, die er nie ganz verstanden hat, konfrontiert mit dem Schmerz der Desillusionierung, dass ein Gott (der „über jeglichem menschlichem Verständnis" steht) gefehlt hat. Dieses war die missliche Lage des Patienten.[*]

Er hatte schon selbst *Aurum metallicum, Ignatia, Natrium muriaticum* und andere Mittel genommen, aber erst nachdem ihm Phosphor verordnet wurde – vor allem aufgrund des Gegensatzes zwischen seiner momentanen Gleichgültigkeit und seines früheren ausgeprägten Enthusiasmus – begann er, langsam aus seinem schwächenden geistigen Zustand wieder herauszukommen. Schließlich nahm er seine frühere Praxis wieder auf – ruhiger diesmal, aber mit echter innerer Stärke.

---

[*] Dies ist zugegebenermaßen das Dilemma eines jeden Enthusiasten, wie immer sein Konstitutionstyp auch sein mag (vgl. den verliebten *Ignatia*). Da er sich selbst nicht nähren kann, verlangt er von seinem Idol immer größere Heldentaten (Enthusiasmus saugt genauso aus wie er unterstützt), und alle, selbst die geschicktesten Führer der Menschheit befinden sich in der gefährlichen, um nicht zu sagen unaufrichtigen Lage, über ihre natürlichen Fähigkeiten hinausgehen zu müssen, um ihre Jünger zu befriedigen und ihnen gefällig zu sein.

Natrium muriaticum kann nach einer schmerzlichen Enttäuschung oder einem Nachlassen der Begeisterung genauso gleichgültig gegen alles werden, reagiert aber auf andere Weise. Nur selten gibt er alle Aktivitäten auf, was mit seinem Pflichtgefühl zu tun hat, und bringt trotz seiner Apathie das, was ihm vorher so viel bedeutete, mechanisch und freudlos hinter sich. Seine Gleichgültigkeit hat daher mehr von unterschwelligem Ärger und Groll an sich als die von *Phosphor, Acidum phosphoricum* oder *Carbo vegetabilis*.

Sie wird jedoch nur selten konsequent aufrechterhalten. Eher wechselt sie mit Phasen voller Eifer, Lebhaftigkeit und wiedererwachendem Enthusiasmus, was insgesamt seinen Teil zu den bekannten Stimmungsschwankungen dieses Typs und seinen plötzlichen Umschwüngen von Geschmack oder Meinung beiträgt (P 1).

Obgleich *Natrium muriaticum* tatsächlich gleichgültig sein mag, was sein eigenes Leben oder Wohlergehen anbetrifft, ist er nicht gleichgültig gegenüber dem Tod. Auf einer abstrakten Ebene mag er ihn vielleicht willkommen heißen, aber dass dann niemand mehr da sein wird, der sich um die Angelegenheiten dieser Welt kümmert, das lässt ihn nicht gleichgültig. Wer wird die Dinge richten, wenn er nicht mehr ist? Also muss er hierbleiben – zumindest bis ein anderer erscheint, der ebenso weitsichtig und verantwortlich seine wichtigen Pflichten übernimmt. Und schließlich stürzt er sich, wenn er sich von einer schwächenden Gleichgültigkeit erholt hat, mit einem Eifer ins Leben, als habe man ihm auf wunderbare Weise eine weitere Gelegenheit gewährt, der Welt bei ihrer mühevollen Arbeit zu helfen.

Lycopodium zeigt ein ganz anderes Bild der „Gleichgültigkeit im höchsten Grad ... Unempfindlichkeit des Geistes für äußere Eindrücke (Hahnemann). Stets skeptisch, was Gefühle betrifft, und sowohl relativistisch als auch ambivalent darin, wie er die Welt wahrnimmt, rührt seine Apathie selten von nachlassender Begeisterung, sondern ist eher ein Ausdruck innerer Distanz. Sowohl instinktiv als auch aus Prinzip verweigert er alles, was seine Distanz gefährden könnte: Enthusiasmus, Eifer und allzu starke Emotionen (P 1).

Dieses Charakteristikum ist nicht einfach zu analysieren, sondern erschließt sich am besten im Kontext. Die prinzipielle Weigerung von

Lycopodium, sich zu Begeisterung verleiten zu lassen, zeigte sich bei der Gärtnerin, deren wachsende Gleichgültigkeit dem Leben gegenüber durch eine Midlife-Crisis noch verstärkt worden war. Als ein Freund sie aufforderte, sie möge doch etwas zu einem wunderschönen Geranienbeet sagen, erwiderte sie: „Ich finde dieses Blumenbeet kein bisschen interessant. Aber vielleicht liegt der Fehler ja in den Geranien selbst, und nicht in meiner Apathie. Bestenfalls sind sie wenig anregende Blumen und ziehen die Aufmerksamkeit auch des glühendsten Gartenfreundes nicht auf sich."

Ein anderes Beispiel für diese ernüchternde Gleichgültigkeit ist seine Art, auf die aufgeregte Besorgtheit eines anderen mit einem kühlen „Ist das wirklich so wichtig?" zu reagieren. In kosmischen Relationen gedacht mag das Ereignis wirklich nicht so wichtig sein, aber man hat es nicht so gesehen, bis *Lycopodium* es in diese Perspektive rückte.

Ähnlich kann *Lycopodium*, wenn man ihm sagt, dieses oder jenes Ereignis werde ganz sicher „unvergesslich" sein, sarkastisch mit „bestimmt!" erwidern, womit er natürlich andeutet, dass die Erfahrung den Erwartungen des Begeisterten wohl entsprechen wird, aber nicht unbedingt auf die erwünschte Art und Weise.

Man könnte einen solchen lakonischen, ausgeglichenen Skeptizismus nachsichtig als Weigerung betrachten, seine eigenen Gefühle oder die anderer allzu wichtig zu nehmen – ein gesunder Charakterzug, wenn er nicht Begleiterscheinung emotionalen Rückzugs ist. Wer weniger parteilich der typischen *Lycopodium*-Reserviertheit gegenübersteht, schreibt diese „Gleichgültigkeit" dem unnachgiebigen Wunsch nach psychologischer Überlegenheit zu.

Bei *Calcium carbonicum* besitzt die Gleichgültigkeit gegen alles einen Beiklang von *Resignation*.

Während einer Krankheit kann dies als „Gleichgültigkeit um seine Genesung" auftreten, wobei der Wunsch, die Krankheit zu überwinden, fehlt.[*] In Zeiten der Gesundheit kann er sich weigern, sich um die Zukunft zu sorgen: „Was sein wird, wird sein", spricht er mit

---

[*] Wenn die Krankheit mit starken körperlichen Schmerzen und Leiden verbunden war, ist das Mittel häufig *Arsenicum album* („Um ihren nahen Tod unbekümmert, hofften sie weder, noch wünschten sie ihre Wiedergenesung" – Hahnemann).

orientalischem Fatalismus. „Mir reichen die Probleme, die ich bis jetzt habe."

So widersetzt er sich dem modernen Tempo, das von Hast und Druck geprägt ist, und handhabt alle Konflikte und Ambiguitäten mit ruhiger Gleichgültigkeit. Verfolgt er die Spur durch die Fallgeschichte hindurch zurück, findet der Arzt vielleicht heraus, dass die Gleichgültigkeit in Enttäuschung wurzelt, weil ein erhofftes Ereignis nicht geschehen oder eine lange erwartete Veränderung nie eingetroffen ist. Der Patient hat die Hoffnung aufgegeben und ist gleichgültig geworden, um weiteren Enttäuschungen vorzubeugen.

Es sind nicht nur ältere Menschen, die ihr Bedürfnis nach Leidenschaft und Intensität ausgelebt haben mögen, die an Gleichgültigkeit und Trägheit leiden, sondern genauso auch jüngere. Dieser Zustand ist vergleichbar mit der emotionalen „Stase" (Farrington) von *Sepia,* aber ohne dessen verbittertes Aussehen. *Calcium carbonicum* zieht Ruhe der Bewegung vor – auch wenn dies (da Leben Bewegung ist) in mancher Hinsicht ein Leugnen des Lebens beinhaltet.

Oblomow, der Held der russischen Novelle von Iwan Gotscharow und eine archetypische *Calcium-carbonicum*-Figur (P 1), steht für diese Gleichgültigkeit gegen alles – er ist der Mann, der nur in Frieden gelassen werden will. Um dies zu erreichen, opfert er Liebe, Freundschaft, Ziele, ja sogar seine Selbstachtung.

Schließlich weist diese *Calcium-carbonicum*-Gleichgültigkeit, die *weder verdammt noch vergibt,* das Leben nicht generell zurück, sondern hält einfach sein eigenes für wenig wert.

Eine liebe und empfindsame, aber einsame *Calcium-carbonicum*-Seele litt an Schwindel, Verstopfung, schlechtem Schlaf, Verspannungen in Nacken und Schultern, Sodbrennen und geringem Selbstwertgefühl. In ihrer Ehe hatte sie sich schon längst damit abgefunden, ein Mensch zweiter Klasse zu sein, besonders seit ihre Kinder erwachsen und aus dem Hause waren. Ihre Lebensgeschichte wies weder Tragödie noch Trauma auf, nur Stagnation. Sie hatte sich in ihre Schale zurückgezogen und war „unaufgelegt zu Sprechen, ohne misslaunig zu seyn" (Hahnemann). Eingedenk der Tatsache, dass diesem Typus manchmal nur durch einen äußeren Stimulus aus seiner passiven Gleichgültigkeit geholfen werden kann, ordnete der Arzt mit seiner ganzen eindrucks-

Gleichgültigkeit

vollen Autorität an, sie solle sich ein Kätzchen und zwei Kanarienvögel anschaffen. Diese Anweisung, verstärkt durch die Verschreibung der potenzierten Austernschale, brachte die erwünschte körperliche Besserung zustande.

Es kam sogar zu einer Besserung ihrer geistig-seelischen Verfassung, wie man aus einer Bemerkung ein paar Monate später erkennen konnte. „Natürlich wird uns bei der Geburt ein schwächeres oder stärkeres Blatt ausgeteilt, aber nun wird mir klar, dass dies keine fatalistische Gleichgültigkeit dem Spiel gegenüber rechtfertigt, das gespielt wird. Die Herausforderung liegt darin, *wie* man seine Karten spielt, indem man so viele Tricks landet, wie man kann. Eine nicht allzu originelle Entdeckung natürlich, aber eine, die ich in meiner Apathie bis jetzt nie so richtig bemerkt habe." Sie seufzte. „Ich vermute, dass ich nun, wo das Kätzchen ausgewachsen ist und die Kanarienvögel zufrieden vor sich hinsingen, mich darauf konzentrieren muss, wie ich *meine* Karten besser spiele. Aber – du liebe Zeit! Was für eine beängstigende Vorstellung!"*

Die „Gleichgültigkeit gegen alles" von *Staphisagria* folgt in der Regel auf eine Beleidigung oder emotionale Verletzung, die, wie schon oben beschrieben, das Bewusstsein nicht sehen will, während das unbestechliche körperliche Befinden darauf besteht, die Angelegenheit nicht einfach zu übergehen.

Eine junge Frau, die wegen eines nervösen Zusammenbruchs zeitweilig in die Psychiatrie eingewiesen worden war, war nicht in der Lage, ihren Harn ohne Katheter zu lassen. Sie zeigte das Vollbild der Gleichgültigkeit, saß ohne zu reagieren da und starrte aus dem Fenster. Ihre Urinretention, die in der Klinik begonnen hatte, legte den Gedanken an *Staphisagria* unmittelbar nahe, und die nähere Befragung erbrachte, dass unterdrückte Entrüstung eine Rolle spielte. Ihre Zimmertür hatte innen keinen Knauf, und sie war wütend über die Demütigung gewesen, so eingesperrt zu sein. Nachdem sie zwei Tage lang deshalb Szenen gemacht hatte, hatte sich ihre Wut gelegt, sie war in Gleichgültigkeit verfallen, aber seither konnte sie nicht mehr urinieren.

Drei Gaben des Mittels in hoher Potenz, im Abstand von jeweils zwölf Stunden gegeben, deblockierten sowohl ihren Urin als auch ihren Ärger.

---

* Zur gegenteiligen Haltung von *Causticum* siehe Fußnote auf S. 160.

Nach diesem erneuten Gefühlsausbruch war sie bestrebt, aus der Klinik entlassen zu werden, verhielt sich kooperativ und wurde rasch wieder gesund.

Sepia und *Sulfur,* zwei Hauptmittel in dieser Unterrubrik, werden in den folgenden Abschnitten ausführlich behandelt. Wir brauchen hier nur festzuhalten, dass die allgemeine Gleichgültigkeit von *Sepia* („sehr gleichgültig gegen alles: der Tod eines nahen Verwandten oder ein glückliches Ereignis lassen sie gleichermaßen unberührt" – Hering) – für die sich ein vorausgegangenes Trauma oder Leid immer nachweisen lässt – häufig vor allem ihre chronische körperliche Lethargie und Erschöpfung widerspiegelt, die sie unfähig sein lässt, Gefühle zu empfinden („liegt [gleichgültig] mit geschlossenen Augen da" – Kent). Die Gleichgültigkeit gegen alles von *Sulfur* fällt andererseits dem Arzt gewöhnlich als vorübergehender, unnatürlicher Zustand auf, der in starkem Kontrast zu dem gewohnten selbstbewussten Wesen des Betreffenden steht.

Gleichgültigkeit gegen Vergnügen und Geld

Von den zahlreichen Unterrubriken von „Gleichgültigkeit" im Repertorium von Kent ist „Gleichgültigkeit gegen Vergnügen [und] gegen Angenehmes" eine der faszinierendsten. Dieses Symptom kann einen echten Mangel an Empfänglichkeit für Vergnügen bedeuten oder auch starke Gefühle oder Schuldbewusstsein anzeigen, die der Patient bekämpft. In jedem Fall dient sie häufig als Leitsymptom.

„Vergnügen" bedeutet hier nicht ausschließlich sinnlichen Genuss – Bequemlichkeit, Sexualität, Ruhe, Schönheit –, obwohl dies teilweise natürlich auch gemeint ist. Wir sprechen jedoch eher von Vergnügen in dem Sinne, wie man es im 18. Jahrhundert gebraucht hat – als *angeborenes, rechtmäßiges Erbe* des Menschen. Oder, um aus Woodsworths Vorwort zu seinen *Lyrischen Balladen* zu zitieren, „das große, elementare Prinzip (das) die ursprüngliche und nackte Würde des Menschen (ausmacht) … (und der Weg ist, auf dem) der Mensch weiß und fühlt und lebt und sich bewegt".

Diese kühne Behauptung stellt das Vergnügen in das Zentrum des Selbstverständnisses des Menschen: Unser Menschsein beruht auf der Fähigkeit, Lust zu erleben und hoch zu schätzen. Gleichgültigkeit gegen Vergnügen bedeutet so gesehen einen schweren psychischen Defekt, die Negation eines lebensnotwendigen menschlichen Attributs.

Die Rolle von *Acidum phosphoricum* in dieser Kategorie ist marginal. Seine Gleichgültigkeit gegen Vergnügen ist gewöhnlich ein Aspekt seiner umfassenden emotionalen Leere. Er kann aufgrund einer lange bestehenden, unterschwelligen Depression und schwacher Energien nicht auf angenehme Stimuli reagieren („große allgemeine Schwäche" – Clarke). Nichts ist es wert, um darum zu kämpfen; er fühlt sich weder wohl noch nicht wohl, weder glücklich noch traurig; Vergnügen ist ihm gleichgültig, da das Leben kein Versprechen und keine Hoffnung mehr für ihn bietet.

Acidum phosphoricum war die Frau mittleren Alters, die an häufigem Aufwachen nachts litt, weil sie große Mengen farblosen Urins lassen musste. Ihr eindrucksvollstes Merkmal war jedoch ihre innere Haltung. „Ich fühle mich grau, flach, leblos, unmotiviert, völlig uninteressiert *und* uninteressant. Ich weiß nicht, weshalb ich nicht mehr zeichne – früher hat mir das einmal Spaß gemacht. Ich denke, ich sollte es wieder aufnehmen, aber…" Sie zuckte gleichgültig die Achseln.

„Haben Sie denn an gar nichts mehr Spaß?", fragte der Arzt besorgt.

Sie dachte eine ganze Weile nach. „Nicht wirklich. Ich bin ein wenig herablassend zu meinen spießigen Nachbarn, das bereitet mir ein wenig Vergnügen – wenn dies überhaupt als legitimes Vergnügen anzusehen ist. Die meiste Zeit kann ich mich jedoch noch nicht einmal dazu aufraffen." Als sie das sagte, stieß sie einen Seufzer des Bedauerns über die entgangenen Gelegenheiten aus.

Dies war zugegebenermaßen nicht eben viel, um in einem Fall zu verschreiben, auf den viele Polychreste zutrafen. Der Arzt griff jedoch nach diesem Strohhalm („unaufgelegt selbst für angenehme geistige Arbeit" – Hahnemann), und als er einmal auf der Spur von *Acidum phosphoricum* war, fand er ein weiteres Symptom, das seine Mittelwahl bestätigte. Die Patientin konnte, nachdem sie mehrfach aufgestanden war um zu urinieren, nicht wieder einschlafen, ohne ein paar Schlucke Fruchtsaft getrunken zu haben. Wasser, Milch, verschiedene Kräutertees und ähnliches genügten nicht. Sie *musste* frischen Fruchtsaft trinken; andernfalls blieb sie den Rest der Nacht wach.

„Verlangen nach Früchten [und] saftigen Dingen" (Kent) ist ein Schlüsselsymptom für *Acidum phosphoricum*. Zusammen mit ihren Harnproblemen, bei denen dieses Mittel häufig angezeigt ist, ließ es wenig Zweifel an der heilenden Verschreibung.

Die Gleichgültigkeit gegen Vergnügen von *Carbo vegetabilis* wird durch Hahnemanns Beobachtung „Musik, die er liebt, spricht ihn den ganzen Tag nicht an" angedeutet.

Ein diesbezüglicher Fall war der Mann mit einem unklaren, verschleppten Husten und mangelhafter Verdauung. Als der Arzt nach einem Leitsymptom suchte, gestand der Patient: „Ich finde gar keine Freude mehr am Leben, auch nicht bei meinen liebsten Freizeitbeschäftigungen. Natürlich fühle ich mich durch die vielen Belastungen geschwächt, aber selbst eine passive Beschäftigung wie Fernsehen befriedigt mich aus irgendwelchen Gründen überhaupt nicht – vielleicht ist es wegen dieser schrecklichen Werbespots!"

„Sie könnten doch nichtkommerzielle Fernsehprogramme wählen, zum Beispiel öffentliche Programme", schlug der Arzt vor.

„Das habe ich schon ausprobiert. Aber diese ‚geschmackvollen' Tierfilme und die ‚intelligenten' wissenschaftlichen Dokumentationen langweilen mich. Selbst die tadellos gespielten britischen Dramaserien öden mich an. Mich lässt das alles einfach gleichgültig!"

Er schien hoffnungslos verloren zu sein!

Für diesen Patienten waren nämlich die bildende und darstellende Kunst das Lebenselixier gewesen. Er konnte einen guten Film als „religiöse Erfahrung", ein gut gespieltes Stück als „mystische Offenbarung" bezeichnen. Selbst ein Stück Leinwand mit gekritzelten Linien oder ein paar wenigen Farbklecksen konnten seine Augen zum Glänzen bringen, und er pflegte dann zu murmeln: „Nun, Kunst ist einfach das einzige auf der Welt, für das es sich zu leben lohnt!"

In der übertriebenen Ausprägung seiner neuen Haltung lag jedoch die homöopathische Erlösung. Dies war so offensichtlich eine Variation der für *Carbo vegetabilis* typischen „Gleichgültigkeit gegen Musik, die er liebt" (Kent), dass der Arzt dieses Mittel mit vollkommenem Vertrauen in seinen Erfolg verschrieb.

Anders als die Gleichgültigkeit von *Staphisagria,* die – häufig Folge einer tiefen Verletzung – ihn unfähig sein lässt, selbst auf Vergnügen zu reagieren („die angenehmsten Dinge machen keinen Eindruck auf ihn" – Hahnemann), ist die Gleichgültigkeit gegen Vergnügen von *Sepia* („Abwesenheit von Freude ... keine Neigung zu den angenehmen Dingen des Lebens" – Kent) weitgehend Folge von körperlicher Erschöpfung. Sie ist einfach zu müde.

Wir erinnern uns, dass die *Sepia*-Frau, wenn man sie drängt, sich zu unterhalten oder gesellschaftlich zu verkehren, noch nicht einmal die Energie haben mag, die Gesichtsmuskulatur zu einem Lächeln zu verziehen, Worte zu artikulieren, angemessen auszusehen und zu reagieren – weit weniger noch ist sie in der Lage, angenehme gesellschaftliche Anlässe zu genießen. Ihre Gleichgültigkeit ist gelegentlich so alles beherrschend, dass sie sich eine Veränderung noch nicht einmal *vorstellen* kann; daher steht sie den Folgen von Ereignissen recht gleichgültig gegenüber. Wenn ihre körperliche Mattigkeit jedoch nicht das Ausmaß ihrer geistigen Apathie annimmt, kann der Arzt ein unterschwelliges Verlangen entdecken, Freude zu erleben: „Leben denn alle Menschen so?", klagt sie, „Ohne Glück? Ohne jedes Interesse an Vergnügungen? Was für ein trübseliger und bedrückender Gedanke!"

Dass die Sehnsucht von *Sepia* nach einem erfüllteren und freudigeren Leben echt ist – im Gegensatz zum neurotischen Typus, der sein Elend nicht aufgeben wird – beweist ihre *Transformation* (kein anderes Wort ist hier genug!), wenn sie von einer heftigen, den Adrenalinspiegel hebenden Tätigkeit in Anspruch genommen ist (P 1).

Ihre Gleichgültigkeit gegen angenehme Dinge kann sich auch auf die Nahrung erstrecken. „Ich habe einfach auf nichts Appetit", ist eine häufige Bemerkung.

Dieser Zustand darf nicht mit Anorexie verwechselt werden (obwohl *Sepia* auch anorektisch sein kann) – hier ist die Patientin von dem Gedanken an das Essen wie besessen und reduziert freiwillig ihre Nahrungsaufnahme aus Stolz auf ihre Selbstkontrolle, um zu demonstrieren, wie wenig sie zum Überleben braucht *(Arsenicum),* um sich selbst

Vergleichende Materia medica

zu bestrafen *(Natrium muriaticum)*, oder aus Kummer *(Ignatia)*, oder alles zusammen *(Nux vomica)*. Der Grund für das mangelnde Interesse von *Sepia* am Essen ist häufig eine Verdauungsträgheit, die bewirkt, dass jede Nahrung reizlos für sie wird.

Das verwirrende Bild einer Patientin mit klimakterischer Depression, häufigen Hitzewallungen und anderen Symptomen ließ den Arzt zwischen *Sulfur, Lachesis, Pulsatilla* und *Sepia* schwanken. Schließlich entschied er sich für letzteres, als sie sagte: „Ich bin auch in meinen besten Zeiten noch nie ein großer Esser gewesen, aber in letzter Zeit mag ich überhaupt kein Essen mehr. Es legt sich mir schwer in den Magen und bleibt stumm protestierend dort liegen. Die schlimmste meiner täglichen Pflichten im Haushalt ist die, dass ich für die ganze Familie kochen muss!"

Die Frau, die nichts mit den Ritualen der Ernährung von sich selbst oder anderen zu tun haben möchte, ist häufig *Sepia*.

Die Gleichgültigkeit von *Sulfur* gegenüber Gaumenfreuden spiegelt weniger eine Abneigung gegen Essen als Achtlosigkeit, was er zu sich nimmt, wann er isst, ja selbst ob er isst, wider, da sein Denken von „höheren" Dingen in Anspruch genommen ist.

Das *mangelnde Interesse* dieses Typs an materiellen Dingen unterscheidet sich von der *Unfähigkeit* von *Sepia, Acidum phosphoricum* oder *Carbo vegetabilis,* Angenehmes zu empfinden. Es spiegelt sein völliges Versunkensein in seinen Gedanken wider, das wiederum Achtlosigkeit seiner Umgebung gegenüber zur Folge hat („Gleichgültigkeit gegen äußere Dinge" – Kent). Seine Traum- und Vorstellungswelt kann um so vieles reicher, um so vieles lebhafter sein als jedes Vergnügen, das die reale Welt bietet, dass er gegenüber letzterer gleichgültig wird. Er ist nicht erschöpft, sondern eher auf sich selbst bezogen.

Seine Gleichgültigkeit gegen Vergnügen kann auch einen philosophischen oder ideologischen Hintergrund haben – ihre Wurzel liegt dann mehr bei Thoreau als in einer echten Ablehnung weltlichen Komforts begründet (P 1 und Großzügigkeit). Um einer höheren Spiritualität willen schätzt er die Trivialitäten, den schnöden Materialismus der zeitgenössischen Kultur gering. Aber selbst der reinste und bewundernswerteste *Sulfur*-Ideologe in seiner aufrichtigen Rebellion gegen gesellschaftliche Eitelkeit wird eine Achillesferse besitzen. Obwohl er bereit ist, die meisten Annehmlichkeiten aufzugeben, besitzt er irgendeine menschliche Schwäche – für guten Wein, Essen oder bestimmte Kleidungsstücke, wie feine Lederschuhe, seidene Krawatten oder eine noble Uhr. Rakmetow, der Held von Tschernyschewskis Novelle *Was tun?* ist ein perfektes Beispiel. Der revolutionäre Idealist, der den für *Sulfur* typischen Hang zur Askese besitzt, jeden Luxus, jedes Sichgehenlassen ablehnt und für eine bessere Welt kämpft, kann dennoch dem Vergnügen nicht widerstehen, äußerst teure Zigarren zu rauchen!

Natrium muriaticum, der ebenfalls tief empfindet, dass Luxus und Genuss den Hochgesinnten bloß von bedeutenderen Dingen ablenken, ist noch unbeirrbarer in seiner Gleichgültigkeit gegen Vergnügen.

Um sich von der „Leibeigenschaft der dekadenten Werte einer bourgeoisen Gesellschaft, die nur darauf aus ist, dem Vergnügen nachzujagen" zu befreien, wie sich ein Patient, der sich aufrichtig der Hilfe für „Unterprivilegierte" verschrieben hatte, in aller Ernsthaftigkeit ausdrückte, sucht er nach einer Art Würde, indem er dem Vergnügen *widersteht.* Für diesen Konstitutionstyp, der bestenfalls einen undeutlichen Abglanz von Lust erfährt und sich mit denjenigen, denen er hilft, überidentifiziert, liegt die „ursprüngliche und nackte Würde" (Wordsworth) des Menschen nicht im Vergnügen, sondern im sich selbst verleugnenden Entsagen all dessen, was angenehm ist.

Natrium muriaticum ist jedoch ein aktiver Mensch, der stets auf der Suche ist nach dem, was seine Menschlichkeit ausmacht; er kann nicht lange bloß gleichgültig bleiben. Seine Ablehnung des Vergnügens – was nichts anderes bedeutet, als sich selbst einer guten Möglichkeit zu berauben, den Härten des Lebens zu entfliehen – führt unweigerlich dazu, dass er sich mit *Leiden* als einem wesentlichen Zug seines Menschseins abfindet, und er beginnt bald, die Fähigkeit zu leiden als Grundstock menschlicher Würde zu begreifen. Seine Gleichgültigkeit ist daher weit entfernt von emotionaler Leere, sie pulsiert vielmehr vor Aktivität und Spannung und neigt dazu, sich in eine Form der Selbstbestrafung oder zu dieser speziellen Art der Selbstkasteiung zu entwickeln, die so häufig den Ausgangspunkt seiner Handlungen und Reaktionen bildet. Auf diese Art und Weise bringt er sich in jenen „trostlosen" seelischen Zustand, für den *Natrium muriaticum* so bekannt ist (P1).

Andererseits kennt *Natrium muriaticum* Zustände, in denen er außer sich ist vor Freude – in gewisser Weise sind diese antagonistisch zu der Gelassenheit, die das Vergnügen auszeichnet. Für gewöhnlich kann dieser transzendente Zustand nicht lange aufrechterhalten werden und wird bald abgelöst von einem verzweifelten Zusammenbruch (ebenso: *Phosphor* und *Lachesis*). Diese Eigenart ist ein weiterer Grund für die heftigen Stimmungsumschwünge dieses Typs.

Wenn *Arsenicum* gleichgültig gegen Vergnügen ist, so gewöhnlich aus *Liebe zur Arbeit*. Alles andere lenkt ihn von seinem größten Vergnügen ab, er hat einfach keine Zeit dafür.

Gleichgültigkeit gegen Geld – nicht als Vergnügen *an sich,* sondern als Mittel, um es zu erlangen – muss gesondert berücksichtigt werden. Die drei Mittel, die sich hier unmittelbar bei Patienten aufdrängen, die diese Form der Gleichgültigkeit zeigen, sind *Sulfur,* gefolgt von *Phosphor* und *Natrium muriaticum*. Alle anderen rangieren weit hinter diesen dreien.

Die Gleichgültigkeit von *Sulfur* gegen Geld rührt wieder einmal von ideologischer Überzeugung her. Statt Geld als neutrale Erscheinung zu betrachten, die zu guten oder schlechten Zwecken benutzt werden kann, mag dieser Konstitutionstyp es verachten, da es zu korrumpieren vermag, und die Annehmlichkeiten und das Vergnügen, die es bietet, gering schätzen.

Diese Haltung ist gelegentlich bloße Pose. *Sulfur,* der größte Gleichgültigkeit zur Schau trägt, schätzt in Wahrheit Geld enorm.[*] Mit seiner gleich großen Wertschätzung des Nichtmateriellen (Ideen, Wissenschaft, Lernen) mag *Sulfur* jedoch versuchen, seine niedrigen Instinkte zu leugnen. Einen Teil von ihm verlangt es ernsthaft nach höherer Spiritualität, und er kämpft gegen seine materialistische Seite (hier findet

---

[*] Personen, die sich im Erwachsenenalter etwas von der Hippie-Mentalität der sechziger Jahre bewahrt haben, besitzen häufig starke *Sulfur*-Züge. Eine typische *Sulfur*-Polarität ist jedoch, dass viele ehemalige Hippies, die mit zunehmendem Alter äußerst materialistisch werden und den Gütern dieser Welt zugetan sind, ebenfalls *Sulfur* sind. Gelegentlich wird dieser Typ auch zugeben, ein „heimlicher Materialist" zu sein.

Gleichgültigkeit

sich wieder der Walden-Mythos, das Leben auf die reinsten Notwendigkeiten zu beschränken). Und wenn er sie nicht überwinden kann, so kann er wenigstens so reden als hätte er es getan!

Im Gegensatz dazu steht *Arsenicum,* der, ob nun großzügig oder sparsam, wohlhabend oder mittellos, Geld stets schätzt und ihm nur selten gleichgültig gegenübersteht. Wie könnte er auch, da er doch soviel Zeit damit verbringt, sich darum Sorgen zu machen?

Der *Phosphor-Patient,* der seine Gleichgültigkeit gegen Geld bekennt, sagt gewöhnlich die Wahrheit. Er denkt wenig praktisch, daher interessiert ihn Geld nicht besonders; es zerrinnt ihm schnell unter den Händen. Als Schüler oder Student gibt er sein gesamtes monatliches Taschengeld in den ersten paar Tagen aus. Auch wenn er nicht einfach bloß unverantwortlich ist, kann er sich weigern, sich mit Geld abzugeben, und, wie die Lilien auf dem Felde, die nicht arbeiten und nicht spinnen, darauf vertrauen, dass der Herr ihn doch ernährt.

Auch *Lachesis* kann so verschwenderisch und sorglos sein (erinnern wir uns an die Spielsucht dieses Typs), unterscheidet sich aber von *Phosphor* dadurch, dass er nur selten gleichgültig ist, was Geld betrifft. Nur allzu deutlich spürt er seine Eigenschaft als Machtsymbol und Garant der Freiheit (P 1).

Natrium muriaticum kann, wie *Sulfur,* Geld als die Wurzel allen Übels verachten; oder er weigert sich, wie *Phosphor,* sich allzu sehr damit zu beschäftigen. Die Tönung ist jedoch eine andere: Seine Gleichgültigkeit wirkt sich nur selten zu seinem eigenen Vorteil aus. Um irgendeines hochgesinnten Prinzips oder einer noblen Geste willen legt er eine grauenhafte finanzielle Naivität an den Tag.

Ein Scheidungsanwalt, der sehr bemüht um das Wohlergehen seiner Klienten war, berichtete dem Homöopathen, der ihn wegen brennender Schmerzen im Magen behandelte, über seine beruflichen Nöte. „Es sind nicht die aggressiven, fordernden Klienten, die mir Magengeschwüre bereiten. Mit denen, die jeden Pfennig aus ihren getrennt lebenden Ehepartnern herauspressen wollen, kann ich wohl umgehen. Aber der Himmel bewahre mich vor diesen irrtümlich Edlen, die nicht für ihre Interessen einstehen, und die, um feindselige Gefühle oder Gewissensbisse zu vermeiden, meine Anstrengungen untergraben, eine faire Vermögensregelung zu arrangieren. Wie kann ich sie vertreten, wenn sie (besonders die Frauen) die Interessen ihres getrennt lebenden Ehemannes statt ihrer eigenen verteidigen?"

Der Arzt hätte dem frustrierten Anwalt am liebsten eine große Flasche *Natrium muriaticum* oder *Staphisagria* 50 M für seine verstockten Klientinnen mitgegeben, musste sich aber damit zufrieden geben, dem Juristen selbst *Nux vomica* zu verschreiben.

Wenn schließlich ständig Geldscheine gebleicht und in Fetzen in den Taschen der frisch gewaschenen Kleider aufzufinden sind, was an eine unterschwellige oder prinzipielle Geringschätzung des Geldes denken lässt, lässt der Besitzer dieser Kleider in der Regel starke *Sulfur-* oder *Natrium-muriaticum*-Züge in seiner Konstitution erkennen.

Das Thema Geld, das Vergnügen und Arbeit gemeinsam haben, führt uns zu unserem nächsten Gegenstand – Gleichgültigkeit gegen Arbeit, Beruf oder Erwerbstätigkeit.

Gleichgültigkeit gegen Beruf und Bildung

Acidum phosphoricum wird häufig der Gleichgültigkeit eines Patienten gegen seine gewohnte Arbeit oder Beschäftigung entgegentreten. Unter anderem ist sie das Ergebnis von äußerem Druck und gewöhnlich begleitet von unterschwelligen Gefühlen des Versagens und der Niederlage.

Dieses Bild zeigte ein klinischer Psychologe, der plötzlich seinem Beruf völlig gleichgültig gegenüberstand („Gleichgültigkeit gegen geschäftliche Angelegenheiten" – Kent). Sein auffälligstes Merkmal war der vollständige Verlust seiner sonst so guten Laune und seiner Geschicklichkeit im Umgang mit Klienten. Die psychologischen Abwehrmechanismen, die er vorher so erfolgreich auseinander genommen hatte, empfand er nun als unüberwindbare Hindernisse.

„Menschen zu verstehen heißt, ihre Neurosen kennenzulernen", klagte er. „Und die Neurosen meiner Patienten wurzeln fast immer in Groll gegen die Eltern oder andere Autoritätsfiguren oder in der Unfähigkeit, ihnen gegenüberzutreten. Heutzutage jedoch *nicht* auf seine Eltern wütend zu sein, spricht für einen Mangel an psychologischer Reife oder zumindest für das Fehlen von Sensibilität und Feinheit. Was mich betrifft", setzte er leidenschaftslos fort, „stelle ich zunehmend die Nützlichkeit meiner Arbeit in Frage. Mache ich mir etwas vor und beschäftige mich mit Dingen von bloß scheinbarer Wichtigkeit? Selbst wenn ich nach langwieriger Behandlung einem Klienten helfen kann, seine Eltern so zu nehmen, wie sie sind, so warten doch Tausend andere mit denselben Komplexen darauf, seinen Platz einzunehmen. Weshalb versuche ich es also überhaupt?"

Eine so ausgeprägte Mutlosigkeit und Gleichgültigkeit seinem Beruf gegenüber war für diesen hingebungsvollen Therapeuten, der sich sonst über jeden kleinen Fortschritt bei seinen Klienten freuen konnte, ganz uncharakteristisch. Er war geistig wach, konnte sich gut ausdrücken, war einfallsreich und inspiriert, gleichzeitig aber auch diszipliniert und methodisch. Aber weder *Phosphor* noch *Arsenicum,* seine üblichen Konstitutionsmittel, erwiesen sich in diesem Falle als hilfreich. Zum Glück fiel dem Arzt *Acidum phosphoricum* ein, einmal aufgrund seiner engen chemischen Beziehung zu *Phosphor* – und weil nichts gegen diese Wahl sprach.

Er wurde nicht enttäuscht. In der 1 M-Potenz verabreicht, veränderte es die Haltung des Psychologen vollkommen und gab ihm sein früheres Selbstvertrauen und seine Hingabe an seinen Beruf wieder.

Die Gleichgültigkeit von *Sulfur* gegen geschäftliche Angelegenheiten („Die mindeste Arbeit ist ihm zuwider ... Er sitzt stundenlang unbeweglich und träge, ohne bestimmte Gedanken, obgleich er Manches zu verrichten hat" – Hahnemann) wird meist durch eine spirituelle oder existenzielle Angst verursacht, die in extremen Fällen von der Hobbes'schen Ansicht begleitet wird, das Leben sei „widerwärtig, brutal und kurz".[*] Diese Haltung, die bei ihm eine Entwicklung zum Müßiggänger fördern kann, steht im Gegensatz zu der für diesen Typus sonst so charakteristischen glücklichen Beziehung zu nützlicher Beschäftigung – seien es geschäftliche Angelegenheiten, verwaltende, wissenschaftliche, künstlerische oder auch bloß handwerkliche Arbeiten.

Die Gleichgültigkeit von *Calcium carbonicum* gegen Arbeit kann der von *Sulfur* gleichen, kommt jedoch aus einer tieferen Trägheit.

---

[*] Thomas Hobbes, engl. Philosoph, 1588– 1679. (Anm. d. Übers.)

Ein junger talentierter Mann, Student an einer der Elite-Universitäten im Osten der USA, der kurz vor dem Studienabschluss stand, verspürte absolut kein Interesse an seiner zukünftigen Karriere, obwohl seine Studienkollegen sich schon tatkräftig auf die ihre vorbereiteten. „Ich besitze ein gefährliches Erbe", gestand er seinem homöopathischen Arzt. „Ich bin russischer Herkunft und stamme aus einer Familie, wo die Männer seit Generationen vor allem von den Frauen finanziell unterhalten worden sind. Ich habe das Gefühl, dass es nur wenig gibt, was Ihre Medizin gegen meine Gleichgültigkeit in Bezug auf eine Karriere tun kann."

Zu einem gewissen Grad hatte er recht. Er zeigte nie viel Ehrgeiz oder Hingabe an seine Arbeit, aber *Calcium carbonicum* brachte ihn immerhin soweit, dass er hinging und sich wenigstens halbherzig um eine Stelle bemühte – ungeachtet seines Erbes.

Der *Sepia-Frau* macht ihre Arbeit meistens Spaß, ihre Gleichgültigkeit ist daher dem nun schon bekannten Bild der Erschöpfung zuzuschreiben. Häufig ist sie begleitet von Selbstabwertung: „Ich bin nicht gut genug... Meine Arbeit interessiert sowieso niemanden ... Wieso versuche ich es dann?" usw.

Der *Sepia-Mann* kann einen ähnlichen Mangel an Interesse zeigen, schwärzt sich jedoch meist nicht so an. Er ist des Konkurrenzkampfes einfach müde und sehnt sich danach, sich in den Frieden und die Ruhe von Maine oder Vermont zurückzuziehen, um dort ruhigeren Interessen nachzugehen. Potenziertes *Sepia* hat immer wieder Frauen geholfen, ihre Gleichgültigkeit gegen ihre Arbeit zu überwinden, indem es ihr Selbstwertgefühl stärkte; es hilft auch Männern in ihrem beruflichen Endspurt, die letzten paar Jahre vor der Pensionierung durchzustehen.

Die „Gleichgültigkeit gegen geschäftliche Angelegenheiten" (Kent) von *Pulsatilla* ist von Unentschiedenheit geprägt. Dieser Konstitutionstyp denkt kompliziert, aber selten präzise, da er keinen klaren Grund dafür kennt, eine Vorliebe, eine Handlungsweise einer anderen vorzuziehen. Dies geht Hand in Hand mit der Überzeugung, dass ihm Hilfe zuteil werden wird, wenn sie (oder er) nur lange genug wartet („Warum sollte ich mich deshalb selbst bemühen?").

Gleichgültigkeit gegen Arbeit findet sich gelegentlich, als Ausdruck der
„Alles oder nichts"-Haltung dieses Mittels, selbst bei *Arsenicum* und
steht in deutlichem Kontrast zu seiner gewohnten Rennpferd-Natur:
nervös, reizbar, kompetitiv, entschlossen zu führen. Der Patient wird
seiner Arbeit gegenüber gleichgültig, wenn er keine Spitzenleistung
mehr erbringen kann; wenn er nicht der Beste sein kann, zieht er es vor,
nichts mit dem Teilnehmerfeld zu tun zu haben (P 1). So verbirgt seine
Gleichgültigkeit die darunter liegende Sorge, Bedauern oder selbst Verzweiflung, nicht mehr so leistungsfähig zu sein.

„Nein, ich bin nicht dumm", kommentierte ein an Schlaflosigkeit leidender *Arsenicum*-Patient, dessen Geschäfte schlecht gingen, und der –
törichterweise, wie er selbst wusste – am liebsten alles hinwerfen
würde, so gleichgültig war ihm alles geworden. „Aber meine Arbeit ist
bedeutungslos geworden. Ich fühle mich, als wäre ich in die zweite Liga
abgestiegen, nachdem ich in der ersten gespielt habe. Da ziehe ich es
vor, ganz auszusteigen."

Die Gleichgültigkeit von *Arsenicum* seiner Arbeit gegenüber ist so ein
verquerer Ausdruck des starken Leistungswillens dieses Typs sowie seines Glaubens an seine eigenen Fähigkeiten und Klarheit – und auch seiner Ablehnung von Mittelmaß und seines unablässigen Strebens nach
Perfektion. In geschäftlichen Angelegenheiten besitzt er, wie auch auf
anderen Gebieten, das Fordernde eines Künstlers und die Neigung des
Künstlers, in Gleichgültigkeit oder Verzweiflung zu verfallen, wenn er
seine selbst auferlegten Ziele nicht erreichen kann.

Kommen wir schließlich zur Gleichgültigkeit von *Natrium muriaticum,*
die, wie der ganze Typus, von allen das verwickeltste Bild bietet.

Arbeit ist, *unter anderem,* für ihn ein Refugium für seine Gedanken
und lenkt ihn von unangenehmen Erinnerungen ab. Wie *Arsenicum* ist
er stets bereit, sich mit anderen Sterblichen in den Weinbergen zu plagen. Gleichgültigkeit gegen Arbeit nimmt ihm daher (wie Gleichgültigkeit gegen Vergnügen) einen Fluchtweg aus seiner tief verwurzelten
trostlosen Weltsicht oder seinen verzehrenden Zwangsvorstellungen.

Häufig verletzt ihn das, was er liebt (der Schwimmchampion entwickelt eine Chlorallergie, der begabte Tennisspieler reagiert empfindlich
auf Sonnenhitze, der vielversprechende Maler bekommt eine Allergie

gegen Terpentin, die Finger eines Musikers schwitzen so profus und schälen sich, dass er nicht länger auftreten kann, und so weiter, ad infinitum), und *Natrium muriaticum* reagiert darauf, indem er seinem früheren Beruf gegenüber gleichgültig wird.[*] Diese recht natürliche Reaktion wird jedoch idiosynkratisch durch die Beharrlichkeit und Gründlichkeit, mit der er sie verfolgt. Er kultiviert seine Gleichgültigkeit geradezu wie eine Mission. Zumindest ist sie ein komplexer, angeeigneter Geisteszustand und wird sorgfältig gepflegt, um den Schmerz der Enttäuschung zu verbergen, vergebliche Sehnsucht zu unterdrücken und den Schmerz der Erinnerung an Glück oder vergangene Erfüllung auszulöschen.

Sinnbildlich stellte diesen Typus eine allein stehende Frau fortgeschrittenen Alters dar, eine Romanschriftstellerin, die wegen einer Reihe von Beschwerden, einschließlich Kopfschmerzen, Zucken der Augenlider, Jucken der Kopfhaut und Interesselosigkeit an ihrem früher so geliebten Beruf homöopathische Hilfe suchte. Auf der Suche nach ihrem Heilmittel ermutigte sie der Arzt, über ihren interessanten Beruf zu sprechen. „Ich habe mein Schreiben stets als langen und schmerzlichen Übergang von Besessenheit zu heilsamer Gleichgültigkeit gesehen", erklärte sie, „so dass ich, wenn ich ein Werk fertiggestellt habe und mich in letzterem Zustand befinde, natürlich zögere, mich wieder auf diesen schmerzlichen Weg in das Reich der aufwühlenden Emotionen zu begeben. Aber ich kann diese Phase nicht umgehen.[**] Am liebsten würde ich friedlich in meiner heilsamen Gleichgültigkeit verbleiben, aber ich bin nicht verheiratet und habe kein anderes Einkommen, sondern muss von meinem Schreiben leben. Am liebsten hätte ich ein Mittel gegen die gegenwärtige unproduktive Gleichgültigkeit, ohne meine schützende aufgeben zu müssen."

Der Arzt wog diesen anspruchsvollen Auftrag hin und her, bis er verstand, wie gut er zu der Auffassung von *Natrium muriaticum* passte,

---

[*] Die Gleichgültigkeit von *Natrium muriaticum* gegen das, was er am meisten liebt, d. h. seiner Berufung oder seinem Lebensinhalt, unterscheidet sich qualitativ von der „Gleichgültigkeit gegen Musik, die er liebt" von *Carbo vegetabilis*. Letztere ist vor allem eine gleichgültige Reaktion auf eine angenehme Beschäftigung.

[**] In der Literatur ist es eine Binsenweisheit, dass man überzeugend nur über Gefühle schreiben kann, die man selbst erfahren hat. Im Gegensatz zu Handlung, Ereignissen oder Dialogen können Gefühle nicht erfunden werden.

künstlerisches Schaffen als „schmerzlichen" Übergang zwischen Besessenheit und befreiender Losgelöstheit zu betrachten – statt als Quelle der Freude (*Phosphor*), als Prozess der Selbsterforschung (*Sulfur*), intellektuelle Herausforderung (*Lycopodium*), beinahe religiöse Ekstase (*Lachesis*) oder was auch immer.

Die Wahl des Mittels wurde durch zwei körperliche Symptome bestätigt: Zucken („Zittern" – Kent) des rechten oberen Augenlids, und ihr „arges Jücken auf dem Kopfe" (Hahnemann), und vor allem dadurch, dass der Arzt sich daran erinnerte, dass trotz des erklärten Stolzes der Patientin auf ihre Unabhängigkeit und Selbstgenügsamkeit, all ihre Schriften Liebesromane waren, in denen die Protagonisten nach schrecklichen Schicksalsprüfungen und Wechselfällen des Lebens schließlich zueinander fanden und „von nun an stets glücklich miteinander waren".

Durch ihr Schreiben bearbeitete diese Schriftstellerin die Realität ihres oft so einsamen Lebens, um in einen Zustand schützender Gleichgültigkeit zu gelangen. Die wiederholte künstlerische Wiederbelebung einer Wirklichkeit, der sie gleichgültig gegenüberzustehen behauptete – diese Sublimation ihrer Emotionen – passte vollkommen zu *Natrium muriaticum*.

Nicht vergessen werden dürfen übrigens diejenigen, die *gleichgültig gegen Kritik an ihrer Arbeit* zu sein vorgeben – sie in der Tat scheinbar willkommen heißen – in Wahrheit aber gelobt werden wollen.

Arsenicum und *Lycopodium* täuschen eine solche Gleichgültigkeit vor, kommen ihren Kritikern aber zuvor, indem sie die Kritik zuerst aussprechen und so andere dazu bringen, zu protestieren und ihre Arbeit zu verteidigen.

Natrium muriaticum und *Calcium carbonicum* akzeptieren Kritik zunächst mit scheinbarer Gleichgültigkeit, fangen dann aber an, sich selbst zu verteidigen. Sie nehmen sich die Kritik allzu sehr zu Herzen und sind jahrelang, wenn nicht für immer, nachtragend.

An *Phosphor* prallt, obwohl er ängstlich bemüht ist zu gefallen und gerne gelobt wird, Kritik häufig wirkungslos ab. Er versucht zwar, seinen Kritikern entgegenzukommen, verfährt jedoch letztlich auf seine eigene, ungebundene Art und Weise (P 1). Und *Acidum phosphoricum*, das von dem verwandten und farbigeren *Phosphor* so häufig überschattet wird, kann in diesen (wie auch in vielen anderen) Situationen eine ähnliche Haltung aufweisen.

Ein Patient, der wegen seiner Harnbeschwerden (milchigem Urin mit ständigem Drang) immer wieder *Acidum phosphoricum* als Konstitutionsmittel benötigte, war ein Schriftsteller, der seine Abhandlungen mit Vorliebe an Freunde zur Beurteilung verschickte. Da seine Art sich auszudrücken aber recht eigenartig war, kamen die Manuskripte voller rotgeschriebener Anmerkungen zurück. Seine Freunde wunderten sich über seine sanguinische Haltung ob dieser Tatsache und über seine gut gelaunten Versuche, seinen Stil den Empfehlungen seiner Kritiker anzupassen. Eines Tages rief er jedoch in einem Anfall von Wut aus: „Wenn ich meine Prosa zur Stellungnahme verschicke, wünsche ich mir eigentlich positive Rückmeldung wegen meiner Ideen, keine Kritik an meinem Stil. Die Regeln der Grammatik und der Interpunktion sind für Ausländer und Ungebildete da, aber nicht für mich. Englisch ist *meine* Sprache, und ich werde sie so gebrauchen, wie es mir gefällt."

Gleichgültigkeit gegen Bildung ist eine Variante der Gleichgültigkeit gegen Arbeit; auch hier gehört der allgegenwärtige *Sulfur* zu den führenden Mitteln – und zeigt damit einmal mehr ein charakteristisches Merkmal, das im genauen Gegensatz zu seiner gewöhnlichen Vorliebe für Studium und Bildung steht.

Wir erinnern uns, dass *Sulfur*, der typische Gelehrte, Pädagoge, Philosoph (der echte und der falsche) und Wahrheitssuchende, gerne Fakten und Informationen anhäuft. Er kann eine gefesselte Zuhörerschaft stundenlang ergötzen, sei es mit einer eloquenten Erörterung über die anatomischen Strukturen der 650 Unterarten der Stechfliege, oder detailliert und erschöpfend die indischen oder chinesischen Wurzeln von Worten wie „Polo" oder „Tee" erläutern; er kann aber auch genauso das Lernen verachten und seinem Wert oder seiner Bedeutung vollkommen gleichgültig gegenüberstehen (P 1).

Dies ist ein Grund, weshalb *Sulfur* so häufig das Simillimum für den früher so neugierigen und intellektuell aufgeweckten Heranwachsenden ist, der nun rebelliert und entschieden gleichgültig seinen Studien gegenüber geworden ist.

Calcium carbonicum zeigt eine ähnliche Gleichgültigkeit, ohne jedoch die Geringschätzung von *Sulfur* aufzuweisen. Er hat einfach „keine Lust" sein Studium fortzusetzen – ein Symptom, auf das die Kent-Rubrik „Gleichgültigkeit gegen wichtige Dinge" passt (wo *Calcium carbonicum* eines von nur zwei aufgeführten Mitteln ist). Dieser Charakterzug spiegelt häufig die angeborene Trägheit und den Mangel an Ehrgeiz von *Calcium carbonicum* wider (P 1).

Ein intelligenter Oberschüler, der sein Wissen als ausreichend betrachtete, um ohne weitere Bildung im Leben zu bestehen, benutzte seine chronischen Katarrhe und Nebenhöhlenbeschwerden als Ausrede, um von der Schule abzugehen. Seine Entscheidung war weder auf Rastlosigkeit oder Unfähigkeit sich zu konzentrieren, noch auf körperliche Schwäche oder Erschöpfung zurückzuführen, sondern vor allem auf Apathie: Nichts, was die Oberschule ihm bis dahin geboten hatte, hatte ihn wirklich befriedigt.

All seine körperlichen Symptome passten auf *Calcium carbonicum* und wurden durch dieses Mittel auch zum großen Teil gebessert, sein Mangel an Motivation blieb jedoch unberührt. Bekanntermaßen ist das Denken eines hartnäckigen *Calcium-carbonicum-M*enschen schwer zu verändern, wenn körperliches Wachstum und Entwicklung einmal beendet ist. Wäre das Mittel früher, in den Entwicklungsjahren, verordnet worden, hätte das Ergebnis vermutlich anders ausgesehen.

Die Gleichgültigkeit gegen Bildung von *Lachesis* hat dagegen etwas Rebellisches an sich und spiegelt häufig ein darunter liegendes, heftiges Gefühl wider. Ein Beispiel hierfür war der Sechzehnjährige, der wegen seiner Neigung zum Schuleschwänzen behandelt wurde; obwohl er ungewöhnlich intelligent war, versäumte er seinen Unterricht und zeigte einen vollkommen Mangel an Verantwortung. Er war nicht anti-intellektuell, weigerte sich aber zu lernen und vergeudete seine Zeit und die von anderen, indem er den Klassenkasper spielte (vgl. auch *Graphites*). Seine scharfe Zunge und oft geäußerte Ansicht, ein Collegeabschluss sei vollkommen bedeutungslos (er verspottete ihn, um seine Gleichgültigkeit zu rechtfertigen), waren typisch für *Lachesis*.

Körperlich war er gesund und ohne Symptome, aber er war noch in anderer Hinsicht *Lachesis* und besaß die hellen, blitzschnellen Augen, wie auch die misstrauische Natur dieses Typs. „Ich will nicht, dass sie mir Schlangengift oder so was geben", protestierte er, noch bevor sich der Arzt zu einem Mittel entschlossen hatte. Und nachdem die Medizin unter die Zunge appliziert worden war, versuchte er prompt, die sich (glücklicherweise!) schnell auflösenden Körnchen auszuspucken.

Mehrere darauf folgende Wochen lang gab es kein Anzeichen, dass er seine Abschlussarbeiten einreichen oder sich seine Haltung verändern würde. Eines Morgens erwachte er jedoch und beschloss, seine rebellischen Neigungen aufzugeben und sich seinen Büchern zuzuwenden. „Ich weiß auch nicht, weshalb ich diese Entscheidung getroffen habe", sagte er. „Es war, wie sich plötzlich zu entscheiden, mit dem Rauchen aufzuhören."

Dies war seine einzige Erklärung zu der subtilen Einwirkung von *Lachesis* auf seine Psyche.

Der Patient, der *Acidum phosphoricum* braucht, wird meist aufgrund äußerer Faktoren gleichgültig gegen seine Studien: Schwierigkeiten in Beziehungen, Erschöpfung durch Stress, Überarbeitung oder eine vorangegangene Erkrankung. Es ist nicht ein Mangel an Interesse an sich, keine prinzipielle Haltung, kein ideologischer Protest, noch ist diese Form der Gleichgültigkeit dem Typus angeboren. Er hat einfach nicht die emotionale Kraft, seine Studien fortzusetzen („geistige Schwäche" – Kent).

Typisch hierfür war die junge Frau, die sich auf der Universität wohlfühlte, nach einer Reihe von Influenza-Erkrankungen aber nicht mehr in der Lage war, ihre Studien wieder aufzunehmen. „Ich leide an Gedächtnisschwäche und mangelnder Vorstellungskraft", beharrte sie. „Jeder strukturierte Denkvorgang macht mich schwindeln." Dies war eine nahezu exakte Wiedergabe von Hahnemanns „Geistes Schwäche... beim Nachdenken wards ihm schwindelicht... träger, stumpfer, schwungloser Geist, ohne Phantasie... kann die Gedanken nicht in gehörige Verbindung bringen"; der Arzt merkte dies jedoch erst nach einer gewissen Zeit.

Inzwischen waren *Gelsemium, Psorinum, Carbo vegetabilis* und *Phosphor* verschrieben worden, ohne Ergebnis. Ein auffallendes und damit führendes Symptom war, dass sie trotz ihrer Schwäche ausgesprochen gesund aussah. *Acidum phosphoricum* passt, wie *Phosphor,* auf dieses

Charakteristikum („Sieht nicht wirklich krank aus" – Hahnemann), und war dann auch das Mittel, das sie schließlich in die Lage versetzte, ihr Studium fortzusetzen.

Gleichgültigkeit gegen gesellschaftliche Konventionen und Gepflogenheiten

Gleichgültigkeit gegen gesellschaftliche Konventionen und Gepflogenheiten ist eine schwer fassbare Eigenschaft, da sie eine Kampfansage an die unausgesprochenen Grundannahmen und grundlegenden Werte von Kultur und Gesellschaft ist.

Offene Gleichgültigkeit gegen die vorherrschenden Verhaltensnormen ist bei jungen Menschen der verschiedensten Konstitutionstypen nicht selten. Bleibt diese Haltung jedoch bis in das Erwachsenenalter hinein bestehen und legt der Patient ein chronisch unkonventionelles Verhalten an den Tag, so lässt das an bestimmte Arzneimittelbilder denken.[*]

Der *Acidum-phosphoricum*-Mensch, der sich merkwürdig verhält, ist meist Opfer eines emotionalen Traumas. Er ist ruhig und zurückhaltend, recht höflich und sogar scheinbar aufmerksam und rücksichtsvoll, in Wahrheit ist er jedoch abgelenkt und seine Gedanken sind woanders. Er schenkt dem, was andere meinen, keine Beachtung, da er durch seine eigenen Belange in Anspruch genommen ist. Die Durchschnittsprobleme, die andere beschäftigen, lassen ihn unberührt. Er schließt sich ab von denen, die nicht das gleiche Trauma durchlebt haben und wird gleichgültig gegen konventionelle Werte.

Ruthie Stone, die empfindsame und tief verletzte junge Protagonistin des Buches *Housekeeping* von Marilynne Robinson, die unter den „chronischen Folgen von Schreck" (Hering) nach dem Selbstmord ihrer Mutter leidet, ist ein literarisches Beispiel für diesen Typ. Indem sie das exzentrische Verhalten und die Manieriertheiten ihrer sich stets auf Rei-

---

[*] Gleichgültigkeit gegen Konventionen und gesellschaftliche Umgangsformen muss jedoch von Gleichgültigkeit gegen moralische Werte unterschieden werden. Kriminelles oder soziopathisches Verhalten ist ein ganz anderes Thema und geht über Gegenstand und Absicht dieses Kapitels hinaus.

sen befindlichen Tante annimmt, begibt sie sich auf eine andere Ebene, auf der sie sich, auch wenn ihr dies bewusst ist, nicht länger an gesellschaftliche Konventionen gebunden fühlt.

Bei *Natrium muriaticum* ist es etwas anders. Er sucht wiederholt erfolglos nach Akzeptanz für seine von Natur aus eigenartige Persönlichkeit; dann versucht er, und scheitert wieder, seinen Charakter an die Erwartungen anderer anzupassen; schließlich beschließt er – oder ist gezwungen – den Kampf aufzugeben und fügt sich in seine merkwürdige Art und in die wachsende Entfremdung von der Gesellschaft, manchmal auch von ihrer Familie.

So bleibt *Natrium muriaticum,* wie ernsthaft seine Bemühungen um Anpassung an die herrschende Norm auch sein mögen, und trotz des Einflusses, den seine Altersgenossen oder die Gesellschaft auf ihn ausüben, letztlich doch seinem charakteristischen Wesen hartnäckig treu. Und wenn er einmal zu seiner trotzigen Haltung gefunden hat, nimmt er schnell eine selbstgerechte Überheblichkeit an und wird zunehmend gleichgültig gegenüber gewöhnlichen Konventionen und Gepflogenheiten. Das typische *Natrium-muriaticum*-Symptom „gleichgültig in Gesellschaft" (Kent) ist auch nicht einfach bloße Abneigung, seinen Schutzpanzer ein Stück aufzumachen und sich mit seiner Verletzbarkeit fremden Menschen zu zeigen, noch ist es mangelnder Wille, Teil einer Gruppe zu sein, die er nicht dominieren kann. Es ist einfach so, dass er unter diesen Umständen absolut nichts zu sagen hat.

Mit nahen Freunden und besonders im vertrauten Gespräch, wo alle Beteiligten ehrlich und ernsthaft reden, kann er der lebhafteste aller Gesprächspartner sein. Aber in einer größeren Gruppe reagiert er, ob zu Recht oder zu Unrecht, empfindlich auf die Inhaltslosigkeit der Unterhaltung und die Unwahrheit, die sich in den Gruppenprozessen zeigen. Er ist der Meinung, dass subtile Ideen auf diese Weise allzu sehr simplifiziert werden, dass Emotionen, wenn sie einmal verbalisiert sind, falsch werden, dass feine Gefühle zu rohen, und tiefe zu oberflächlichen oder egoistischen werden, und dass alles Bedeutsame jämmerlich verdreht und verrenkt wird.

Seine Gleichgültigkeit in Gesellschaft ist jedoch weit von Unverantwortlichkeit der Gesellschaft gegenüber entfernt. Seine scheinbare Teilnahmslosigkeit verdeckt eine starke Leidenschaft für die Menschheit im Allgemeinen – gelegentlich sogar Besessenheit von der Idee sozialer Ungerechtigkeit und Ungleichheit. Er sucht Anerkennung für seine vornehme Haltung und Rechtschaffenheit (die er aufgrund seines unkonventionellen Gebarens nur schwer erhält) und reagiert dabei, auch wenn er ihr selbst entfremdet ist, doch stets empfindlich auf die soziale Ordnung und ist bestrebt, die Welt auf den „rechten Weg" zu führen. Er streckt seine Hand aus, um zu helfen, und wenn er nicht helfen kann, wendet er sich in seiner Ernüchterung vielleicht mutlos, aber niemals gleichgültig vom Leidenden ab.

Auch *Lachesis* benutzt verdrehtes oder sprunghaftes Verhalten als Ventil, wenn er sich den akzeptierten Normen nicht anpassen kann. Auch wenn er wiederholt versichert, er liebe das Leben und habe viel Freude daran, lässt seine Vorgeschichte häufig lange „Pechsträhnen", eine Reihe von Missgeschicken erkennen, die nahe legen, dass er auf subtile Art und Weise Niederlagen erfahren haben muss, die ihn den vorherrschenden gesellschaftlichen Regeln gleichgültig gegenüber stehen lassen.

Er lässt sich von diesen Härten nicht unterkriegen, sondern wird dadurch eher in einen höheren Energiezustand gebracht, einen manischen Gefühlstaumel, in dem das Empfinden für die Stigmatisierung, die Exzentrizität mit sich bringt, abnimmt.

Eine solche Patientin war die Frau, die ein herrlich „auffallenderes, sonderliches, ungewöhnliches und eigenheitliches" Symptom aufwies: tägliches Anschwellen der linken Brust sowie der linken Seite des Thorax und des linken Oberarms. Das Herz selbst fühlte sich geschwollen an, wie sie beharrte, und sie pflegte häufig nachts mit einem Gefühl der Atembeklemmung aufzuwachen, als ob ein pelziges Tier sich genau unter ihrem Kinn an ihre Brust anschmiegte.* *Lachesis* half ihr ausgezeichnet („Herz, wie geschwollen" – Boger), nachdem die Allopathie nicht in der Lage gewesen war, ihr auf irgendeine Weise hilfreich zu sein oder auch nur eine Diagnose zu stellen.

---

* Zum Glück war das pelzige Tier gutartig – ein „freundliches Kätzchen", wie die Patientin berichtete. In zwei anderen Fällen, die die Autorin kennt (beide *Lachesis*) waren die pelzigen Wesen auf der Brust oder auf dem Hals bösartig, und der Patient fühlte sich so bedroht, dass er mit ihnen kämpfen musste.

Ebenso „auffallend, sonderlich, ungewöhnlich und eigenheitlich" waren die Wirkungen auf ihre Psyche. Eines Tages rief sie voller leidenschaftlicher Dankbarkeit dem Arzt gegenüber, der – wie sie fühlte – ihre geistige Gesundheit gerettet hatte, aus: „Ich bin Ihnen so dankbar für alles, was Sie getan haben, dass ich für Sie sterben möchte!"

„Bitte nicht", protestierte der Arzt, „dies würde unsere ganze Arbeit zunichte machen!"

„In Ordnung", antwortete sie, nur leicht irritiert durch die prompte Zurückweisung ihres dargebotenen Opfers, „dann backe ich Ihnen statt dessen einen Heidelbeerkuchen."

Der Arzt nahm letztere Alternative dankbar an.

Eine andere weibliche Patientin mit einer lange bestehenden linksseitigen Gesichtsneuralgie, die merkte, dass man sie für sonderbar hielt, diesem aber gleichgültig gegenüberstand, erklärte unaufgefordert: „Was kümmern mich Konvention und gesellschaftliche Gepflogenheiten? Vierzig Jahre lang war ich eine gesetzestreue Bürgerin, die jeden Sonntag in die Kirche ging, aber das Leben hat mir so deutlich gezeigt, dass keine *gute* Tat unbestraft bleibt; all meine Bemühungen um Anpassung an akzeptierte Verhaltensweisen haben mich nur umso mehr in Schwierigkeiten gebracht. Nun handle ich, wie es mir gefällt, in völliger Gleichgültigkeit gegen die öffentliche Meinung."

Der Arzt spürte die Wahrheit ihrer Beobachtungen. In der Tat konnte er, als Homöopath am Rande des von der Medizin Akzeptierten, sogar mit ihnen sympathisieren. Ihre arrogante Missachtung der gesellschaftlichen Normen forderte jedoch Tribut. Durch ihr willkürliches und sprunghaftes Handeln setzte sie sich ins Abseits und bezahlte den Preis in Form von Isolation und Entfremdung. Mit der Zeit wird es dann immer schwieriger, zur „Normalität" zurückzukehren.

Die Gleichgültigkeit von *Sulfur* gegen soziale Erwartungen hat ihre Wurzeln in der *Weigerung,* sich beeinflussen oder ändern zu lassen, Kompromisse selbst bezüglich eines Jotas seiner Haltung oder Überzeugung zu schließen. Dies bedeutet nicht unbedingt einen Mangel an sozialem Bewusstsein oder eine Haltung, die andere ausnützen möchte. Sulfur hegt nur einfach die Überzeugung „Was gut ist für mich, ist gut für die ganze Welt!", und erwartet, dass die ganze Welt dies anerkennt – und sich dementsprechend verhält. *Lycopodium* kann ähnlich egozentrisch sein, ist aber selten so gleichgültig gegen die Erwartungen, die an ihn gestellt werden, und respektiert soziale Erwartungen.

Alle Konstitutionstypen, die gleichgültig gegen ihre äußere Erscheinung und gesellschaftliche Konventionen sind, können zu moralischer Überheblichkeit neigen. Wenn sie einmal das berauschende Gefühl, von sozialen Einengungen und Grenzen befreit zu sein, erfahren haben und sich über weltliche Belange und die Trivialitäten des gewöhnlichen Lebens erhoben haben, neigen sie dazu, jede andere Verhaltensweise gering zu schätzen.

Eine spezifische Form der Gleichgültigkeit gegen die Meinung anderer ist „Gleichgültigkeit gegen die eigene Erscheinung" (Kent).

Der Rebell hat immer schon seinen Konflikt mit der Gesellschaft dadurch kundgetan, indem er seine Kleidung und Erscheinung vernachlässigt hat. *Sulfur* ist das einzige Mittel, das unter dieser Rubrik bei Kent aufgeführt ist, einige andere könnten jedoch gleichfalls benannt werden.

Die Missachtung der äußeren Erscheinung bei *Sulfur* gründet, wie seine Gleichgültigkeit gegen Vergnügen, häufig in der prinzipiellen Kampfansage gegen „dekadente bürgerliche Werte". Wenn er seine Haare schneiden oder sich elegant anziehen würde, harmonierte seine Erscheinung nicht mit seinen hochgesinnten Prinzipien und stünde sein Äußeres nicht in Einklang mit seinem inneren Selbst. *Sulfur* weigert sich, bei einem so groben Betrug mitzumachen.

Völlig in Anspruch genommen von seinen Gedanken, vergisst er seine Umgebung – die (in seinen Augen) trügerischen, oberflächlichen weltlichen Dinge (das Mittel ist, wie wir uns erinnern, auch bei Kent unter der Rubrik „Gleichgültigkeit gegen äußere Dinge" aufgeführt) – daher können seine nicht zueinander passenden Socken oder fehlenden Hemdenknöpfe, wie auch seine ungekämmte, ungepflegte Erscheinung Zeichen für geistige Abwesenheit sein. Selbst der *Sulfur*-Dandy verrät seinen Konstitutionstyp durch eine Gleichgültigkeit gegen Details seiner Kleidung, die den Gesamteindruck untergräbt. Sein Hemdzipfel schaut unter seiner todschicken Jacke hervor; seine teuren und blank polierten Schuhe haben Löcher in den Sohlen usw.

Sein Verhalten spricht gleichzeitig auch von Missachtung anderer. *Er braucht nicht auf sich zu achten. Ihn* stört sein eigener Körpergeruch nicht. Weshalb sollte er sich dann um Reinlichkeit und Sauberkeit scheren? *Sulfur* gibt auch nicht gerne etwas von sich selbst her (z. B. Haare, Kleider [P 1]), und das Ganze wird noch durch einen unterschwelligen Hang zum Geiz verschlimmert. Baden verbraucht Seife und heißes Wasser; Rasieren verbraucht Rasierklingen (die er nur ungern ausrangiert) und Elektrizität (für die er bezahlen muss); das Waschen der Kleider nutzt sie vorzeitig ab usw. Ein solcher *Sulfur*-Ehemann betrachtete jeden Versuch seiner Frau, seine schmutzigen Kleider zur Wäsche zu tun, als Anschlag auf seine Würde. Wenn sie sie nachts im Schutze der Dunkelheit verschwinden ließ, pflegte er aufzuwachen und in gespielter Verzweiflung, gemischt mit echter Irritation, auszurufen: „Warum nimmst du meine Kleider weg, bevor sie wirklich schmutzig sind? Das ist, als würde man mich begraben, bevor ich wirklich tot wäre."

Manchmal zeigt der *Sulfur-Mann,* der einem Landstreicher ähnelt, oder die Frau, die wie eine Pennerin aussieht, peinliche Sorgfalt auf irgendeinem bestimmten Gebiet („rotierende Vernachlässigung", wie sich ein Patient einmal ausdrückte; obwohl vielleicht „rotierende Sorgfalt" noch genauer wäre). Sich um ihr Aussehen zu kümmern, so argumentieren sie, würde sie nur von ihrer wahren Lebensaufgabe ablenken.

Wenn *Calcium carbonicum* seiner persönlichen Erscheinung keine Aufmerksamkeit widmet, so ist dies, wie immer, vor allem Ausdruck seiner angeborenen Trägheit. Jedenfalls zieht er generell Komfort dem guten Aussehen vor, d. h. weite, sackartige Kleidung – Hosenträger statt Gürtel beim Mann (er kann keinen Druck auf Taille oder Bauch ertragen), Socken statt Strumpfhosen bei der Frau (die ebenfalls Einengung um Hüfte und Schenkel nicht toleriert), Schlappen, formlose Hüte und so weiter.

Außerdem hat er Schwierigkeiten, sich an die Arbeit zu machen, besonders wenn er zu Hause arbeitet, und wird leicht abgelenkt durch unwichtige, nebensächliche Dinge. Schon alleine seine Kleider morgens anzuziehen kann für den Rest des Tages jede Konzentration unmöglich machen. Daher findet man ihn gerne – zu jeder Tages- und Nachtzeit – im Bademantel oder Pyjama bei der Arbeit. Fragt man ihn weshalb, wird er so berühmte Schriftsteller wie Samuel Johnson, Puschkin oder Balzac zitieren, die (wie er behauptet) auch nur im Morgenrock schreiben konnten.

Die fehlende Aufmerksamkeit für Äußeres erstreckt sich auch auf das Zuhause. Weder *Sulfur* noch *Calcium carbonicum* räumen hinter sich her. Der Schreibtisch ist bedeckt mit Ringen, die unzählige Tassen und Gläser hinterlassen haben; die Tassen selbst sind voller Tinte, die Gläser bedeckt mit Fettflecken. Ein Teller vom Abendessen von der letzten Woche, der einen verschrumpelten und nicht mehr zu identifizierenden Happen beherbergt, dient als Briefbeschwerer oder thront auf einem Stapel Bücher. Schmutziges Geschirr stapelt sich in der Spüle und Zeitungsstapel, Einkaufstüten, leere Flaschen und ähnliches verunzieren die Räumlichkeiten.

Bei *Sulfur* spiegelt dies dessen „Sammler"mentalität wider, bei *Calcium carbonicum* lässt sich das Hängen an unnützen Dingen dagegen häufig auf Unsicherheit zurückführen. Nachdem er schon so viel in seinem Leben verloren hat, weigert er sich nun, auch nur irgendetwas herzugeben.

Natürlich wird die *Calcium-carbonicum*-Frau aufräumen, wenn Gäste kommen; aus Schuldgefühlen oder auch Stolz auf ihr Zuhause wird sie, wenn sie von ihrem Kommen vorgewarnt wird, hektisch umherhasten, um ihr Haus in einen vorzeigbaren Zustand zu bringen. Wenn die Gäste dann aber nicht auftauchen, wird sie ärgerlich brummen: „Was für eine Verschwendung! Wie ein Idiot habe ich mein Haus für nichts und wieder nichts geputzt!"

Auch *Natrium muriaticum* ist Kleidung manchmal gleichgültig. Seltsamerweise weiß sie um ihre Erscheinung ziemlich genau Bescheid, ist aber, wie in so vielem anderen, auch in dieser Hinsicht reichlich verquer. Wenn sie, aus Gründen wie Größe, Figur oder Teint ihre eigenen, häufig eigenartigen Maßstäbe nach Eleganz der Kleidung nicht erfüllen kann, verfällt sie in das andere Extrem und zieht an, was immer sie zur Hand hat. Oder sie verachtet das Schwelgen in solchen Nichtigkeiten, wo doch so viele existenzielle Probleme zu lösen bleiben. Ihr unordentliches Haar, die altmodische Kleidung und ihr vernachlässigtes Zuhause sind daher bewusster Ausdruck ihres Protests. Wie *Sulfur* glaubt sie, dass die äußere Erscheinung getreulich das innere Sein spiegeln sollte, daher meint sie, dass elegante Kleidung oder Frisur einem Menschen, der sich um den beklagenswerten Zustand der Welt so sehr sorgt, schlecht ansteht.

Auch anderen Konstitutionstypen kann ihr Aussehen oder das ihres Hauses gleichgültig sein, es handelt sich jedoch hier um eine vorübergehende Abweichung, die im Gefolge einer Krankheit, eines Schocks oder emotionalen Traumas auftreten kann. Sie ist weder so chronisch und lang anhaltend wie die Gleichgültigkeit von *Sulfur* oder *Calcium carbonicum* und auch nicht so prinzipiell und konsequent wie die von *Natrium muriaticum*. Der unordentliche Zustand seiner Kleidung spiegelt auch nicht unbedingt den seelischen Aufruhr, die innere Unruhe oder die gestörte und chaotische Psyche von *Lachesis* wider.

Gleichgültigkeit gegen Zuneigung und Liebe

Befassen wir uns abschließend mit Gleichgültigkeit gegen Zuneigung und Liebe („Gleichgültigkeit gegen geliebte Personen" – Kent), die vielleicht häufigste Form dieses seelischen Zustandes.

Beziehungen zu anderen Menschen und Erwartungen an sie bringen unweigerlich auch Schmerzen und Enttäuschungen mit sich. Jeder von uns pflegt einen gewissen Grad an Gleichgültigkeit, der wie ein Graben um eine Festung die seelischen Erschütterungen durch Verlust und Enttäuschung abwehrt; und eines der wichtigsten Mittel für Patienten, die, um sich selbst zu schützen, jeden Zugang zu tieferen emotionalen Bindungen verbauen wollen, ist *Acidum phosphoricum*.

Eine Frau mittleren Alters, die wegen arthritischer Schmerzen und Besorgnis erregendem Haarausfall in Behandlung war (ihr Haar fiel in Büscheln aus – ein Schlüsselsymptom für *Acidum phosphoricum),* hatte eine lange, nervenzehrende Ehe hinter sich und war von ihren beiden unlenksamen Adoptivkindern (die jetzt erwachsen waren) schwer enttäuscht worden. Nachdem sie die mangelnde Stabilität menschlicher Zuneigung erfahren und jede Hoffnung aufgegeben hatte, Befriedigung in einer engen Beziehung zu erfahren, war sie Familie und Freunden gegenüber gleichgültig geworden und hatte sie verlassen, um alleine zu leben.

Auf die Frage, ob sie sich einsam fühle, antwortete sie: „Zuerst schon, aber dann gewöhnt man sich daran und denkt nicht mehr an das Alleinsein. Zumindest fühlt man sich nicht zerrissen von Schmerz, Zweifel und falschen Erwartungen. Schließlich schert man sich nicht mehr um die, die einen verletzt haben, und mit der Zeit fällt es schwer, sich das eigene Leben anders als einsam und allein stehend vorzustellen. Ich akzeptiere dies nun als natürliche Lebensform und wünsche mir nichts anderes."

Acidum phosphoricum zeigt so nur wenig Sympathie für Tennysons Satz: „Es ist besser, geliebt und verloren, als niemals geliebt zu haben."[*] Er glaubt, es sei besser, nie geliebt als so gelitten zu haben, wie er gelitten hat. Im Gegensatz zu der ausgeprägten Romantik von *Phosphor, Tuberculinum* oder *Ignatia,* die ihren Seelenfrieden für Momente der Ekstase opfern und darauf bestehen, dass sie trotz Schmerz und Kummer, die sie durchgemacht haben, diese bestimmte Liebe nicht hätten missen wollen, bevorzugt *Acidum phosphoricum* eine *wohltuende* Gleichgültigkeit.

Eine andere Patientin, die diese für *Acidum phosphoricum* typische Gleichgültigkeit für Gefühle aufwies und seit fünfzehn Jahren immer wieder an einem schwächenden Husten litt, wurde über Nacht von einer Gabe dieses Mittels geheilt. Ihr Leiden hatte nach einer gescheiterten Liebesbeziehung begonnen. Seither war sie gegen romantische Neigungen gleichgültig geworden – sie hatte diese Seite ihres Gefühlslebens einfach abgeschnitten, wie es schien, und sie in eine der hintersten Ecken ihrer Seele verbannt. Der Arzt wollte auf diesen lange bestehenden emotionalen Zustand einwirken, daher verschrieb er *Acidum phosphoricum* in der 10 M. Dies beseitigte den Husten, die Patientin verließ jedoch kurz danach die Stadt, so dass über die nachfolgende emotionale Entwicklung nichts bekannt ist.

Die emotionale Gleichgültigkeit von *Ignatia* ist weniger anhaltend als die von *Acidum phosphoricum;* meist fängt der Patient bei der ersten Gelegenheit wieder an zu reagieren und Gefühle zu zeigen (P 1). Manchmal ist es jedoch schwierig, zwischen beiden zu unterscheiden; die Wahl

---

[*] Alfred Tennyson, engl. Dichter, 1809–1892. (Anm. d. Übers.)

kann dann von den begleitenden körperlichen Symptomen, den allgemeinen Modalitäten, oder, wenn der Arzt Glück hat, von einem „auffallenderen, sonderlichen, ungewöhnlichen und eigenheitlichen" Zeichen abhängen. Die folgenden beiden Tierbeispiele sollen dies illustrieren.

Beim ersten Beispiel handelt es sich um eine kurzhaarige, schwarze Promenadenmischung, die einer Kreuzung zwischen einem Labrador und einem übergroßen Chihuahua glich (wenn man sich eine so unbeholfene Mischung überhaupt vorstellen kann), mit einer Schnauze wie ein Schweinsrüssel und einem nach oben zeigenden buschigen, eichhörnchenähnlichen Schwanz. Am auffälligsten war jedoch ihre Persönlichkeit. Die Hündin lief frei herum in ihrer halb ländlichen Umgebung und zeigte dabei die unablässige, ziellose Energie und planlosen Bewegungen einer surrenden Fliege. Manchmal rannte sie aus schierer Freude an ihrem Dasein im Kreis herum, und sie hatte auch eine Begabung, mit ihrem hohen Gekläff und ihrer Art, sie zu foppen, die anderen Hunde in der Nachbarschaft aufzubringen.

Als ihre Besitzer eines Tages in die Stadt zogen und sie bei Nachbarn zurück ließen, wurde das kleine Wesen vollkommen apathisch; ihre vorher hellen, hervortretenden Augen waren glanzlos und eingesunken. Sie wollte nicht fressen, wies jede Zuneigung zurück und weigerte sich, nach draußen zu gehen und mit ihren Freunden herumzutoben. Statt dessen lag sie den ganzen Tag hinter dem Ofen.

Ihre vorher so „aktive, lebhafte, fröhliche Stimmung" und ihre hündische Variante des schon oben erwähnten Leitsymptoms „Traurig, ernsthaft, mutlos, bloß beim Gehen im Freien, zu Hause ... ward er heiterer" (Hahnemann) wiesen eher auf *Acidum phosphoricum* hin als auf *Ignatia*. Nach ein paar Gaben des Mittels hatte sie ihre frühere Lebhaftigkeit so völlig wiedererlangt und der Geräuschpegel in der Nachbarschaft war so gestiegen, dass ihre neuen Eigentümer es etwas bedauerten, dass die Medizin so gut gewirkt hatte.

Der zweite Fall war ein Waschbärjunges, drei oder vier Wochen alt, das von einem heftigen Gewitter aus dem Nest geworfen worden war. Der Förster hatte es in das Haus eines Tierliebhabers gebracht. Offensichtlich sehnte es sich nach seiner Mutter und verweigerte Futter und Milch. Seine Überlebenschancen waren verzweifelt gering, bis *Ignatia* C 200 verschrieben wurde – täglich eine Gabe über drei Tage.

Auch hier erwies sich das Mittel als fast zu wirksam. Das Tier gedieh und wurde zu einer Hausplage. Mit seinen geschickten, Händen ähnelnden Pfoten öffnete es Schränke und Schubladen, zerriss Geldscheine und Briefe, pflegte tagsüber im elektrischen Mixer und nachts im Bettchen des Babys sein Schläfchen zu halten. Schließlich musste das Tier in einen Kinderzoo gegeben werden, wo es ein größeres Publikum mit seinen bezaubernden Possen und seiner liebenswürdigen Persönlichkeit unterhielt.

Es bleibt die Frage, ob die Ergebnisse nicht genauso befriedigend gewesen wären, wenn die Mittel, die die beiden Tiere erhalten hatten, vertauscht worden wären. Da jeder Fall einzigartig ist, kann eine eindeutige Antwort nicht gegeben werden. Die Erfahrung legt jedoch nahe, dass ein Patient zu einem gegebenen Zeitpunkt häufig von mehr als nur einem Mittel profitieren kann.

Die Unfähigkeit von *Phosphor*, Zuneigung zu empfinden, die Kent unter verschiedenen Rubriken, wie „Gleichgültigkeit gegen geliebte Personen…, gegen Verwandte…, gegen die eigenen Kinder" aufführt, hat ihre eigene, charakteristische Aura – sie steht im Gegensatz zu der üblichen Wärme, Zuneigung und Sensibilität für die Bedürfnisse anderer dieses Typs. Derselbe Mensch, der sich früher mit seiner emotionalen Empfänglichkeit einzuschmeicheln suchte, kümmert sich nun nicht mehr darum, ob er anderen gefällt oder nicht. Als ob er es müde wäre, strahlend, fröhlich und empfänglich zu sein, versucht er nun, sich seiner Verantwortung zu entziehen. Seine Anmut, sein Charme, die stets andere in seinen Bann gezogen haben, erlegen ihm nun seinerseits allzu große Forderungen auf.

Die Gleichgültigkeit von *Phosphor* ist daher erworben, nicht angeboren, und wird primär von dem bestimmt, das sie negiert: dem Bedürfnis nach Gesellschaft, der Angst vor dem Alleinsein, und – in der Tat – seiner Eigenliebe (P 1).

Die Gleichgültigkeit gegen Zuneigung, die *Lycopodium* an den Tag legt, wirkt im Gegensatz dazu echter und stellt einen innewohnenden Bestandteil seiner konstitutionellen Beschaffenheit dar; sie ist das logische Resultat seiner Losgelöstheit.

Auf einer Ebene schätzt er Freundschaften, respektiert Familienbindungen und glaubt an die Ehe. Immer wieder jedoch hört man einen

Lycopodium-Patienten über seine Ehe sagen: „Ich liebe meine Frau, respektiere sie und wünsche ihr nur Gutes. Sie ist jedoch einfach nicht wesentlich für mein Glück." Dann aber ist es *niemand*. Das Zerbrechen enger Bindungen übersteht er leicht, trotz der Anstrengungen, die er auf sozialer Ebene unternimmt, um diese Tatsache vor sich selbst und anderen zu verbergen. Schließlich ist sein bewusster wie sein unbewusster emotionaler Haushalt zu großen Teilen darauf ausgerichtet, verbindliche Beziehungen zu meiden, die möglicherweise unangenehm oder in zu nahem Kontakt mit seinen tieferen Gefühlen sein könnten (P 1). So bleibt er, nach anfänglichen Unannehmlichkeiten oder Misshelligkeiten, letztlich gleichgültig, was das Auseinandergehen betrifft – er ist sogar erleichtert, dass die emotional fordernde Beziehung ein Ende gefunden hat.

Um *Lycopodium* jedoch Gerechtigkeit widerfahren zu lassen, muss man sagen, dass seine naturgegebene Gleichgültigkeit tiefen Bindungen gegenüber nicht auf berechnender Eigensucht, Gefühllosigkeit oder Missachtung für diese Beziehungen beruht. Seine Haltung kann ihn selbst sogar bedrücken. Mit jeder Faser seines Wesens lehnt er es jedoch instinktiv ab sich festzulegen. Dies ist der Grund, weshalb er, wenn er nicht bewusste Anstrengungen gegen diese Tendenz unternimmt, den Menschen, die ihm am nächsten stehen, unmerklich zu verstehen gibt, dass er kaum mehr für sie übrig hat als für eine zufällige Bekanntschaft, für seine Arbeit, seine Reisen oder auch seine prächtige Bücher- und Schallplattensammlung.

Arsenicum ist nicht so subtil. Er kann höflich sein, aber jede „Gleichgültigkeit und Theilnahmslosigkeit" (Hahnemann) ist klar an seiner Stimmlage und seinem Verhalten zu erkennen.

Auf Gleichgültigkeit gegen Zuneigung bei *Sulfur* deutet hin, dass Kent das Mittel unter „Gleichgültigkeit gegen das Wohlergehen anderer" aufgeführt hat (als einziges Mittel, dem diese Ehre widerfährt). Dies ist eine Ungerechtigkeit anderen Mitteln gegenüber, die diesen Zug gleichfalls aufweisen, aber *Sulfur* ist sicher freimütiger und verbirgt weder seine positiven noch seine negativen Eigenschaften. Wie bei einem ausbrechenden Vulkan gelangte alles in ihm an die Oberfläche und ist dort für alle zu sehen. Ansonsten ähnelt seine Gleichgültigkeit gegen enge Bindungen eher der von *Lycopodium* und beruht auf seiner ausschließlichen Beschäftigung mit seiner Arbeit, seinen Hobbys und anderen Interessen. Oder sie spiegelt seine Egozentrik und die daraus folgende Unfähigkeit wider, die Sichtweise eines anderen zu würdigen.

Ein Schriftsteller, der nichts lieber tat, als seine eigenen Schriften immer wieder zu lesen, erklärte nur halb im Scherz: „Offen gestanden, fange ich nach zehn Minuten an mich zu langweilen, wenn ich mich in der Gesellschaft eines anderen Autors als mir selbst befinde."

Sepia ist jedoch die Spitzenreiterin im Feld derer, die gleichgültig gegen Zuneigung sind. Meist beruht ihre Apathie auf körperlicher Trägheit – einer Erschöpfung, die so ausgeprägt ist, dass selbst das Vortäuschen von Zuneigung zur Last wird.

Die Unnahbarkeit der *Sepia*-Frau bezüglich familiärer und romantischer Liebe („Gleichgültigkeit gegen die, die sie am meisten liebt" – Hering; „… gegen ihre Kinder" – Kent) ist schon ausreichend besprochen worden (P 1). Hier genügt die Anmerkung, dass obwohl ihre sexuelle Gleichgültigkeit häufig echt sein kann, ihre offensichtliche Apathie auch Strategie sein kann.

Sie ist nicht schwer von Begriff und weiß recht gut, dass scheinbare Zurückhaltung oder Distanz auf das andere Geschlecht sehr attraktiv wirkt. Viele Männer ziehen es in der Tat vor, wenn ihre Frauen kühl sind (vgl. Ring Lardners nur halb komische Abhandlung dieses Themas in seiner Kurzgeschichte *Some Like 'Em Cold*). Wenn sie ihre Gleichgültigkeit nach dem Vorbild des *Lycopodium*-Mannes formt (dessen emotionales Ausweichen einer der Schlüssel für seine sexuelle Attraktivität ist), so tut sie dies nicht nur, um sich selbst zu schützen, sondern auch als Köder.

Eine kluge und attraktive Frau, die an Menstruationskrämpfen litt, die sie zu jeder Tätigkeit unfähig sein ließen, wurde als *Sepia*-bedürftig erkannt, als sie gestand: „Als ich warm und empfänglich war, waren Männer nicht an mir interessiert und schreckten gar zurück. Nun, wo ich Gleichgültigkeit vorgebe oder unachtsam mit ihnen umgehe, erkennen sie mich an. Vielleicht werden sie durch das, was sie für Stärke halten, angezogen – wer weiß? Meine Zurückhaltung wird mir nun zur zweiten Natur. Ich möchte zwar nicht hart werden, aber ich will auch meine Gleichgültigkeit nicht wieder aufgeben und wieder verletzbar werden."

Dieses Dilemma, wie auch die Menstruationskrämpfe, wurden zur Zufriedenheit der Patientin von *Sepia* 1 M gelöst.

Alles in allem lernt dieser Typ leichter als *Natrium muriaticum, Staphisagria, Ignatia* oder *Phosphor,* dass man sich in Beziehungen häufig emotional zurückhalten muss, um anderen die Gelegenheit zu geben, die Initiative zu übernehmen. Ein ständig gebender Mensch wird leicht als selbstverständlich betrachtet, während Abstand und Gleichgültigkeit Bewunderung und Respekt hervorrufen.

Manchmal ist der scheinbare Mangel an Zuneigung oder Gefühlen von *Sepia* tatsächlich eine leidenschaftslose Entscheidung. Einer Patientin, die sowohl unter schweren klimakterischen Hitzewallungen als auch am Auseinanderbrechen ihrer Ehe litt, wurde das Mittel mit Erfolg auf teilweiser Basis ihrer eigenartig unberührten Reaktion auf die drohende Trennung verschrieben. „Natürlich fällt es mir schwer zuzusehen, wie meine fünfundzwanzig Jahre dauernde Ehe auseinander geht, da ich meinen Mann liebe und dies völlig seine Entscheidung ist. Aber andererseits habe ich beobachtet, dass Frauen mehr durch Enttäuschungen in der Liebe wachsen, als durch irgendeine andere Erfahrung. Vielleicht ist dies der einzige Weg, sie aus ihrem psychologischen Stillstand in die neue Rolle zu werfen, die sie in den kommenden Jahrzehnten einzunehmen haben werden, um zum Überleben dieses Planeten beizutragen. Weshalb [mit einem gleichgültigen Schulterzucken, das jedes Selbstmitleid zerstreute] sollte ich von dieser Möglichkeit zu wachsen ausgenommen sein?"

Die Gleichgültigkeit von *Natrium muriaticum* und *Staphisagria* ist fast immer eine Reaktion auf emotionale Verletzung. Da die Ausbeute an Schmerzen, die diese beiden Typen aus solchen Verletzungen gewinnen, bezüglich Reichhaltigkeit und Überfluss selbst ihre eigenen Erwartungen stets übertrifft, lernen sie, Maßnahmen zu treffen, um der nächsten reichen Ernte vorzubeugen. Der Ersatz des Leidens durch „süße Gleichgültigkeit", wie sich die romantischen Dichter des 19. Jahrhunderts auszudrücken beliebten, ist daher eine tatsächliche Befreiung.

Die ruhige Oberfläche verbirgt jedoch heftige und tatkräftig aufrechterhaltene emotionale Aktivität.

Ein Fall, der die erstaunliche Fähigkeit von *Natrium muriaticum* illustriert, alten Groll unter dem Deckmantel eines Mangels an Interesse zu hegen, war ein vierzigjähriger Mann, der homöopathische Hilfe suchte, weil es ihm seelisch nicht gut ging. Die Befragung erbrachte, dass er seine Familie mit achtzehn Jahren verlassen und mehr als zwanzig Jahre lang fast keinen Kontakt zu ihr hatte. Der Anlass war die erschütternde Entdeckung gewesen, dass seine Mutter, die in ihrer Ehe nicht glücklich war, Liebesaffären hatte. Mehrere Jahre, nachdem er dies herausgefunden hatte, war er darüber aufgebracht, dann aber war sie ihm völlig gleichgültig geworden, was fast zwei Jahrzehnte so geblieben war. Darunter schwelte aber noch ein ausgeprägter Groll. „Ich habe eine gewisse Gleichgültigkeit entwickelt", gab er zu, „aber ehrlich gesagt ist mir immer noch danach, sie zu verprügeln."

Gelegentlich geben *Natrium-muriaticum*- und *Staphisagria*-Patienten zu, Gleichgültigkeit vorzutäuschen, während sie sich in Wirklichkeit nach *emotionaler Verbundenheit ohne Bestrafung und Enttäuschung* sehnen. Hält das Schicksal dieses Geschenk nicht für sie bereit, oder wenn sein Besitz nicht genug ist, ihr Verlangen nach Liebe zu befriedigen, kultivieren sie eine gleichgültige *Pose*.

Abschließend wollen wir festhalten, dass „gesunde" Gleichgültigkeit eine Frage der Ausgeglichenheit ist. Die Gleichgültigkeit jedoch, welche Enttäuschung, Verzweiflung, Negativität spiegelt, oder auch die, die einen wahren Mangel an Interesse, emotionale Leere oder selbst auferlegte Versagung reflektiert, ist in beiden Fällen lebendigen Gefühlen oder liebevollen Beziehungen untergeordnet. Für einige überaus empfindliche und allzu verletzliche Menschen kann eine gewisse Gleichgültigkeit mehr als nur wünschenswert sein – sie ist eine Notwendigkeit. Aus der prinzipiellen Weigerung heraus entstanden, mehr schmerzliche Gefühle zu erleiden als die Situation unbedingt erfordert, stellt sie stoischen Gleichmut und Selbstachtung wieder her. Außerdem fungiert sie als ausgleichendes Zwischenstadium während der Verarbeitung von seelischem Schmerz.

Gleichgültigkeit kann, von daher gesehen, auch als gesundes Übergangsstadium von Schmerz und Verzweiflung zu der ruhigen Akzeptanz betrachtet werden, die Heilung bedeutet.

Vergleichende Materia medica

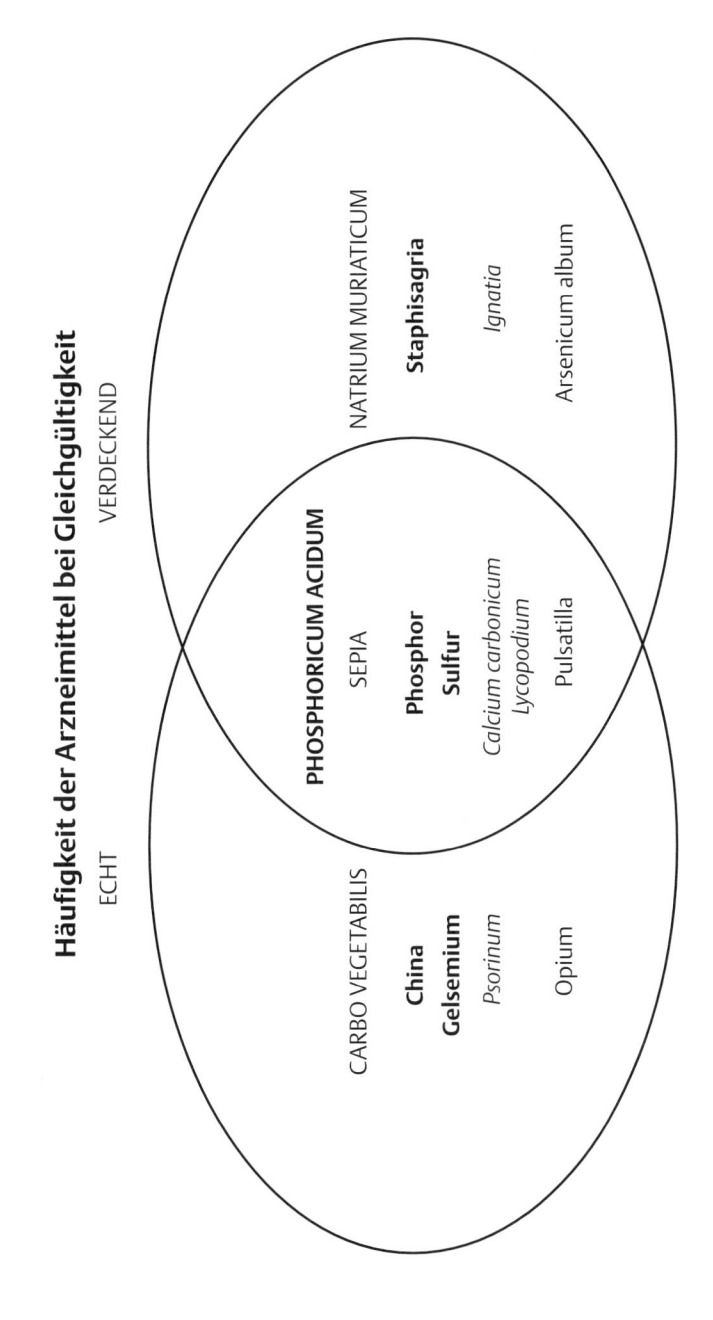

Häufigkeit der Arzneimittel bei Gleichgültigkeit

ECHT — VERDECKEND

Linker Kreis (ECHT):
- CARBO VEGETABILIS
- **China**
- **Gelsemium**
- *Psorinum*
- Opium

Schnittmenge:
- **PHOSPHORICUM ACIDUM**
- SEPIA
- **Phosphor**
- **Sulfur**
- *Calcium carbonicum*
- *Lycopodium*
- Pulsatilla

Rechter Kreis (VERDECKEND):
- NATRIUM MURIATICUM
- **Staphisagria**
- *Ignatia*
- Arsenicum album

Bibliographie

Allen, Henry C.: Keynotes and characteristics with comparisons of some of the leading remedies of the Materia Medica. 8. Auflage, 1936. Nachdruck: Jain, New Delhi, o.J.; dt.: Leitsymptome wichtiger Arzneimittel der homöopathischen Materia Medica. 3. Aufl. Burgdorf, Göttingen, 1993.

Allen, Timothy F.: Encyclopedia of Pure Materia Medica. 11 Bände. Boericke and Tafel, New York, 1847–1879.

American Institute of Homoeopathy: The Homoeopathic Pharmacopeia of the United States. 1979.

Boenninghausen, Clemens von: Characteristics and Repertory. Übersetzt, zusammengestellt und ergänzt von *C. M. Boger*. Parkersburg, West Virginia, 1905; dt.: Eigentümlichkeiten und Hauptwirkungen homöopathischer Arzneien; Therapeutisches Taschenbuch für homöopathische Ärzte. Coppenrath, Münster, 1846. Nachdruck: Lieth, Hamburg, o.J.

Boericke, William: Pocket Manual of Materia Medica With Repertory. Boericke and Tafel, Philadelphia, 1927. Nachdruck: Santa Rosa: Boericke and Tafel, 1991; dt.: Handbuch der homöopathischen Materia medica. Übertragen und bearbeitet von *D. J. Beha* et al. Karl F. Haug Verlag, Heidelberg, 1992.

Boger, Cyrus Maxwell: A Synoptic Key of the Materia Medica. 5. Aufl. Parkersburg, West Virginia, 1915. Nachdruck: Jain, New Delhi, 1990.

Borland, Douglas M.: Children's Types. The British Homoeopathic Association, London, o.J. Nachdruck: Jain, New Delhi, o.J.; dt.: Kinderkonstitutionstypen in der Homöopathie. 4. völlig neu überarbeitete Aufl. Karl F. Haug Verlag, Heidelberg, 2000.

Borland, Douglas M.: Homoeopathy in Practice. Beaconsfield, Buckinghamshire, 1982; dt.: Homöopathie in der Alltagspraxis. Sonntag, Stuttgart, 1992.

Burnett, J. Compton: Delicate, Backward, Puny and Stunted Children. Haren and Brothers, Calcutta, 1973.

Burnett, J. Compton: Vaccinosis and Its Cure by Thuja. Haren and Brothers, Calcutta, 1973; dt.: Vakzinose und ihre Heilung mit Thuja. Müller und Steinicke, München, 1991.

Clarke, John Henry: A Dictionary of Practical Materia Medica. 3 Bände. The Homoeopathic Publishing Company, London 1900. Nachdruck: Jain, New Delhi, 1994; dt.: Der Neue Clarke – eine Enzyklopädie für den homöopathischen Praktiker. Übersetzt und überarbeitet von *Peter Vint*. 10 Bände. Stefanovic, Bielefeld, 1990–1996.

Coulter, Catherine R.: Portraits of Homoeopathic Medicines: Psychophysical Analyses of Selected Constitutional Types. 2 Bände, 1985, 1988. Nachdruck: Quality Medical Publishing, St. Luis, 1997; dt.: Portraits homöopathischer Arzneimittel: Zur Psychosomatik ausgewählter Konstitutionstypen. 2 Bände. Karl F. Haug Verlag, Heidelberg, 1988, 1991.

Coulter, Harris L.; Fisher, Barbara Loe: DPT: A Shot in the Dark. Harcourt Brace Jovanovich, New York, 1985; dt.: Dreifachimpfung: Ein Schuss ins Dunkle. Barthel, Schäftlarn, 1996.

Bibliographie

Farrington, Ernest Albert: A Clinical Materia Medica. Boericke and Tafel, Philadelphia, 1897. Nachdruck: Jain, New Delhi, o.J.; dt.: Klinische Arzneimittellehre, 2. Aufl., nach der 4. vermehrten amerikanischen Auflage ergänzt und verbessert von *Paul Klien.* Schwabe, Leipzig 1913. Nachdruck: Burgdorf, Göttingen, 1979, 1985.

Gibson, Douglas M.: Studies of Homeopathic Remedies. Beaconsfield, Buckinghamshire, 1987. Nachdruck 1991.

Hahnemann, Samuel: Die chronischen Krankheiten – ihre eigenthümliche Natur und homöopathische Heilung. 5 Bände. Faksimile-Nachdruck. Karl F. Haug Verlag, Heidelberg, 1979.

Hahnemann, Samuel: Reine Arzneimittellehre. 6 Bände. Faksimile-Nachdruck. Karl F. Haug Verlag, Heidelberg, 1979.

Hahnemann, Samuel: Organon der Heilkunst. Hrsg. v. *Haehl, R.* 6. Aufl., Faksimile-Nachdruck der Aufl. von 1921. Karl F. Haug Verlag, Heidelberg, 1988.

Hering, Constantin: The Guiding Symptoms of our Materia Medica. 10 Bände. Stoddart, Philadelphia, 1879–1891. Nachdruck: Jain, New Delhi, 1994; dt.: Leitsymptome unserer Materia Medica. 10 Bände. Von Schlick, Aachen, 1992–98.

Hubbard, Elizabeth Wright: Homeopathy as Art and Science. Beaconsfield, Buckinghamshire, 1990.

Kent, James Tyler: Final General Repertory of the Homoeopathic Materia Medica. Überarbeitet, korrigiert, ergänzt und herausgegeben von *Pierre Schmidt* und *Diwan Harish Chand.* 2. Aufl. National Homoeopathic Pharmacy, New Delhi, 1982; dt.: Kent's Repertorium Generale. Hrsg. und übers. von *Jost Künzli von Fimmelsberg.* Barthel und Barthel, Schäftlarn, 1989.

Kent, James Tyler: Lectures on Homoeopathic Materia Medica. 2. Aufl. Boericke and Tafel, Philadelphia, 1911. Nachdruck: Jain, New Delhi, 1971; dt.: Homöopathische Arzneimittelbilder. Vollst. neu übers. von *Rainer Wilbrand.* 3 Bände. Karl F. Haug Verlag, Heidelberg, 1998–2001.

Moskowitz, Richard: The Case Against Immunizations. Journal of the American Institute of Homeopathy, 1983.

Nash, Eugene Beauharnais: Leaders in Homoeopathic Therapeutics. 4. Aufl. Boericke and Tafel, Philadelphia, 1913. Nachdruck: Jain, New Delhi, 1987; dt.: Leitsymptome in der homöopathischen Therapie. 6. Aufl. Karl F. Haug Verlag, Heidelberg, 1972.

Paracelsus: Selected Writings. Bollingen Series XXVIII, Princeton University Press, 1979.

Roberts, Herbert A.: The Principles and Art of Cure by Homoeopathy. Homoeopathic Publishing, London, o.J.

Shepherd, Dorothy: A Physician's Posy. Health Science Press, Essex, 1981.

Tyler, Margaret Lucy: Homoeopathic Drug Pictures. Homeopathic Publishing Company, London, 1942. Nachdruck: Jain, New Delhi, o.J.; dt.: Homöopathische Arzneimittelbilder. Burgdorf, Göttingen, 1993.

Whitmont, Edward C.: The Alchemy of Healing. North Atlantic Books, Berkeley, California, 1992.

Arzneimittel, die im Text erwähnt werden, und ihre gebräuchlichen Namen

Aconitum napellus	Blauer Eisenhut
Anacardium orientale	Ostindische Elefantenlaus, Malakkanuss
Arsenicum album	Weißes Arsenoxid, As_2O_3
Aurum metallicum	Metallisches Gold
Barium carbonicum	Bariumkarbonat, $BaCO_3$
Belladonna	Tollkirsche
Calcium carbonicum	Kalziumkarbonat, $CaCO_3$
Calcium phosphoricum	Kalziumphosphat, $CaPO_4$
Cannabis indica	Haschisch, indischer Hanf
Cantharis	Spanische Fliege (Käfer)
Carbo vegetabilis	Holzkohle
Carcinosinum Burnett	Brustkrebs-Nosode
Causticum Hahnemanni	Ätzstoff Hahnemanns aus frisch gebranntem Kalk und Kaliumhydrogensulfat
Chamomilla	Kamille
China (Cinchona off.)	Chinarinde, enthält Chinin
Cicuta virosa	Wasserschierling
Colocynthis	Koloquinte
Conium maculatum	Gefleckter Schierling
Gelsemium sempervirens	Gelber Jasmin
Graphites	Reißblei, Graphit
Helleborus niger	Christrose
Hepar sulfuris calcareum	Kalkschwefelleber, aus gleichen Gewichtsteilen des weißen Inneren von Austernschalen und Schwefelblume, im geschlossenen Tiegel zur Weißglut erhitzt
Hura brasiliensis	Sandbüchsenbaum
Hyoscyamus niger	Bilsenkraut
Hypericum perforatum	Getüpfeltes Johanniskraut
Ignatia amara	Ignatiusbohne
Kalium bichromicum	Kaliumdichromat, $K_2Cr_2O_7$
Kalium carbonicum	Kaliumkarbonat, K_2CO_3
Lachesis trigonocephalus	Gift der Buschmeisterschlange
Lilium tigrinum	Tigerlilie
Lycopodium	Getrocknete Sporen des Bärlapp
Magnesium phosphoricum	Magnesiumphosphat, $MgHPO_4 \cdot 7H_2O$
Medorrhinum	Trippernosode

Arzneimittel und ihre gebräuchlichen Namen

Mercurius corrosivus	Quecksilbersublimat, $HgCl_2$
Mercurius dulcis	Calomel, $HgCl$
Mercurius solubilis Hahnemanni aut Mercurius vivus	Schwarzes Quecksilberoxid und elementares Quecksilber
Natrium muriaticum	Natriumchlorid, Tafelsalz
Nitricum acidum	Salpetersäure, HNO_3
Nux vomica	Brechnuss, Krähenauge
Opium	Getrockneter Milchsaft aus Schlafmohnkapseln
Phosphoricum acidum	Phosphorsäure, H_3PO_4
Phosphorus	Elementarer Phosphor
Picricum acidum	Pikrinsäure, $C_6H_3N_3O_7$
Platina	Elementares Platin
Plumbum metallicum	Elementares Blei
Psorinum	Nosode aus Krätzebläschen
Pulsatilla pratensis	Küchenschelle
Rhus toxicodendron	Giftsumach
Sepia	Inhalt des Tintenbeutels des Tintenfischs
Silicea	Kieselsäure
Staphisagria	Stefanskraut, Läusepfeffer
Stramonium	Gemeiner Stechapfel
Sulfur	Elementarer Schwefel
Syphilinum	Syphilisnosode
Tarantula hispanica	Tarantel
Thuja occidentalis	Arbor vitae, Lebensbaum
Tuberculinum	Nosode aus Tuberkuloseerregern

Sachregister

A

Abneigung gegen Vergnügen; siehe Vergnügen
Absurde, Sinn für das 187, 192, 194; siehe auch Humor
Adel, Würde 20ff, 168, 210, 243, 248, 314, 319f, 336
Adoleszenz 52, 110, 119, 121, 158, 209
Ähnlichkeitsprinzip 296, 301
Alkoholiker 79, 353
„Als-ob"-Empfindung 82ff, 102, 133ff, 138; siehe auch Wahnideen
Alter 27, 31f, 37, 51f, 56, 61, 75, 77, 84, 115, 119, 131, 151, 154, 174, 178, 186, 190, 197ff, 206, 217, 220ff, 229, 242, 244, 254, 262ff, 266, 305, 315, 320, 326, 338
anerkennen, sich 145, 167, 174
Anerkennung, Suche nach 163, 167, 245, 292,333
Anführer 14, 22, 151, 239
Angst, Vorahnungen, Sorgen 24, 28, 32, 39ff, 60, 65ff, 75, 77, 83f, 87ff, 91ff, 105, 111, 117, 122, 139ff, 148, 157f, 167, 178f, 182ff, 186, 194, 200, 204, 218, 221, 226, 231, 239, 260, 263, 265, 284ff, 307, 321, 323, 341
Anna Karenina; siehe Tolstoi, Leo
Anne of Green Gables; siehe Montgomery, L.M.
Anorexie 317
Anpassung 168, 337
Anthropomorphismus 85, 222
antisykotisch; siehe Sykose
apathisch, matt, phlegmatisch, schwerfällig 179, 301ff, 317, 340; siehe auch träge
Arbeit, hart 16, 51, 79, 207, 293
Archetyp, archetypisch 9ff, 21, 37, 41, 55, 77, 115, 118, 122, 134ff, 144, 188, 194, 208, 227, 285, 312
Ärger 27, 30f, 59, 62, 69f, 105, 120, 134, 147, 168, 171, 186, 189, 257, 300, 306f, 310, 313, siehe auch Groll
Arnold, Matthew 166
Arroganz 165, 246

Asthma 42ff, 73, 87ff, 124
Astor, Lady (Nancy Witcher) 22
Aufmerksamkeitsstörung 126, 129
Ausbreitung; siehe Vermehrung
Ausbrüche 96, 98, 164f, 185, 200
ausgeglichen 26, 83, 144ff, 155, 157ff, 160, 162f, 175f, 178, 272, 311
Aussehen 188, 194, 312, 336f, 338
Austen, Jane 36, 144, 155, 294
–, Dashwood, Marianne 36, 294
–, *Emma* 155
–, *Mansfield Park* 144
–, *Persuasion* 144
–, *Sinn und Sinnlichkeit* 36, 294
Autismus 128ff, 138
Autodidakt 96
Autorität 14, 16, 18, 22, 50, 65, 109, 134, 257f, 313, 322; siehe auch Macht

B

Balzac, Honoré de 107, 144, 337
Bäume (Zeder/Zypresse) 136
Baxter, Jody; siehe Rawlings, Marjorie Kinnan
bedenkenlos; siehe Skrupel, voller
bedürftig, arm 277
beglückwünschen, sich 200
Behutsamkeit; siehe Vorsicht
Benehmen; siehe Verhalten
berechenbar, unberechenbar 159, 245, 256
Beruf 45, 54, 154, 201, 206, 255, 265, 289, 308, 322ff, 326f
Berufung 52ff, 198, 207f, 252, 289, 326
Beschäftigung 32ff, 66, 75, 98, 111, 184ff, 200, 285, 288, 316, 322ff, 326, 343; siehe auch Beruf
beschuldigen, sich 118
Bestätigung, Suche nach 279, 292
betäubt 111, 125, 303; siehe auch geistige Leere
Bibel 46
–, biblische Gleichnisse 14
–, biblischer Sündenfall 91, 121
–, *Buch der Offenbarung* 218
–, Hiob 49

351

Sachregister

Bibel, Lukas 106
–, Matthäus 134
–, Paulus 219f
–, Psalm 193
–, Ursünde 21
Blake, Franklin; siehe Collins, Wilkie
Blake, William 9
Bleak House; siehe Dickens, Charles
Bridge-Spiel 147f, 160
Brontë, Charlotte 234
–, *Jane Eyre* 49
Brontë, Emily 234
–, Linton, Catherine, *Sturmhöhe* 234
Brüder Cheeryble; siehe Dickens, Charles
Buch der Offenbarung; siehe Bibel
Buddha 88
Burnett, Frances Hodgson 215
–, *The Secret Garden* 215

C
Cary, Joyce 63
–, *The Horse's Mouth* 63
Chaos 11, 67, 85, 117f, 291
Charybdis 182ff, 196
Christus 88, 89
chronisches Erschöpfungssyndrom 113ff
Churchill, Winston 152
Clack, Miss Drusilla; siehe Collins, Wilkie
Collins, Wilkie 36, 258, 291
–, Blake, Franklin 36
–, Clack, Miss Drusilla 258, 291
–, Spearman, Rosanna 36
–, *The Moonstone* 36, 258, 291
–, Verinder, Rachel 258, 291
Conan Doyle, Arthur 21
–, Holmes, Sherlock 19, 21
Coulter, Harris L. 125
Cowper, William 43
Crossley, Rosemary 137

D
Da Vinci, Leonardo 96–100
–, *Das letzte Abendmahl* 97
–, *Felsgrottenmadonna* 97
–, *Mona Lisa* 97
Daisy Miller; siehe James, Henry
Dämonen; siehe Erscheinungen
dankbar, undankbar 17, 62, 137, 152, 173,334f
Dante 106, 122

Dante, *Göttliche Komödie* 106
Das letzte Abendmahl; siehe da Vinci, Leonardo
Dashwood, Marianne; siehe Austen, Jane
Demoralisierung 307
deprimiert 26, 203, 223, 307; siehe auch Melancholie
Der Idiot; siehe Dostojewski, Fjodor
„Der Mann unter dem Bett"; siehe Dostojewski, Fjodor
Der Sturm; siehe Shakespeare, William
desinteressiert; siehe gleichgültig
Dickens, Charles 29f, 144, 197, 272f, 285
–, *Bleak House* 29, 197
–, Cheeryble Brüder 285
–, Jarndyce vs. Jarndyce 29
–, Klein Dorrit 272
–, Wade, Miss 272
Die Abenteuer des Huckleberry Finn; siehe Twain, Mark
Die Abenteuer des Tom Sawyer; siehe Twain, Mark
Die Leiden des jungen Werthers; siehe Goethe, Johann Wolfgang von
diktatorisch 22
Dilettantin 201
diszipliniert 32
Don Quichotte 276
Dostojewski, Fjodor 68, 107, 118, 144, 220f
–, Der Ehemann unter dem Bett 68
–, *Der Idiot* 220
–, Myschkin, Prinz 220

E
egalitär 152, 162
Ego 10f, 22f, 91, 104ff, 111, 134; siehe auch Identität
egozentrisch, ichbezogen 194, 267, 280, 285, 317, 318, 343
Ehe 40, 170, 179, 192, 217, 228, 312, 338, 341ff, 344ff
Ehre 12, 45ff, 55, 152, 178, 242, 286, 342
Ehrgeiz 257, 266, 289, 324, 329
–, Mangel an 329
Eifersucht 62, 106, 169, 173, 238, 257f, 259; siehe auch Neid
Eigensinn 211
eigensinnig 53, 126, 171, 291f; siehe auch hartnäckig
Eile; siehe Ungeduld

Sachregister

einfallsreich 33, 197, 206, 239, 323
eingenommen von sich selbst 169
einsam; siehe isoliert
Einstein, Albert 229
Elfen; siehe Heinzelmännchen
Emma; siehe Austen, Jane
empfindlich; siehe unempfindlich
Emsworth, Lord; siehe Wodehouse, P.G.
Energie 22f, 33, 71, 92, 98, 102, 106, 111, 114, 117, 131, 134, 153ff, 157f, 163, 169, 173, 197ff, 202ff, 230, 253, 265, 271, 282, 307, 315, 317, 333, 340
–, viel 22, 206, 332
–, wenig 114, 149f, 157, 205, 271, 284, 301f, 307, 315, 317
entfremdet, losgelöst, Fremdheitsgefühl, unsicher 24, 65, 71, 94, 97, 99ff, 104, 107, 109, 111, 114, 118, 124, 134, 175, 177, 209, 235, 223, 231, 234, 333
Enthusiasmus, Erregung, Heiterkeit 164, 199, 284, 286, 30ff, 158, 187, 217ff
Entmutigung 16ff, 20f, 24f, 182f, 197, 306f
Enttäuschung 19, 29, 45, 150, 158, 178, 183, 271, 292, 302, 310, 312f, 326, 338f, 344ff
Entwicklung des Selbst 281
– – –, langsam 130, 175
Entwicklungshemmung 125–131, 262, 263
Epilepsie; siehe Konvulsionen
Erfüllung 327
erhöhen, sich selbst 247
Erleuchtung 15, 49
Ermutigung 52, 113, 157ff, 172ff, 217, 283, 300, 324, 326; siehe Entmutigung
Ernsthaftigkeit, ernsthaft 18f, 25, 64, 85, 98, 102, 120, 130, 158, 192, 200ff, 319ff, 332, 340
Erregung; siehe Enthusiasmus
Erscheinungen, Gespenster, Dämonen, Visionen 81, 89ff, 98, 134, 215f, 219f, 226, 228ff, 286
Ethik 15, 235, 253f, 290, 294
Euthanasie 239
exzentrisches Verhalten 144, 180, 331f

F

Falschheit 15, 22, 48, 82, 265, 275f, 283, 291, 328, 332f, 338

Fatalismus, Schicksalsgläubkeit 312
faul; siehe träge
Feen; siehe Heinzelmännchen
Feigheit, Kleinmut 39, 167
Felsgrottenmadonna; siehe da Vinci, Leonardo
Finn, Huckleberry; siehe Twain, Mark
Fixe Ideen 61, 65, 105, 117, 126
Ford, Ford Madox 36, 108
–, Rufford, Nancy 36
–, *The Good Soldier* 36, 108
frech; siehe unverschämt
Fremdheitsgefühl; siehe entfremdet
freundlich 32, 62, 64, 69, 72, 86, 95, 127, 144, 150, 155ff, 159, 161f, 165, 206, 242, 261, 281, 285, 302, 333, 341
Freundschaft 25, 152, 155ff, 168, 254, 312, 341
fröhlich 25f, 28, 45ff, 60, 158, 160, 163, 178, 187, 200, 206, 254, 280, 308, 340ff
frustriert, unbefriedigt 141, 143, 19 ff, 202, 204, 216, 322
Furcht alleine zu sein 150, 239
–, andere verletzt zu haben 68
–, erwachsen zu werden 91
–, gewalttätig, hysterisch, u beherrscht zu werden 189f
–, Menschen sehen durch ihn hindurch 107
–, mittelmäßig zu sei ı; siehe auch Mittelmäßigkeit 199
–, neue Dimensior en der Wahrnehmung zu errei nen 90f
–, sich lächerlich zu machen 263f
–, unter übermenschlicher Kontrolle zu sein 83
– vor Einsamkeit 341
– vor Fremden 112
– vor Kritik 200
– vor Menschen 204
– vor Nadeln 189
– vor Tod 239
–, vor, große Angst
–, zu stören 260

G

gebieterisch, herrisch 21
Gedächtnis, gut 265
–, schlecht 78, 147, 178, 182, 221, 233, 264, 330

353

Sachregister

geheimnistuerisch 275
Geister; siehe Erscheinungen
Geisteskrankheit 82f, 159, 218, 249, 268
geistig verlangsamt; siehe Entwicklungshemmung
geistige Leere 26, 89, 104, 198, 288, 299ff, 315, 319, 345; siehe auch betäubt
geistreich 46, 88, 190; siehe auch Humor
Geld 28ff, 32, 34, 228, 261, 279ff, 283ff, 289, 295ff, 314, 320ff,341
Gelehrter 45, 320
Genauigkeit, Übergenauigkeit 30, 100, 230, 336
Gerechtigkeit, Sinn für 293, 342
Gerichtsverfahren 29, 30, 31
Geschäft 106, 197, 228, 325; siehe Beruf
Geselligkeit, Umgänglichkeit 159, 163, 176
gesellschaftliche Institutionen 18, 193, 246, 274, 282
- Strukturen 243
- Werte 15, 17, 101f, 105, 273, 277, 319,331f, 335
gesetzlos; siehe Uneinigkeit stiftend
Gewissen 16, 18ff, 40, 68ff, 108f, 110, 117ff, 121, 134f, 140, 174f, 276f, 285, 321
Gewissensbisse; siehe Schuld
Glanz, Glitzern 15, 44, 47
Glauben 44, 49, 87, 115ff, 120f, 193, 246, 270f, 273, 292, 307ff, 325
gleichgültig, desinteressiert 163f, 171, 271, 277, 302ff, 307, 309ff, 312, 314ff, 325ff, 330ff, 337ff, 342ff
glücklich, unglücklich 25, 29, 36, 38f, 42, 48, 53, 58, 61f, 66, 70, 79, 87, 108f, 116, 118f, 135, 145, 148f, 150, 152, 178, 198, 202f, 204, 210, 227ff, 245, 258, 262, 281ff, 288, 291ff, 294, 314ff, 323, 327, 330, 345
Goethe, Johann Wolfgang von; *Die Leiden des jungen Werthers* 397
Gold 14–54
Gonorrhoe 55, 59f, 74, 225; siehe auch Sykose
Gontscharow, Oblomow 312
Göttliche Komödie; siehe Dante
grausam 37, 167

Groll 29ff, 65, 69, 109, 170ff, 179, 190, 248, 310, 322,344ff
Größenwahn 230
Großzügigkeit 11, 15, 28, 153, 166, 198, 254, 261, 274, 279ff, 318; siehe auch Güte
Güte 15; siehe auch Großzügigkeit

H

Haare 60, 80, 110f, 139, 335ff
Hahnemann, Samuel 12f, 16, 19, 21ff, 25, 27f, 30f, 32ff, 37, 39, 43, 51, 53ff, 57, 59ff, 62, 66, 69ff, 78, 89ff, 104, 113, 121, 123, 135ff, 143f, 146ff, 149, 158, 169f, 179, 181f, 183f, 192, 194, 196, 198, 200, 202f, 205f, 216, 221, 228, 249ff, 253, 256, 262ff, 266, 272, 274, 298, 302ff, 308f, 310ff, 315, 323, 327, 330ff, 340, 342, 348, 349
Hamlet; siehe Shakespeare, William
Hände, heilende 14, 52, 78, 240
Harnwegsbeschwerden 57, 75, 119, 303f, 313, 315, 328f
hartnäckig 52, 53, 171; siehe auch eigensinnig
Hast; siehe Ungeduld
Heinzelmännchen, Elfen, Feen, Kobolde 85, 95, 135
Heiterkeit; siehe Enthusiasmus
Hellsehen 11, 77, 214ff, 217, 221ff, 224, 269, 276; siehe auch Prophezeiungen
herablassend 165, 251, 315
Hering, Constantin 12, 81
Hingabe 18, 290ff
Hiob; siehe Bibel
Hobbes, Thomas 323
Hobbys 27, 200, 308, 343
Holmes, Sherlock; siehe Conan Doyle, Arthur
Homer 182
-, *Die Odyssee* 182, 186
-, Odysseus 186, 191
Homosexualität 122
Housekeeping; siehe Robinson, Marilynne
Hubbard, Elizabeth 15
Humor, Ironie, Scherzen 47, 186ff, 190ff, 193, 196f, 206, 211, 268, 282; siehe auch Lachen, geistreich
hyperaktiv 126
Hysterie 66, 190, 303

354

Sachregister

I
ichbezogen, siehe egozentrisch
idealistisch, Idealismus 17, 294
Identität 58, 71, 101, 104ff, 117, 119, 309; siehe auch Ego
–, Verlust an 101, 105
–, Verwirrung über die eigene 104, 117
ideologische Überzeugung 273, 320, 330
Illusion 44f, 46ff, 49ff, 251, 254, 256, 282
Immunisierung; siehe Impfung
Impfung, Inokulation, Injektion, Immunisierung, Wiederholungsimpfung 123ff, 129, 138, 221, 253
Inkarnation, frühere 105, 112, 118, 140, 225
Inokulation; siehe Impfung
Inspiration 33, 41, 89ff, 96ff, 99, 194, 204f, 208, 217, 225f, 287
intolerant; siehe tolerant
introvertiert; siehe auch zurückhaltend
Intuition, intuitiv 108, 117, 144, 198, 203, 230, 233f, 235, 276, 279
Ironie; siehe Humor
isoliert, einsam 35, 50, 61, 71, 101, 140, 146, 159, 185, 232ff, 264, 284, 292ff, 312, 327, 339f; siehe auch losgelöst

J
James, Henry 36, 196
–, *Daisy Miller* 36
Jane Eyre; siehe Brontë, Charlotte
Jarndyce vs. Jarndyce; siehe Dickens, Charles
Jung, Carl 134, 144

K
Kampfgeist 239
Karma 118, 140
Kent, James Tyler 61, 133, 223, 224, 249
Kleidung 66, 126, 158, 160, 166, 319, 335ff
Klein Dorrit; siehe Dickens, Charles
Kleinigkeiten, Achten auf 98, 328
Kleinmut; siehe Feigheit
Kobolde; siehe Heinzelmännchen
kollektives Unbewusstes 118, 134
Koma 231f
Komödie 106, 182, 186ff
königlich 15, 17, 20, 23
Konkurrenzdenken 106, 159f

konventionell 17, 83, 103, 141, 168, 221, 294, 331f
Konversation, Sprache 79ff, 122, 217, 230, 243, 255ff, 295, 328
Konvulsionen, Epilepsie, Krampfanfälle 141, 175, 175, 219ff, 221, 233
Krampfanfälle; siehe Konvulsionen
Krankheit, homöopathische Theorie der 102
Kreativität 53, 86, 94f, 96, 98, 117f, 166, 194, 199f, 208, 265
Krieg und Frieden; siehe Tolstoy, Leo
Kriege 105
–, Erster Weltkrieg 133
–, Zweiter Weltkrieg 51, 152
Kritik 72, 200, 248, 292ff, 327ff
Kummer, traurig, Sorgen 24ff, 34ff, 50, 60, 66, 71ff, 79, 104, 120, 132, 140, 157ff, 160, 167, 178f, 182, 185, 193f, 221, 229, 231, 261ff, 265, 284ff, 294, 302ff, 305, 307, 315, 318, 321, 339
Kunst, Künstler 14, 23, 28ff, 93, 96ff, 103, 106, 117, 194ff, 197, 201f, 203ff, 206f, 218, 256, 289ff, 316, 325

L
labil (emotional, mental) 82, 84, 100, 124
Lächeln der Mona Lisa 99
– von Johannes dem Täufer 99
Lachen 46ff, 103, 138, 147, 158, 188, 190, 192f, 228, 262; siehe auch Humor
lächerlich 187, 191, 228, 262
Langeweile 110, 111, 288f, 306
Leichtigkeit des Geistes 60, 61, 88, 210, 297
– des Körpers 81, 114
Leidenschaft 34, 36, 40, 153, 196f, 204f, 257, 290, 294, 312, 333
leidenschaftslos 271, 323, 344 ; siehe Leidenschaft
Leo X., Papst 97
Lernen 38, 41, 52, 55, 77f, 85, 96, 108, 137, 156, 185, 188, 225, 242, 258, 262f, 268, 320, 328ff, 344
Leseschwäche 126
Liebe 34, 35, 36, 37; siehe auch romantisch
liebenswürdig; siehe freundlich
Lincoln, Abraham 23

Sachregister

Linton, Catherine; siehe Brontë, Emily
Longfellow, Henry Wadsworth 103
losgelöst 71, 94, 124, 223; siehe auch isoliert und entfremdet
Lowell, James Russell 264
Loyalität 27f, 162f, 166, 242, 254, 257, 264,272, 274ff, 292
Lukas; siehe Bibel

M
Macht 14, 18f, 42, 86ff, 117, 190f, 218, 230, 242, 257f
Magnetismus 214, 215, 223
Mansfield Park; siehe Austen, Jane
Maske, maskieren 174, 270, 304ff
matt; siehe apathisch
Matthäus; siehe Bibel
Meer, See, Ozean 72f, 75, 174, 225
Melancholie, melancholisch 18, 23, 25f, 33, 38, 46, 130, 148, 295; siehe auch deprimiert
Miasma, sykotisch 57, 62, 73, 76, 88, 97, 110, 121, 129, 225
–, syphilitisch 24
Mikrokosmos 135, 160
Miranda; siehe Shakespeare, William
missbilligen, sich; siehe Selbsttadel
Missbrauch, Opfer 34, 35, 61, 70, 71, 77f, 102, 114, 118f, 119, 121, 125, 136f, 182, 198, 209, 230, 242, 290, 293, 331, 334
Misstrauen 11, 110, 112, 238ff, 245, 248ff,251, 256ff, 264, 266ff, 277, 286, 288, 291ff
–, misstrauisch 11, 110, 112, 204, 238ff, 245ff, 248ff, 256ff, 264, 2566ff, 277, 286, 288, 291ff, 330
Mitchell, Margaret 288
–, *Vom Winde verweht* 288
–, Wilkes, Melanie 288
mitfühlend, unterstützend 159ff, 165ff, 171, 276, 281, 284, 294
Mittelmäßigkeit 196; siehe auch Furcht, mittelmäßig zu sein
Mohammed 88, 219
Mona Lisa; siehe da Vinci, Leonardo
Mond, Einfluss des 73, 111, 221, 223
Montgomery, L.M. 247
–, *Anne of Green Gables* 247
moralische Grundsätze 168, 292, 294; siehe auch Rechtschaffenheit

Moskowitz, Richard 125
Müdigkeit 129, 181
Musik 41f, 53f, 81, 127f, 194, 228f, 316f, 326
Mut, Selbstvertrauen 31, 39ff, 43f, 52ff, 204, 240, 242, 323
Myschkin, Prinz; siehe Dostojewski, Fjodor
Mythologie 121
–, biblische 14, 144, 145
–, griechische 14, 41, 144, 145, 174

N
nachsichtig mit sich selbst 206, 319
Nahtoderlebnis 86ff
Napoleon Bonaparte 101
Negativität 105ff, 235, 345
Neid 286; siehe auch Eifersucht
neugierig, wissbegierig 275., 300, 328
Neuland; siehe Turgenjew, Iwan
Neurose 272, 322ff
„Never well since"-Syndrom 302
Normalität 139, 144f, 159, 162, 334
nukleares Zeitalter 101

O
O. Henry 283, 294, 295
Oblomow; siehe Gontscharow
Odyssee; siehe Homer
Odysseus; siehe Homer
Onkel Wanja 293
–, siehe Tschechow, Anton
Opfer 34ff, 70ff, 77, 102, 114, 118ff, 121, 125, 182, 198, 209, 230, 242, 331, 334; siehe Missbrauch
Ordnung 18, 63f, 104, 116ff, 143, 157, 200, 250, 273ff, 333ff; siehe Unordnung
Orpheus 34

P
Paige, Leroy „Satchel" 274
Paracelsus 113, 135
Paranoia 83, 103, 238
Pascal, Blaize 88, 91
Pater, Walter 98
Paulus; siehe Bibel
peinlich genau, akribisch 197, 207, 336
Perfektionismus 194, 197, 239, 325
Persuasion; siehe Austen, Jane

Sachregister

Pflicht, Pflichtgefühl 17, 44, 78, 126, 149, 191, 258ff, 267, 284f, 289, 296, 307, 310, 318
Philosophie 41, 210, 250, 272, 274, 287, 294, 296
phlegmatisch; siehe apathisch
Plötzlicher Kindstod 125, 128
Pluto 101ff, 123, 136
Poesie, Gedicht 9, 25, 64, 94f, 106, 139ff, 194
prahlerisch, überheblich 103, 226
Prestige, Ansehen 18ff, 23, 28,50
Prophezeihungen; siehe auch Hellsehen
puritanisch 235

Q
Quecksilber 248, 254, 256

R
rachsüchtig 106
Rad, das R. neu erfinden müssen 96
raffiniert; siehe verfeinert
Rastlosigkeit, rastlos 17, 73, 110ff, 178, 194, 196ff, 233, 241f, 329
Rawlings; Marjorie Kinnan 49, 132
–, Baxter; Jody 49, 132
–, *The Yearling* 132
Rebellion; rebellisch 64f, 108, 118, 266, 318, 329ff
Rechtschaffenheit 15, 18, 20, 287; siehe auch moralische Grundsätze
Regression in frühere Leben 112
reif, unreif 129, 202, 322
Reinkarnation; siehe Inkarnation, frühere
Religion(en) 49, 105, 116ff, 119ff, 158, 193
Resignation, resigniert 118, 168, 208, 293, 311
Robin Hood 294
Robinson, Marilynne; *Housekeeping* 25, 331
romantisch 101, 194, 339; siehe auch Liebe
Roughing It; siehe Twain. Mark
Rufford, Nancy; siehe Ford, Ford Maddox

S
Sachkenntnis 45, 49, 101f, 122, 184, 200f, 239f, 243ff, 286f
„Sammler"-Mentalität 337

Sawyer, Tom; siehe Twain, Mark
Schauspieler 243, 256f, 282
Scherzen; siehe Humor
Schizophrenie 103, 108, 238
Schlaf 19, 61, 63, 65, 89ff, 93, 114ff, 125, 127, 157ff, 175f, 205, 218, 220, 226, 228, 312, siehe auch Schlaflosigkeit
Schlaflosigkeit 29, 60ff, 89ff, 116, 204, 226, 325; siehe auch Schlaf
Schmerz 24, 38, 60f, 71, 73ff, 78, 84, 114ff, 118, 122, 145, 147, 158, 160, 171, 198, 218ff, 231, 235, 245, 265, 300, 303ff, 309, 321, 326f, 338ff, 344ff
–, emotional 26, 30, 51, 60
–, körperlich 26ff, 57, 62f, 73, 305, 311
Schönheit 15, 41, 48f, 56, 98, 196, 239, 279, 314
Schuld auf sich nehmen 17f, 21, 26, 104, 108
–, Gewissensbisse 40, 68, 104, 108f, 110f, 117ff, 121, 134, 140, 146, 291, 321
Schwäche 9, 41, 102, 114, 146ff, 150ff, 161ff, 166, 182, 185, 264ff, 271, 276, 283f, 289, 301ff, 304f, 309, 315, 319, 329ff; siehe Müdigkeit
schwankend; siehe unentschieden
schweigsam 32, 35, 128, 152
schwerfällig; siehe apathisch
Selbstausdruck 194
Selbstbestrafung 319
Selbstbewusstsein 276, 277, 337
Selbstbild 60, 246
Selbstdefinition 315
Selbstdisziplin 98, 126
Selbstentdeckung 327
selbstgenügsam 266,267, 281,327
selbstgerecht 332
Selbstheilung 280
Selbstkontrolle 126, 305, 317
Selbstliebe 106, 185, 285, 341
Selbstmitleid 153, 344
Selbstmord, Suizid 20, 24ff, 34ff, 42, 50, 84, 108, 223f, 249, 331
Selbstrespekt 44, 312, 345
Selbstschutz 24, 343
selbstsüchtig 241, 276, 277
Selbsttadel 18, 21, 60, 107, 115, 145, 324
Selbstverliebt, siehe Selbstliebe
Selbstverteidigung 249
Selbstvertrauen 242; siehe auch Mut

357

Sachregister

Selbstwertgefühl 21, 28
–, mangelndes 33
Selbstzerstörung 35, 119
Selbstzweifel 107, 203, 208
Selfmademann 96
Serbriakova, Sonja 293; siehe Tschechow, Anton
Sexualität, sexuelle Phantasien 121f, 203, 314
Shakespeare, *Der Sturm* 135
–, Hamlet 59, 307
–, Miranda 135
–, *Was ihr wollt* 18
–, William 18, 294
Signaturenlehre 143
Sinn und Sinnlichkeit; siehe Austen, Jane
Skepsis 166, 238, 245ff, 251f, 253, 256f
Skrupel, voller 19, 40, 62f, 67f
skrupellos 30, 283
Skylla 182ff, 186ff, 191, 196f
Smollet, Tobias 242
Sonne 23ff, 31, 33f, 36, 41, 60ff,74, 95,176ff, 225, 243, 283, 325
sonnenlos 23ff, 26, 28ff, 34
Sorge; siehe Kummer
Sorgfalt 17
Spearman, Rosanna; siehe Collins, Wilkie
Spiritismus, spirituelles Gebiet 10, 14ff, 29, 49f,52ff, 64, 72, 75ff,83ff, 90, 93,107ff, 112ff, 115ff, 120ff, 123, 135, 145, 209, 222f, 230ff, 234ff, 239f, 258, 275f, 281, 307, 323; siehe auch Erscheinungen
Spiritualität 49, 318, 320
spirituelle Krise 100, 102, 103, 111
Sprache; siehe Konversation
starr, unflexibel 65, 67, 98, 303
Stimmen, hört 81ff, 84ff, 87, 93, 131, 215,222, 233
Stimmung 24ff, 31, 38ff, 44, 46ff, 61, 66, 89, 100, 103, 109ff, 114, 158, 164, 203, 217, 254, 266, 291, 295, 307, 340
–, dunkel 24, 110, 148
–, melancholisch 38
–, ruhig 307
–, veränderlich, variable 254
–, wechselhaft 25, 310, 320
–, weinerlich 51
stoisch; 56, 107, 158, 161, 345
Stolz 18, 21ff, 67, 108, 198, 317,327, 337

Streitsucht, streitsüchtig 27, 62f, 152, 169, 175
suizidal; siehe Selbstmord
Sykose, antisykotisch 55, 225; siehe auch Gonorrhoe
–, sykotisch 80, 143; siehe auch Gonorrhoe
Sympathie 148f, 150, 153, 161, 166ff, 276, 339
Symptome, oberflächliche 147, 201
–, wandernde 115, 235
systematisch; siehe auch Unordnung

T
Tadel 21, 166
tadelsüchtig 32f, 161, 281, 288
Tarot 75f, 225, 230, 252
The Good Soldier; siehe Ford; Ford Madox
The Horse's Mouth; siehe Cary, Joyce
The Moonstone; siehe Collins, Wilkie
The Secret Garden; see Burnett, Frances Hodgson
–, *The Yearling*; siehe Rawlings, Marjorie Kinnan
Thoreau, Henry David 274, 286f, 318
–, *Walden* 287
Tiere 34, 37, 81f, 93, 106, 131ff, 160, 177, 209, 222f, 249, 260, 290, 341
–, Eichhörnchen 177, 340
–, Hund 37, 66, 103, 152, 160f, 192, 249, 305, 340
–, Kanarienvogel 313
–, Katze 36ff, 152, 313
–, Schaf 48f
–, Schwein 267
Tod 21, 24f, 27, 29, 32, 34, 36ff, 88ff, 102, 128, 132, 136f, 146, 149ff, 161f, 226ff, 232ff, 235, 239f, 250, 263f, 307, 310ff, 314
tolerant, intolerant 156, 162ff, 172
Tolstoi, Leo 144, 210
–, *Anna Karenina* 144
–, *Krieg und Frieden* 144
träge, faul; siehe auch apathisch
Tragödie 182, 186, 312
Träume 74f, 89ff, 107ff, 116f, 121f, 133f, 135, 153, 158, 164, 186, 198f, 215, 223f, 228ff, 233, 235, 249, 270ff
–, Tagträume 138
–, visionäre 229ff, 233ff

Sachregister

Tagträume vom Fallen 90f, 116
– von Räubern 249, 252
traurig; siehe Kummer
Trennung von Seele und Körper 71, 81, 83, 91, 103, 105, 128
Trommeln, rhythmische Wirkung von 228
trostlos 33f, 325
Tschechow, Anton 293
Tschernyschewski, Nikolai 319
–, *Was tun?* 319
Turgenjew, Iwan 108
–, *Neuland* 108
Twain, Mark 46, 166ff, 190
–, *Die Abenteuer von Huckleberry Finn* 166, 287
–, *Die Abenteuer von Tom Sawyer* 167
–, Finn, Huckleberry 168
–, *Im Gold- und Silberlande* 46
–, Sawyer, Tom 167
Twelfth Night; siehe Shakespeare, William

U

überempfindlich 34, 186
Übergänge 31f, 65f, 72, 108, 234f, 267f, 325f, 345
Unabhängigkeit, gefürchtete 31, 139
unausgeglichen 9, 82ff, 203, 209, 249; siehe ausgeglichen
unbefriedigt; siehe frustriert
unbeholfen im sozialen Umgang 30, 63, 130, 170
unberechenbar; siehe berechenbar
unbeteiligt, geistesabwesend 164, 303, 331
Unbewusstes 55, 89, 101ff, 133ff, 153, 249
undankbar; siehe dankbar
unehrenhaft 21f, 30, 242, 254f, 274f; siehe ehrenhaft
Uneinigkeit stiftend, gesetzlos 64f, 163f, 172, 273
unempfindlich 110, 119, 160, 310
unentschieden, unentschlossen, schwankend 67, 78, 185, 324
unentschlossen; siehe unentschieden
unflexibel; siehe starr
Ungeduld, Hast, Eile 50, 98, 110, 225, 234, 255ff, 303, 307, 312
unglücklich; siehe glücklich

Unordnung 110, 117
unreif; siehe reif
unsicher; siehe entfremdet
Unterdrückung, Verdrängung 196, 220
unterstützend; siehe mitfühlend
unverantwortlich 321, 332; siehe verantwortlich
unverbindlich; siehe losgelöst
unverschämt, frech 186, 191
unvorsichtig, leichtsinnig 321
unzufrieden 27, 90, 104, 128, 196
unzuverlässig 242
urogenitale Beschwerden 57
Ursünde; siehe Bibel
urteilen 98, 159, 165

V

verantwortlich, unverantwortlich 16f, 20, 25, 68f, 104, 112, 134, 146, 192, 199, 240, 263, 267, 288, 310, 321, 332
verdammen, sich 18, 29, 69; siehe Selbsttadel
Verdauung, fehlerhafte 16ff, 56, 93, 183, 205, 265, 316, 318
Verdrängung; siehe Unterdrückung
verdrießlich, übellaunig 202, 203
verfeinert, raffiniert 48, 187, 322, 333
Vergil 122
Vergnügen 191, 282, 307, 3144ff, 322, 325, 335
–, Abneigung gegen Vergnügen 319
Verhalten, Benehmen 20, 11ff, 37, 60, 62f, 64ff, 82, 111, 115, 117, 120, 126ff, 138, 145, 152f, 155ff, 159ff, 171, 173, 176f, 180, 187, 189f, 202, 233, 238, 240f, 249, 258, 270, 274ff, 290, 299, 305ff, 331f, 333ff, 342
Verinder, Rachel; siehe Collins, Wilkie
verleugnen, sich selbst 56, 219, 299, 319
Verlust des Ichs 319
Vermehrung, Ausbreitung 80, 92, 98f
Vertrauen 16, 19ff, 30, 41ff, 52, 54, 60, 86ff, 137, 204, 228, 239, 243, 248f, 252, 256f, 264, 266, 269ff, 276, 296, 317; siehe Misstrauen
verwirrt 66, 79f, 81, 83, 92, 99, 108, 111, 268
verzagt 30, 114; siehe auch Melancholie
verzweifelt 28, 36ff, 84, 114, 233, 320, 340; siehe auch Melancholie
Visionen; siehe Erscheinungen

359

Sachregister

Vom Winde verweht; siehe Mitchell, Margaret
Vorahnungen; siehe Angst
Vorsicht, Behutsamkeit 221, 238, 269ff, 272
Vorstellung, Vorstellungskraft 9, 91, 130, 167, 264, 330; siehe auch Wahnideen
vorurteilslos sich selbst gegenüber 21

W

Wade, Miss; siehe Dickens, Charles
Wahnideen 16, 78, 81ff, 138f, 153, 215f, 222, 249, 272
Wahrnehmung, falsche, von sich selbst 275
Walden; siehe Thoreau, Henry David
Wandernde Symptome; siehe Symptome
Was tun?; siehe Tschernyschewski, Nikolai
Washington, George 254
wechselhafte Stimmung; siehe Stimmung
Weinen, weinerlich 61f, 103, 127, 148ff, 192, 202, 308
weinerlich; siehe Weinen
weinerliche Stimmung; siehe Stimmung, weinerlich
wertschätzen, sich 18, 258, 295, 313, 324
Whiteley, Opal 131
–, *The Diary of Opal Whiteley* 115, 131
Whitmont, Edward 23
widersprüchlich 38, 64, 109, 134, 258
Wiedergutmachung 69, 224, 230
Wilde, Oscar 88
Wilkes, Melanie; siehe Mitchell, Margaret
wissbegierig; siehe neugierig
Witcher, Nancy; siehe Astor, Lady
Wodehouse, P.G. 266
–, Emsworth, Lord 266, 267
Wuthering Heights; siehe Brontë, Emily

Y

Yin und Yang 163

Z

Zeder; siehe Bäume
Zeit vergeht zu langsam 74
– vergeht zu schnell 74, 79
Zerbrechlichkeit, Zartheit 22, 67, 105
zufrieden 26ff, 31, 45f, 90, 94, 104, 108, 128f, 134, 148ff, 183, 194, 196ff, 202, 258, 276, 306ff, 313, 322
Zungen, sprechen in 217, 225
zurückhaltend 21, 35, 238, 266, 282, 331; siehe auch isoliert; siehe losgelöst
Zurückhaltung 32, 35, 63, 107, 123, 165, 305, 343f
zwanghaft 98f, 103, 106
Zweifel, Selbstzweifel 28, 39, 107, 148, 204ff, 207ff, 219, 246, 253, 258, 275, 286, 288, 316, 339
Zypresse; siehe Bäume